玉米和杂粮健康功能研究

刘景圣　刘回民　刘美宏　著

科学出版社
北京

内 容 简 介

随着人们生活水平的提高和生活节奏的加快，“亚健康”和慢性代谢性疾病严重影响着人类健康。谷类为主是我国居民平衡膳食模式的重要特征。玉米和杂粮统称为粗粮，富含膳食纤维、多酚、类胡萝卜素等多种功能因子，是健康食品的优质原配料。本书着重强调玉米和杂粮的营养质量和功能性，共分为五章，主要针对玉米、小米、红豆、黑米中的多酚和类胡萝卜素等生物活性物质，开展糖脂代谢、氧化应激及炎症反应调控的功能评价，并阐述了功能因子的稳态化保持、可控释放和靶向递送技术理论，以提升功能因子的稳定性和生物利用率。围绕玉米和杂粮功能因子挖掘与健康效应展开研究，引发人们对玉米和杂粮新型营养健康食品创制的深入思考，推动粮食功能性原配料的创新应用。

本书可为精准营养设计和个性化谷物健康食品创制提供参考，也可供食品科学及相关领域的学生、科研人员等阅读参考。

图书在版编目（CIP）数据

玉米和杂粮健康功能研究 / 刘景圣, 刘回民, 刘美宏著. -- 北京 : 科学出版社, 2024. 12. -- ISBN 978-7-03-079934-0

Ⅰ. R247.1

中国国家版本馆 CIP 数据核字第 202451KW06 号

责任编辑：李秀伟　刘晓静 / 责任校对：严　娜

责任印制：赵　博 / 封面设计：无极书装

科学出版社 出版

北京东黄城根北街 16 号

邮政编码: 100717

http://www.sciencep.com

涿州市般润文化传播有限公司印刷

科学出版社发行　各地新华书店经销

*

2024 年 12 月第　一　版　开本：787×1092　1/16

2026 年　1　月第二次印刷　印张：24 3/4

字数：587 000

定价：298.00 元

（如有印装质量问题，我社负责调换）

序　一

早在距今一万年前的新石器时代，中国黄河流域、长江流域等地已经开始出现原始农业的雏形，这一时期人们开始尝试种植谷物、驯化家畜……逐渐从采集、狩猎的生计方式向农耕定居转变，标志着农耕文明的初步形成，由此有了五谷之说，也有了五谷之首的稷（穄）之说。更涉及了音韵十二律黄钟、大吕的由来和之后的度量衡基准，所以在传统的中华文化内涵中，五谷有着不可撼动的地位，随着时间的推移五谷之序也有了变化，而通常把稻麦之外的统称为杂粮，有了五谷杂粮之说。从明朝开始玉米传入我国，及至清雍正年间已占据主粮之一的位置，五谷杂粮（含后起之秀玉米）已成为人类生存的必需！

食物不仅是满足口腹之欲的基本需求，更是承载着养生智慧的宝贵载体。早在两千多年前的《黄帝内经》中就提出了“五谷为养”的饮食原则，五谷杂粮现更成为人们膳食结构中不可或缺的部分。玉米已成为我国第一大粮食作物，不仅种植面积广，产量高，而且适应性强，能在多种土壤类型和气候条件下生长，为我国的粮食安全提供了坚实保障。杂粮通常是指除水稻、小麦、玉米、大豆和薯类五大作物以外的粮豆作物，我国杂粮的多个品种产量均居世界前列。

玉米和杂粮在主要组分、加工特性和食用品质等方面具有相似性，被统称为“粗粮”，除了提供蛋白质、淀粉、维生素等营养外，还富含膳食纤维、多酚、类胡萝卜素和花色苷等多种功能因子，是改善居民均衡膳食和营养健康的优势资源，在我国大健康产业发展中占有举足轻重的地位。近年来，营养失衡导致的慢性代谢性疾病呈高发趋势，成为影响人民生命健康的主要因素。增加玉米和杂粮食品摄入量，不仅改善了我国居民的膳食结构，而且在“上工治未病”的传统养生理念中也是不可或缺的重要组成，对提高我国居民整体的营养健康水平具有十分重要的意义。因此，玉米和杂粮健康食品受到国内外消费者和食品行业的高度关注。

《玉米和杂粮健康功能研究》一书，正是基于这样的背景应运而生，它汇集了作者近年来在玉米和杂粮营养健康功能方面的深入研究成果。全书共含 5 章，20 节，作者梳理了玉米和杂粮的种植及生产消费情况、营养成分和功能因子的种类及结构，深入分析了玉米和杂粮功能因子的研究现状与发展趋势。针对玉米、小米、红豆、黑米中的多酚和类胡萝卜素等功能因子，开展糖脂代谢、氧化应激及炎症反应调控的功能评价；论述了功能因子的稳态化保持、可控释放和靶向递送技术理论，以提升谷物健康食品中功能因子的稳定性和生物利用率。该书可为玉米和杂粮功能化加工关键技术研究及产业化提供重要的理论依据，也可为精准营养设计和个性化谷物健康食品创制提供重要参考。

该书内容丰富、数据翔实，不仅适合从事食品科学、粮食工程、营养学相关专业的科研人员，以及从事保健品和食品生产的技术开发人员阅读，也可供相关专业学生参考。

刘景圣教授是我早年的入室弟子，毕业后深耕于粮食加工领域。多年来，带领团队围绕国家粮食产业发展重大技术需求，开展玉米和杂粮主食化、功能化、高值化加工利用关键技术与产业化研究，取得了系列可喜成果。这次又邀约了国内一大批都是有学术荣誉称号的青年才俊参与编写，这些后起之秀的积极参与，鼎力支持，为本书平添了亮眼的光彩！通读全书，我不只是学习到了玉米、杂粮健康功能的系统科研进展，更是感受到了青年一代食品加工学人的精神风貌。“须知少日拿云志，曾许人间第一流”“愿君移向长林间，他日将来作梁栋”！衷心希望该书为玉米和杂粮的功能化、高值化利用，以及粮食加工产业的高质量发展起到很好的推动作用。

遂欣然为序。

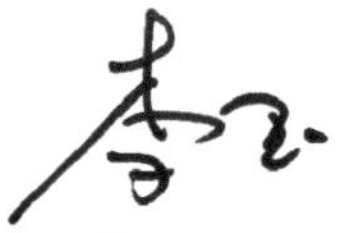

李　玉

中国工程院院士

2024 年 7 月 30 日

序　二

随着我国营养保障和供给能力的显著增强，居民营养不良问题得到持续改善。但是，受社会经济发展水平不平衡、人口老龄化和不健康饮食生活方式等因素的影响，我国居民仍面临着诸多营养健康问题。慢性病已成为影响人类健康和死亡的首要原因，近年来，我国高血压、糖尿病、高脂血症、心脑血管疾病等慢性病发病率总体呈上升趋势，合理膳食、均衡营养是预防疾病和提高全民健康水平的重要途径。

习近平总书记多次指出，“要树立大农业观、大食物观”。传统的粮食安全战略侧重于主粮安全，核心任务是解决人民“吃得饱”的问题，而在健康中国战略实施背景下，大健康产业对粮食供给提出了新的需求，要“吃得营养”“吃得健康”“吃得全面”，在确保粮食安全的基础上，全方位多途径地开发粮食健康资源。这些要求也对我国粮食加工产业提出了新的挑战。

粮油营养健康食品对调整我国居民膳食结构、提升国民营养健康水平具有十分重要的作用。玉米和杂粮在我国种植历史悠久，资源丰富，已成为我国居民的传统主食，由于其含有膳食纤维、优质蛋白、多酚等多种组分，也是健康膳食的重要基础。但玉米和杂粮加工产业存在着营养组分差异大、功能活性挖掘不充分、功能化开发程度低等问题，限制了其高质量发展。因此，针对玉米和杂粮谷物的开发利用，除了传统的淀粉、蛋白质等组分在食物体系的能量供给作用，重视活性组分的健康效应及高值化加工，是践行“大农业观、大食物观”及实施健康中国战略的重要举措。

近年来，刘景圣教授团队主要围绕玉米、杂粮及其加工副产物功能化开展研究，完成了类胡萝卜素、膳食纤维、多酚、活性蛋白等功能因子挖掘、高效制备及功能活性评价工作，迎合产业发展需求，取得了多项成果。该书全面梳理了我国玉米和杂粮资源优势，介绍了国内外在玉米和杂粮功能因子开发领域的研究成果与发展趋势，并针对糖脂代谢紊乱、慢性炎症反应等我国居民面临的健康问题，分别阐述了功能因子的干预效果及调控机理，为开发新型玉米和杂粮营养健康食品提供了理论依据。纵观全书，论述严谨、针对性强、图文并茂。该书的理论成果将有效助推面向大健康产业需求的粮油营养健康食品研发，健全覆盖我国特殊人群的食品产品结构和供给体系，将有效预防疾病、应对人口老龄化及改善亚健康状态，为国民营养健康提供坚实保障。

朱蓓薇

中国工程院院士

2024 年 8 月 30 日

前　言

我国作为世界上农业文明最悠久的国家之一，孕育了丰富多样的农作物资源。近年来，我国粮食生产连年增收，其中，玉米播种面积、单产和产量均有所增长，玉米已成为我国第一大粮食作物，2023 年玉米播种面积为 6.63 亿亩①，产量达 2.89 亿 t。杂粮，则涵盖了诸如小米、燕麦、高粱、荞麦等多种作物，近年来产量稳定，超过 3000 万 t。玉米和杂粮通常被统称为粗粮，多年来，为保障国家粮食安全作出了重要贡献。

近年来，随着我国经济社会快速发展，城乡居民生活条件得到极大改善，但随之而来的饮食习惯变化导致的营养健康问题日益凸显。根据《中国居民营养与慢性病状况报告（2020 年）》数据，我国成年居民超重肥胖率超过 50%，高血压、糖尿病等慢性病患病率持续上升，不健康生活方式仍然普遍存在，膳食结构不合理问题突出。与此同时，粮食精制加工过程还存在着营养损失严重、活性物质开发利用不足等问题。《中国居民膳食指南（2022）》推荐，每天应摄入适量的全谷物和杂豆类食物，以替代部分精制谷物，这不仅有助于增加营养素的摄入，维持营养均衡，还能改善肠道微生态，促进整体健康水平。玉米和杂粮富含膳食纤维、维生素、矿物质及多种生物活性物质，对预防心血管疾病、糖尿病、肥胖症等具有积极作用，是天然的健康食品原配料。因此，日常饮食中增加对玉米和杂粮营养物质的摄入显得尤为重要。

本书不同于传统的玉米和杂粮食品开发利用相关著作，着重强调粮食的营养质量和功能性，开展玉米和杂粮功能因子挖掘与健康效应研究，引发人们对玉米和杂粮新型营养健康食品创制的深入思考，推动粮食功能性原配料的创新应用。本书从多种功能效应维度体现玉米和杂粮活性物质的资源优势，以推动产业的高质量发展。本书共分为五章。第一章系统梳理了玉米和杂粮的种植及生产消费情况、营养成分和功能因子的种类及结构，深入分析了玉米和杂粮功能因子的研究现状与发展趋势，并归纳了制备、纯化和鉴定方法。第二章介绍了玉米黄素、黑米花色苷等功能因子对前脂肪细胞的脂代谢调控效果，阐明了矢车菊素-3-*O*-葡萄糖苷与儿茶素等多因子协同改善脂代谢的作用机制。第三章探究了玉米黄素、小米黄色素和黑米花色苷对细胞胰岛素抵抗的改善机制。第四章基于氧化损伤和慢性炎症反应的营养需求，探讨了红豆皮多酚和玉米黄素潜在的健康效应。第五章针对功能因子稳定性差，且生物利用率较低这一问题，通过优化加工条件、设计稳态增效递送载体，实现槲皮素、叶黄素等功能因子的稳态化处理和体内靶向递送。全书内容旨在围绕玉米和杂粮功能化加工理论基础和开发利用价值等方面，为读者提供全面、实用的知识体系。

本书基于“十三五”国家重点研发计划项目课题“方便即食食品制造关键技术开发研究及新产品创制”、国家玉米产业技术体系加工研究室岗位科学家任务“玉米副产物

---

① 1 亩 ≈ 666.7m²。

综合利用”、吉林省“双十”工程重大专项“杂粮健康主食加工关键技术研究与产品开发”、吉林省科技厅项目“玉米黄素基于 AMPK 通路抑制前脂肪细胞分化的分子机制研究”“基于 AMPK 通路玉米黄素促进白色脂肪细胞棕色化的分子机制研究”“玉米和杂粮功能因子及健康食品研发创新团队”的研究成果，由刘景圣教授进行总体策划与设计，并组织团队成员共同编著完成。第一章由刘景圣等编写，第二章、第四章由刘美宏、刘景圣等编写，第三章、第五章由刘回民、刘景圣等编写。参与本书资料整理和实验研究的主要成员还有谢佳函、赵柏翎、剡婕、王玉莹、陈文超、靳智博、徐倩、王伟、吴熙、刘伟、葛思彤、牛希等。在编写过程中，本书还参考了国内外有关专家学者的著作与论文，在此一并表示衷心的感谢。

由于研究材料、研究方法、研究积累及作者水平有限，书中难免存在疏漏及不妥之处，敬请各位读者批评指正。

刘景圣

2024 年 6 月 30 日

目　录

第一章　概　　述

玉米（*Zea mays* L.）是禾本科一年生草本植物，俗称苞谷、苞米棒子、珍珠米等。玉米历史悠久，栽培历史距今已有4500～5000年，原产于美洲，1494年哥伦布把玉米带回西班牙后，逐渐传至世界各地。在全球主要作物中，玉米因其用途广、种植简单等优势，种植面积迅速扩大，由1961年的13 700万hm^2扩大到2020年的20 198万hm^2，增长幅度为47.43%；2007年玉米种植面积超越水稻，成为世界仅次于小麦的第二大作物。随着遗传改良的科技进步，玉米全球单产水平快速提高，由1961年的1.94t/hm^2提高到2020年的5.75t/hm^2，增长幅度为196.39%，单产位居首位，分别是水稻、小麦和大豆的1.25倍、1.66倍和2.1倍；总产量由1961年的20 503万t提高到2020年的113 440万t，增长幅度为453.28%，2001年超过水稻，成为世界第一大作物；到2020年，总产量分别是水稻、小麦和大豆的1.54倍、1.53倍和3.29倍。玉米作为重要的粮、经、饲作物，在世界农业经济中占有重要的战略地位（刘景圣，2022）。

杂粮又称小杂粮，通常是指水稻、小麦、玉米、大豆和薯类五大作物以外的粮豆作物。中国是世界上最大的粮食生产国和出口国，有着5000多年的杂粮种植历史，且杂粮的品种多达600多种，有些为我国的特有品种，如苦荞等，故我国又有“小杂粮王国”的美誉。随着人民生活水平的提高，人们的饮食结构随之转变，杂粮在人们膳食结构中的比重也在不断增加，消费量逐年递增，导致杂粮的价格也逐年走高。随着全球经济一体化进程的加快，我国的杂粮已成为国际市场上的“新宠”。

第一节　我国玉米和杂粮资源优势

一、玉米种植及生产消费情况

（一）玉米种植情况

玉米是世界上种植最广泛的作物之一，在全球170余个国家和地区均有种植。从地理位置和气候条件看，世界玉米集中产区主要分布在北半球温暖地区（美国、中国等，播种期在4～6月，收获期在9～10月），以北美洲种植面积最大，亚洲、欧洲、非洲和拉丁美洲次之。

中国玉米种植主要分布在北方春播区、黄淮海平原夏播区、西南山地区、西北灌溉区、南方丘陵区、青藏高原区六大区域。2011～2021年我国玉米年播种面积整体呈先增加后下降再增加的趋势，种植面积变化幅度为3677万～4497万hm^2，2015年达到顶峰，之后随着供给侧结构性改革，播种面积呈现逐渐下降的趋势。

北方春播区、黄淮海平原夏播区、西南山地区和西北灌溉区被称为我国玉米生产四大优势产区（以下简称“四大优势产区”），年播种面积约占全国的90%，其中北方春播区和黄淮海平原夏播区的播种面积一直位居前两位。2010～2020年北方春播区种植面积呈现先增加后下降的趋势，2016年受国家玉米临时收储制度改革影响，东北三省和内蒙古调整种植结构，较2015年种植面积减少5.79%；2017年之后继续降低并趋于稳定。黄淮海平原夏播区和西南山地区播种面积缓慢增加并趋于稳定。西北灌溉区播种面积则一直比较稳定。

（二）玉米产量情况

全球玉米生产集中度比较高，2020年玉米产量位于前列的国家分别是美国、中国、巴西、阿根廷、乌克兰等，其中，美国和中国的产量超过世界总产量的一半。

2011～2021年，我国玉米总产量为21 132万～27 255万t，其中2021年总产量达到最高，为27 255万t。因国家取消收储保护价，2016年起玉米种植面积逐年下降，进而导致玉米总产量总体呈现下降趋势，2019年后总产量有回升趋势，到2021年玉米总产量达到顶峰。

2010～2020年，四大优势产区玉米产量的变化趋势基本呈现上升趋势。受2016年玉米临时收储政策改变及干旱影响，北方春播区玉米播种面积明显下降，2016年后玉米产量呈下降趋势，2018年达到近些年最低，2019年恢复到2016年水平。黄淮海平原夏播区和西南山地区玉米总产量均在2017年达到最高，西北灌溉区在2020年达到2016～2020年以来最高产量。

（三）玉米消费情况

进入21世纪以来，全球玉米消费呈不断增长态势。2021年玉米消费量占全球消费总量前五位的国家和地区分别为美国（26.7%）、中国（24.9%）、欧盟（6.8%）、巴西（6.2%）和墨西哥（3.7%），合计占比68.3%。其中，2021年饲用玉米消费量占玉米消费总量的63%，其余主要用于食用、种用和工业原料消费，工业原料消费约占玉米消费总量的39.7%。

随着经济发展和人民生活水平的不断提高，我国的玉米消费量在过去30多年间持续增长，消费领域也在不断增多，2018年玉米消费量达到历史最高点，但是在2019年，受环保政策倒逼、非洲猪瘟，以及叠加周期的影响，我国玉米消费量出现大幅下滑。从消费领域来看，饲用玉米消费量最大，其次是工业原料玉米消费量，食用玉米和种用玉米消费量占比较低。

2014～2019年，我国食用玉米消费量增长态势缓慢，且食用玉米消费量在我国玉米消费量中占比下降，其原因是我国玉米消费的基数增长过快，导致我国食用玉米消费量虽然增长，但是占比却表现为下降趋势。近些年，随着我国人民生活水平不断提高，人们对主食的多样化提出了新要求。具备营养、健康、低脂等特征的食品越来越成为新世纪人们的首选，鲜食玉米（主要指甜玉米、糯玉米和甜加糯玉米）由于具有口感佳、营养物质丰富等优点，人们对其需求与日俱增，种植面积不断增加。截止到2019年，我国鲜食玉米种植面积已突破147万hm^2。《全国种植业结构调整规划（2016—2020年）》

中也明确提出我国要适当发展鲜食玉米产业。鲜食玉米产业未来发展潜力巨大，将成为我国玉米消费新的增长点。

2014～2021年，养殖业快速发展，我国生猪与禽类养殖规模不断扩大，导致我国饲用玉米消费呈现高速增长态势。

2014～2019年，受国家高补贴政策与市场利润的双重驱动，我国玉米深加工产业快速发展，导致我国工业原料玉米消费呈现爆发式增长态势。政策高补贴刺激推动玉米深加工企业开工率高位运行。连续8年的托市政策，2015年我国玉米市场出现了“高库存、高产量、高进口”的“三高”现象，导致我国于2016年取消了玉米托市的最低收购价政策。为了降低库存压力，我国东北三省一区（辽宁、吉林、黑龙江和内蒙古）相继出台了玉米深加工补贴政策。市场高额利润的驱动，导致我国玉米深加工企业产能呈现爆发式增长。2016年后我国玉米取消最低收购价政策，实行价补分离的生产者补贴政策，我国商品玉米价格快速回落，下游玉米深加工企业利润进入修复期，再叠加政府的高额补贴的驱动，导致我国玉米深加工企业产能迅速扩张。

2014～2019年，受农业供给侧结构性改革和单粒播种技术的普及双重影响，我国玉米种用消费呈现缓慢下跌态势。

二、杂粮种植及生产消费情况

（一）杂粮种植情况

杂粮是小宗粮豆作物，是我国干旱、高寒地区的主要作物。杂粮的种植为当地人民提供了生活保障，也是当地农民的重要经济来源。同时，杂粮也是我国种植结构调整转型的重要替代作物。

从杂粮在食品生产中的地位来看，杂粮在我国的粮食生产中处于辅助地位，受到主粮种植的严重挤压，杂粮的播种面积占粮食种植总面积的比重呈下降趋势。但是近几年随着消费需求的增加和农业供给侧结构性改革，国家鼓励调整种植业结构，扩大了优质杂粮的种植面积，使得杂粮在我国的地位有所上升。虽然我国杂粮的种植面积呈下降趋势，但是单产反而呈上升趋势，这归功于农业技术的进步。

杂粮因为其耐寒耐旱，以及生长周期短的特点，多种植于干旱少雨多山区的省份。在我国，内蒙古是杂粮种植最多的省份，这与内蒙古的自然条件密切相关。内蒙古多低山丘陵，地域辽阔，降雨量少，早春干旱少雨，夏季炎热短促，雨热同期，作物一年一熟，正好契合杂粮生长周期短、耐旱的特点，因此杂粮是当地重要的农作物。

（二）杂粮消费情况

在我国，杂粮的生产销售基本不受政策干预，处于市场化运作的状态。从需求角度来看，杂粮的总需求量可以定义为直接消费的杂粮、饲料用杂粮、加工用杂粮、种子及储存运输过程中的消耗。

从人均消费情况来看，我国人均杂粮需求量虽处于较低水平，但是总体呈上升趋势。

中国杂粮需求量增加的原因主要有以下几点。一是居民消费水平的提高，以及消费观念的变化，使人们对杂粮加工食品的消费增加，进而使加工用杂粮的需求上涨；畜牧业的发展导致了饲料用杂粮的需求增加。二是在健康生活观念渐入人心和人口老龄化趋势的驱使下，燕麦加工品和一些豆类杂粮的新鲜籽粒等作为健康食品，颇受消费市场的青睐，这也使得杂粮成为刚性需求，杂粮消费量增加。三是大麦、高粱等是饲用玉米的重要替代品，而玉米国内外价格倒挂，价差因素也使得我国对饲料用杂粮的需求增加。

三、玉米和杂粮的营养价值

（一）玉米营养成分分析

1. 碳水化合物

淀粉是人们日常饮食中的主要碳水化合物来源，也被广泛应用到食品工业中。玉米中淀粉的含量占其营养成分的70%以上，是提取淀粉的主要植物源。

淀粉主要由两种葡萄糖聚合物——直链淀粉和支链淀粉组成。人们普遍认为，直链淀粉是由α-D-葡萄糖通过α-D-1,4 糖苷键连接，呈右手螺旋结构的分子，每一螺旋周期中包含 6 个葡萄糖基。支链淀粉是一种有支链的大分子，各葡萄糖单位之间以α-1,4 糖苷键连接成一直链，此直链上又可通过α-1,6-糖苷键形成侧链，在侧链上又会出现另一个分支侧链。淀粉中直链淀粉和支链淀粉的分布比例影响着淀粉的物理性质；含直链淀粉较高的淀粉消化率较低，但营养价值较高。

2. 蛋白质与氨基酸

玉米含有 8%～14%的蛋白质。这些蛋白质中有 9.4%分布在胚乳中，有 18.8%分布在胚芽中；按溶解性可将蛋白质分为 4 种：溶于水的白蛋白（即清蛋白，albumin，含量不定）；不溶于水，但溶于盐的球蛋白（globulin，1.2%）；不溶于水，但溶于乙醇的玉米醇溶蛋白（zein，60%～68%）；不溶于水、醇，但溶于稀酸或稀碱的谷蛋白（glutelin，22%～28%）。

3. 脂肪与脂肪酸

玉米中含有 4.6%左右的脂肪，近代研究培育的玉米新品种的脂肪含量可达 7%。玉米籽粒的脂肪主要存在于胚芽中，一般胚芽含脂肪达 35%～40%。玉米的脂肪中，约有72%的液态脂肪酸和 28%的固态脂肪酸，包括软脂酸、硬脂酸、花生酸、油酸、亚油酸和亚麻酸等。玉米脂肪的皂化值一般为 189～192mg KOH/g，碘值为 111～130 mg/g。其中，油酸、亚油酸和亚麻酸是不饱和脂肪酸，含量占玉米脂肪的 85%以上，棕榈酸、硬脂酸和花生酸为饱和脂肪酸，含量占玉米脂肪的 15%左右。油酸是人体必需但自身又不能合成的脂肪酸，能够防治动脉粥样硬化症，对预防高血压、心脏病、脂肪肝和肥胖症也有益处。玉米脂肪中的亚油酸具有降低血脂、软化血管、降低血压和促进微循环等作用，可防止人体血清胆固醇在血管壁的沉积（解慧，2014）。

（二）杂粮营养成分分析

米类和麦类杂粮中的淀粉含量高于豆类杂粮。在米类杂粮中，高粱的淀粉含量最高，小米的淀粉含量最低；在麦类杂粮中，荞麦的淀粉含量要高于其他麦类。

杂粮中的蛋白质存在形式以简单蛋白质为主。豆类中的蛋白质含量高，为20%左右，绿豆中的蛋白质含量高于红小豆，是获取蛋白质的良好来源；而在麦类中，燕麦的蛋白质含量相对较高；相对于豆类和麦类，米类中的蛋白质含量是较低的。

杂粮中的脂肪含量相对较少，但是脂肪对杂粮的储存和加工品质有很大的影响。脂肪易在脂肪酶的作用下水解生成游离脂肪酸，生成的游离脂肪酸不稳定，会在其他酶的作用下发生氧化降解，生成脂肪酸、酮和醛，影响杂粮的储存品质。

1. 氨基酸

杂粮中，绿豆和红豆的总氨基酸含量最高，且绿豆中总氨基酸含量大于红豆。米类和麦类杂粮中缺少赖氨酸，而绿豆和红豆赖氨酸含量丰富，但胱氨酸含量相对较低，因此，将豆类粉添加到米类和麦类中，可以解决米类和麦类中赖氨酸不足和豆类粉中胱氨酸不足的问题。

2. 营养指数

营养指数（nutritional index，NI）是综合评价蛋白质和氨基酸的一个指标。人们通过NI 对样品中的蛋白质和蛋白质的氨基酸组成两个指标进行综合评价。公式为 NI=EAAI×PP/100，其中 EAAI 为必需氨基酸指数，PP[①]为蛋白质的百分含量，其中，当 EAAI 计算值越大，蛋白质百分含量越高时，营养指数越高，说明样品的营养价值就越高。

数据显示，豆类的 NI 值明显高于米类和麦类样品，这是由于豆类中蛋白质含量是其他样品蛋白质的 2 倍左右，氨基酸含量较高，因此综合两个指标评分值较高。在米类样品中，结合蛋白质和氨基酸进行评价，营养指数排序为黑米＞大黄米＞小米＞高粱，高粱的营养指数最低；这是由于高粱中蛋白质含量较低，氨基酸含量又不突出，导致高粱的整体评分较低。麦类中营养指数排序为燕麦＞荞麦＞全麦＞大麦，燕麦中蛋白质含量丰富，氨基酸种类齐全。

3. 脂肪酸

杂粮中的饱和脂肪酸主要有硬脂酸（C18:0）和棕榈酸（C16:0，又名软脂酸），不饱和脂肪酸主要有油酸（C18:1）、亚油酸（C18:2）和亚麻酸（C18:3）。不饱和脂肪酸的含量是衡量油脂特性的重要指标，杂粮提取的油脂中以不饱和脂肪酸为主。

绿豆和红豆的亚油酸含量接近，相对较高；红豆的油酸含量为绿豆的 5 倍。米类中，小米中不饱和脂肪酸含量最高，大黄米中不饱和脂肪酸的含量最低。麦类中富含亚油酸和亚麻酸，燕麦油中不饱和脂肪酸含量最高，燕麦中脂肪含量高，是不饱和脂肪酸的优质来源。

---

① 蛋白质含量标识中的 PP 单位通常指的是“百万分之一”（ppm），是一个无量纲量。

相关研究表明，另一个衡量脂肪的指标为多不饱和脂肪酸与饱和脂肪酸的比值（P/S），当 P/S＞2 时，油脂才具有降血脂的功能，并且 P/S 越大，油脂降血脂的作用越显著。绿豆油脂的 P/S 最大，为 10.85，远远大于 2，说明绿豆油脂的降血脂作用显著。

4. 淀粉

杂粮中淀粉含量的多少、直链淀粉和支链淀粉的比例（直支比）影响淀粉的糊化特性、热特性、质构特性、粉质特性等加工品质，因此，明确各种杂粮淀粉的差别，可为杂粮主食产品的设计及产品开发提供理论依据。

豆类杂粮总淀粉含量低于米类和麦类。直链淀粉含量和直支比会影响杂粮的加工特性，在豆类杂粮中绿豆的直链淀粉含量最高，直支比高，导致绿豆加工成样品后容易出现回生和老化现象。米类杂粮中大黄米的直链淀粉含量最低，说明大黄米加工成样品后不易老化。荞麦的总淀粉含量要高于其他麦类样品。

5. 总黄酮

绿豆和红豆的总黄酮含量高于其他谷物杂粮。米类中，大黄米和高粱的总黄酮含量低。麦类中，荞麦的总黄酮含量远远高于其他麦类样品。

6. 膳食纤维

豆类样品中，红豆的膳食纤维含量要高于绿豆的膳食纤维含量。米类样品中，小米的膳食纤维含量最低，高粱的膳食纤维含量较高。麦类样品中，全麦的膳食纤维含量最高，大麦次之。

第二节　玉米和杂粮功能因子的种类与功能

随着大健康理念的提出，以及人们消费水平和保健意识不断提高，杂粮食品出现在餐桌上的频率越来越高。在居民饮食消费需求中，杂粮占有不可或缺的地位，是改善居民营养膳食结构的重要粮食作物。玉米和杂粮除了含有蛋白质、淀粉、维生素等营养素，还富含膳食纤维、多酚、类胡萝卜素等多种功能因子，是健康食品的优质原料。

一、玉米和杂粮功能因子的种类

（一）淀粉

玉米作为世界上种植量最大的作物之一，是重要的粮食、饲料和生物燃料来源。玉米籽粒中，以淀粉干基计，淀粉含量高达 70%，因此玉米深加工的主要产品为玉米淀粉。玉米籽粒主要由胚乳、胚芽、胚轴、胚根、子叶和种皮组成。其中，胚乳作为玉米籽粒的主要组成部分，是淀粉存在的主要部位。此外，玉米皮中也含有少量淀粉（郭爱良等，2022）。

（二）蛋白质

玉米蛋白粉是玉米湿磨的主要副产品，含有至少 60%的蛋白质。但是玉米蛋白粉中的不溶性蛋白质占比较高。中国每年生产约 84 万 t 玉米蛋白粉，其中 9%来自玉米湿磨加工。玉米蛋白粉是一种高能量和高蛋白的饲料资源，是动物生产应用中的低成本蛋白质饲料资源。玉米蛋白粉富含各种氨基酸，如蛋氨酸、胱氨酸和亮氨酸等（徐恒玉，2022）。大部分玉米品种蛋白质含量在 10%～14%，小米中蛋白质含量为（11.73±1.40）%。蛋白质对人体极为重要，结合中医理论，小米中的蛋白质属于低过敏性的蛋白质，主要为球蛋白、谷蛋白、清蛋白和醇蛋白，能够提高机体抵抗力，非常适合产妇等身体虚弱的人群，以及婴幼儿食用。

（三）维生素

维生素是具有生物活性的一类低分子微量有机化合物，参与生物生长和新陈代谢的众多生理过程。玉米发酵生产的维生素已经应用于医药及保健品行业。小米中富含多种脂溶性和水溶性维生素，主要的种类有维生素 A、维生素 D、维生素 C、维生素 B_{12} 和维生素 E。有研究认为，小米中 B 族维生素的含量很高，可以帮助人体消化；并且它含有一般粮食中所缺少的小米黄色素，这是一种天然的类胡萝卜素；此外小米中维生素 B_1 的含量明显高于一般农作物（张思维等，2022）。

维生素 C 不能直接被人体合成，必须从外界获取，是人体必需的水溶性维生素，同时因其显著的抗氧化性，被广泛应用于食品、医药和化妆品领域。在食品中，添加维生素 C 不仅可以加强食品营养，还可以保鲜，防止食品变质，目前已被我国列入“营养强化剂”行列；在医药领域中，维生素 C 可以治疗坏血病、贫血性疾病，提高机体免疫力和应急能力。另外，维生素 C 也可作为饲料添加剂使用，提高动物的生产性能。

（四）膳食纤维

膳食纤维（dietary fiber）是指不能被人体内源性消化酶消化吸收的碳水化合物的总称。2021 年中国营养学会修订膳食纤维的定义为植物中天然存在的、从植物中提取或直接合成的聚合度≥3、可食用的、不能被人体小肠消化吸收的、对人体有健康意义的碳水化合物的聚合物。根据溶解性不同，膳食纤维可分为可溶性膳食纤维和不溶性膳食纤维：可溶性膳食纤维主要是果胶、树胶等，具有调整糖类和脂类代谢的功能，对降低人体胆固醇含量，预防心血管疾病有良好的效果；不溶性膳食纤维主要指纤维素、半纤维素和木质素，存在于禾谷类和豆类种子的外皮及植物的茎和叶中，具有吸水且不溶于水的特性，故可增加食物体积，有良好的预防便秘效果。膳食纤维虽不能被人体吸收，却是维持身体健康所必需的，广泛存在于蔬菜、水果和谷物中，现已被命名为“第七营养素”（史志瑛，2023）。

（五）多酚

多酚具有酚官能基团，是一类广泛存在于植物体内，具有多元酚结构的次生代谢物。

植物多酚可分为类黄酮类和非类黄酮类两大类，其中类黄酮类化合物包括橙酮、花色素、芦丁、儿茶素，而酚酸和木酚素等物质则属于非类黄酮类化合物的范畴。学者研究发现植物多酚具有抗氧化性（清除自由基）、抗炎（抑制促炎细胞因子的表达）、改善免疫功能（激活免疫细胞信号通路，促进免疫细胞分泌）和抑菌等多种生物学功能。在玉米、小米、黑米和高粱等杂粮中，多酚类物质含量可观，可以通过日常饮食摄入。因多酚类物质来源的丰富性、生理功能的多样性及可利用领域的广泛性，其逐渐成为天然产品研究和开发的热点（周婉等，2023）。

（六）类胡萝卜素

类胡萝卜素广泛存在于动植物和微生物中，是一种重要的天然色素，呈现黄、橘黄、红色，可以用于糖果、食品和饮料着色。最常见的类胡萝卜素 β-胡萝卜素在肠黏膜细胞内能转化为维生素 A，故可称为维生素 A 原，是发展中国家维生素 A 摄入的主要来源。此外，类胡萝卜素是饮食中必不可少的营养素。类胡萝卜素在玉米等杂粮中含量丰富，谷物（包括小麦、玉米、水稻、高粱等）中的类胡萝卜素主要由叶黄素组成，叶黄素含量最高，其次是玉米黄质，此外还有少量的 β-隐黄质、α-胡萝卜素和 β-胡萝卜素，占比为 3%～5%。通常黄色谷物中的胡萝卜素含量较高，在传统小麦中叶黄素含量为 0.22～12.64mg/kg，玉米黄质含量为 0.038～0.369mg/kg，不同颜色的小麦类胡萝卜素含量差异显著。小米中类胡萝卜素含量为 1.74～21.84mg/kg。相关研究表明，玉米籽粒中已经鉴定出 12 种类胡萝卜素，即 α-胡萝卜素和 β-胡萝卜素、反式-玉米黄质、顺式-玉米黄质、13-顺式-5,6-环氧-叶黄素、9/9′-顺式-叶黄素、全反式-叶黄素、花药黄质、新色素、α-隐黄质和 β-隐黄质和新黄质，其中叶黄素、玉米黄质、α-胡萝卜素和 β-胡萝卜素、β-隐黄质、花药黄质、新黄质含量较高（赵欣等，2022）。

二、玉米和杂粮功能因子的功能与结构特征

（一）淀粉的功能与结构特征

1. 淀粉的功能

淀粉可以看作是葡萄糖的高聚体。淀粉除食用外，工业上用于制糊精、麦芽糖、葡萄糖、酒精等，也用于调制印花浆、纺织品的上浆、纸张的上胶、药物片剂的压制等。淀粉可从玉米、甘薯、野生橡子和葛根等含淀粉的物质中提取而得。淀粉不仅在烹调、调味中发挥着积极的重要作用，而且营养价值很丰富。人类膳食中最丰富的碳水化合物就是淀粉。

2. 淀粉的结构特征

近年来，淀粉因其良好的性能、丰富的资源，以及可再生性而备受关注，并已在许多领域中得到广泛使用。淀粉的结构是研究其性质和应用的基础。根据不同的观测尺度，淀粉结构可以从分子结构、结晶结构和颗粒结构这三个层面进行解析。

作为一种高分子碳水化合物，淀粉由直链淀粉和支链淀粉组成。其中直链淀粉几乎均由α-1,4 糖苷键连接的D-吡喃葡萄糖基单元组成，分子量在 10^5～10^6 范围内；相比之下，支链淀粉是较大的高度分支链分子，其分子量范围为 10^7～10^9，分支处由α-1,6 糖苷键连接。直链淀粉和支链淀粉连接方式见图 1-1。普通淀粉中直链淀粉通常占总淀粉的 20%～30%，支链淀粉占总淀粉的 70%～80%。研究结果表明，不同品种淀粉的分子量分布差别很大，分散度都较高。即使不同来源的同种淀粉样品，它们重均分子量虽很接近，但其分子量分布和分散度差异也很大。

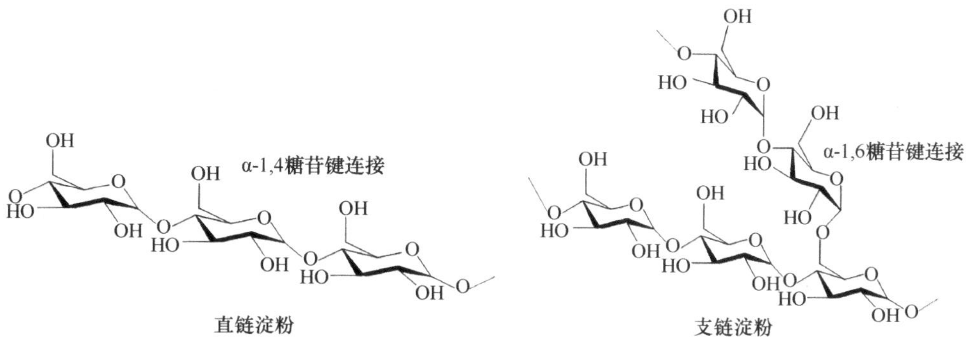

图 1-1 直链淀粉和支链淀粉的连接方式

从结晶结构角度观察，淀粉中的结晶区由支链淀粉的双螺旋结构组成，而无定形区则由带分支点的支链和直链淀粉组成。淀粉的晶型分为 A、B、C 型，支链淀粉的链长决定晶型类型，A 型结晶多在支链链长＜19.7 个葡萄糖残基时形成；B 型结晶多在支链链长≥21.6 个葡萄糖残基时形成；而当支链链长在 20.3～21.3 个葡萄糖残基范围时，则可以表现为A、B 或C 型晶型结构（潘雯丽等，2022）。

从颗粒结构角度观察，直链淀粉含量的增加对颗粒结构形态会产生较大的影响。随着直链淀粉含量的增加，淀粉中常见的多角形颗粒逐渐减少，反之，非棱角、大体积的长棒状或圆形的颗粒逐渐增多。研究人员在激光共聚焦显微镜下观察染色后的淀粉颗粒发现，普通玉米淀粉和蜡质玉米淀粉颗粒上的部分孔道可直至其颗粒中心，这些不同的颗粒结构也导致不同直链淀粉含量的淀粉具有不同的消化或糊化特性。

（二）蛋白质的功能与结构特征

1. 蛋白质的功能

在食物中，蛋白质含量是判断其营养品质高低的关键。人体每天应当摄入足够的蛋白质来满足机体健康状态的需要。我们的皮肤、肌肉、内脏、毛发、韧带、血液等都是以蛋白质为主要成分而存在的；少年、儿童及婴幼儿增高离不开蛋白质，人体的骨骼等组织也是由蛋白质组成的。蛋白质参与了生命活动几乎所有的过程，如遗传、繁殖、发育和能量代谢等。生命运动需要蛋白质，也离不开蛋白质。蛋白质是构成一切生命的主要化合物，是生命的物质基础和第一要素，在营养素中占主要地位。

2. 蛋白质的结构特征

蛋白质结构的不同决定了蛋白质之间的功能差异。一般而言，蛋白质具有一到四级结构，如图 1-2 所示（王芳等，2022）。

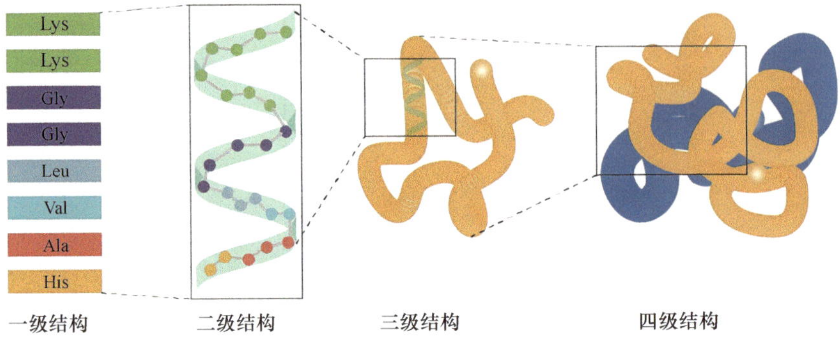

图 1-2　蛋白质结构图

1）一级结构（primary structure）属于一维空间结构，是指氨基酸的残基在肽链中的排列顺序，为线性氨基酸序列。该定义仅适用于简单的蛋白质，其形态千变万化。

2）二级结构（secondary structure）常用来描述肽链按一定的规律卷曲或折叠的特定空间结构，是一种稳定且有限的结构，如 α-螺旋结构和 β-折叠结构。

3）三级结构（tertiary structure）是指蛋白质分子中的肽链在二级结构的基础上发展形成更为复杂的三维结构，是蛋白质的高级结构。通过二级结构预测三级结构是目前研究的重点课题。

4）四级结构（quaternary structure）是指具有独立三级结构的多肽链通过相互作用组合而成的聚集体结构，由于其可分离，所以属于一种不稳定的结构，是蛋白质最高级的结构。

（三）维生素的功能与结构特征

1. 维生素的功能

维生素是一种必须从食物中获得的微量成分，是维持身体健康所必需的一类有机化合物。这类物质在体内既不是构成身体组织的原料，也不是能量的来源，而是一类调节物质，在人体生长、代谢、发育过程中发挥着重要的作用。

各种维生素的化学结构性质虽然不同，但它们却有着以下共同点。

1）维生素均以维生素原的形式存在于食物中。

2）维生素的作用主要是参与机体代谢的调节。

3）大多数的维生素，机体不能合成或合成量不足，不能满足机体的需要，必须经常通过食物获得。

4）人体对维生素的需要量很小，日需要量常以毫克或微克计算，但一旦缺乏就会引发相应的维生素缺乏症，对人体健康造成损害。

2. 维生素的结构特征

在玉米和杂粮中主要的维生素是B族维生素和维生素E，玉米和杂粮中常见的维生素结构见图1-3。

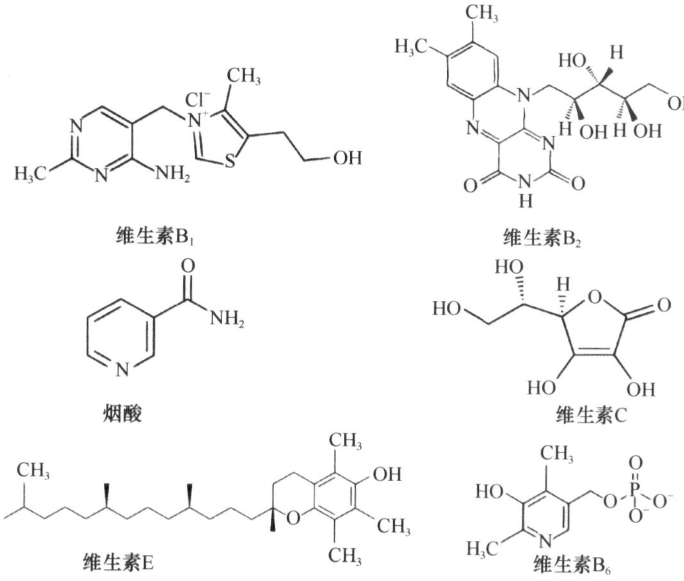

图1-3 玉米和杂粮中常见维生素的结构

（四）膳食纤维的功能与结构特征

1. 膳食纤维的功能

经济的发展使人们的生活水平提高，人们摄入的食物过于精细，且热量过高，近年来人们高血压、糖尿病、高脂血症、肥胖症、高尿酸血症等高代谢综合征的发病率呈上升趋势。因此，营养学家提出，适量增加膳食纤维的摄入量以减轻“富贵病”的发生和发展（赵爱爱和张秀萍，2012；王立东等，2021）。

膳食纤维对人体健康有以下益处。

（1）降低血液胆固醇含量、预防心血管疾病

高脂肪和高胆固醇是引发心血管疾病的主要原因。肝脏中的胆固醇经人体代谢而转变成胆酸，胆酸到达小肠以消化脂肪，然后胆酸再被小肠吸收回肝脏而转变成胆固醇。膳食纤维在小肠中能形成胶状物质，从而将胆酸包围，被膳食纤维包围的胆酸便不能通过小肠壁被吸收回肝脏，而是通过消化道被排出体外。因此，为了消化不断进入小肠的食物，肝脏只能靠吸收血液中的胆固醇来补充消耗的胆酸，从而降低了血液中的胆固醇，这有利于降低因高胆固醇而引发的冠心病、中风等疾病的发病率。此外，膳食纤维也减少了胆酸在小肠的再吸收量，加快了食物的消化速度，增加了消化道分泌物的分泌量，从而起到了预防胆结石、十二指肠溃疡、溃疡性结肠炎等疾病的作用。

（2）改善血糖生成反应、预防糖尿病

膳食纤维中的果酸可延长食物在胃肠内的停留时间，延长胃排空时间，减慢人体对葡萄糖的吸收速度，使人体进餐后的血糖值不会急剧上升。同时膳食纤维还能降低人体对胰岛素的需求，从而有利于糖尿病病情的改善。

（3）改善大肠功能、促进胃肠蠕动，防止便秘

膳食纤维影响大肠功能的作用包括：缩短粪便通过时间、增加粪便量及排便次数、稀释大肠内容物，以及为正常存在于大肠内的菌群提供可发酵的底物。可溶性膳食纤维在大肠中就像吸水的海绵，可增加粪便的含水量使其变软，同时膳食纤维还能促进肠道的蠕动，从而加速排便，产生自然通便作用，从而也降低了肛门周围的压力，使血流通畅，起到了防治痔疮的作用。

（4）降低肠癌发病率

蔬菜和水果的摄入量与肠癌的发病危险因素呈负相关，可能的机制如下：膳食纤维增加了粪便量，缩短了粪便在大肠内存留时间，稀释了致癌物；膳食纤维通过吸附胆酸和其他致癌物质，减少它们在肠道内的浓度和接触时间，从而起到保护肠道健康、预防肠癌的作用；细菌使膳食纤维分解产生短链脂肪酸，降低了粪便的 pH，并抑制了致癌物的产生；改变了大肠中的菌群结构；增加了肠腔内的抗氧化剂。

（5）控制体重、有利于减肥

膳食纤维吸水后体积增大，延缓胃内容物的排空，易使人产生饱腹感，减少食物的摄入量，增加由粪便排出的能量，也缩短食物在肠道内停留的时间，并消耗体内储存的脂肪，同时膳食纤维还可以减少食物中三大营养素的生物利用率，因而对减肥和控制体重很有帮助。

（6）降低龋齿和牙周炎的发病率

有报道称，龋齿和牙周炎发病率与膳食纤维摄入量有关，膳食纤维摄入量增加可能导致咀嚼次数和唾液分泌量增加，以及增强缓冲酸碱的能力。

但是膳食纤维也不宜摄入过多，由于膳食纤维能结合阳离子的铁、钙等，摄入过多会影响人体肠道内某些矿物质的代谢。因此，在增加膳食纤维摄入量的同时，还应增加钙、铁、锌和磷等元素的摄入量，以确保营养平衡。此外，由于膳食纤维不易消化，过多摄入易引起一过性腹胀排气等现象，虽然属于正常反应，但老年人、婴幼儿胃肠道消化功能较弱，不能很快适应，会影响对其他营养素的吸收与利用，不利于身体健康。因此，在安排膳食时选择食物应根据“中国居民平衡膳食宝塔”和《中国居民膳食指南（2022）》所推荐的粗细杂粮合理搭配以达到促进健康的目的。

2. 膳食纤维的结构特征

膳食纤维已被确定为生物体内的第七种重要营养素，是指可食用的植物类物质或碳水化合物，在小肠中难以被消化和吸收，但进入大肠后，可被微生物菌群部分或完全发酵。膳食纤维的主要化学成分结构和特点如表 1-1 所示，主要由纤维素、半纤维素、果胶、树胶与黏液、非多糖结构的木质素组成。膳食纤维的微观结构一般呈不规则的片状、颗粒状、蜂窝状，整体存在孔隙和褶皱。

表 1-1　膳食纤维的主要化学成分结构和特点

化学成分	结构	特点	来源
纤维素	由 D-葡萄糖通过 β-1,4 糖苷键连接的直链多聚糖	相邻的纤维素通过氢键形成稳定的纤维结构，吸水性强，不溶于水，可促进肠胃蠕动，增加粪便体积	蔬菜、谷物、水果、坚果
半纤维素	阿拉伯木聚糖、半乳聚糖、甘露糖、β-1,3 或 β-1,4 葡聚糖等多种糖基组成的一类杂多糖	大部分不溶于水，在大肠内易被细菌消化分解，具有降低胆固醇的作用	谷物
果胶	线性同型半乳糖醛酸、鼠李糖半乳糖醛酸-Ⅰ和鼠李糖半乳糖醛酸-Ⅱ组成	可溶，黏度大，具有吸附葡萄糖、胆固醇和重金属的作用	水果、蔬菜、豆类
树胶与黏液	树胶一般由己糖和戊糖单体组成；黏液是由含有糖蛋白的植物合成的	可溶于水，具有增稠、乳化、稳定特性	豆科植物、海藻提取物、微生物胶
木质素	芳香族醇的复合聚合物，包括对香豆醇、松柏醇和芥子醇	亲水性较差，无生理活性，具有结合 Fe、Zn 的能力，并且可作为一种抗氧化剂	木本植物、种子

（五）多酚的功能和结构特征

1. 多酚的功能

（1）抗氧化

当生物体内各种代谢产生的具有高度氧化活性的自由基处于不平衡状态时，会破坏生物体内的细胞和组织器官，如破坏细胞脱氧核糖核酸（DNA）的碱基结构，诱发蛋白质交联聚合，导致细胞组织过氧化损伤，引发帕金森神经退行性疾病。多酚类化合物的芳环上连有多个酚羟基，易与自由基发生抽氢反应而产生较稳定的半醌自由基来终止链式反应，从而产生抗氧化作用（裴河欢等，2022）。

（2）抗肿瘤

肿瘤会诱发机体细胞无限增殖从而产生病变，多酚类化合物可通过诱导癌细胞凋亡、干预细胞信号转导等方式抑制肿瘤细胞的增殖，从而达到抗肿瘤作用。研究发现，多酚类化合物对多种肿瘤细胞均有明显的抑制作用，其优势在于只对肿瘤细胞产生作用，从而避免了合成类药物对正常细胞引起的诱导损伤。多酚类化合物能够抑制癌细胞 DNA 的生物合成，从而使 DNA 双链断裂，加速癌细胞凋亡。目前研究已发现多酚具有抑制多种癌症（包括肺癌、胃癌、乳腺癌、皮肤癌、直肠癌、结肠癌、前列腺癌和白血病等）的作用，并且能够起到很好的预防和治疗效果。

（3）抑菌

多酚类化合物对多种细菌、真菌都有明显的抑制作用，如大肠杆菌、金黄色葡萄球菌等，且在一定浓度下不会对动植物体细胞产生伤害。研究发现，玉米须多酚对金黄色葡萄球菌、大肠杆菌和枯草芽孢杆菌 3 种供试菌均有一定的抑制作用。玉米芯多酚对大肠杆菌、枯草芽孢杆菌和白葡萄球菌 3 种供试细菌都有明显的抑制作用（王明华等，2022）。黑豆的营养十分丰富，其中含有大量对身体健康至关重要的黄酮和花色苷等酚类物质。研究表明黑豆黄酮对大肠杆菌、金黄色葡萄球菌、枯草芽孢杆菌均具有不同程度的抑制作用。

（4）抗心脑血管疾病

心脑血管疾病严重危害人体健康，目前我国每年死于心脑血管疾病患者人数已达到

300 万人，居各种死因首位；其病因复杂，主要是血脂浓度过高、血小板功能异常，以及血液流变性下降等。心脑血管疾病主要包括高血压、高脂血症、动脉粥样硬化等，具有复发率高、并发症多、病死率高的特点。多酚类化合物能够阻断脂质过氧化，具有改善血液流变性、抑制血小板聚集、粘连，以及诱导血管舒张等多种免疫调节作用，从而有效缓解心脑血管疾病的发生。

（5）降血糖作用

糖尿病已经成为继心脑血管疾病、癌症之后威胁人类健康的第三大疾病。2013 年《美国医学会杂志》公布数据，中国糖尿病患病率为 11.6%，患者总人数达到了 1.14 亿，给中国的公共健康系统带来了巨大的压力。研究表明多酚能够提高胰岛素敏感性，抑制小肠内葡萄糖运转载体的活性，延缓糖的吸收。同时多酚作为一种天然产物能够避免人工合成药物带来的副作用。

（6）其他功能活性

多酚物质的生理功能多种多样。除了上述功能，多酚还具有减肥、防辐射、抗抑郁、延缓衰老、治疗白内障等功能。

2. 多酚的结构特征

多酚的基本碳架结构为 2-苯基苯并吡喃和多羟基，是分子内苯环上的氢原子被一个或多个羟基取代而成的化合物，属于芳烃的羟基衍生物，在自然界中分布广泛。由于分子中含有的酚羟基等活性官能团而极易被氧化，所以是良好的抗氧化剂。多酚能溶于水，易溶于甲醇、乙醇、丙酮等有机溶剂。

狭义上可以把多酚认为是分子量为数千道尔顿的单宁，但广义上还包括一些低分子量的，如没食子酸、花青素、儿茶素等简单酚类。因为其化学结构的多样性，多酚通常可以分为类黄酮类、酚酸类、芪类，以及木质素类，还可以进一步细分为黄酮类、黄酮醇类、黄烷酮类、花青素类、羟基苯甲酸类、羟基桂皮酸、白藜芦醇、羟基酪醇等。常见的杂粮多酚的分子结构见图 1-4（谢佳函等，2017）。

（六）类胡萝卜素的功能与结构特征

1. 类胡萝卜素的功能

类胡萝卜素由于具有强抗氧化性，其在抗氧化方面有非常重要的作用。研究发现，添加 250mg/kg 体重的叶黄素不仅能有效减少辐射诱导对白化小鼠造成的氧化损伤，还有利于维持其抗氧化系统的稳定性。此外，不同类胡萝卜素的抗氧化强弱方面有很大差异，不同种类的类胡萝卜素以一定浓度配比组合后，其在抗氧化方面还具有协同作用。例如，虾青素和 β-胡萝卜素浓度比为 1∶1 时，其协同抗氧化作用最强；玉米黄质和叶黄素质量比为 2∶1 时，其协同抗氧化作用最强。

叶黄素和玉米黄质是人类角膜中黄斑色素的重要成分，能够保护视网膜免受蓝光损伤，提高视觉灵敏度。因此，叶黄素常被用于眼部保健，可以预防和减缓白内障、老年性黄斑变性和视网膜神经疾病等眼部退行性疾病。当人体叶黄素和玉米黄质

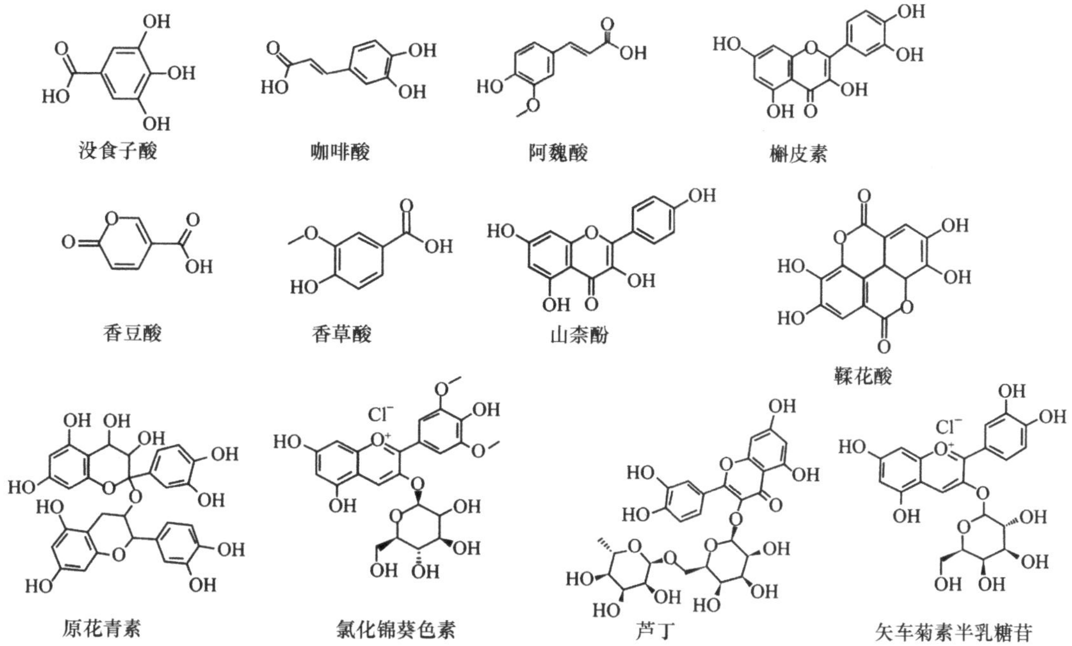

图 1-4 常见杂粮多酚的分子结构

摄入量不足时，会增加黄斑病变风险。类胡萝卜素中的虾青素和角黄素抗癌效果较好。研究表明，虾青素能够显著降低癌症发病率，阻止癌细胞恶性增殖和转移，并能减小肿瘤的质量和体积。角黄素的抗癌活性更高，研究表明角黄素能够诱导细胞凋亡，并且这种诱导作用与细胞内活性氧（reactive oxygen species，ROS）的产生有关。活性氧引起的细胞毒性会造成半胱天冬酶-3 和半胱天冬酶-9 的催化裂解。前列腺癌的相关研究提示，岩藻黄质及其代谢物岩藻黄醇可抑制细胞生长，并诱导前列腺癌 PC-3 细胞凋亡和激活半胱天冬酶-3。岩藻黄质和岩藻黄醇也可通过调节各种分子的表达和信号转导途径，诱导肿瘤细胞周期阻滞（周琳等，2022）。此外，有研究报道，类胡萝卜素还具有抑制肥胖、预防阿尔茨海默病和骨质疏松等功能。

2. 类胡萝卜素的结构特征

1831 年，德国化学家 Wachenreder 首次在胡萝卜根茎中分离得到一种碳水化合物色素，命名为“胡萝卜素”；接着，Berzeliu 又于落叶中分离出一种黄色的色素，命名为“叶黄素”。随着社会的发展进步，国内外学者通过各种技术方式不断发现并分离一系列其他天然色素，并将它们统称为“类胡萝卜素”。这些类胡萝卜素具有共同的分子结构特点，即它们都是由 8 个异戊二烯基团通过共轭双键连接而成的化合物，或是这些化合物的氧化衍生物。部分类胡萝卜素的结构式如图 1-5 所示。类胡萝卜素具有只吸收蓝紫光的吸光性，在 400～500nm 内光吸收性最强。类胡萝卜素的共轭双键结构决定了其所呈现的颜色变化，含有的共轭双键越多显现的颜色越接近红色。另外，柑橘、番茄、枇杷和枸杞等的相关研究显示，类胡萝卜素的含量不同能够引起颜色变化。

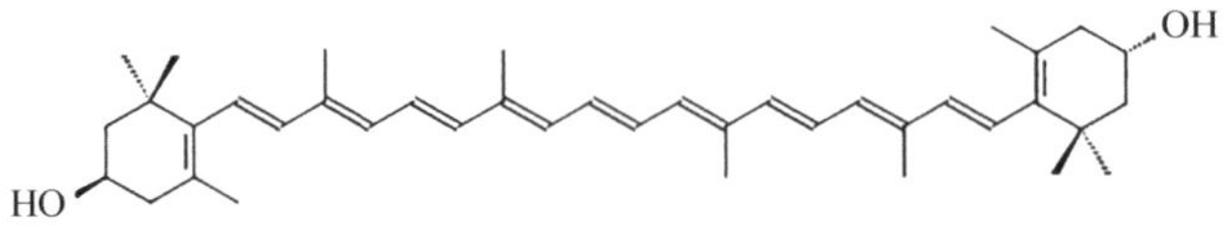

玉米黄质

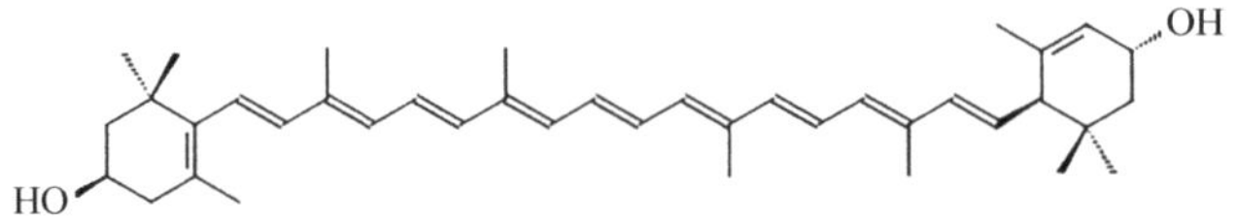

叶黄素

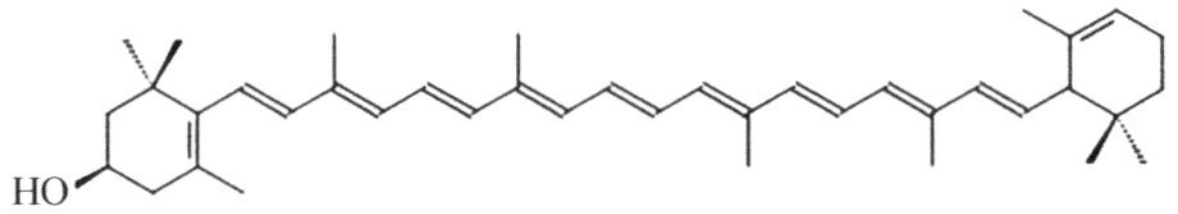

β-隐黄素

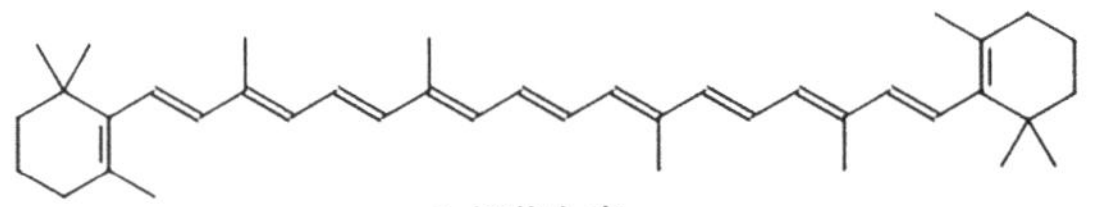

β-胡萝卜素

图 1-5　部分类胡萝卜素的结构式

第三节　玉米和杂粮功能因子的制备、分离纯化与鉴定

一、玉米和杂粮功能因子的制备技术

1. 水蒸气蒸馏技术

水蒸气蒸馏是利用被蒸馏物质与水不相混溶的特点，使得被分离的物质能够在低于其原沸点的温度下沸腾。蒸气与水蒸气共同逸出，经过冷凝冷却后，蒸气被收集到油水分离器中。利用提取物不溶于水的特性以及它们与水的相对密度差，最终将其分离出来，从而实现物质的分离。

2. 超声波提取技术

天然植物有效成分大多存在于细胞壁内，细胞壁的结构和组成决定了其是植物细胞有效成分提取的主要障碍，现有的机械方法或化学方法有时难以取得理想的破壁效果。超声波提取技术利用超声波具有的机械效应、空化效应及热效应，加强了胞内物质的释放、扩散和溶解，加速了有效成分的浸出，大大提高了提取效率。

3. 生物酶解提取技术

生物酶解提取技术是利用酶反应具有高度专一性等特性，根据植物细胞壁的构成，选择相应的酶，通过加入这些相应的酶（如纤维素酶、果胶酶等）将植物组织分解，破坏细胞壁组织，将细胞壁的组成成分水解或降解，使有效成分充分暴露出来，溶解、混悬或胶溶于溶剂中，从而达到提取细胞内有效成分的一种新型提取方法。该方法具有省时和提取率高等优点，但是酶活性易受温度影响，反应时温度过高或过低都会降低提取率。

4. 微波辅助提取技术

微波辅助提取技术是利用微波能来提高提取率的一种新技术。微波提取过程中，微波辐射导致植物细胞内的极性物质，尤其是水分子吸收微波能，产生大量热量，使细胞内温度迅速上升，液态水汽化产生的压力将细胞膜和细胞壁冲破，形成微小的孔洞；进一步加热，导致细胞内部和细胞壁水分减少，细胞收缩，表面出现裂纹。该方法具有省时、省溶剂、耗能低和提取率高等优点。

5. 超临界流体萃取法

当流体的温度和压力超过其临界点时，该流体就被称为超临界流体，它具有气体的流动性能和液体的溶解性能。在临界点附近，超临界流体对组分的溶解能力随体系的压力和温度发生连续变化，从而可方便地调节组分的溶解度和溶剂的选择性。超临界流体萃取法就是利用超临界流体的双重性能，先将功能因子从提取物中分离出来，之后改变温度和压力，降低超临界流体对功能因子的溶解能力，目标物质就会析出，从而达到在混合物中分离出目标物质的目的。该方法具有高效、操作温度低、溶剂残留少和污染少等优点，但由于所用设备价格昂贵，该方法成本高，加之比较费时，限制了该方法的广泛使用。

6. 溶剂萃取法

溶剂萃取法是最为常见和传统的提取方法之一，利用系统中组分在溶剂中有不同的溶解度将目标物质分离出来。根据提取目标功能因子的不同，选用不同的溶剂进行提取。该方法具有简单且易操作的优点，但有机溶剂大多数都具有毒性，对环境和实验人员有一定伤害。

二、玉米和杂粮功能因子的分离纯化技术

通过以上方法提取的玉米和杂粮功能因子通常只是一种粗提物，其成分复杂，纯度不高，需要进一步采用其他手段提高玉米和杂粮功能因子的纯度。

1. 膜分离法

膜分离法是指在分子水平上，应用不同粒径的半透膜，对分子大小不同的混合物进行分离的技术。膜分离是利用膜的选择透过性，以外界能量或化学位差为推动力，使不同的组分得以分离的方法。常见的膜分离法有电渗析、渗透、反渗透、微滤、超滤、纳滤等，利用半透膜孔径大小，实现对不同粒径组分的截留，其中超滤、微滤、纳滤已被广泛应用于功能因子的分离纯化中。由于膜的选择透过性，如功能因子等小分子产物可透过微滤膜，而底物却被截留在膜的另一侧，使化学平衡朝着产物生成的方向移动，从而提高目标物质的纯度。膜分离为物理过程，可使蛋白质保持原有的活性，因此在蛋白

质的分离中也被广泛应用。膜分离法作用条件温和、工序简便，且可有效提高纯度，具有广阔的应用前景（金秋阳等，2017）。

2. 层析法

层析法近年被广泛应用，基本原理为待分离物质在流动相和固定相中的分配系数不同，当两个相做相对运动，这些物质在两相中被反复分配，使其相互分开，得到较为纯净的目的物质。根据分离的目标不同，选用不同的填料对提取产物进行分离纯化。在玉米和杂粮等功能因子的纯化分离中，常用的层析方法有大孔树脂层析、凝胶柱层析、离子交换层析等。层析法具有选择性好、吸附容量大、杂质去除率高、分离效果好、操作简单、成本低、安全环保、可再生和不需要昂贵复杂的设备等优点（王振宇等，2017）。

3. 沉淀法

沉淀法的基本原理是利用溶质分子之间及溶质与溶剂分子之间亲和力的不同，宏观上表现为溶解度不同，从而达到分离的目的。影响溶解度大小的因素有溶质和溶剂的化学性质及结构、是否有沉淀剂的加入、溶液 pH、离子强度的改变等。例如，功能因子中酚类物质能利用其多个邻位羟基结构与金属离子发生配位化合生成沉淀物的特点，使多酚与非酚类物质分离。目前已有采用 Ca^{2+}、Al^{3+}、Zn^{2+}、Fe^{3+}、Mg^{2+}等离子用于沉淀纯化多酚类物质的研究报道。蛋白质纯化分离是利用无机盐溶液来降低蛋白质的溶解度，以使其凝聚析出。例如，利用杂质能溶于乙醇而膳食纤维不溶于乙醇的特性，在加入乙醇后，杂质溶于乙醇中而膳食纤维则被沉淀出来等，均是采用了沉淀法的原理。

4. 色谱分离法

色谱分离法是利用各种物质在流动相中的分配系数不同，从而使各种物质分离的一项技术。色谱分离法纯化得到的黄酮化合物纯度高，有机溶剂残留少，但是色谱分离技术成本高，分离量少，不适合工业化生产（何袅袅等，2022）。

三、玉米和杂粮功能因子的结构鉴定

目前，常用的化合物鉴定方法有光谱法（原子光谱法、紫外可见吸收光谱法、分子光谱法、红外吸收光谱法、核磁共振法）、电化学法和色谱法（薄层色谱法、超临界流体色谱法、高效液相色谱法、分子质谱法、液相色谱-质谱法、气相色谱-质谱法）。其中液相色谱-质谱法和核磁共振法是近代分析化学中发展速度最快、应用范围最广的分离鉴定方法，在化学领域发挥着越来越重要的作用。

1. 液相色谱-质谱法

液相色谱-质谱法将液相色谱仪和质谱仪串联起来，利用液相色谱仪分离化合物，利用质谱仪鉴定化合物，可以实现化合物的高效分离，以及多组分的定性和定量分析。先通过液相色谱分离样品，再在质谱仪中将样品和流动相分离并离子化，通过质量分析器将离子碎片按照质荷比进行分离，最后通过检测器得到质谱图。液相色谱具有较高的分离能力，质谱具有较高的选择性、灵敏度，能够提供化合物的结构信息，液相色谱-质谱法将两者的优势结合起来，克服了气相色谱-质谱法不能分析极性强、挥发性弱和热敏性化合物的缺陷，具有受杂质影响小、分离效果好、定性结果可靠、速度快、检测限度低、智能化等优势。目前，液相色谱-质谱法广泛应用于天然产物的分离鉴定。

2. 核磁共振法

核磁共振法是化合物分子结构分析最主要的方法之一，可以用来研究分子结构、不同分子间的相互作用、分子动力学，以及生物溶液的成分，与其他结构分析技术，如X射线、晶体学技术和质谱形成互补；其主要原理是在强磁场中，某些元素的原子核和电子能量本身所具有的磁性被分裂成两个或者两个以上量子化的能级，吸收适当频率的电磁辐射即可在所产生的磁诱导能级之间发生跃迁；在磁场中，这种带核磁性的分子或原子核吸收从低能态向高能态跃迁的两个能级差的能量，从而产生共振谱，核磁共振谱仪能够接收到被测核（如氢核或碳核）的共振频率与其相应强度的信号。化合物中不同官能团的核通过相对位移会出现在特定区域，由此可以判断官能团的种类，而相邻基团的连接方式可以通过裂距的大小和形状判断，并由此推断出化合物的结构；与液相色谱技术联用，可以解决无法判断同分异构体的技术难题。

第四节 玉米和杂粮功能因子的研究现状与发展趋势

一、玉米和杂粮功能因子的研究现状

随着城乡居民收入的不断提高，人民群众对食物的消费需求日益多元化，对营养健康的关注日益迫切。目前关于玉米和杂粮中功能因子的研究多集中在对某种功能因子的提取、分离纯化、结构鉴定和生物活性等方面。

功能因子提取与分离的相关研究一方面是为了提高其提取率及纯度；一般来说，粗提取物的杂质较多，需要对提取得到的成分进一步分离纯化以提高其纯度，最后再采用相关的方法对其进行结构鉴定和生物活性测定，以研究其可能具有的潜在活性。另一方面是为了提取过程的环保高效；离子液体和低共熔溶剂等是一类典型的可设计型绿色溶剂，是传统挥发性有机溶剂的潜在替代品，以其环境友好性、易可控制性和高效提取等优势而受到广泛关注（Murador et al.，2019）。

目前，利用先进的分离技术和多组学手段，新的功能因子不断被发掘和鉴定。一项研究对398份小米材料进行了全基因组重测序，通过基因组、转录组、代谢组和抗炎指数的多组学联合分析，揭示了小米代谢物的遗传机制及其抗炎效果（Li et al.，2022）。利用代谢组学分析揭示不同颜色大米中的多酚成分的研究结果表明，黑米中的矢车菊素-3-*O*-葡萄糖苷通过维持免疫稳态，在增强人体免疫力中起着关键作用（Sha et al.，2024）。

深入探究功能因子的健康效益，研究其量效关系与构效关系的科学内涵。通过体外试验和动物模型研究功能因子的剂量-反应关系以及结构-活性关系，以优化其生理功能。此外，多种功能因子的协同作用也成为研究热点。功能因子间的相互作用存在协同、累加和拮抗效果，研究多种功能因子的共同作用机制，探索其在复杂生理系统中的作用效果，有望揭示多种功能因子的最佳组配方案，提供更全面的健康益处。研究表明，谷物多酚和膳食纤维组合物可通过调节肠道菌群缓解高脂饮食诱导的小鼠肥胖，提高机体抗氧化能力并改善糖代谢及肝脏功能（刘欣果等，2024）。复合发酵藜麦和黑大麦较单一谷物发酵更有利于多酚和黄酮的富集，可在一定程度上改善发酵谷物中酚类物质的生物有效性并提高谷物的抗氧化活性（江慧斌等，2024）。红豆皮不溶性膳食纤维中结合多酚对不溶性膳食纤维的功能特性有积极作用（Yin et al.，2022）。单宁酸富含羟基与羧基，使其易于与燕麦 β-葡聚糖缔合，从而提高 β-葡聚糖的功能特性。高粱多酚和低聚果糖共同作用，能够促进双歧杆菌属和乳酸杆菌属菌株的生长，对罗氏菌属和普雷沃氏菌属菌株具有同样的促进作用（Ashley et al.，2019）。荞麦和燕麦中多酚化合物存在形式之间的互补可有效地诱导细胞发生凋亡，且能够协同抑制癌细胞增殖（王雪松等，2024）。玉米和杂粮功能因子通过合理方式组配，可提升其在体内的生物利用度。

然而目前尚存在一些亟待解决的问题。首先对玉米和杂粮功能因子之间相互作用和其他生物活性的研究，往往把功能评价与功能因子复配后组分的理化性质分析割裂开来，都是以某种功能因子作为受试材料进行功能试验，极少研究复配后的功能因子之间是否生成了新的结构物质，彼此的构效关系还不清楚。此外，功能因子复配除了可能产生新的物质或结构，还可能作为一种载体携带活性物质与细胞受体特异性结合，但是否通过改变或者产生新的结合位点来发挥协同增效作用还需要进一步研究。这些问题阻碍了玉米和杂粮功能因子之间协同作用机制的研究。

功能因子的环境稳定性与生物利用度有待提升。很多功能因子在体内稳定性差，且生物利用度较低。如何通过改进提取和配方工艺提高其稳定性和吸收率是一大难题。

二、玉米和杂粮功能因子研究的发展趋势

我国玉米和杂粮的种类资源丰富，食用历史悠久，营养价值高，在我国饮食结构中占有重要地位，是健康食品开发的优质原料。但功能因子多存在于粮食加工副产物中，限制了其进一步的开发利用。统计显示，目前，中国全谷物产品消费量占谷物消费量总量的比例不到 1%，而一些发达国家这一比例已经超过 30%。随着中国居民消费理念升级，营养健康愈发成为人们的追求，加之与践行大食物观、节粮减损理念不谋而合，改善产品加工方式，利用生物技术如发酵或发芽等手段促进玉米和杂粮的全谷物消费将成为未来的发展趋势。

结合肠道微生态理论、多组学等新技术理论的发展，深入挖掘杂粮中的更多营养功能及作用机制，特别是利用 CRISPR/Cas9 等基因编辑技术进行机体健康效应的功能验证，有望揭示更多关键调控路径。研究不同人群对功能因子的响应差异，利用组学技术分析肠道菌群组成与功能因子之间的相互作用，以开发个性化营养方案，推动精准营养的发展。结合大数据分析和人工智能技术预测个体对特定功能因子的反应性也将成为一个重要方向。

明确玉米和杂粮功能因子配比及其是否产生具有一定分子结构的新物质，分析不同种类玉米、杂粮功能因子之间的量效和构效关系，多途径表征结合细胞、组织和动物实验，探讨复配物对代谢相关酶活性、基因和蛋白质表达等方面的影响，确定其协同作用途径及机制也是今后研究的重点。

参考文献

郭爱良, 田博宇, 张会彦, 等. 2022. 玉米淀粉新型浸泡工艺的研究进展. 粮食与油脂, 35(3): 34-36.

何袅袅, 陈雅鑫, 蔡树芸, 等. 2022. 海藻多酚提取分离及生物活性研究进展. 食品工业, 43(10): 190-194.

江慧斌, 聂攀, 吕玮, 等. 2024. 藜麦与黑大麦复合谷物发酵富集多酚和黄酮工艺优化及其生物有效性研究. 食品工业科技, 45(6): 150-160.

金秋阳, 刘鑫宇, 胡晶红. 2017. 蛋白质的提取、分离与纯化研究进展. 山东化工, 46(14): 35-38.

刘景圣. 2022. 玉米采后营养与品质. 北京: 中国农业出版社.

刘欣果, 綦文涛, 庞邵杰, 等. 2024. 谷物多酚与膳食纤维调控肠道菌群缓解小鼠肥胖作用研究. 中国食品学报, 24(8): 225-235.

潘雯丽, 梁倩, 高群玉. 2022. 高直链玉米淀粉在食品、食品材料及保健食品中的应用进展. 食品工业科技, 43(21): 396-404.

裴河欢, 张美凤, 覃洋琛, 等. 2022. 多酚类化合物药理作用研究进展. 中国药业, 31(23): 124-127.

史志瑛. 2023. 膳食纤维对人体疾病作用的研究进展. 粮食与食品工业, 30(2): 40-46.

王芳, 李洪进, 李虎阳. 2022. 蛋白质结构预测的方法探究. 现代信息科技, 6(18): 122-125.

王立东, 李晓强, 李振江, 等. 2021. 杂粮中活性组分对血糖调控作用的研究进展. 粮食与油脂, 34(12): 17-21.

王明华, 石瑞, 赵二劳. 2022. 玉米多酚提取工艺及其生物活性研究进展. 中国调味品, 47(3): 217-220.

王雪松, 张羽彤, 杨婉婷, 等. 2024. 荞麦和燕麦多酚提取物对结肠癌 Caco-2 细胞增殖的协同抑制作用. 黑龙江农业科学, (10): 61-68.

王振宇, 孔子浩, 孔令华, 等. 2017. 天然多酚提取、分离及鉴定方法的研究进展. 保鲜与加工, 17(4): 113-120.

解慧. 2014. 玉米贮藏过程中营养成分的变化. 食品工业, 35(12): 240-243.

谢佳函, 刘回民, 刘美宏, 等. 2017. 杂粮多酚功能活性研究进展. 食品工业科技, 38(14): 326-329, 335.

徐恒玉. 2022. 玉米蛋白粉的营养价值及其在家禽饲料中应用的研究进展. 饲料研究, 45(18): 156-159.

张思维, 李东梅, 孙建云, 等. 2022. 4 种杂粮的营养价值与保健功能概述. 农业科技与信息, (24): 80-85.

赵爱爱, 张秀萍. 2012. 膳食纤维在人体健康中的作用. 求医问药(下半月), 10(3): 180.

赵欣, 梁克红, 朱宏, 等. 2022. 类胡萝卜素含量对谷物蒸煮品质的影响. 中国食品学报, 22(9): 398-405.

周琳, 梁轩铭, 赵磊. 2022. 天然类胡萝卜素的生物合成研究进展. 生物技术通报, 38(7): 119-127.

周婉, 魏婉倩, 李猛, 等. 2023. 植物多酚绿色提取技术研究进展. 农产品加工, (7): 74-77.

Ashley D, Marasini D, Brownmiller C, et al. 2019. Impact of grain sorghum polyphenols on microbiota of normal weight and overweight/obese subjects during *in vitro* fecal fermentation. Nutrients, 11(2): 217.

Jakobek L, Matić P. 2019. Non-covalent dietary fiber − Polyphenol interactions and their influence on polyphenol bioaccessibility. Trends in Food Science & Technology, 83: 235-247.

Li X, Gao J, Song J, et al. 2022. Multi-omics analyses of 398 foxtail millet accessions reveal genomic regions associated with domestication, metabolite traits, and anti-inflammatory effects. Molecular Plant, 15(8): 1367-1383.

Murador D C, de Souza Mesquita L M, Vannuchi N, et al. 2019. Bioavailability and biological effects of bioactive compounds extracted with natural deep eutectic solvents and ionic liquids: advantages over conventional organic solvents. Current Opinion in Food Science, 26: 25-34.

Sha H J, Ma Y R, Li J X, et al. 2024. The mechanism exploration of different colored rice for immunomodulation based on UPLC-Q-TOF, network pharmacology, and cell experiments. Food Research International, 192: 114850.

Yin W D, Liu M H, Xie J H, et al. 2022. Removal of bound polyphenols and its effect on structure, physicochemical and functional properties of insoluble dietary fiber from adzuki bean seed coat. LWT-Food Science and Technology, 169: 114011.

第二章　玉米和杂粮功能因子与脂代谢调控

第一节　肥 胖 概 述

肥胖的定义是可损害身体健康的异常或过量脂肪累积。WHO（2021）推荐的衡量肥胖程度的国际标准是身体质量指数（body mass index，BMI），即体重（kg）除以身高（m）的平方得出的数字，当 BMI≥25kg/m^{2}时定义为超重，当 BMI≥30kg/m^{2}时定义为肥胖。BMI 测量操作简单、实用，指标考虑了体重和身高两个因素，可反映全身性超重和肥胖程度。

一、肥胖形成机制

肥胖症的发生可由多种因素引起，如遗传、环境、心理和饮食等（Park，2019）。已有研究报道，95%的肥胖发生的根本原因是营养性、外源性的，而只有 5%的肥胖发生是内源性或继发性的（Jou，2014）。引起肥胖的主要原因是营养物质摄入过多，或能量消耗减少而导致的身体能量代谢失衡，主要表现为脂肪组织中脂肪过度增加或积累，以及能量代谢异常（Hernández et al.，2019）。

人体从日常饮食中获取能量并将其储存，在基础代谢供能、日常活动和机体产热过程中将其消耗（Oussaada et al.，2019）。在稳定状态下，身体的能量消耗能够抵消能量摄入而维持代谢平衡，然而，当能量摄入超过能量消耗时，能量代谢出现失衡，60%～80%的能量被储存为脂肪，其余的能量将作为糖原储存，用于蛋白质的生物合成，或者在产热过程中散失。碳水化合物转化为游离脂肪酸，而游离脂肪酸会以甘油三酯的形式在细胞内累积，导致脂质储存量增加，这一过程称为脂肪生成；脂肪组织可以通过脂蛋白脂肪酶（lipoprotein lipase，LPL）对甘油三酯（triglyceride，TG）进行分解，产生游离脂肪酸（free fatty acid，FFA）和甘油，这一过程称为脂质分解（Rotondo et al.，2017）。当机体内脂肪合成速率大于脂肪分解速率时，脂肪异常累积并导致肥胖的形成（Albuquerque et al.，2017）。随着人们生活水平的不断提高，脂肪在日常饮食摄入的占比逐年增加，长期摄入高脂饮食会扰乱机体能量代谢平衡，促使体内脂质过度累积而导致超重或肥胖。

二、脂肪组织与健康

脂肪组织是主要的脂质储备器官，也是参与免疫反应重要的内分泌器官。脂肪组织是机体的动态器官，在成年人体内可占全身体重的 4%～40%，主要分布在内脏和皮下组织等处。研究人员发现脂肪组织不仅是机体内重要的内分泌器官，还是调节全身能量稳态所必需的代谢器官，在调节机体新陈代谢方面发挥着重要作用（Rosen and Spiegelman，2014）。在哺乳动物中，脂肪组织通常分为白色脂肪组织（white adipose tissue，WAT）和棕色脂肪组织（brown adipose tissue，BAT）。

第二节 基于 AMPK 信号通路玉米黄素调节脂代谢的分子机制

一、玉米黄素对高脂饮食诱导肥胖小鼠降脂的作用效果

（一）引言

1990～2020 年，肥胖人数不断攀升，肥胖已成为威胁全球人类健康的重要因素。长期的高脂膳食摄入扰乱机体能量代谢平衡，促使体内脂质过度累积而形成超重或肥胖。肥胖是高血脂、高血糖和心脑血管疾病等多种营养代谢性疾病的风险因子。白色脂肪组织主要通过储存和动员甘油三酯来控制能量平衡（Lefterova and Lazar，2009）。目前，治疗肥胖的药物主要有奥利司他（orlistat）和左旋肉碱等，但是这些药物都具有明显的副作用，并且没有达到理想的效果。因此，开发安全有效的天然植物化合物用于肥胖的预防引起了越来越多科研工作者的关注。玉米黄素（zeaxanthin，ZEA）是类胡萝卜素的一种，人体自身无法合成，必须通过食物或膳食补充剂获得。由于分子结构中存在 11 个共轭双键，玉米黄素具有很强的抗氧化活性。已有研究报道，玉米黄素具有保护高脂诱发鹌鹑血管脂质过氧化损伤的作用（李红艳等，2011），以及抑制饮食诱导肥胖小鼠体内的脂质累积作用（孙晓芳等，2010），但有关分子机制的研究却未见报道。

本小节建立高脂饮食诱导肥胖 C57BL/6J 小鼠模型，随后添加不同剂量玉米黄素干预，每周记录体重及摄食量变化，实验结束分离并称量小鼠脂肪与肝脏组织质量，检测血清中 TG、总胆固醇（total cholesterol，TC）、低密度脂蛋白（low density lipoprotein，LDL）、高密度脂蛋白（high density lipoprotein，HDL）和 FFA 水平，分析脂肪组织形态变化。荧光定量 PCR 检测脂肪组织成脂转录因子及脂代谢关键酶基因的表达，免疫印迹检测 AMP 活化的蛋白质激酶（AMP-activated protein kinase，AMPK）通路激活情况。结合以上指标评价玉米黄素对肥胖小鼠脂质代谢的影响，明确其降脂作用。

（二）材料与方法

1. 实验动物

C57BL/6J 小鼠，雄性，60 只，体重 17～20g，SPF 级（无特定病原体级别），购自辽宁长生生物技术股份有限公司，许可证号：SCXK（辽）2015-0001。

2. 主要试剂

玉米黄素（纯度≥75%，其余化合物成分鉴定为叶黄素），购自深圳格瑞博生物科技有限公司。主要实验试剂详见表 2-1。

表 2-1　主要实验试剂

试剂名称	生产厂家
小鼠生长繁殖饲料	北京科澳协力饲料有限公司
羧甲基纤维素钠（CMC-Na）	北京鼎国昌盛生物技术有限责任公司
总胆固醇测定试剂盒	浙江东瓯诊断产品有限公司
甘油三酯测定试剂盒	浙江东瓯诊断产品有限公司
高密度脂蛋白测定试剂盒	南京建成生物工程研究所有限公司
低密度脂蛋白测定试剂盒	南京建成生物工程研究所有限公司
游离脂肪酸测定 ELISA 试剂盒	美国 R&D Systems 总公司
Trizol 组织/细胞总 RNA 抽提液	宝生物工程（大连）有限公司
反转录试剂盒 PrimeScript™ reagent Kit with gDNA Eraser（Perfect Real Time）	宝生物工程（大连）有限公司
荧光染料 TB Green™ Premix Ex *Taq*™ Ⅱ	宝生物工程（大连）有限公司
特异性扩增引物	吉林省库美生物科技有限公司
兔抗鼠特异性抗体	美国 Cell Signaling Technology 公司
HRP 标记抗兔 IgG	美国 Cell Signaling Technology 公司
BCA 蛋白浓度测定试剂盒	上海碧云天生物技术股份有限公司
PVDF 印迹膜	德国 Merck Millipore 公司
ECL 化学发光显色试剂盒	德国 Merck Millipore 公司

3. 主要仪器

实验中所用的主要实验仪器见表 2-2。

表 2-2　主要实验仪器

仪器名称	生产厂家
Gering 全自动组织/细胞快速破碎仪	北京中创先锋科技有限责任公司
JY 92-IIN 超声波破碎仪	宁波新芝生物科技股份有限公司
全自动酶标仪	德国 BMG 公司
1200 高效液相色谱仪	美国 Agilent 公司
制备型液相色谱仪	美国 Waters 公司
倒置荧光显微镜	德国 Carl Zeiss 公司
PCR 仪	德国 Eppendorf 公司
SpectroArt 200S 超微量核酸测定仪	美国 Wealtec 公司
Agilent Stratagene Mx3000P 荧光定量 PCR 仪	美国 Agilent 公司
Allegra X-30R 高速离心机	美国 Beckman 公司
Bio-Rad Mini-PROTEAN Tetra Cell 电泳槽	美国伯乐公司
Trans-Blot SD 半干转印槽	美国伯乐公司
SNAP i.d. Western Blotting 加速器	德国 Merck Millipore 公司
–80℃超低温冰箱	美国 Thermo Fisher Scientific 公司
电子分析天平	Sartorius（北京）公司
化学发光成像系统（Image Quant LAS 500）	美国 GE 公司

4. 玉米黄素溶液配制方法

玉米黄素的高剂量组和低剂量组分别设置为40mg/kg和20mg/kg，根据药理实验方法学规定，小鼠给药剂量为10～20ml/kg，本次实验采用小鼠给药剂量为10ml/kg，配制方法如下。

配制玉米黄素溶液所用溶剂：0.5% CMC-Na；分析天平准确称取玉米黄素，由0.5% CMC-Na溶解充分混匀，呈悬浮状，定容后装于棕色瓶中于4℃保存。

玉米黄素溶液配制浓度：玉米黄素高剂量组配制浓度为40mg/10ml，低剂量组配制浓度为20mg/10ml；根据小鼠体重变化情况，每次配制可供灌胃3～4d的量。

5. 实验动物及分组

动物购入后，分笼，饲养于吉林省中医药科学院清洁级动物室中。临时设立动物号码，测定购入日体重。经观察外观，购入的动物无异常状态。

60只小鼠根据Excel随机数法分为4组，分笼喂养，对照组（15只）使用正常的生长饲料，其余3个模型组（45只）使用高脂饮食饲料（脂肪比重大于26%），每周称重。4周后根据体重增长情况，对模型组小鼠进行筛选，选择体重超重的小鼠继续喂养，筛除体重无显著变化的（具有高脂抗性）小鼠。每组小鼠数量设置为12只。将合格的模型小鼠随机分为3组，分别为模型组（高脂组）、玉米黄素高剂量组（高脂+高剂量玉米黄素组）、玉米黄素低剂量组（高脂+低剂量玉米黄素组），高、低剂量组分别按每日40mg/kg和20mg/kg灌胃玉米黄素（溶剂为0.5% CMC-Na），模型组和正常组每日按10ml/kg灌胃0.5% CMC-Na，每日1次，连续灌胃4周，其间继续分别给予正常和高脂饲料。每天观察小鼠生长状态，定期称重。实验动物饲料营养成分详见表2-3。

表2-3　实验动物饲料营养成分　　（单位：g/kg）

成分	高脂组（HFD）	高脂+低剂量玉米黄素组（HFD+LZ）	高脂+高剂量玉米黄素组（HFD+HZ）
生长繁殖饲料粉	333.3	333.3	333.3
酪蛋白粉	200.0	200.0	200.0
氢化椰子油	220.0	220.0	220.0
豆油	16.7	16.7	16.7
玉米淀粉	102.2	102.2	102.2
麦芽糊精	102.0	102.0	102.0
碳酸钠	6.7	6.7	6.7
柠檬酸钾	2.7	2.7	2.7
重酒石酸胆碱	1.4	1.4	1.4
维生素矿物质复合物	15.0	15.0	15.0
玉米黄素	0	0.02	0.04
总质量	1000	1000	1000
饲料中脂肪提供的热量占总热量的百分比	45%	45%	45%

6. 体脂指数测定

1）体重测定。记录每只小鼠体重，单位为 g，最终统计记录为每组动物体重的均数±标准差。

2）体长测定。用针破坏 C57BL/6J 小鼠后脑延髓将其处死，不破坏脊椎完整性，待小鼠扭曲抽搐停止后立刻将其仰卧平放，用游标卡尺测量其鼻尖至肛门的长度。

3）Lee’s 指数测定。根据每只实验动物测定的体长及体重，通过公式“Lee’s 指数=[体重(g)×1000]$^{1/3}$/体长(cm)”计算得出 Lee’s 指数。

4）脏器质量、脂肪质量及脏器系数测定。采用分析天平称量 C57BL/6J 小鼠解剖剥离下来的肝脏、附睾脂肪、肠系膜脂肪、肾周脂肪组织。脏器系数按照公式“脏器系数=脏器质量(g)×1000/体重(g)”计算得出。

7. 血脂指标测定

处死小鼠当天眼球取血，5000*g* 离心 10min 取上清，即得到血清。根据试剂盒说明书测定血清中总胆固醇、甘油三酯、高密度脂蛋白、低密度脂蛋白、游离脂肪酸水平。

8. 病理组织学分析

解剖分离的组织称重后，取一侧附睾脂肪和肝脏左叶组织，直接用 10%甲醛固定，进行病理切片的制作和苏木精-伊红染色（HE 染色），按照常规技术操作，光学显微镜观察评价和图片采集，观察肝脏细胞和脂肪细胞形态变化并测量脂肪细胞横截面积（同一光镜下选取 10 个脂肪细胞测量横截面积取平均值）。

9. 荧光定量 PCR

（1）组织总 RNA 提取与定量

提前用液氮预冷全自动组织/细胞快速破碎仪，所有与组织接触的耗材均灭酶处理，提前在 1.5ml 离心管放入研磨磁珠。

1）从超低温冰箱取出脂肪组织，迅速夹取一块组织（约 100mg）放入灭酶管，加入 1ml 的 RNA 裂解液 Trizol 试剂，管壁做好标记，低温间断研磨 6 次，每次 30s，间隔 10s，研磨充分的组织裂解液用移液器转移至新的离心管中。

2）加入 1/5 体积的三氯甲烷（1ml 的 Trizol 加入 0.2ml 三氯甲烷），剧烈振荡 15s，室温静置 10min，在 4℃条件下 12 000*g* 离心 15min。

3）小心吸取上层液体至另一新的离心管，切勿吸到中间层蛋白质，加入等体积异丙醇，上下颠倒 10 次混匀，室温静置 10min，在 4℃条件下 12 000*g* 离心 10min。

4）小心吸弃上清，加入 1ml 预冷的 75%乙醇［焦碳酸二乙酯（diethyl pyrocarbonate，DEPC）水处理］，上下轻柔颠倒使沉淀悬浮，在 4℃条件下 12 000*g* 离心 5min。

5）小心吸弃上清，离心管倒扣在一张干净的滤纸上，室温干燥 5min，加入 RNA-free 水溶解沉淀，若不立即进行后续实验，可放置–80℃保存。

6）利用超微量核酸测定仪测定提取的 RNA 浓度及 $OD_{260/280}$ 比值，利用核酸电泳检测 RNA 的完整度。

（2）RNA 反转录

将高质量的 RNA 反转录为互补 DNA（cDNA）。

1）去除基因组反应：按表 2-4 试剂用量于冰上配制反应混合液，置于 PCR 仪上 42℃反应 2min，降至 4℃后进行后续步骤。

表 2-4　所用试剂及用量（1）

试剂	使用量
5×gDNA Eraser Buffer	2.0μl
gDNA Eraser	1.0μl
总 RNA	1μg
RNase Free ddH_2O	补足至 10μl

注：5×gDNA Eraser Buffer 表示 5 倍浓度的基因组 DNA 去除缓冲液，gDNA Eraser 表示基因组 DNA 去除剂，RNase Free ddH_2O 表示无核糖核酸酶的双蒸水，后同

2）反转录反应：按表 2-5 试剂用量于冰上配制反应混合液，置于 PCR 仪上 37℃反应 15min，85℃反应 5s，降至 4℃后取出，反转录产物 cDNA 可置于–20℃冰箱中备用。

表 2-5　所用试剂及用量（2）

试剂	使用量（μl）
步骤 1）的反应液	10.0
PrimeScript RT Enzyme Mix Ⅰ	1.0
RT Primer Mix	1.0
5×PrimeScript Buffer 2（for Real Time）	4.0
RNase Free ddH_2O	4.0
总体积	20.0

注：PrimeScript RT Enzyme Mix Ⅰ表示 PrimeScript 逆转录酶混合液Ⅰ，RT Primer Mix 表示逆转录引物混合液，5×PrimeScript Buffer 2（for Real Time）表示 5 倍浓度的 PrimeScript 缓冲液 2（用于实时定量反应），后同

（3）荧光定量 PCR 反应

引物用 RNA-free 水稀释，将反转录得到的 cDNA 与荧光染料按表 2-6 所示试剂用量于冰上配制，然后将配制好的反应液瞬时离心，放入荧光定量 PCR 仪中。

表 2-6　所用试剂及用量（3）

试剂	使用量（μl）
ROX Reference Dye Ⅱ	0.2
PCR 上游引物（10μmol/L）	0.4
PCR 下游引物（10μmol/L）	0.4
DNA 模板	1.0
RNase Free ddH_2O	8.0
总体积	10.0

注：ROX Reference Dye Ⅱ表示 ROX 参比染料Ⅱ，后同

反应条件如下：95℃预变性 30s；95℃变性 10s，60℃退火 30s，72℃延伸 30s，40 个循环。扩增结束建立 PCR 产物熔解曲线：95℃，1min；55℃，30s；95℃，30s。以 β-actin

为内参对照，采用 $2^{-\Delta\Delta Ct}$ 相对定量法计算各组基因表达情况。基因引物序列见表 2-7。

表 2-7　荧光定量 PCR 分析所用引物序列

基因	上游引物（5′→3′）	下游引物（5′→3′）
Pparg	AGACCACTCGCATTCCTTT	CCACAGACTCGGCACTCAAT
C/ebpa	ACCGGGTTTCGGGACTTGA	CCCGCAGGAACATCTTTAAGTGA
Hsl	TCCTGGAACTAAGTGGACGCAAG	CAGACACACTCCTGCGCATAGAC
Perilipin	GTCAATGAACAAGGGCCCAAC	CACAGGCAGCTGCAGAACTCTC
Fabp4	TGGGAACCTGGAAGCTTGTCTC	GAATTCCACGCCCAGTTTGA
Fas	TGCTGTTGGAAGTCAGCTATGAA	GATGCCTCTGAACCACTCACAC
Srebp1-c	CCGAGATGTGCGAACTGGA	GAAGTCACTGTCTTGGTTGTTGATG
Acc	AGTGATGGTGGCCTGCTCTTG	AGCAGACGGTGAGCGCATTA
β-actin	CATCCGTAAAGACCTCTATGCCAAC	ATGGAGCCACCGATCCACA

10. 蛋白质免疫印迹反应

（1）蛋白质提取

提前用液氮预冷全自动组织/细胞快速破碎仪。15ml 离心管提前放入研磨磁珠。蛋白质提取全程低温。

蛋白质裂解液：1ml 中等强度 RIPA 裂解液（radio immunoprecipitation assay lysis buffer），加入 1%磷酸酶抑制剂和 1%蛋白酶抑制剂苯甲基磺酰氟（PMSF）。提前几分钟配制好置于冰上备用。

从超低温冰箱取出脂肪组织，迅速夹取一块组织（约 100mg）放入灭酶管，加入 0.5ml 配制好的蛋白质裂解液，管壁做好标记，低温间断研磨 6 次，每次 30s，间隔 10s。低温匀浆后置于多管式旋涡混合器上，冰浴条件下低速振荡 30min；将裂解充分的组织匀浆液转移至 4℃预冷离心机，12 000g 离心 20min，轻轻吸取上清，转移至新预冷的微量离心管中置于冰上，即为蛋白质样本，弃沉淀。预留一部分蛋白质样品用于定量，其余样品与 5×蛋白质上样缓冲液混匀，沸水浴煮 5min 使其完全变性，可存放于–20℃冰箱保存。

（2）蛋白质定量

利用 BCA 蛋白浓度测定试剂盒进行蛋白质浓度定量。

BCA 工作液配制：BCA 试剂与 Cu 试剂按 50∶1 混合均匀，备用。

绘制 BCA 标准品曲线：溶解牛血清白蛋白（bovine serum albumin，BSA）标准品使其浓度为 0.5mg/ml。取 0μl、2μl、4μl、6μl、8μl、12μl、16μl、20μl 标准品分别加到 96 孔板中，并将每孔标准品分别加入 PBS 补足到 20μl。

样品及标准品孔加入 200μl 的 BCA 工作液，37℃孵育 30min，在 562nm 波长下测定 OD 值，根据标准曲线公式计算蛋白质样品浓度。

（3）SDS 聚丙烯酰胺凝胶电泳（SDS-PAGE）

缓冲液配制（5×）：取三羟甲基氨基甲烷（Tris）15g、十二烷基硫酸钠（SDS）5g、甘氨酸 72g 溶于蒸馏水，然后转移至容量瓶定容至 1L；使用时稀释 5 倍。

1）安装制胶板：用 70%乙醇清洗玻璃板，放入夹胶板，确保两片玻璃下端在同一水平线上，夹紧，放在制胶槽上。

2）准备分离胶：根据待测蛋白质分子量大小，选取合适的分离胶浓度，配制凝胶。根据试剂盒说明书提供的配胶方法，在小玻璃烧杯中加入试剂混匀，灌胶前加入四甲基乙二胺（TEMED）助凝，混匀后灌注凝胶，最后在最上层贴着玻璃片一侧缓慢加水液封，5min 左右检查是否漏胶，室温 30min 左右凝固，水胶在阳光下明显分层。

3）准备浓缩胶：倒掉上层水并用纸吸干，倒入浓缩胶，缓慢插入梳子，注意加样孔下方避免产生气泡，室温约 30min 胶凝固，取出梳子，取下制胶板，用蒸馏水冲洗，放入电泳槽配套的胶夹板，夹紧避免中间漏液，倒入电泳缓冲液。

4）上样：将蛋白质样品从冰箱取出，沸水浴 5min 复煮一次，瞬时高速离心，根据蛋白质定量测定的样品浓度，以 25μg 上样量计算上样体积，加入预染 marker 指示蛋白质分离条带位置。样品孔两侧加入同样体积的 1×蛋白质上样缓冲液，避免条带出现弯曲。

5）电泳：盖上电泳槽的盖子，接通电源，电压调至 80V 跑 20min，样品跑出浓缩胶后，转为 120V 直至溴酚蓝条带跑出凝胶，电泳结束。

（4）免疫印迹反应

TBST（tris buffered saline with Tween 20）配制：称取 10×TBS 粉末 12.19g 溶于 1L 蒸馏水中，加入 1ml 吐温 20，磁力搅拌器室温搅拌 1h。转膜缓冲液配制：Tris 5.8g、甘氨酸 2.9g、甲醇 200ml、蒸馏水 800ml，现用现配。

1）转膜：准备聚偏二氟乙烯（polyvinylidene fluoride，PVDF）膜（8.0cm×6.5cm），2 张厚滤纸，膜比滤纸大，防止转膜过程中上下两张滤纸接触引起短路。PVDF 膜先经甲醇活化 5～10s，然后同滤纸一起浸泡到转膜缓冲液中备用。将蛋白质凝胶从制胶板中取出，轻轻放入转膜缓冲液中平衡 5min。根据以下摆放顺序制作转印“三明治”：一层滤纸、蛋白质凝胶、PVDF 膜、一层滤纸。注意凝胶与转印膜之间不能有气泡，将摆放好的“三明治”放入半干转印槽，胶的一侧贴着转印槽阴极，膜的一侧贴着阳极，盖上转印槽盖子，接通电源，电流调至 70mA，每块胶恒流转印 1h。

2）孵育抗体：将转印后的膜取出，转印膜贴着凝胶的一面记为正面，在条带左上可剪去一个角做标记，随后将其浸泡到 TBST 溶液中，避免后续实验膜干燥。根据目的蛋白质大小，以及预染 marker 显示的不同分子量蛋白质条带位置，剪裁适当宽度的蛋白质条带。本研究免疫印迹抗体孵育使用的是 SNAP i.d. Western Blotting 加速器（德国 Merck Millipore 公司）。

A）在印迹框架中组装印迹夹层。将膜放入抗体孵育夹层，使二者放入印迹框架后膜的正面向上，赶走气泡，抽真空。

B）加入 20ml 5% BSA 蛋白封闭液（TBST 配制），室温孵育 10min。

C）打开真空泵吸除封闭液，印迹框架下面放入抗体回收槽，加入 3ml 一抗 TBST 稀释液（1∶1000），室温孵育 10min。

D）打开真空泵吸净抗体稀释液至抗体回收槽，取出回收槽回收抗体，固定好印迹框架继续抽真空，每个孵育槽加入 15ml 的 TBST 溶液，抽掉，反复 3 次。

E）加入 3ml 二抗 TBST 稀释液（1∶2000），室温孵育 10min。

F）每个孵育槽加入 15ml 的 TBST 溶液，抽掉，反复 3 次。

G）关闭真空泵并打开印迹框架取下转印膜，浸泡到 TBST 溶液。

3）化学发光：将化学发光液涂到印迹膜目的蛋白质条带上，室温避光孵育 2～3min，使用化学发光成像系统采集条带图片，利用 Image J 软件计算条带灰度值进行定量分析。

11. 数据处理

使用 GraphPad Prism 7.0 软件（美国 GraphPad 公司，California）进行统计学分析并作图。单因素方差分析（one-way ANOVA）用于比较组间差异，*t* 检验用于比较动物饲养前 4 周正常饲养组（STD）和 HFD 组之间的体重差异；$P<0.05$ 被认为具有显著性差异。

（三）结果与分析

1. 玉米黄素对高脂饮食诱导肥胖小鼠体重的影响

实验初期，各组小鼠初始体重无显著性差异，干预期间，各剂量组无死亡，被毛光洁，动物生长状态良好。由图 2-1 可知，造模 4 周后称重，模型组 C57BL/6J 小鼠体重相比于对照组显著增加，成功建立高脂饮食诱导肥胖动物模型，选取造模合格的小鼠用于后续实验。接下来加入不同剂量玉米黄素干预 4 周，8 周实验结束后结果表明，与模型组相比，玉米黄素各剂量组虽然有降低体重的趋势，却没有达到显著性水平，但是 20mg/kg 玉米黄素干预能够显著降低体重增加量（$P<0.05$）。

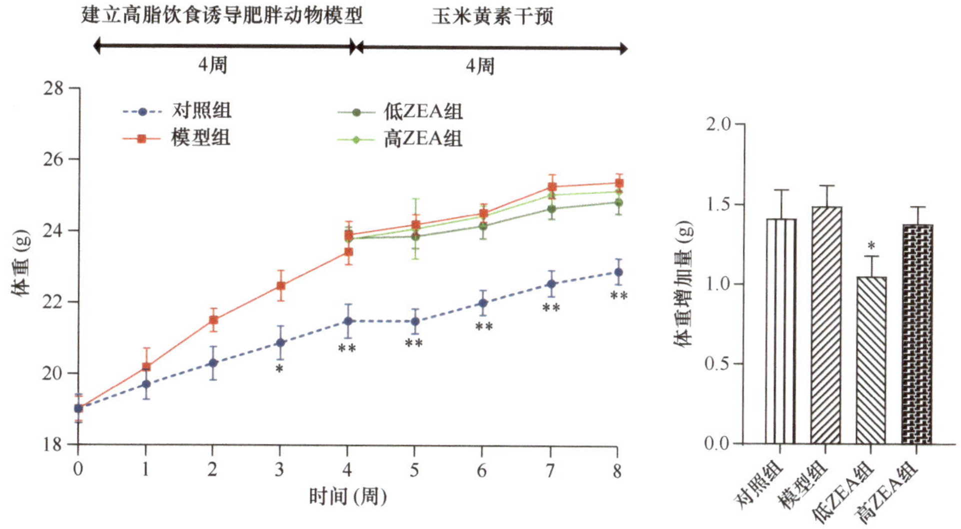

图 2-1　肥胖小鼠体重变化

对照组：正常生长饮食；模型组：高脂饮食；低 ZEA 组：高脂饮食+20mg/kg 玉米黄素干预；高 ZEA 组：高脂饮食+40mg/kg 玉米黄素干预。样品数 n=12，与模型组相比 *$P<0.05$，**$P<0.01$

2. 玉米黄素对肥胖小鼠体脂及组织形态的影响

实验结束对小鼠的脂肪和肝脏组织进行分离并称重测定，结果如表 2-8 所示。模型组脂肪组织质量、相对脂肪组织质量和肝脏组织质量显著高于对照组，玉米黄素干预组与模型组相比，上述指标有降低趋势，但没有显著性差异。Lee's 指数、脂肪组织质量、相对脂肪组织质量、肝脏组织质量和相对肝脏组织质量经玉米黄素干预后与模型组相比，均没有显著性差异。

表 2-8　肥胖小鼠体脂指标

分组	Lee's 指数	脂肪组织质量（mg）	相对脂肪组织质量（mg/g 体重）	肝脏组织质量（mg）	相对肝脏组织质量（mg/g 体重）
对照组	3.31±0.05	358.2±46.2**	15.63±2.85**	1036.3±117.2**	45.31±5.31
模型组	3.41±0.07	609.1±103.8	23.96±7.39	1185.1±97.3	42.77±4.56
低 ZEA 组	3.36±0.11	608.9±107.3	21.99±4.23	1115.0±94.2	46.14±3.09
高 ZEA 组	3.32±0.07	547.0±47.7	24.15±6.35	1088.1±98.7	44.32±4.02

注：数据以均值 ± 标准差表示，样本数 n=12；与模型组相比，**P< 0.01

如图 2-2 所示，模型组肥胖小鼠的附睾脂肪组织、肠系膜脂肪组织和肾周脂肪组织质量显著高于正常饮食对照组。相比于模型组，高脂+20mg/kg 玉米黄素（低 ZEA 组）小鼠的附睾脂肪组织（P=0.08）和肾周脂肪组织（P=0.05）质量有降低趋势，但是未达到显著性差异水平，肠系膜脂肪组织质量相比于模型组无显著性差异。高脂+40mg/kg 玉米黄素（高 ZEA 组）的三种脂肪组织质量相比于模型组均无显著性差异。

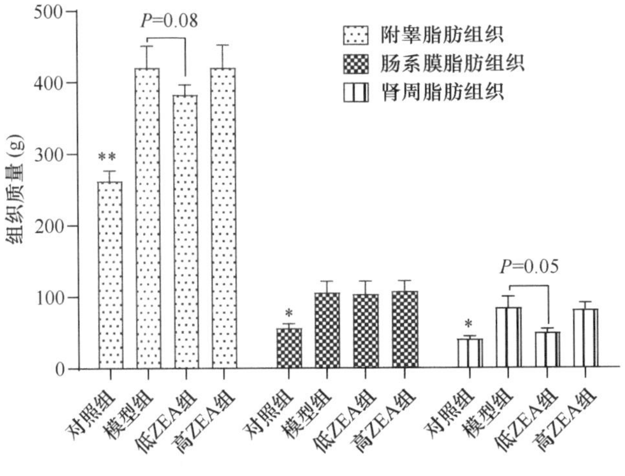

图 2-2　肥胖小鼠组织质量

样品数 n=12，与模型组相比，*P< 0.05，**P< 0.01

肥胖会引起体内脏器质量变化，从而影响机体代谢。超重和肥胖最典型的特征就是脂肪的过度累积，脂肪组织是脂质的主要存储器官，因此通过检测脂肪组织形态能够直接反映机体肥胖状态。脂肪组织异常累积容易导致非酒精性脂肪性肝病，肝脏组织状态可以反映脂质异常累积程度。取附睾脂肪组织和肝脏左叶做病理切片，结果如图 2-3 所示。脂肪组织 HE 染色结果（图 2-3a）显示，模型组脂肪细胞横截面积显著大于对照组（P < 0.01），脂滴更加饱满圆润，玉米黄素干预组脂肪细胞横截面积变小；定量计算结果显示，低 ZEA 组单个脂肪细胞横截面积显著小于模型组（P < 0.05），高 ZEA 组较模型组有降低趋势

（P=0.06），但未达到显著性水平。由肝脏组织 HE 染色结果（图 2-3b）可知，对照组肝脏组织偏暗红色，有光泽，肝细胞形态正常；模型组肝脏组织颜色红色偏淡，肝细胞周围有少许白色斑点状脂肪空泡出现，肝脏表现出轻微脂肪变性；低 ZEA 组和高 ZEA 组肝脏颜色介于对照组和模型组之间，且肝细胞周围脂肪空泡现象较模型组有所减少。

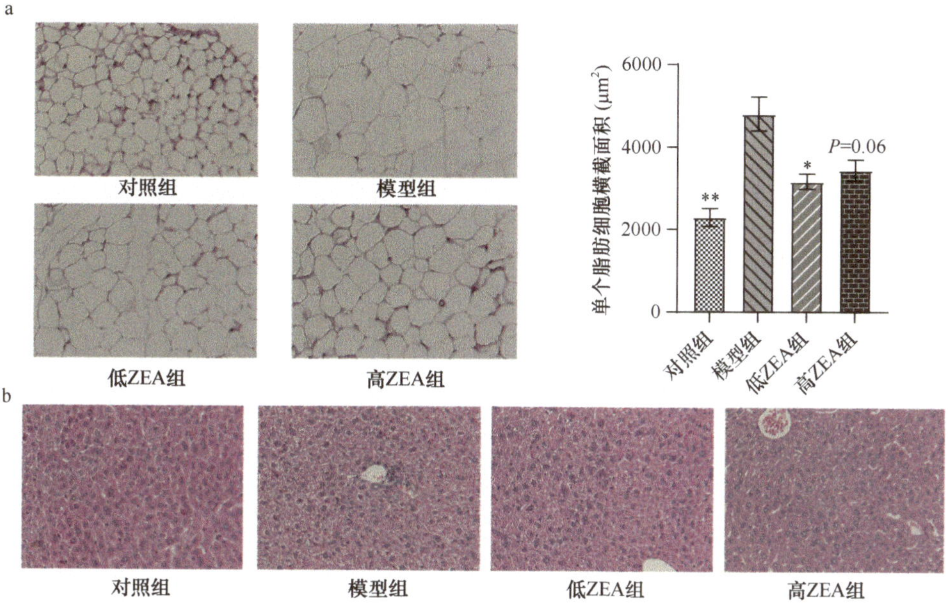

图 2-3　肥胖小鼠组织形态

样品数 n=10，与模型组相比，$^*P<0.05$，$^{**}P<0.01$

3. 玉米黄素对肥胖小鼠血脂指标的影响

高脂肪饮食会导致血液中脂质含量增加，进而干扰血清生化指标的正常水平，接下来研究玉米黄素是否可以改善脂质代谢的异常状态。如表 2-9 所示，模型组小鼠的 TC 和 LDL 水平显著高于对照组（P< 0.01），但 TG 水平却无显著性差异。上述结果指标表明，本实验中高脂饮食诱导的肥胖小鼠患有高胆固醇血症。20mg/kg 玉米黄素处理（低 ZEA 组）显著降低了 LDL 和 FFA 水平（P< 0.05），同时显著升高了 HDL 水平（P< 0.05）。然而，20mg/kg 和 40mg/kg 玉米黄素处理对 TC 和 TG 均没有显著影响。上述这些结果表明，玉米黄素通过降低 LDL 和 FFA 水平，同时提高 HDL 水平来减缓高脂饮食诱导肥胖小鼠的血脂代谢障碍。

表 2-9　肥胖小鼠血脂指标

分组	TG（mmol/L）	TC（mmol/L）	HDL（mmol/L）	LDL（mmol/L）	FFA（μmol/L）
对照组	0.83±0.21	2.62±0.25**	3.72±0.42**	0.39±0.22**	179.13±35.44
模型组	0.95±0.19	4.83±0.29	6.22±0.54	0.82±0.17	184.07±43.37
低 ZEA 组	1.07±0.21	4.65±0.55	6.70±0.60*	0.58±0.11*	143.43±42.90*
高 ZEA 组	0.97±0.24	4.83±0.31	5.78±0.63	1.00±0.43	160.93±37.78

注：样本数 n=12；与模型组相比，$^*P<0.05$，$^{**}P<0.01$

4. 玉米黄素对小鼠附睾脂肪组织中脂代谢相关因子基因表达量的影响

机体的基因表达水平会对外界刺激做出响应，因此饮食干预会影响脂代谢相关基因的表达。为了明确玉米黄素改善脂质代谢的分子机制，利用荧光定量 PCR 检测了附睾脂肪组织中脂质代谢相关基因表达水平。如图 2-4 所示，与对照组相比，高脂饮食使得小鼠附睾组织中成脂转录相关因子 *C/ebpa*、*Srebp1-c* 和脂质代谢相关因子 *Fas*、*Acc*、*Perilipin* 的 mRNA 表达水平显著升高（$P<0.05$ 或 $P<0.01$）。参与成脂分化过程的信号通路涉及一系列的转录因子级联激活，*Pparg*、*C/ebpa*、*Srebp1-c* 激活转录对于诱导细胞成脂分化至关重要。Fas 和 Acc 是脂质合成关键酶；Fabp4 的主要作用是调节脂肪酸的摄取和胞内运输，主要将脂肪酸从细胞膜上运送到磷脂合成、脂肪酸氧化和甘油三酯的相关

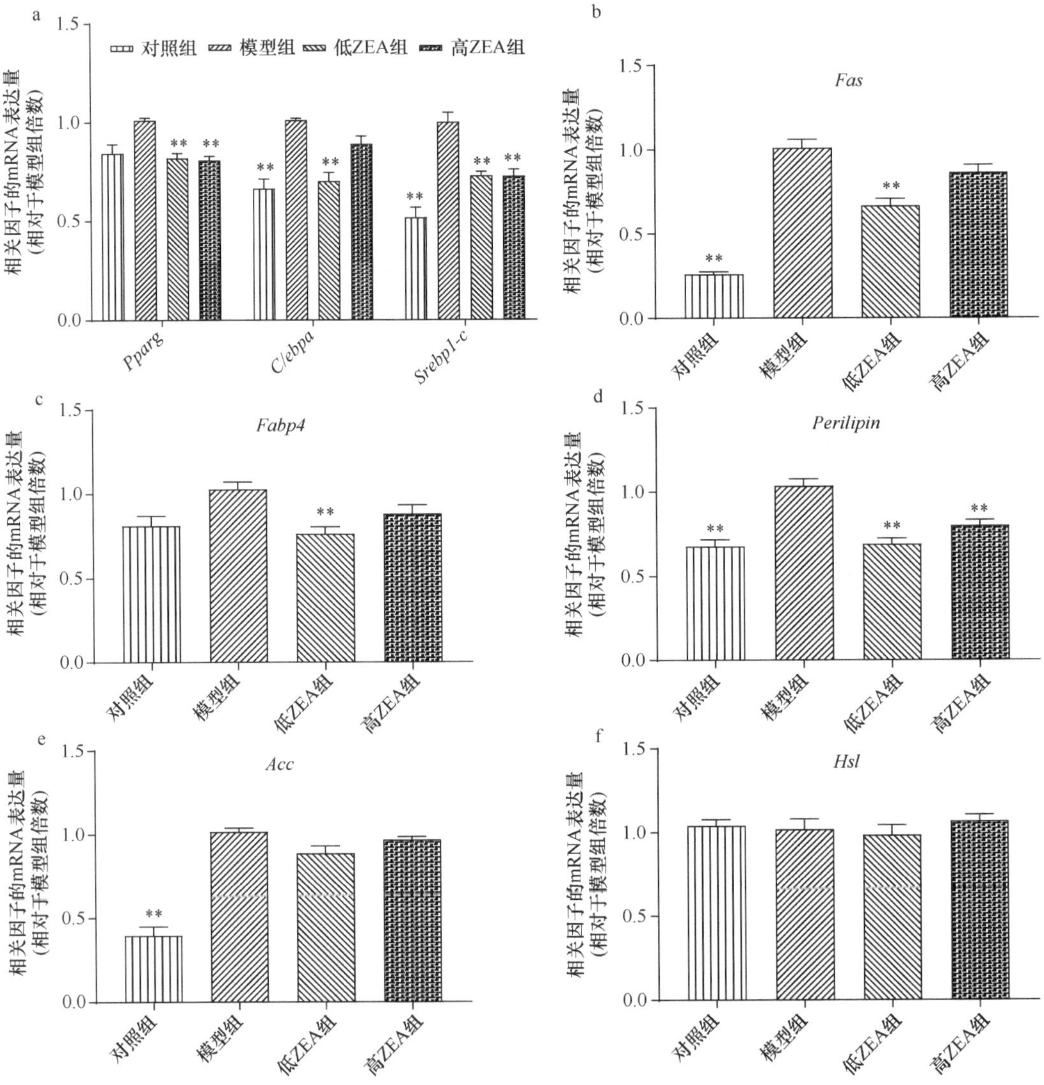

图 2-4 附睾脂肪组织脂代谢相关因子 mRNA 表达水平

样本数 n=6；与模型组相比，$^{**}P<0.01$

场所；*Perilipin* 负责维持脂滴的稳定性。与模型组相比，20mg/kg 玉米黄素干预能够显著降低成脂转录因子 *Pparg*、*C/ebpa*、*Srebp1-c*（$P<0.01$），脂肪合成关键酶 *Fas*（$P<0.01$）、脂肪酸结合蛋白 *Fabp4*（$P<0.01$）和脂滴包被蛋白 *Perilipin*（$P<0.01$）的表达，但不是以剂量依赖性的方式。低剂量玉米黄素干预显著下调了 *Fas*、*Fabp4* 和 *Perilipin* 的 mRNA 表达水平（$P<0.01$），分别下调为模型组的 33.48%、27.33%和 31.02%，只有 *Perilipin* 的 mRNA 水平在高剂量玉米黄素组显著下调（$P<0.01$）。另外，玉米黄素干预对 *Acc* 和 *Hsl* 的 mRNA 水平无显著性影响。这些结果表明玉米黄素通过下调成脂转录因子（*Pparg*、*C/ebpa*、*Srebp1-c*）和脂质代谢相关基因（*Fas*、*Fabp4* 和 *Perilipin*）的表达抑制脂质积累。

5. 玉米黄素对 AMPK 磷酸化水平的影响

AMP 活化的蛋白质激酶（AMP-activated protein kinase，AMPK）作为细胞能量代谢传感器，在脂肪生成和脂肪分解的调节中起着重要的作用。为了进一步确定玉米黄素的抗肥胖作用是否与 AMPK 信号通路激活有关，我们接下来检测了附睾脂肪组织中 AMPKα 和 ACC 的磷酸化情况。结果如图 2-5 所示，与对照组相比，模型组中 p-AMPKα/AMPKα

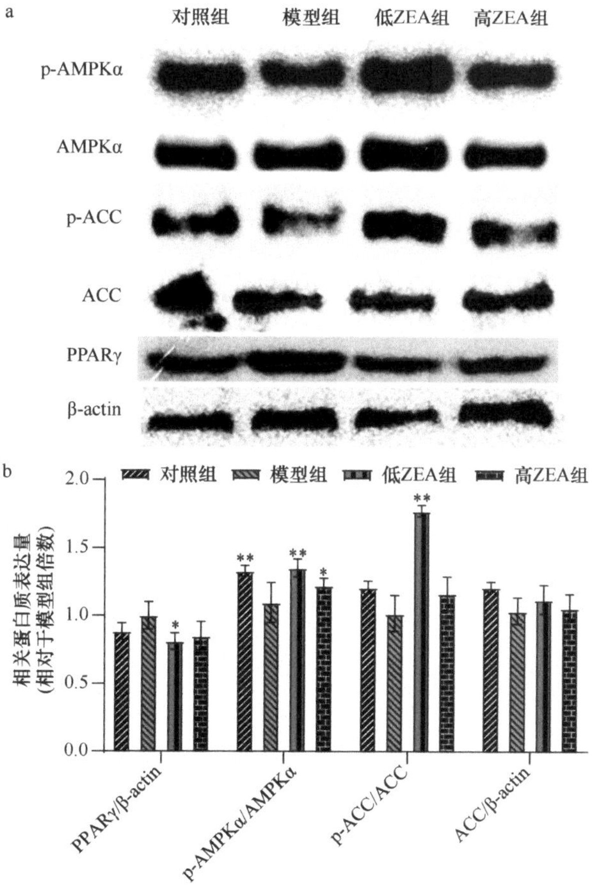

图 2-5　AMPK 信号通路相关蛋白表达水平

图 a 为蛋白质免疫印迹条带；图 b 为蛋白质免疫印迹结果定量分析；样品数 n=3

样本数 n=3；与模型组相比，*$P<0.05$，**$P<0.01$

显著降低（$P<0.01$）。然而，20mg/kg 玉米黄素处理 4 周显著降低过氧化物酶体增殖物激活受体 γ（PPARγ）蛋白的表达（$P<0.05$），提高 p-AMPKα/AMPKα 和 p-ACC/ACC 的水平（$P<0.01$），但对 ACC 表达量没有显著影响，这与荧光定量 PCR 结果一致。这些结果表明玉米黄素抑制脂质积累与 AMPKα 通路激活有关。

（四）小结

1）本研究以高脂饮食诱导肥胖小鼠为模型，分别用 40mg/kg 和 20mg/kg 剂量的玉米黄素干预 4 周。玉米黄素能够显著降低小鼠体重增加量；在体脂水平上，玉米黄素干预虽然没有显著降低脂肪组织质量，但显著减小了附睾脂肪组织中脂肪细胞横截面积。

2）在血脂水平上，玉米黄素显著降低了肥胖小鼠血清中 LDL 和 FFA 含量，显著升高了 HDL 水平，改善了血脂异常状态。

3）玉米黄素通过下调成脂转录因子 *Pparg*、*C/ebpa* 和 *Srebp1-c*，以及脂质代谢相关基因 *Fas*、*Fabp4* 和 *Perilipin* 的表达，从而抑制脂质积累，这与 AMPK 信号通路激活有关。

二、玉米黄素对 3T3-L1 前脂肪细胞成脂分化的影响

（一）引言

3T3-L1 细胞系是基于体外细胞水平研究脂代谢最可靠的模型之一，其形态变化、生长、脂质积累和代谢与体细胞相似，广泛用于脂肪细胞成脂分化的转录级联研究。脂肪生成分两步发育过程，未分化的间充质细胞分化成前脂肪细胞，然后经历二次分化变成充满脂滴的成熟脂肪细胞。成熟脂肪细胞的特征在于细胞内包含大脂滴，大脂滴使细胞膨胀，细胞质被压缩成围绕脂滴的薄层，同时细胞核移位到细胞的外边缘（Tung et al.，2017）。

上一小节研究结果表明，玉米黄素可改善高脂饮食诱导肥胖小鼠的脂质累积。为了进一步探索玉米黄素对白色脂肪细胞成脂分化，以及脂代谢的影响，本小节以 3T3-L1 前脂肪细胞为体外细胞模型，添加玉米黄素干预前脂肪细胞诱导分化过程，检测不同剂量玉米黄素对细胞活力的影响，筛选出最佳作用剂量范围，观察玉米黄素对 3T3-L1 前脂肪细胞的分化、脂滴形态及脂质累积的影响，并在分子水平上探索玉米黄素对细胞成脂转录因子及脂质代谢相关因子表达的作用机制。

（二）材料与方法

1. 主要材料及仪器

实验细胞：3T3-L1 前脂肪细胞购自美国典型培养物保藏中心（American Type Culture Collection，ATCC）细胞库（货号：CL-173）。主要实验试剂及仪器如表 2-10 所示。部分试剂和仪器与上一小节相同。

表 2-10　主要实验试剂及仪器

试剂/仪器名称	生产厂家
玉米黄素（>98%）	法国 Extrasynthese 公司
DMEM 高糖培养基	美国 Thermo Fisher Scientific 公司
0.25%胰酶-EDTA 细胞消化液	美国 Thermo Fisher Scientific 公司
磷酸盐缓冲液（PBS）	美国 Thermo Fisher Scientific 公司
双抗试剂（100U/ml 青霉素，0.1mg/ml 链霉素）	美国 Thermo Fisher Scientific 公司
胎牛血清（FBS）	以色列 BI 公司
新生小牛血清（NCS）	以色列 BI 公司
二甲基亚砜（DMSO）	美国 Sigma-Aldrich 公司
油红 O	美国 Sigma-Aldrich 公司
3-异丁基-1-甲基黄嘌呤（IBMX）	美国 Sigma-Aldrich 公司
地塞米松（DEX）	美国 Sigma-Aldrich 公司
胰岛素	美国 Sigma-Aldrich 公司
3-(4,5-二甲基噻唑-2-基)-2,5-二苯基四唑溴化物（MTT）	美国 Sigma-Aldrich 公司
倒置荧光显微镜（型号：Axio Imager）	德国 Carl Zeiss 公司

2. 试剂配制

玉米黄素储存液配制：玉米黄素 5mg 标品，整支瞬时高速离心，避光条件下缓慢加入 DMSO 溶剂，边加边晃动，直至粉末全部溶解，最终浓度为 5.17mmol/L。

细胞培养基储存液配制：在新开封的 500ml 高糖 DMEM 培养基中加入 1%双抗，4℃存放，2 周内用完。

细胞培养基工作液配制：生长培养基，培养基储存液+10%犊牛血清（newborn calf serum，NCS）分化培养基，培养基储存液+10% NCS，现用现配，避免反复预热。

细胞冻存液配制：75%培养基储存液+20% NCS +5% DMSO，提前配制，充分混匀。

MTT 配制（5mg/ml）：准确称取 5mg MTT 溶于 1ml PBS 中，避光磁力搅拌助溶，0.22μm 滤膜过滤除菌，分装、冻存于–20℃。使用时用培养基稀释 10 倍，使其终浓度为 0.5mg/ml。

IBMX 母液（0.5mmol/L）配制：称取 11.5mg IBMX 溶于 1ml 无水乙醇，过膜、于 4℃存放，2 周内用完。

地塞米松（dexamethasone，DEX）母液（1mmol/L）配制：称取 3.9mg DEX 溶于 10ml 的 PBS 溶液，过膜、分装，于–20℃存放。

细胞分化诱导剂 I 配制：培养基储存液+10% FBS+10μg/ml 胰岛素+50μmol 的 IBMX+1μmol 的 DEX。

细胞分化诱导剂 II 配制：培养基储存液+10% FBS+10μg/ml 胰岛素。

油红 O 染色储存液配制：称取 250mg 油红 O 粉末，加入 50ml 的 60%异丙醇溶液，置于 60℃水浴搅拌至完全溶解，于 4℃保存备用。染色开始前，储存液与去离子水以 3∶2 的比例混匀，配制成染色工作液，滤纸过滤，尽快完成染色，现用现配。

3. 细胞培养

复苏：水浴锅提前预热至37℃。从液氮中取出3T3-L1前脂肪细胞，迅速置于37℃恒温水浴锅中，不断轻轻晃动冻存管，使冻存液尽快融化。水浴结束，管壁用75%乙醇擦拭，放入无菌操作台。吸取融化后的冻存液，转移至10ml离心管，补加4ml培养液，1000*g*离心5min。加入4ml生长培养基重悬，轻轻吹吸混匀，转移至25cm^{2}细胞培养瓶，5% CO_2、37℃条件下培养过夜，次日观察，根据生长密度决定继续培养还是传代。

传代：生长培养基及PBS均需提前37℃预热20min。细胞长至80%左右的密度，需要传代分瓶继续培养，以避免出现接触抑制现象，影响后续诱导分化。细胞弃去原培养液，用温的PBS洗2遍，弃去，再加1ml胰酶消化，待细胞镜下松动变圆，加入3ml含血清的生长培养基终止消化；轻柔吹打瓶底，将含有细胞的培养液转移至10ml离心管，1000*g*离心5min，加入1ml生长培养基重悬，轻轻吹吸混匀，以1∶5比例加入新的细胞培养瓶，加38ml生长培养基，以“8”字形轻晃培养瓶十几下以使细胞铺匀瓶底，置于5% CO_2、37℃条件下培养，2d换一次液。

冻存：冻存液需提前配制，以免DMSO加入瞬时产热损伤细胞；培养基和PBS需37℃预热20min。细胞经传代操作处理后，加入细胞冻存液重悬，轻柔吹吸几下，转移至细胞冻存专用管，做好标记（细胞名称、操作者姓名、冻存时间，以及细胞代数）放入细胞冻存盒存放于–80℃，次日转入液氮。

4. MTT实验

细胞以1×10^3个/孔的密度接种于96孔板，并在无血清DMEM培养基饥饿过夜。次日上午向细胞中加入含不同浓度玉米黄素（0～60μmol）的培养基并孵育72h。对照（Control）组加入最高浓度玉米黄素组对应含量的DMSO溶媒（0.58%）；0μmol组只加生长培养基正常培养。孵育结束，去除培养基，用PBS洗涤细胞3次。提前将MTT溶液（5mg/ml）溶解于无血清DMEM培养基中，使其终浓度为0.5mg/ml，每孔加入100μl，在37℃下避光孵育4h。孵育结束，轻轻除去培养基，PBS轻柔漂洗2次，避免移液器枪头触碰孔底紫色结晶。每孔加入100μl DMSO溶剂，室温振荡10min，使孔底甲臜结晶充分溶解混匀。使用酶标仪记录96孔板在570nm波长下的OD值。空白孔不接种细胞，处理条件与其他孔相同。每组设置5个复孔，计算细胞相对活力。

5. 诱导分化

用胰酶消化3T3-L1前脂肪细胞，并将其加入生长培养基重悬，细胞以8×10^4个/孔接种于6孔细胞培养板，培养2～3d，使细胞密度达到100%左右。细胞换液后继续融合2d，使其充分接触抑制，退出生长期。细胞充分汇合2d后，加入细胞分化诱导剂Ⅰ，记为诱导分化第0天。孵育48h后，加入细胞分化诱导剂Ⅱ，记为诱导分化第2天。继续孵育48h后，加入分化培养基，记为诱导分化第4天。以后每隔2d换液一次，直至诱导第8天分化结束。不同浓度玉米黄素从诱导分化第0天加入，随培养基一直孵育至第8天。分化结束后，进行后续实验。

6. 油红 O 染色与脂质定量

（1）油红 O 染色

诱导分化结束后，取出 6 孔细胞培养板，弃去培养基，用预热的 PBS 轻柔漂洗细胞 2～3 次，吸干水分，加入 4%多聚甲醛固定液室温下固定 20min。固定期间配制油红 O 工作液，滤纸过滤，静置 10min。弃去固定液，加入 60%异丙醇溶液浸洗 20～30s，吸掉，培养孔中加入油红 O 染色液，盖上培养板盖子，四周缠上封口膜，密闭染色 10～15min。染色结束，每孔加入 60%异丙醇 1ml 稍微清洗以便去除染色液进行分色。弃去分色液加入蒸馏水清洗 1 次，加入 PBS 浸润细胞，置于显微镜下观察并采集照片。

（2）脂质定量

照片采集完成后，弃掉 PBS，每孔加入 1ml 异丙醇，放在振板器上振荡 10min，使细胞内与脂滴结合的油红 O 萃取完全，每组吸取 100μl 加入 96 孔板，每组设置 5 个复孔，使用酶标仪记录 96 孔板在 530nm 波长下的 OD 值。

7. 荧光定量 PCR

（1）细胞总 RNA 提取与定量

提前制冰，所有与组织接触的耗材均灭酶处理，提前在 15ml 离心管放入研磨磁珠。

1）从培养箱中取出细胞，弃掉培养基，用 PBS 洗 3 遍，加入 1ml 的 RNA 裂解液 Trizol 试剂，管壁做好标记，使用灭酶枪头不断吹吸，使细胞充分裂解后，用移液器将细胞裂解液转移至新的灭酶离心管中。

2）加入 1/5 体积的三氯甲烷（1ml 的 Trizol 加 0.2ml 三氯甲烷），剧烈振荡 15s，室温静置 10min，在 4℃条件下 12 000*g* 离心 15min。

3）小心吸取上层液体至另一新的离心管，切勿吸到中间层蛋白质，加入等体积异丙醇，上下颠倒 10 次混匀，室温静置 10min，在 4℃条件下 12 000*g* 离心 10min。

4）小心吸弃上清，加入 1ml 预冷的 75%乙醇（DEPC 水处理），上下轻柔颠倒使沉淀悬浮，在 4℃条件下 12 000*g* 离心 5min。

5）小心吸弃上清，离心管倒扣在一张干净的滤纸上，室温干燥 5min，加入 RNA-free 水溶解沉淀，若不立即进行后续实验，可将其置于–80℃保存。

6）利用超微量核酸测定仪测定提取的 RNA 浓度及 $OD_{260/280}$ 比值，利用核酸电泳检测 RNA 完整度。

（2）荧光定量

利用反转录试剂盒 PrimeScript™ reagent Kit with gDNA Eraser（Perfect Real Time）将提取得到的高质量 RNA 反转录为 cDNA。引物用 RNA-free 水稀释，将反转录得到的 cDNA 与荧光染料按表 2-11 试剂用量于冰上配制。

表 2-11　所用试剂及用量

试剂	使用量（μl）
TB Green Premix Ex *Taq* Ⅱ（Tli RNaseH Plus）	10.0
ROX Reference Dye Ⅱ	0.2

续表

试剂	使用量（μl）
PCR 上游引物（10μmol/L）	0.4
PCR 下游引物（10μmol/L）	0.4
DNA 模板	1.0
RNase Free ddH_2O	8.0
总体积	20.0

注：TB Green Premix Ex *Taq* Ⅱ（Tli RNaseH Plus）表示 TB Green 预混型 Ex *Taq* 酶Ⅱ（含 Tli RNaseH Plus），后同

混匀后的反应液瞬时离心，放入荧光定量 PCR 仪中，反应条件如下。95℃预变性 30s；40 个循环：95℃变性 10s，60℃退火 30s，72℃延伸 30s。扩增结束建立 PCR 产物的熔解曲线：95℃，1min；55℃，30s；95℃，30s。以 β-actin 为内参对照，采用 $2^{-\Delta\Delta Ct}$ 相对定量法计算各组基因表达情况。基因引物序列见表 2-7。

8. 蛋白质免疫印迹反应

（1）蛋白质提取与定量

蛋白质裂解液：1ml RIPA（中等强度）溶液，加入 1%磷酸酶抑制剂和 1%蛋白酶抑制剂 PMSF。提前几分钟配制好置于冰上备用。

从培养箱取出细胞，弃掉培养基，用 PBS 洗 3 遍。每个培养孔加入 150μl 蛋白质裂解液，用细胞刮收集细胞，并将细胞转移至另一清洁离心管，置于振板器上，冰浴条件下低速振荡 30min；裂解充分的细胞裂解液转移至 4℃预冷离心机，12 000*g* 离心 20min，轻轻吸取上清，转移至新预冷的微量离心管中置于冰上，即为蛋白质样本，弃沉淀。预留一部分蛋白质样品用于定量，其余样品与 5×蛋白质上样缓冲液混匀，沸水浴煮 5min 使其完全变性，可存放于–20℃冰箱保存。蛋白质浓度利用 BCA 蛋白浓度测定试剂盒进行定量。

（2）SDS-PAGE

电泳缓冲液配制（5×）：Tris 15g、SDS 5g、甘氨酸 72g 溶于蒸馏水，转移至容量瓶定容至 1L；使用时稀释 5 倍。

1）安装制胶板：用 70%乙醇清洗玻璃板，放入夹胶板，确保两片玻璃下端在同一水平线上，夹紧，放在制胶槽上。

2）准备分离胶：根据待测蛋白质分子量的大小，选取合适的分离胶浓度，配制凝胶。根据试剂盒说明书提供的配胶方法在小玻璃烧杯中加入试剂混匀，灌胶前加入 TEMED 助凝；混匀后灌注凝胶，最后在最上层贴着玻璃片一侧缓慢加水液封，5min 左右检查是否漏胶，室温 30min 左右凝固，水胶间在阳光下明显分层。

3）准备浓缩胶：倒掉上层水并用纸吸干，倒入浓缩胶，缓慢插入梳子，注意加样孔下方避免产生气泡，室温约 30min 胶凝固，取出梳子，取下制胶板，用蒸馏水冲洗，放入电泳槽配套的胶夹板，夹紧避免中间漏液，倒入电泳缓冲液。

4）上样：从冰箱取出蛋白质样品，沸水浴 5min 复煮一次，瞬时高速离心，根据蛋白质定量测定的样品浓度，以 25μg 上样量计算上样体积，加入预染 marker 指示蛋白质分离条带位置。样品孔两侧加入同样体积的 1×蛋白质上样缓冲液，避免条带出现弯曲。

5）电泳：盖上电泳槽的盖子，接通电源，电压调至 80V 跑 20min，样品跑出浓缩胶后，转为 120V 直至溴酚蓝条带跑出凝胶，电泳结束。

（3）免疫印迹反应

1）转膜 TBST 配制：称取 10×TBS 粉末 12.19g 溶于 1L 蒸馏水中，加入 1ml 吐温 20，磁力搅拌器室温搅拌 1h。转膜缓冲液配制：Tris 5.8g、甘氨酸 2.9g、甲醇 200ml、蒸馏水 800ml，现用现配。

准备 PVDF 膜（80cm×6.5cm）、2 张厚滤纸，膜比滤纸大，防止转膜过程中上下两张滤纸接触引起短路。PVDF 膜先经甲醇活化 5～10s，然后同滤纸一起浸泡到转膜缓冲液中备用。将蛋白质凝胶从制胶板中取出，轻轻放入转膜缓冲液中平衡 5min。根据以下摆放顺序制作转印“三明治”：一层滤纸、蛋白质凝胶、PVDF 膜、一层滤纸，注意凝胶与转印膜之间不能有气泡，将摆放好的“三明治”放入半干转印槽，胶的一侧贴着转印槽阴极，膜的一侧贴着阳极，盖上转印槽盖子，接通电源，电流调至 70mA，每块胶恒流转印 1h。

2）孵育抗体　将转印后的膜取出，转印膜贴着凝胶的一面记为正面，在条带左上可剪去一个角做标记，随后将其浸泡到 TBST 溶液中，避免后续实验膜干燥。根据目的蛋白质的大小以及预染 marker 显示的不同分子量蛋白质条带位置，剪裁适当宽度的蛋白质条带。免疫印迹抗体孵育使用 SNAP i.d. Western Blotting 加速器。

3）化学发光　将化学发光液涂到印迹膜目的蛋白质条带上，室温避光孵育 2～3min，使用化学发光成像系统采集条带图片，利用 Image J 软件计算条带灰度值进行定量分析。

9. 数据处理

使用 GraphPad Prism 7.0（美国 GraphPad 公司，California）进行统计学分析并作图，单因素方差分析（one-way ANOVA）用于比较组间差异；$P<0.05$ 被认为具有显著性差异。

（三）结果与分析

1. 玉米黄素对 3T3-L1 前脂肪细胞作用剂量筛选

细胞出现毒性将不能真实反映玉米黄素调控脂质代谢的特性，因此首先需要通过 MTT 实验测定细胞相对活力，以确定玉米黄素作用剂量范围。如图 2-6 所示，与不加任

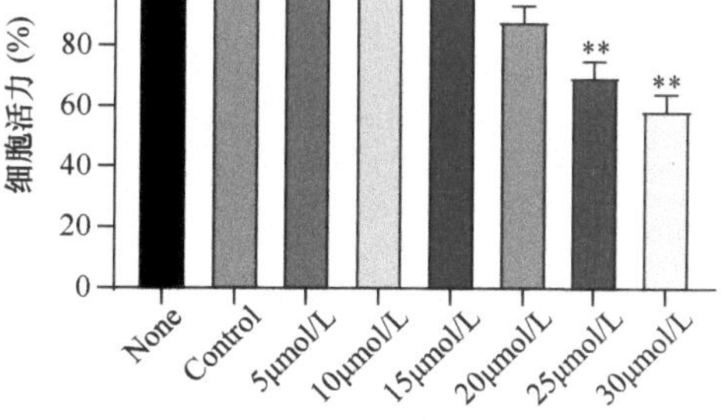

图 2-6　3T3-L1 前脂肪细胞活力变化

Control. 0.58% DMSO 溶媒对照组；None. DMEM 含 10% NCS 正常培养组。数据以均值±标准差表示（样本数 n=3）。与 Control 组相比，$^{**}P<0.01$

何干扰物的正常培养(None)组相比，DMSO 溶媒对照(Control)组和 5μmol/L、10μmol/L、15μmol/L、20μmol/L 玉米黄素干预组的细胞活力均无显著性差异，但 20μmol/L 玉米黄素的细胞活力下降至 Control 组的 89.23%，显示轻微毒性。基于上述结果，选择 5～15μmol/L 浓度的玉米黄素用于后续实验。

2. 玉米黄素对 3T3-L1 前脂肪细胞分化的影响

为了研究玉米黄素对 3T3-L1 前脂肪细胞分化的影响，将玉米黄素添加至诱导分化培养基作用 8d 直至分化结束，检测细胞内脂质累积情况。如图 2-7 所示，诱导分化 8d

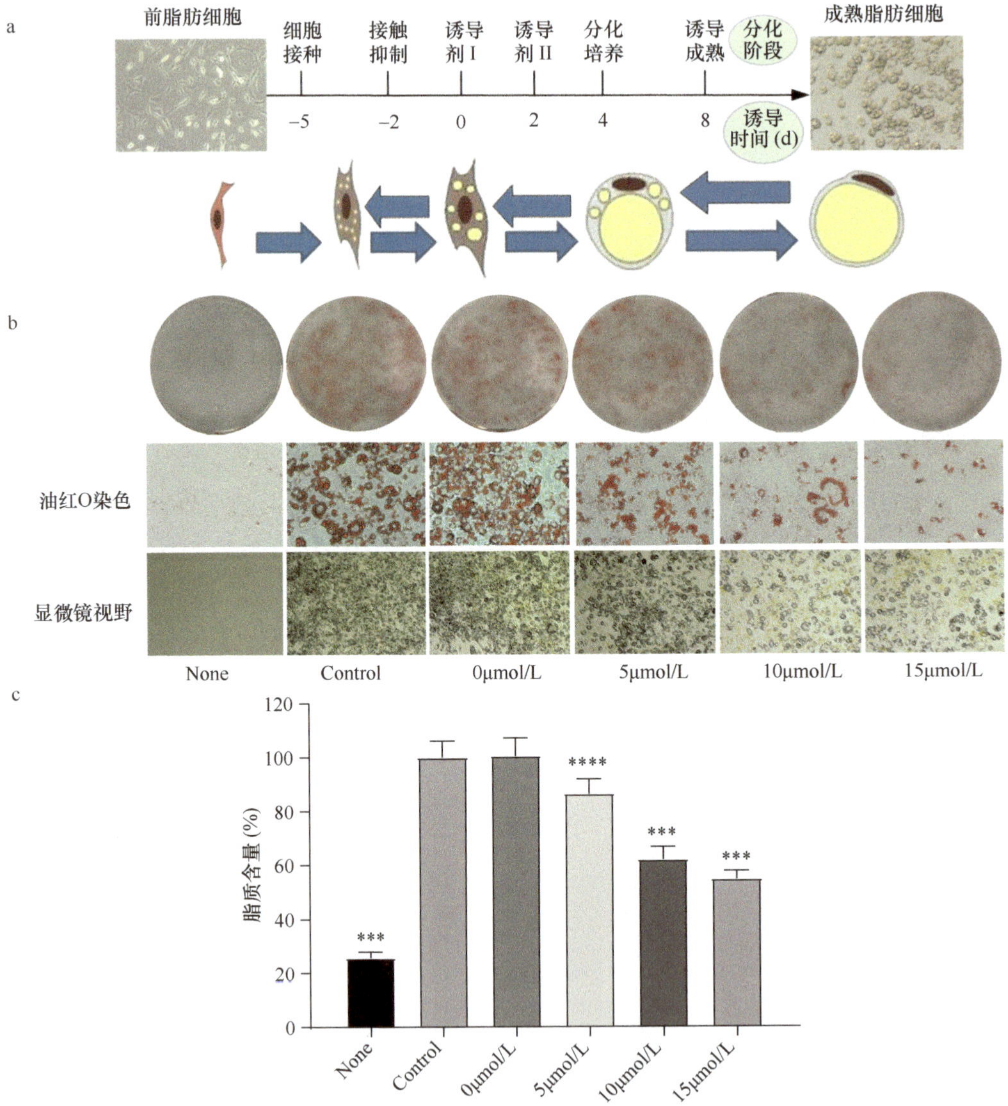

图 2-7　玉米黄素对 3T3-L1 细胞成脂分化的影响

图 a 为细胞诱导分化过程；图 b 为玉米黄素干预后脂肪细胞脂质累积情况；图 c 为脂质累积定量数据。None. DMEM 含 10% FBS 正常培养组；Control. 诱导分化剂+0.29% DMSO 溶媒对照组（与 15μmol/L 玉米黄素组 DMSO 含量一致）。数据以均值±标准差表示（样本数 n=6）。与 Control 组相比，**P<0.01，***P<0.001

后，超过 90%的前脂肪细胞成功分化成为充满脂滴的成熟脂肪细胞，与对照组相比，成熟脂肪细胞体积明显变大并呈圆形，细胞内充满了大的脂滴（图 2-7a）。5～15μmol/L 玉米黄素干预明显减少了细胞中脂滴体积和数量（图 2-7b）。玉米黄素能够显著抑制脂肪细胞的脂质累积，并在 5～15μmol/L 剂量范围内呈剂量依赖性。5μmol/L、10μmol/L 和 15μmol/L 玉米黄素干预组细胞的脂质含量显著降低（$P < 0.01$），分别降至对照组的 88.26%、62.47%和 55.23%（图 2-7c）。上述这些结果表明玉米黄素可抑制前脂肪细胞的分化和细胞内的脂质积累。

3. 玉米黄素对 3T3-L1 脂肪细胞脂质代谢相关因子 mRNA 表达量的影响

为了进一步阐明玉米黄素抑制脂肪细胞分化的分子机制，研究者在基因水平上检测玉米黄素对细胞脂质代谢相关基因表达的影响。如图 2-8 所示，与未分化（None）组相比，其余组的成熟脂肪细胞的脂质累积伴随着成脂转录因子的激活，*Pparg*、*C/ebpa* 和 *Srebp1-c* 表达量均显著升高（$P < 0.01$）；玉米黄素对上述 3 种成脂转录因子均具有显著的抑制作用（$P < 0.01$），且呈剂量依赖性，尤其是 *Pparg* 基因。*Pparg* 作为合成脂质转录过程的关键调控因子，发现其翻译后的蛋白质表达水平在玉米黄素的干预下也是显著降低的（$P < 0.01$）。与小鼠脂肪组织检测的基因指标一致，体外细胞实验也研究了脂质合成与分解相关基因的表达，包括 *Acc*、*Fas*、*Fabp4*、*Hsl* 和 *Perilipin*，它们分别是参与脂质合成、运输、分解和储存的脂肪细胞标志物。细胞分化过程显著诱导脂肪形成特异性基因的表达（$P < 0.01$），玉米黄素处理可以显著下调这些基因（*Hsl* 除外）。从 5μmol/L 玉米黄素浓度开始，*Perilipin*（$P < 0.01$）和 *Fabp4*（$P < 0.05$）的 mRNA 表达显著被抑制；然而，对

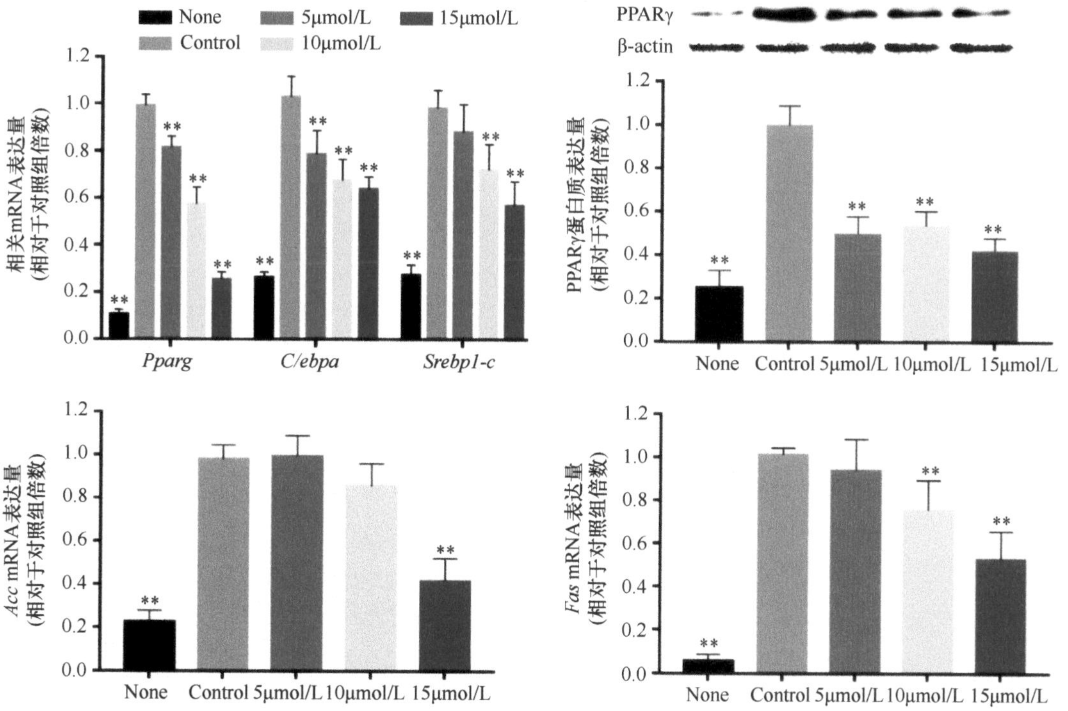

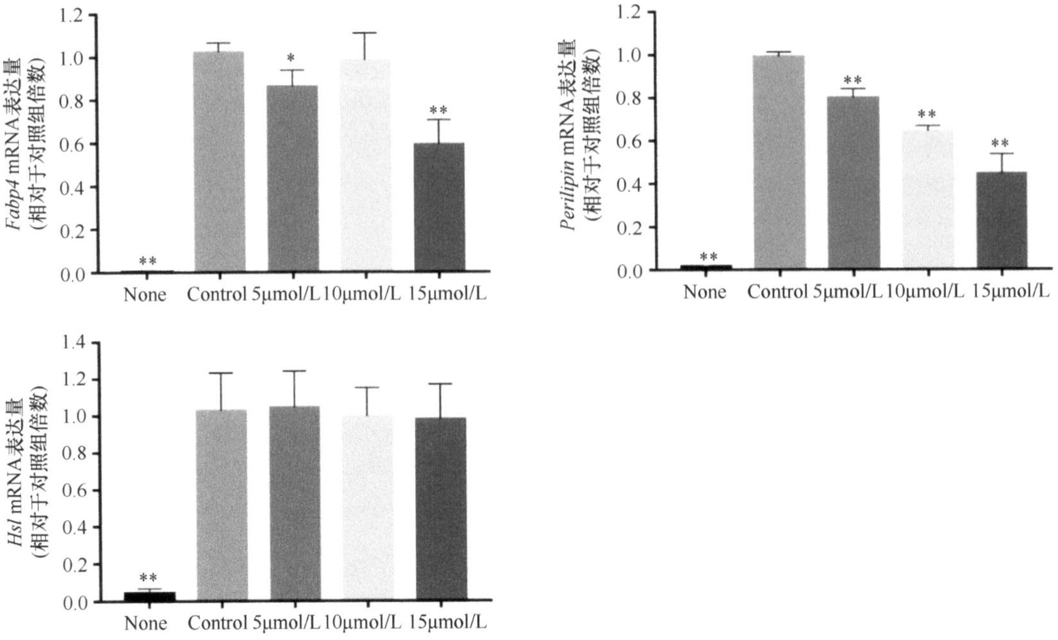

图 2-8　3T3-L1 细胞成脂分化特异性基因表达水平

数据以均值±标准差表示，样本数 n=6。与 Control 组相比，$^{*}P<0.05$，$^{**}P<0.01$

于 *Fas*，显著抑制作用开始于 10μmol/L（$P<0.01$），而对于 *Acc*，显著抑制起始于 15μmol/L（$P<0.01$）。上述这些结果表明，玉米黄素可以抑制脂肪细胞分化和脂质形成，这一过程是通过下调成脂转录因子（*Pparg*、*C/ebpa* 和 *Srebp1-c*）及脂代谢相关基因（*Acc*、*Fas*、*Fabp4* 和 *Perilipin*）的表达完成的。

4. 玉米黄素对 3T3-L1 脂肪细胞 AMPK 磷酸化水平的影响

在体内动物实验中，我们发现玉米黄素对脂肪组织中 AMPK 信号通路产生激活作用，体外细胞实验已经证明玉米黄素对细胞的脂质累积起到一定的抑制作用，因此后续实验我们需要进一步确定玉米黄素处理是否激活了脂肪细胞的 AMPK 信号通路。如图 2-9 所示，

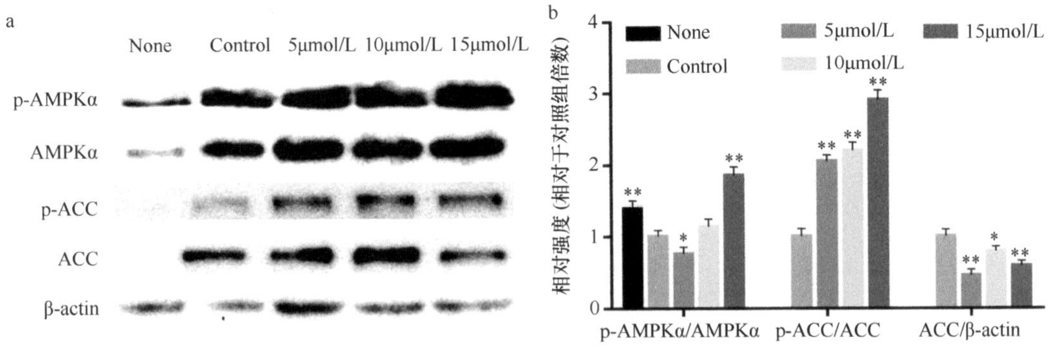

图 2-9　3T3-L1 脂肪细胞 AMPK 信号通路激活情况

a. 免疫印迹蛋白条带，b. 蛋白质表达定量分析。

数据以均值±标准差表示，样本数 n=3。与 Control 组相比，$^{*}P<0.05$，$^{**}P<0.01$

相比于对照组，玉米黄素干预显著增加了 AMPKα 磷酸化水平（$P< 0.01$），说明 AMPK 信号通路被激活。5μmol/L、10μmol/L 和 15μmol/L 玉米黄素干预使得 AMPKα 磷酸化水平分别改变至对照组的 0.8 倍、1.1 倍和 1.9 倍（$P< 0.01$）。此外，AMPK 磷酸化可使其下游参与脂质代谢的乙酰辅酶 A 羧化酶 ACC 失活，表现为 ACC 磷酸化程度增加（$P< 0.01$），表明玉米黄素激活了 AMPK 信号通路，进而影响脂肪细胞对底物的吸收、储存和代谢，调节机体脂质代谢平衡。

（四）小结

1）玉米黄素浓度范围在 5～15μmol/L 不影响细胞活力，可用于后续实验；玉米黄素在该浓度范围以剂量依赖性抑制前脂肪细胞诱导分化及细胞内脂质含量。

2）玉米黄素抑制脂肪细胞分化和脂质形成，与下调细胞成脂转录因子（*Pparg*、*C/ebpa* 和 *Srebp1-c*）、脂代谢相关基因（*Fas*、*Acc*、*Fabp4* 和 *Perilipin*）的表达，以及激活 AMPK 信号通路并诱导脂质合成关键酶 ACC 失活有关，从而影响脂肪细胞对底物的吸收、储存和代谢，调节机体脂质代谢平衡。

三、玉米黄素促进白色脂肪细胞棕色化的作用机制

（一）引言

白色脂肪细胞主要以甘油三酯的形式储存能量，棕色和米色脂肪细胞富含线粒体，主要用于促进能量代谢和保持机体能量平衡（Harms and Seale，2013）。过去很长一段时间内，控制能量摄入是预防和治疗肥胖的主要策略，其主要途径是降低食欲和控制营养物质摄入量，但是却没有获得理想的效果（Van Der Klaauw and Farooqi，2015；Gadde et al.，2018）。来自 195 个国家的数据表明，全球肥胖人口依旧呈大幅度上升趋势。因此，寻找更好的策略增进机体能量消耗，是肥胖预防和治疗领域的焦点问题。越来越多的研究者注意到食物营养因子通过促进机体能量代谢对预防肥胖的积极影响。

前期研究结果表明，玉米黄素对高脂肪饮食诱导的肥胖小鼠和 3T3-L1 前脂肪细胞具有抑制脂肪细胞成脂分化及脂质累积的作用，并且，玉米黄素处理的前脂肪细胞经诱导分化表现出米色脂肪细胞样表型。白色脂肪细胞发生棕色化的显著特征是解偶联蛋白 1（uncoupling protein 1, UCP1）的高表达，UCP1 通过与转录因子（包括 PGC-1α 和 PPARα）的结合发挥产热功能，同时也需要 PGC-1α 与 PRDM16 的相互作用（Seale et al.，2008）。因此，在本小节中将探索玉米黄素对白色脂肪细胞棕色化的诱导效果。细胞分化结束，研究人员通过尼罗红荧光染色观察脂滴结构形态，利用荧光定量 PCR 检测米色脂肪细胞形成标志基因、白色脂肪细胞棕色化相关基因的表达量，利用免疫荧光染色检测棕色化关键因子 UCP1 蛋白的分布及表达量；评价玉米黄素对诱导白色脂肪细胞棕色化的作用效果，从促进能量代谢的角度明确玉米黄素减少脂质累积的作用机制。

（二）材料与方法

1. 主要材料及仪器

引物 *Ucp1*、*Ppargc1α*（*PGC-1α*）、*Sirt1*、*Foxo1*、*Lkb1*、*Fgf21*、*Prdm16*、*Pparα*（*PPARα*）、*Cidea*、*Camkk2*、*Ulk1*、*Cd137*、*Tbx1*、*Tmem26*、*Cited1*、*Shox2*、*Zic1*、*Lhx8*、*Eva1* 和 *Pdk4* 由吉林省库美生物科技有限公司合成，其他试剂详见表 2-12。

表 2-12 主要实验试剂

试剂名称	公司名称
曲拉通 X-100	美国 Sigma 公司
免疫荧光抗体 UCP1（#ab10983）	Abcam Trading（上海）公司
FITC 荧光二抗	北京博奥森生物技术有限公司
细胞核染料 DAPI	上海碧云天生物技术股份有限公司
ProLong® Gold 抗淬灭剂（#P10144）	美国 Thermo Fisher Scientific 公司
尼罗红（Nile red）	美国 Genmed Scientifics 公司
免疫印迹用 UCP1、PGC-1α 和 SIRT1 抗体	美国 CST 公司

2. 前脂肪细胞培养与诱导分化

将 3T3-L1 前脂肪细胞用胰酶消化，加入生长培养基重悬，细胞以 8×10^4 个/孔接种于 6 孔细胞培养板，培养 2～3d，使细胞密度达到 100%左右。细胞换液后继续融合 2d，使其充分接触抑制，退出生长期。细胞充分汇合 2d 后，加入细胞分化诱导剂Ⅰ（培养基储存液+10% FBS+10μg/ml 胰岛素+50μmol 的 IBMX+1μmol 的 DEX），记为诱导分化第 0 天。孵育 48h 后，加入细胞分化诱导剂Ⅱ（培养基储存液+10% FBS+10μg/ml 胰岛素），记为诱导分化第 2 天。继续孵育 48h 后，加入分化培养基（培养基储存液+10% FBS），记为诱导分化第 4 天。以后每隔 2d 换液一次，直至诱导第 8 天分化结束。从诱导分化第 0 天加入不同浓度玉米黄素，随培养基一直孵育至第 8 天。分化结束后，进行后续实验。

3. 尼罗红染色

将试剂盒里的尼罗红荧光探针（Reagent A）低温融化，然后用 PBS 以 1∶1000 的稀释比配制尼罗红染色工作液，混匀后避光保存，备用。弃掉细胞培养液，PBS 漂洗细胞 3 次，6 孔板每孔加入 1ml 尼罗红染色工作液，37℃培养箱避光孵育 10min。孵育结束，用 PBS 稍微清洗以去除未结合的染料；加入 PBS 保持细胞湿润，在荧光显微镜下观察细胞，呈强烈橘红色荧光的细胞为含脂滴丰富的成熟脂肪细胞。采集完图片后，用细胞刮将细胞层刮下，移液枪吹打制成均匀细胞悬液，移取 100μl 至 96 孔酶标板，设置 5 个复孔，在激发波长 543nm、发射波长 598nm 条件下测定荧光强度，利用 BCA 蛋白定量试剂盒测定细胞蛋白质含量，计算相对荧光强度。

4. 蛋白 UCP1 免疫荧光染色

细胞培养：预先在细胞 6 孔培养板放好细胞爬片，将细胞悬液轻轻滴到孔内的爬片上，由于液体吸附作用液滴会贴在爬片上，培养板切勿晃动，轻轻转移至培养箱静置。细胞培养与分化方法同前脂肪细胞培养与诱导分化。

固定：待分化结束，弃掉培养基，用温浴的 PBS 洗一遍，每孔加入 1ml 的 4%多聚甲醛室温固定 20min。

透化：提前用 PBS 稀释 0.1%曲拉通 X-100。固定结束后，PBS 浸洗玻片 3 次，加入 0.1%曲拉通 X-100 透化液，室温通透 20min，PBS 浸洗玻片 3 次，每次 3min。

封闭：提前配制封闭液。用 PBS 稀释山羊血清配制成终浓度为 5%的封闭液。将一次性注射器针头折成一个直角，把培养孔中的爬片一一勾起取出，切勿损坏细胞表层抗原。用吸水纸吸干爬片表面的 PBS，在玻片上滴加山羊血清封闭液，室温封闭 1h。

一抗结合：提前用 PBS 配制 1% BSA 溶液，一抗用 1% BSA 溶液以 1∶200 比例稀释制成孵育液。封闭结束后，用吸水纸吸掉封闭液，不洗，取一个新开封的 6 孔细胞培养板，每个孔里加入 100μl 的一抗孵育液，将封闭后的细胞爬片倒扣至一抗孵育液上，培养板周围加入 PBS，保持一定的湿润度，4℃孵育过夜。

二抗结合：二抗用 1%BSA 溶液以 1∶500 比例稀释制成孵育液。弃掉培养板一抗孵育液，用 PBS 洗 3 次，每次 5min。用吸水纸吸干爬片上多余液体后滴加稀释好的荧光二抗，湿盒中 37℃孵育 1h，用 PBS 洗 3 次，每次 5min。需要注意的是，从加荧光二抗开始，后面所有操作步骤都尽量在较暗处进行。

复染核：爬片上滴加 4′,6-二脒基-2-苯基吲哚（DAPI）避光孵育 5min，对细胞爬片进行核染，孵育结束用 PBS 洗 4 次，每次 5min，以洗去多余的 DAPI。

封片，观察：用吸水纸吸干爬片上的液体，抗荧光淬灭剂滴加在载玻片上，缓缓倒扣爬片，避免产生气泡，用指甲油涂抹爬片周围封片。在荧光显微镜下观察图像。FITC 荧光二抗在显微镜下呈绿色荧光，DAPI 呈蓝色荧光。使用 Image J 软件定量分析荧光强度。

5. 荧光定量 PCR

（1）细胞总 RNA 提取与定量

提前制冰，所有与组织接触的耗材均进行灭酶处理。

1）从培养箱取出细胞，弃掉培养基，用 PBS 洗 3 遍，加入 1ml 的 RNA 裂解液 Trizol 试剂，使细胞充分裂解后，用移液器将细胞裂解液转移至新的灭酶离心管中。

2）加入 1/5 体积的三氯甲烷（1ml 的 Trizol 加 0.2ml 三氯甲烷），剧烈振荡 15s，室温静置 10min，在 4℃条件下 12 000*g* 离心 15min。

3）小心吸取上层液体至另一新的离心管，切勿吸到中间层蛋白质，加入等体积异丙醇，上下颠倒 10 次混匀，室温静置 10min，在 4℃条件下 12 000*g* 离心 10min。

4）小心吸弃上清，加入 1ml 预冷的 75%乙醇（DEPC 水处理），上下轻柔颠倒使沉淀悬浮，在 4℃条件下 12 000*g* 离心 5min。

5）小心吸弃上清，室温干燥 5min，加入 RNA-free 水溶解沉淀；利用超微量核酸测定仪测定提取的 RNA 浓度及 $OD_{260/280}$ 比值，利用核酸电泳检测 RNA 完整度。

（2）荧光定量

将提取得到的高质量 RNA 利用反转录试剂盒制备 cDNA。引物提前用 RNA-free 水稀释，将反转录得到的 cDNA 与荧光染料按表 2-13 所示试剂含量于冰上配制。

表 2-13　相关试剂及用量

试剂	使用量（μl）
TB Green Premix Ex *Taq* Ⅱ（Tli RNaseH Plus）	10.0
ROX Reference Dye Ⅱ	0.2
PCR 上游引物（10μmol/L）	0.4
PCR 下游引物（10μmol/L）	0.4
DNA 模板	1.0
RNase Free ddH_2O	8.0
总体积	20.0

混匀后的反应液瞬时离心，放入荧光定量 PCR 仪中，反应条件如下。95℃预变性 30s；40 个循环：95℃变性 10s，60℃退火 30s，72℃延伸 30s。扩增结束建立 PCR 产物的熔解曲线：95℃，1min；55℃，30s；95℃，30s。以 *β-actin* 为内参对照，采用 $2^{-\Delta\Delta Ct}$ 相对定量法计算各组基因表达情况。荧光定量 PCR 引物序列如表 2-14 所示。

表 2-14　荧光定量 PCR 分析所用引物序列

基因	上游引物（5′→3′）	下游引物（5′→3′）
Ucp1	CCTGCCTCTCTCGGAAACAA	GTAGCGGGGTTTGATCCCAT
Sirt1	TTCCAGCCATCTCTGTGTCA	GATCCTTTGGATTCCTGCAA
Ppargc1α	CCGAGAATTCATGGAGCAAT	GTGTGAGGAGGGTCATCGTT
Lkb1	CGAGGGATGTTGGAGTATGAG	CTTAGTGTCTGGGCTTGGTG
Fgf21	CTGGGGGTCTACCAAGCATA	CACCCAGGATTTGAATGACC
Prdm16	GATGGGAGATGCTGACGGAT	TGATCTGACACATGGCGAGG
Pparα	TACTGCCGTTTTCACAAGTGC	AGGTCGTGTTCACAGGTAAGA
Cidea	CGGGAATAGCCAGAGTCACC	TGTGCATCGGATGTCGTAGG
Foxo1	CTACGCGTGGATGGTGAAGAG	TGTGAAGGGACAGATTGTGG
Camkk2	CCATCGAGCAAGTGTACCAG	ACTTCCATTACAGGCCCTTG
Foxo3	CGTTGTTGGTTTGAATGTGGG	GGTTTTCTCTGTAGGTCTTCCG
Ulk1	CTAAGCTGCCTGACTTCCTAC	CCAACAGGGTCAGCAAATTC
Cd137	GGTCTGTGCTTAAGACCGGG	TCTTAATAGCTGGTCCTCCCTC
Tbx1	AGCGAGGCGGAAGGGA	CCTGGTGACTGTGCTGAAGT
Tmem26	GAAACCAGTATTGCAGCACCC	CCAGACCGGTTCACATACCA
Cited1	GGGGTAAAAGATCGCAAGGC	TGGTAGAAGGGGTGGCAGTA
Shox2	CCTGCCCCATTGATGTGTTA	ACGCCGTAAGTTCTTCCATC
Zic1	GCCACAAATCCGGGAAGAAG	CTCACTTTCTCGCCGCTCAG
Lhx8	CATCGCTGTTCTGCCTGTTAG	CTCGGGATTCAGCAGTCCTTC
Eva1	AGTGCTGATAAAGCCGAGGG	AGCTTCTCGAAGTGTTAGTCTGT
Pdk4	AGTGACTCAAAGACGGGAAAC	GTGTGAGGTTTAATTCTGGCG
β-actin	CATCCGTAAAGACCTCTATGCCAAC	ATGGAGCCACCGATCCACA

6. 蛋白质免疫印迹反应

（1）蛋白质提取与定量

蛋白质裂解液：1ml RIPA（中等强度）溶液，加入1%磷酸酶抑制剂和1%蛋白酶抑制剂PMSF。提前几分钟配制好置于冰上备用。

从培养箱取出细胞，弃掉培养基，用PBS洗3遍。每个培养孔加入150μl蛋白质裂解液，用细胞刮收集细胞，并将细胞转移至另一清洁离心管，置于振板器上，冰浴条件下低速振荡30min；裂解充分的细胞裂解液转移至4℃预冷离心机，12 000*g*离心20min，轻轻吸取上清，转移至新预冷的微量离心管中置于冰上，即为蛋白质样本，弃沉淀。预留一部分蛋白质样品用于定量，其余样品与5×蛋白质上样缓冲液混匀，沸水浴煮5min使其完全变性，可存放于–20℃冰箱保存。蛋白质浓度利用BCA蛋白浓度测定试剂盒进行定量。

（2）SDS-PAGE

电泳缓冲液配制（5×）：Tris 15g、SDS 5g、甘氨酸72g溶于蒸馏水，转移至容量瓶定容至1L；使用时稀释5倍。

1）安装制胶板：用70%乙醇清洗玻璃板，放入夹胶板，确保两片玻璃下端在同一水平线上，夹紧，放在制胶槽上。

2）准备分离胶：根据待测蛋白质分子量大小，选取合适的分离胶浓度，配制凝胶。根据试剂盒说明书提供的配胶方法在小玻璃烧杯中加入试剂混匀，灌胶前加入TEMED助凝，混匀后灌注凝胶，最后在最上层贴着玻璃片一侧缓慢加水液封，5min左右检查是否漏胶，室温30min左右凝固，水胶在阳光下明显分层。

3）准备浓缩胶：倒掉上层水并用纸吸干，倒入浓缩胶，缓慢插入梳子，注意加样孔下方避免气泡，室温约30min胶凝固，取出梳子，取下制胶板，用蒸馏水冲洗，放入电泳槽配套的胶夹板，夹紧避免中间漏液，倒入电泳缓冲液。

4）上样：蛋白质样品从冰箱取出，沸水浴5min复煮一次，瞬时高速离心，根据蛋白质定量测定的样品浓度，以25μg上样量计算上样体积，加入预染marker指示蛋白质分离条带位置。样品孔两侧加入同样体积的1×蛋白质上样缓冲液，避免条带出现弯曲。

5）电泳：盖上电泳槽的盖子，接通电源，电压调至80V跑20min，样品跑出浓缩胶后，转为120V直至溴酚蓝条带跑出凝胶，电泳结束。

（3）免疫印迹反应

准备PVDF膜（80cm×6.5cm）、2张厚滤纸，膜比滤纸大，防止转膜过程中上下两张滤纸接触引起短路。PVDF膜先经甲醇活化5～10s，然后同滤纸一起浸泡到转膜缓冲液中备用。蛋白质凝胶从制胶板中取出，轻轻放入转膜缓冲液中平衡5min。根据以下摆放顺序制作转印“三明治”：一层滤纸、蛋白质凝胶、PVDF膜、一层滤纸，注意凝胶与转印膜之间不能有气泡；将摆放好的“三明治”放入半干转印槽，胶的一侧贴着转印槽阴极，膜的一侧贴着阳极，盖上转印槽盖子，接通电源，电流调至70mA，每块胶恒流转印1h。将转印后的膜取出，转印膜贴着凝胶的一面记为正面，在条带左上方可剪去一个角做标记，随后浸泡到TBST溶液中，避免后续实验膜干燥。根据目的蛋白质大小以及预染 marker 显示的不同分子量蛋白质条带位置，剪裁适当宽度的蛋白质条带。免疫印迹抗体孵育使用 SNAP i.d. Western Blotting 加速器。将化学发光液涂到印迹膜目的蛋白质条带上，室温避光孵育 2～3min，使用化学发光成像系统采集条带图片，利用 Image J 软件计算条带灰度值进行定量分析。

7. 数据处理

使用 GraphPad Prism 7.0（美国 GraphPad 公司，California）进行统计学分析并作图，单因素方差分析（one-way ANOVA）用于比较组间差异；$P<0.05$ 被认为具有显著性差异。

（三）结果与分析

1. 玉米黄素诱导 3T3-L1 前脂肪细胞多室型脂滴的作用

本章第二节的研究发现，在 3T3-L1 前脂肪细胞诱导分化期间，5～15μmol/L 的玉米黄素干预可以以剂量依赖性的方式减少细胞中脂质累积。如图 2-10 所示，加入诱导分化剂后，超过 90%的前脂肪细胞能够分化成为充满脂滴的成熟脂肪细胞，利用微分干涉相差显微镜（differential interference contrast microscope，DICM）观察的细胞具有 3D 呈现效果，与未分化的前脂肪细胞相比，成熟脂肪细胞出现大而圆的脂滴。此外，成熟脂肪细胞数量显著减少，并且脂滴呈多室形式重新分布。利用尼罗红脂质特异性荧光探针对脂滴进行染色定位，与 DIC 模块视野下观察到的结果一致，对照组带红色荧光的细胞数量最多，单个细胞红色荧光强度较大，细胞内单个脂滴数量多而明显；玉米黄素干预后，带红色荧光的细胞数量明显减少，红色荧光强度减弱，单个细胞内脂滴数量小而多，呈现出米色脂肪细胞的特征。利用酶标仪对孔内细胞悬液的荧光强度进行定量测定，结果显示玉米黄素处理组荧光强度较对照组显著降低（$P<0.001$）。

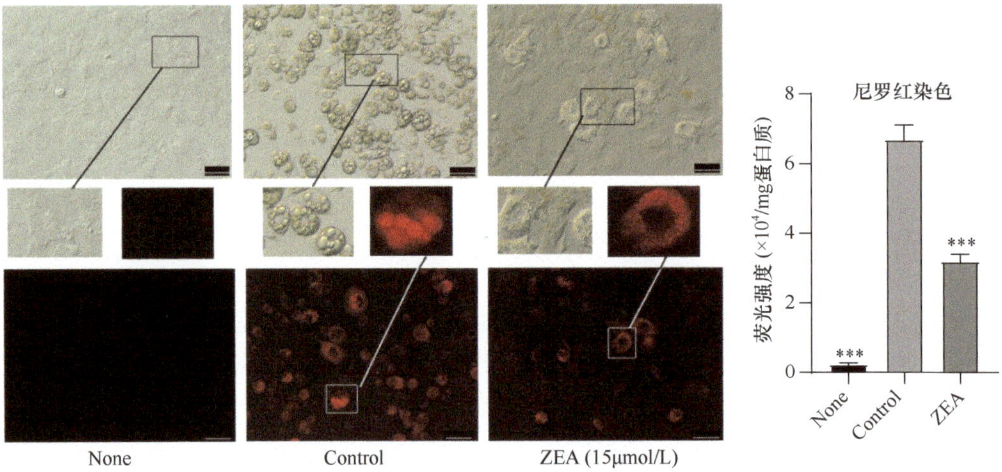

图 2-10 玉米黄素对诱导米色脂肪细胞表型的影响

None. 没有分化处理的细胞；Control. 分化诱导剂+ 0.29% DMSO 处理的细胞；图 2-11～图 2-15 同。上部分细胞图为微分干涉相差显微镜下观察结果，下部分细胞图为尼罗红染色结果。ZEA. 分化诱导物+15μmol 玉米黄素处理的细胞。比例尺：200μm。结果用均值±标准差表示。与 Control 组相比，***$P<0.001$

2. 玉米黄素对棕色脂肪细胞标志因子 mRNA 表达的影响

在玉米黄素干预下，3T3-L1 白色脂肪细胞开始呈现棕色脂肪细胞特征，证明其向米色脂肪细胞进行转变。为了进一步探明该过程的分子机制，采用荧光定量 PCR 对米色脂肪细胞形成的标志性因子 *Cd137*、*Tbx1*、*Tmem26*、*Cited1* 和 *Shox2* 表达水平进行检测。如图 2-11 所示，玉米黄素干预可显著上调 *Cd137*、*Tbx1* 和 *Tmem26* 的 mRNA 表达水平，并呈现剂量依赖性。在 15μmol/L 浓度玉米黄素处理下，与对照组相比，*Cd137*、*Tbx1* 和 *Tmem26* 的基因表达量分别提高至对照组的 4.2 倍、22.1 倍和 41.5 倍（$P<0.001$）。由此可见，玉米黄素可诱导米色脂肪细胞标志性因子的表达，参与棕色化的过程。

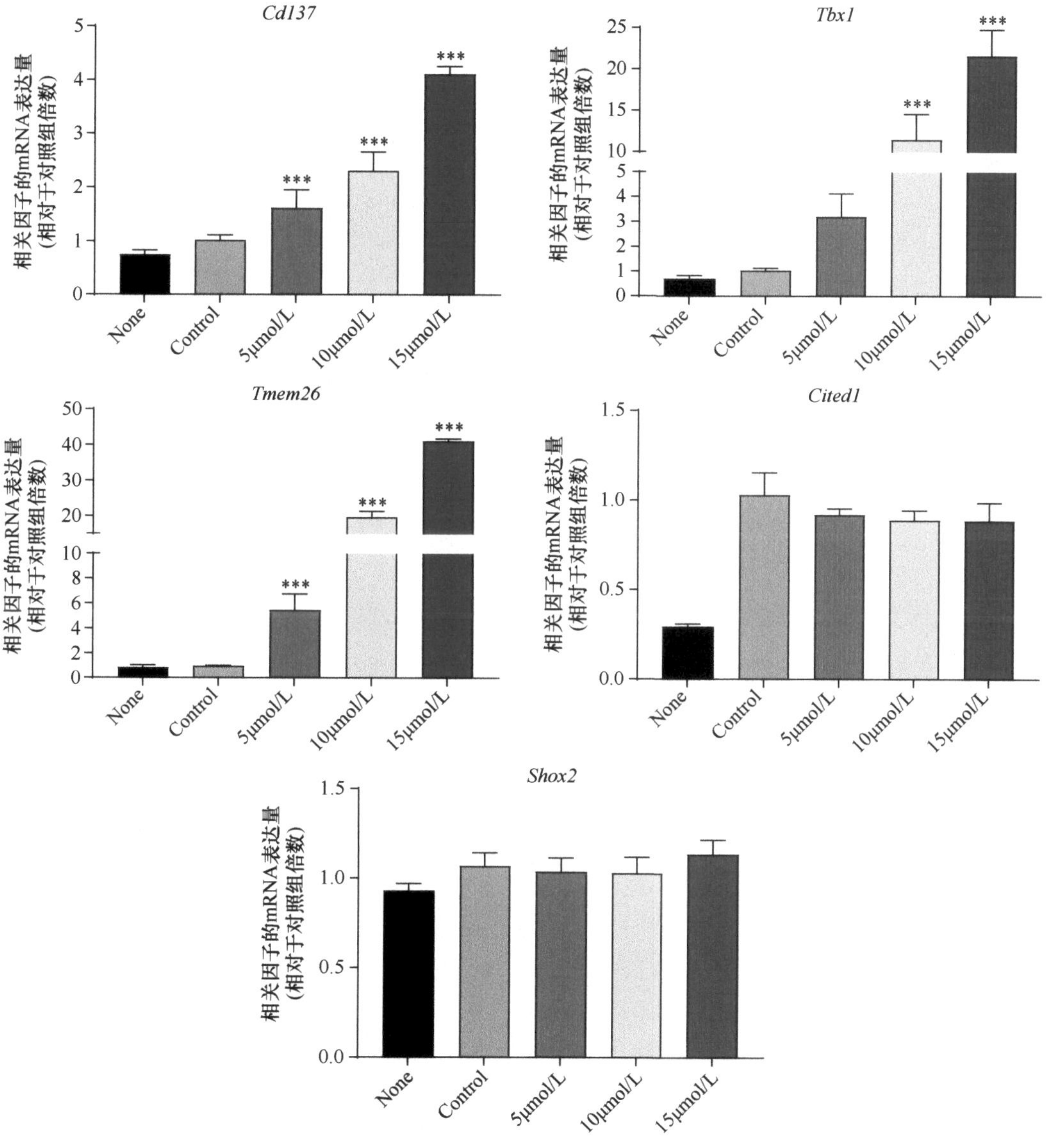

图 2-11　玉米黄素对米色脂肪细胞标志性因子 mRNA 表达水平的影响

数据以均值±标准差表示，样品数 n=6。与对照组相比，***$P<0.001$

白色脂肪细胞发生棕色化后，其最典型的特征就是脂滴从单室向多室转变，以及线粒体解偶联蛋白 UCP1 表达水平提高。为了进一步探索玉米黄素干预对棕色化的影响，从基因水平检测棕色化关键因子 *Ucp1*、*Ppargc1α* 和 *Sirt1* 的表达水平。实验结果表明，与对照组相比，玉米黄素干预可显著上调 *Ucp1*、*Ppargc1α* 和 *Sirt1* 的表达水平（$P<0.01$），并且呈剂量依赖性。尤其是对 *Ucp1* 基因，10μmol/L 和 15μmol/L 玉米黄素干预均可显著上调该基因的表达，分别提高至对照组的 1.4 倍和 1.7 倍（图 2-12）。

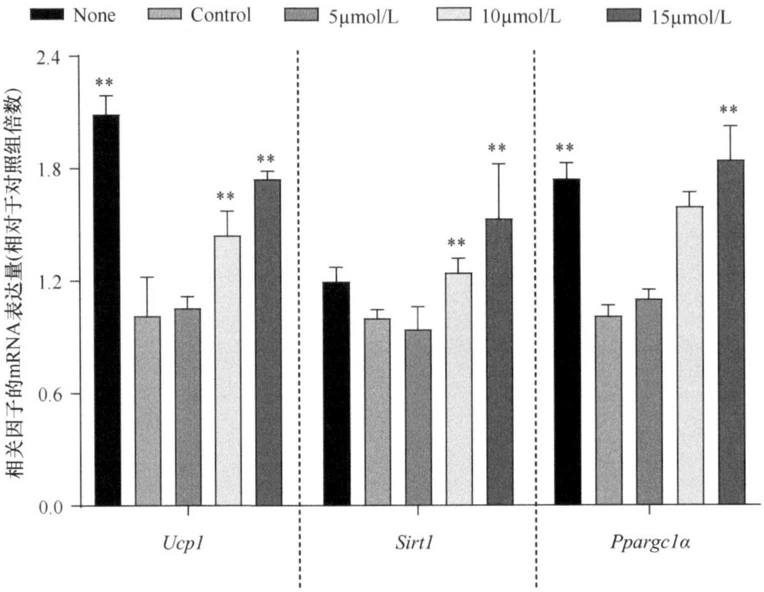

图 2-12　白色脂肪细胞棕色化关键因子 mRNA 表达水平
数据以均值±标准差表示，样品数 $n=6$。与对照组相比，$^{**}P<0.01$

3. 玉米黄素对白色脂肪细胞棕色化相关基因表达的影响

检测玉米黄素对白色脂肪细胞棕色化相关基因表达的影响，包括 *Foxo1*、*Lkb1*、*Fgf21*、*Prdm16*、*Pparα*、*Cidea*、*Camkk2*、*Ulk1*、*Zic1*、*Lhx8*、*Eva1* 和 *Pdk4*。如图 2-13 所示，玉米黄素在 5μmol/L 的浓度就能显著上调 *Prdm16*（$P<0.05$）、*Zic1*（$P<0.001$）、*Lhx8*（$P<0.001$）的 mRNA 表达量，并显著下调 *Foxo1*（$P<0.001$）的 mRNA 表达量。在 10μmol/L 的浓度就能上调 *Pparα*（$P<0.001$）、*Cidea*（$P<0.01$）、*Fgf21*（$P<0.001$）和 *Lkb1*（$P<0.05$）的 mRNA 表达量。相比对照组，15μmol/L 玉米黄素干预能将 *Prdm16*、*Pparα*、*Cidea*、*Fgf21*、*Lkb1*、*Zic1* 和 *Lhx8* 的 mRNA 表达量分别升高至对照组的 5.7 倍、3.9 倍、2.4 倍、2.5 倍、1.9 倍、10.2 倍和 13.5 倍，将 *Foxo1* 的基因表达量降低至对照组的 0.7 倍，但对 *Ulk1*、*Camkk2*、*Eva1* 和 *Pdk4* 的表达量无显著性影响。

4. 玉米黄素对米色脂肪细胞 UCP1 免疫荧光的影响

UCP1 是白色脂肪棕色化过程中最重要的因子，主要负责与其他转录因子结合促进细胞能量代谢，其表达水平高低是白色脂肪细胞和棕色脂肪细胞最重要的区别。利用免疫荧光染色对 UCP1 的表达水平进行检测。如图 2-14 所示，未分化的细胞中 UCP1 表达量非常低，显微镜下绿色荧光强度很弱。经过诱导分化后，成熟脂肪细胞的 UCP1 蛋白荧光强度依然很低，这与细胞未出现棕色化表型结果相吻合。研究表明 UCP1 的表达需要一定的刺激，说明 3T3-L1 前脂肪细胞在正常诱导分化情况下没有棕色化趋势。玉米黄素干预后，UCP1 蛋白高表达，发出强绿色的荧光。利用 Image J 软件对荧光强度进行定量计算，结果显示，与对照组相比，玉米黄素处理组 UCP1 荧光强度升高为对照组的近 1.6 倍（$P<0.001$），这证明 3T3-L1 前脂肪细胞在玉米黄素的干预下 UCP1 表达量显著提高，呈现出米色脂肪细胞的特性。

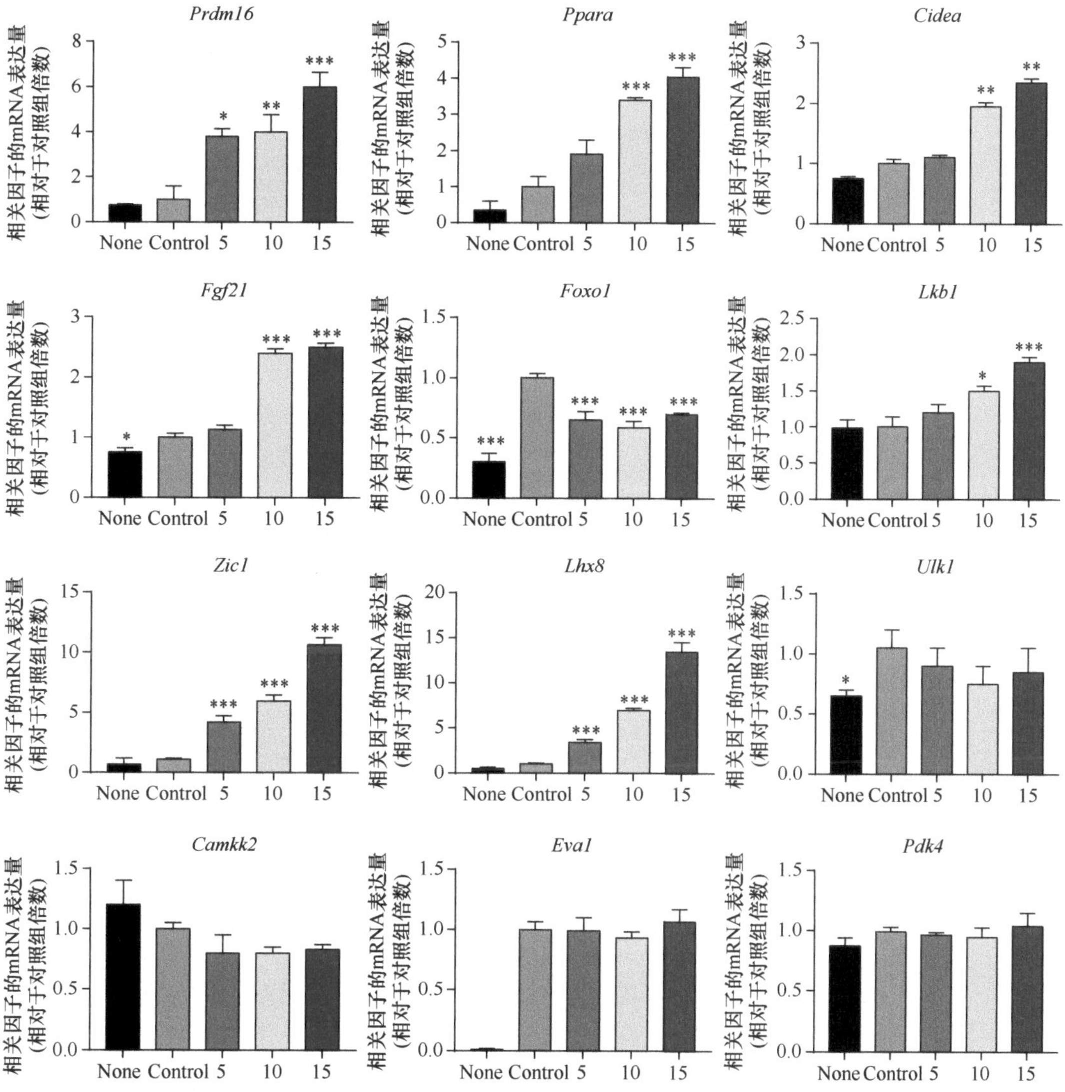

图 2-13　白色脂肪细胞棕色化相关因子表达水平

数据以均值±标准差表示，样品数 $n=6$。与对照组相比，$^{*}P<0.05$，$^{**}P<0.01$，$^{***}P<0.001$。横坐标数字的单位为 μmol/L

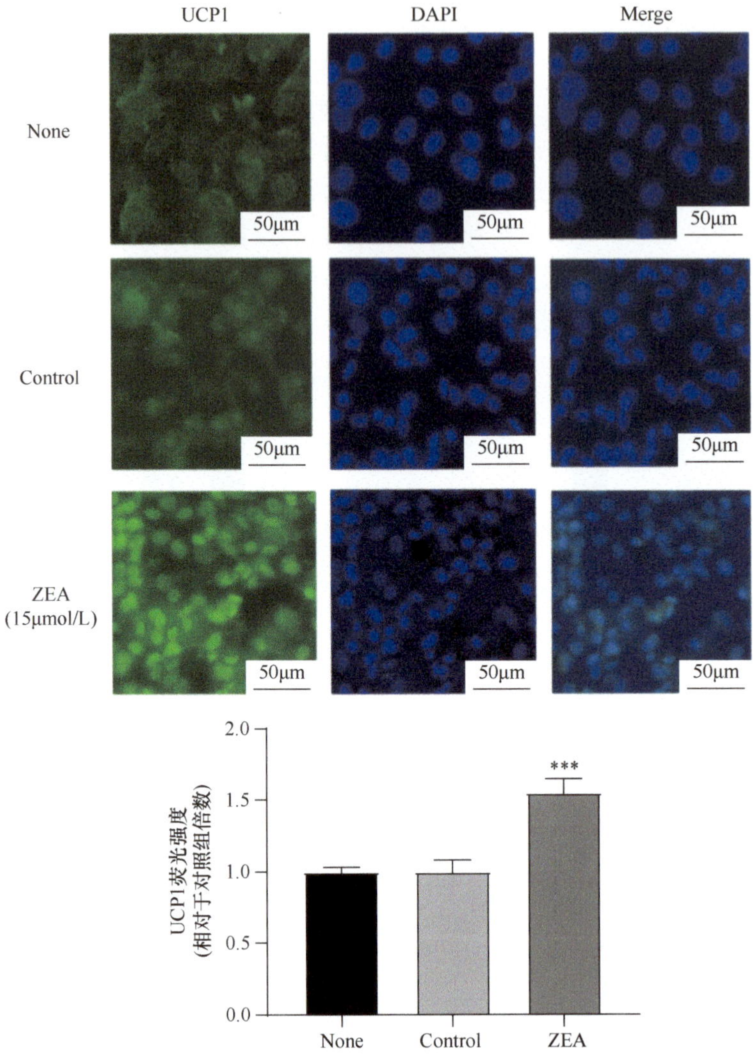

图 2-14　UCP1 蛋白分布及免疫荧光表达水平

DAPI. 4′,6-二脒基-2-苯基吲哚；Merge. 蓝色代表 DAPI 染色，绿色代表 Pax7 免疫荧光染色。数据以均值±标准差表示，样品数 n=3。与对照组相比，***P<0.001

5. 玉米黄素对脂肪细胞棕色化关键蛋白质表达量的影响

利用免疫印迹法检测玉米黄素对白色脂肪细胞棕色化关键蛋白质表达水平的影响，结果如图 2-15 显示。相比对照组，玉米黄素干预组显著提高了米色脂肪细胞标志因子 UCP1、SIRT1 和 PGC-1α 的蛋白质表达量，15μmol/L 玉米黄素组中，细胞 UCP1、SIRT1 和 PGC-1α 的表达量分别提高为对照组的 4.5 倍、2.6 倍和 4.1 倍（P<0.01）。

（四）小结

1）小鼠 3T3-L1 前脂肪细胞诱导分化过程中，玉米黄素干预后的成熟脂肪细胞脂滴呈多室型分布，具有明显的米色脂肪细胞特性，玉米黄素可能促进白色脂肪细胞棕色化进程。

2）玉米黄素在 5～15μmol/L 浓度范围以剂量依赖性显著上调米色脂肪细胞标志性因子 *Cd137*、*Tbx1* 和 *Tmem26* 的 mRNA 水平。

3）玉米黄素通过上调白色脂肪细胞棕色化关键因子 *Ucp1*、*Ppargc1α* 和 *Sirt1*，并上调白色脂肪细胞棕色化相关因子 *Prdm16*、*Pparα*、*Cidea*、*Fgf21*、*Lkb1*、*Zic1* 和 *Lhx8* 的表达，进而促使米色脂肪细胞的形成。

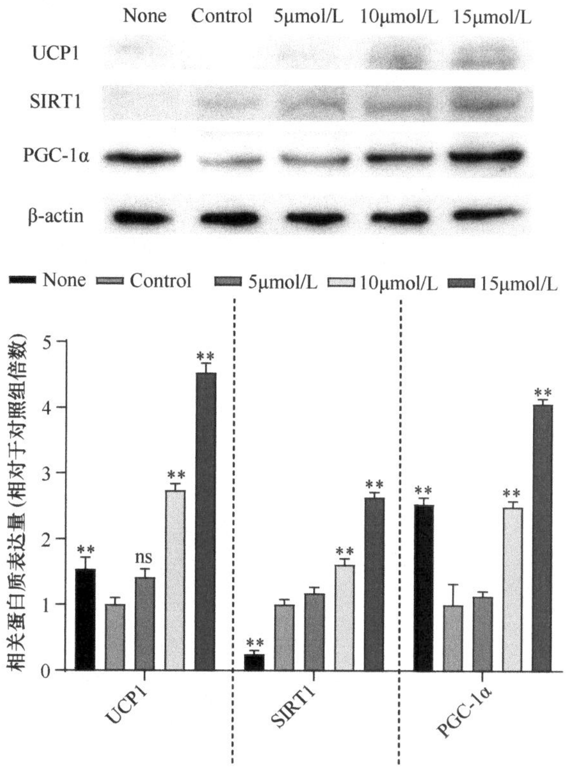

图 2-15　玉米黄素对白色脂肪细胞棕色化关键蛋白表达的影响

数据以均值±标准差表示，样品数 n=3。与对照组相比，**P<0.01，ns 表示差异不显著

4）玉米黄素诱导白色脂肪细胞棕色化关键蛋白质 UCP1 免疫荧光高表达，以剂量依赖性显著上调 UCP1、SIRT1 和 PGC-1α 的蛋白质表达，从而发挥玉米黄素促进细胞能量代谢、降低脂质累积的作用。

四、玉米黄素基于 AMPK 信号通路促进细胞脂代谢和诱导棕色化的作用机制

（一）引言

AMPK 是细胞能量的传感器，可调节细胞甚至全身的能量代谢平衡（Hardie et al.，2012）。肥胖动物在长期 AMPK 激动剂处理后，血浆甘油三酯水平和脂肪含量降低，高脂诱导的肥胖和糖尿病小鼠肝脏过表达 AMPK 后，血浆葡萄糖和 TG 水平降低，脂肪含量降低（Yang et al.，2013）。肥胖人群的白色脂肪组织中 AMPK 活性降低（Lindholm et al.，

2013)，而当肥胖者减肥之后体内的 AMPK 活性又会恢复（Fritzen et al.，2015）。研究显示，AMPK 通过磷酸化活化后，上调促进白色脂肪细胞棕色化的 PGC-1α 因子，以及 UCP1 介导的产热过程。因此 AMPK 信号通路在调控脂代谢和能量代谢方面扮演着重要角色。

前期研究证实玉米黄素对 3T3-L1 前脂肪细胞具有抑制细胞脂质累积并促进脂肪细胞棕色化的作用，且与 AMPK 途径的激活有关，推测 AMPK 对玉米黄素调控细胞脂质代谢和诱导棕色化有重要意义。由此，本小节研究玉米黄素是否基于 AMPK 信号通路发挥调控作用，并且探索 AMPK 发挥调控作用的具体靶点。以 AMPK 磷酸化抑制程度为指标，加入 AMPK 抑制剂干预，确定 Compound C（CC）最佳作用时间。前脂肪细胞诱导分化期间加入 AMPK 抑制剂干预一定时间，检测玉米黄素对 3T3-L1 细胞成脂分化的影响，荧光定量 PCR 检测细胞脂代谢与棕色化相关基因表达。使用小干扰 RNA（small interfering RNA，siRNA）分别沉默 *Prkaa1* 和 *Prkaa2* 靶位点后，检测玉米黄素对 3T3-L1 细胞 AMPK 信号通路、脂代谢与脂肪细胞棕色化相关基因和蛋白质表达的影响。阐明 AMPK 信号通路对玉米黄素调控脂质代谢和诱导棕色化的作用。

（二）材料与方法

1. 主要试剂

主要试剂详见表 2-15。

表 2-15　主要实验试剂

试剂名称	公司名称
AMPK 抑制剂 Dorsomorphin（Compound C）	美国 Sigma 公司
AMPK 激活剂 AICAR	美国 Sigma 公司
AMPKα1 干扰 RNA（*siPrkaa1*，基因 ID：105787）	苏州吉玛生物科技有限公司
AMPKα2 干扰 RNA（*siPrkaa2*，基因 ID：108079）	苏州吉玛生物科技有限公司
转染试剂 Lipofectamine 3000	美国 Thermo Fisher Scientific 公司
抗体	美国 CST 公司

2. 3T3-L1 细胞培养与诱导分化

用胰酶消化 3T3-L1 前脂肪细胞，加入生长培养基重悬，细胞以 8×10^4 个/孔接种于 6 孔细胞培养板，培养 2～3d，使细胞密度达到 100%左右。细胞换液后继续融合 2d，使其充分接触抑制，退出生长期。细胞充分汇合 2d 后，加入细胞分化诱导剂Ⅰ（培养基储存液+10% FBS+10μg/ml 胰岛素+50μmol 的 IBMX+1μmol 的 DEX），记为诱导分化第 0 天。孵育 48h 后，加入细胞分化诱导剂Ⅱ（培养基储存液+10% FBS+10μg/ml 胰岛素），记为诱导分化第 2 天。继续孵育 48h 后，加入分化培养基（培养基储存液+10% FBS），记为诱导分化第 4 天。以后每隔 2d 换液一次，直至诱导第 8 天分化结束。从诱导分化第 0 天开始加入不同浓度玉米黄素，玉米黄素随培养基一直孵育至第 8 天。分化结束后，进行后续实验。检测 AMPK 抑制剂对成脂分化的影响，加入 Compound C（10μmol）作用 8d；检测抑制剂对下游基因和蛋白质表达的影响，在诱导分化第 2 天提前加入

Compound C 预处理 30min，随后玉米黄素作用一定时间，进行后续实验。其中 AMPK 激活剂 AICAR（500μmol）作为阳性对照使用。

3. 油红 O 染色

诱导分化结束后，取出 6 孔细胞培养板，弃去培养基，用预热的 PBS 轻柔漂洗细胞 2～3 次，吸干水分，加入 4%多聚甲醛固定液室温下固定 20min。固定期间配制油红 O 工作液，滤纸过滤，静置 10min。弃去固定液，加入 60%异丙醇浸洗 20～30s，吸掉，培养孔中加入油红 O 染色液，盖上培养板盖子，四周缠上封口膜，密闭染色 10～15min。染色结束，每孔加入 60%异丙醇 1ml 稍微清洗以便去除染色液进行分色。弃去分色液加入蒸馏水清洗 1 次，加入少许 PBS 浸润细胞，置于显微镜下观察并采集照片。照片采集完成后，弃掉 PBS，每孔加入 1ml 异丙醇，放在振板器上振荡 10min，使细胞内与脂滴结合的油红 O 萃取完全，每组吸取 100μl 加入 96 孔板，每组设置 5 个复孔，使用酶标仪记录 96 孔板在 530nm 波长下的 OD 值。

4. 荧光定量 PCR

（1）细胞总 RNA 提取与定量

提前制冰，所有与组织接触的耗材均灭酶处理，提前在 15ml 离心管放入研磨磁珠。

1）从培养箱取出细胞，弃掉培养基，用 PBS 洗 3 遍，加入 1ml 的 RNA 裂解液 Trizol 试剂，管壁做好标记，用灭酶枪头不断吹吸，使细胞充分裂解后，用移液器将细胞裂解液转移至新的灭酶离心管中。

2）加入 1/5 体积的三氯甲烷（1ml 的 Trizol 加 0.2ml 三氯甲烷），剧烈振荡 15s，室温静置 10min，在 4℃条件下 12 000*g* 离心 15min。

3）小心吸取上层液体至另一新的离心管，切勿吸到中间层蛋白质，加入等体积的异丙醇，上下颠倒 10 次混匀，室温静置 10min，在 4℃条件下 12 000*g* 离心 10min。

4）小心吸弃上清，加入 1ml 预冷的 75%乙醇（DEPC 水处理），上下轻柔颠倒使沉淀悬浮，在 4℃条件下 12 000*g* 离心 5min。

5）小心吸弃上清，离心管倒扣在一张干净的滤纸上，室温干燥 5min，加入 RNA-free 水溶解沉淀，若不立即进行后续实验，可放置–80℃保存。

6）利用超微量核酸测定仪测定提取的 RNA 浓度及 $OD_{260/280}$ 比值，利用核酸电泳检测 RNA 完整度。

（2）荧光定量

利用反转录试剂盒 PrimeScript^{TM} reagent Kit with gDNA Eraser（Perfect Real Time）将提取得到的高质量 RNA 反转录为 cDNA。引物提前用 RNA-free 水稀释，将反转录得到的 cDNA 与荧光染料按表 2-16 所示试剂用量于冰上配制。

混匀后的反应液瞬时离心，放入荧光定量 PCR 仪中，反应条件如下。95℃预变性 30s；40 个循环：95℃变性 10s，60℃退火 30s，72℃延伸 30s。扩增结束建立 PCR 产物的熔解曲线：95℃，1min；55℃，30s；95℃，30s。以 *β-actin* 为内参对照，采用 $2^{-\Delta\Delta Ct}$ 相对定量法计算各组基因表达情况。荧光定量 PCR 引物序列如表 2-17 所示。

表 2-16 相关试剂及用量

试剂	使用量（μl）
TB Green Premix Ex *Taq* Ⅱ（Tli RNaseH Plus）	10.0
ROX Reference Dye Ⅱ	0.2
PCR 上游引物（10μmol/L）	0.4
PCR 下游引物（10μmol/L）	0.4
DNA 模板	1.0
RNase Free ddH_2O	8.0
总体积	20.0

表 2-17 荧光定量 PCR 分析所用引物序列

基因	上游引物（5′→3′）	下游引物（5′→3′）
Cd36	GCAACAAACCACACACTGGG	AGTCCTACACTGCAGTCCTCA
Fas	TGCTGTTGGAAGTCAGCTATGAA	GATGCCTCTGAACCACTCACAC
Fabp4	TGGGAACCTGGAAGCTTGTCTC	GAATTCCACGCCCAGTTTGA
Prkaa1	CCCTTCAGTAATCAGCCTTTTG	GGTTGAACTATAAGATGGGTCCTC
Prkaa2	CATCCCAGACTATCTCAACCG	GGGTCTTCAGGAAATAGGTAGC
β-actin	CATCCGTAAAGACCTCTATGCCAAC	ATGGAGCCACCGATCCACA

5. 细胞瞬时转染

基因沉默采用小干扰 RNA（siRNA）瞬时转染（Silvester et al.，2018）。将 3T3-L1 前脂肪细胞接种于 6 孔培养板中，用靶向 AMPKα1（*siPrkaa1*，基因 ID：105787）和 AMPKα2（*siPrkaa2*，基因 ID：108079）的 siRNA（100nmol/L）转染细胞，以阴性 siRNA（NC）作为对照，通过 mRNA 抑制效率确定转染效力，选择 1 条沉默效果最好的干扰序列用于后续实验。在 6 孔板中，细胞达到约 90%汇合度时，用 Lipofectamine 3000 和 P3000 瞬转试剂转染 siRNA。转染 24h 后，将细胞换为正常生长培养基作用 24h；再隔 24h 后，将细胞换为分化培养基，并用玉米黄素处理 6d。最后收集细胞裂解物以检测相关因子的 mRNA 和蛋白质表达水平。

6. 蛋白质免疫印迹反应

（1）蛋白质提取与定量

蛋白质裂解液：1ml RIPA（中等强度）溶液，加入 1%磷酸酶抑制剂和 1%蛋白酶抑制剂 PMSF。提前几分钟配制好置于冰上备用。

从培养箱取出细胞，弃掉培养基，用 PBS 洗 3 遍。每个培养孔加入 150μl 蛋白质裂解液，用细胞刮收集细胞，并将细胞转移至另一清洁离心管，置于振板器上，冰浴条件下低速振荡 30min，裂解充分的细胞裂解液转移至 4℃预冷离心机，12 000*g* 离心 20min，轻轻吸取上清，转移至新预冷的微量离心管中置于冰上，即为蛋白质样本，弃沉淀。预留一部分蛋白质样品用于定量，其余样品与 5×蛋白质上样缓冲液混匀，沸水浴煮 5min 使其完全变性，可存放于–20℃冰箱保存。蛋白质浓度利用 BCA 蛋白浓度测定试剂盒进行定量。

（2）SDS-PAGE

电泳缓冲液配制（5×）：Tris 15g、SDS 5g、甘氨酸 72g 溶于蒸馏水，转移至容量瓶定容至 1L；使用时稀释 5 倍。按照 SDS-PAGE 凝胶试剂盒配制浓缩胶和分离胶。以 25μg 上样量计算上样体积，电压调至 80V 跑 20min，样品跑出浓缩胶后，转为 120V 直至溴酚蓝条带跑出凝胶，电泳结束。

（3）免疫印迹

配制 TBST：称取 10×TBS 粉末 12.19g 溶于 1L 蒸馏水中，加入 1ml 吐温 20，磁力搅拌器室温搅拌 1h。配制转膜缓冲液：Tris 5.8g、甘氨酸 2.9g、甲醇 200ml、蒸馏水 800ml，现用现配。准备 PVDF 膜（80cm×6.5cm）、2 张厚滤纸，膜比滤纸大，防止转膜过程中上下两张滤纸接触引起短路。PVDF 膜先经甲醇活化 5～10s，然后同滤纸一起浸泡到转膜缓冲液中备用。从制胶板中取出蛋白质凝胶，轻轻放入转膜缓冲液中平衡 5min。根据以下摆放顺序制作转印“三明治”：一层滤纸、蛋白质凝胶、PVDF 膜、一层滤纸，注意凝胶与转印膜之间不能有气泡，将摆放好的“三明治”放入半干转印槽，胶的一侧贴着转印槽阴极，膜的一侧贴着阳极，盖上转印槽盖子，接通电源，电流调至 70mA，每块胶恒流转印 1h。

将转印后的膜取出，转印膜贴着凝胶的一面记为正面，在条带左上方可剪去一个角做标记，随后浸泡到 TBST 溶液中，避免后续实验膜干燥。根据目的蛋白质的大小以及预染 marker 显示的不同分子量蛋白条带位置，剪裁适当宽度的蛋白质条带。免疫印迹抗体孵育使用 SNAP i.d. Western Blotting 加速器。将化学发光液涂到印迹膜目的蛋白质条带上，室温避光孵育 2～3min，使用化学发光成像系统采集条带图片，利用 Image J 软件计算条带灰度值进行定量分析。

7. 数据处理

使用 GraphPad Prism 7.0（美国 GraphPad 公司，California）进行统计学分析并作图，单因素方差分析（one-way ANOVA）用于比较组间差异；$P<0.05$ 被认为具有显著性差异。

（三）结果与分析

1. 玉米黄素基于 AMPK 信号通路对脂质累积的抑制作用

在细胞实验中引入 AMPK 抑制剂，探索玉米黄素是否基于 AMPK 信号通路对脂质代谢进行调控。3T3-L1 前脂肪细胞在诱导分化第 0 天加入 10μmol/L 的 Compound C（CC）预处理 30min，然后加入诱导剂及玉米黄素干预诱导分化过程，分化结束后用油红 O 染色，结果如图 2-16 所示，玉米黄素的干预作用能够显著抑制脂肪细胞的脂质累积，用异丙醇萃取油红 O 进行定量检测，脂质含量降为对照组的 40%左右（$P<0.001$），与第二章第一节“三”结果吻合；诱导分化的同时加入 AMPK 抑制剂干预，细胞内脂质累积增加，而抑制剂+玉米黄素干预组的脂质含量与抑制剂组相比无显著性差异，玉米黄素抑制脂质累积的效果被削弱。

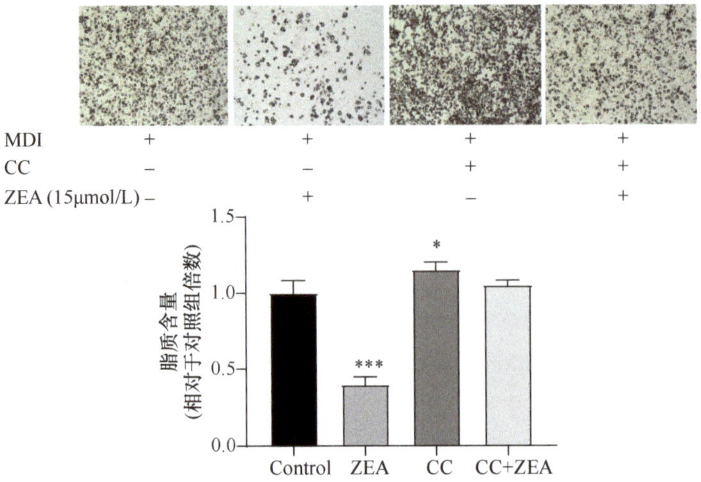

图 2-16 玉米黄素在 AMPK 抑制剂作用下对细胞脂质累积的影响

AMPK 抑制剂 CC（10μmol/L），玉米黄素 15μmol/L。Control. 诱导分化剂 MDI；ZEA. 诱导分化剂 MDI+玉米黄素；CC. 诱导分化剂 MDI+AMPK 抑制剂；CC+ZEA：诱导分化剂 MDI+AMPK 抑制剂+玉米黄素。“+”表示表达、含有，“–”表示不表达、不含有。数据以均值±标准差表示，样品数 n=3。与对照组相比，*P<0.05，***P<0.001

2. AMPK 抑制剂作用时间筛选

抑制剂的抑制效果与其作用时间有密切的关系，最佳的处理时间能够保证抑制剂的有效性。在诱导分化第 2 天加入 Compound C（CC）预处理 30min，然后加入诱导剂、激活剂及玉米黄素干预不同时间。结果如图 2-17 所示，抑制剂（CC）、玉米黄素（ZEA），以

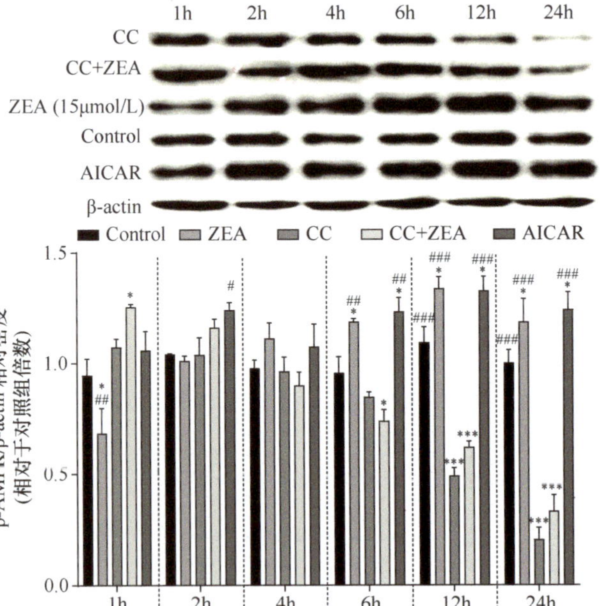

图 2-17 AMPK 抑制剂作用时间筛选

AMPK 抑制剂 Dorsomorphin（Compound C，CC）（10μmol/L），玉米黄素 15μmol/L，AMPK 激活剂 AICAR 500μmol/L。数据以均值±标准差表示，样品数 n=3。与对照组相比，*P<0.05，***P<0.001；与 CC 组相比，#P<0.05，##P<0.01，###P<0.001

及阳性激活剂 AICAR 处理 6h 内，AMPK 磷酸化水平未见显著性差异；处理 12h 后，与对照（Control）组相比，AMPK 磷酸化水平在玉米黄素处理组显著升高（$P<0.05$），在抑制剂处理组显著降低（$P<0.001$），抑制剂预处理加玉米黄素干预组与抑制剂处理组无显著性差异，在激活剂 AICAR 组显著升高（$P<0.05$）。上述结果在处理 24h 后，AMPK 磷酸化表达的组间差异更加明显，抑制剂 CC 处理后的磷酸化表达量更低（$P<0.001$），抑制效果更显著。综上所述，选择作用时间 24h 检测后续基因和蛋白质表达。

3. AMPK 抑制剂干预下玉米黄素对细胞脂代谢与棕色化相关因子的影响

AMPK 激活能够调节参与脂肪酸合成和能量消耗的基因表达，前期研究证实，玉米黄素干预后细胞内 AMPK 的磷酸化水平升高，为了进一步证实玉米黄素是否可以通过 AMPK 信号通路调控脂代谢和棕色化进程，检测了在 AMPK 抑制剂存在下，脂代谢和棕色化相关因子表达水平的变化。如图 2-18 所示，与对照（Control）组相比，玉米黄素干

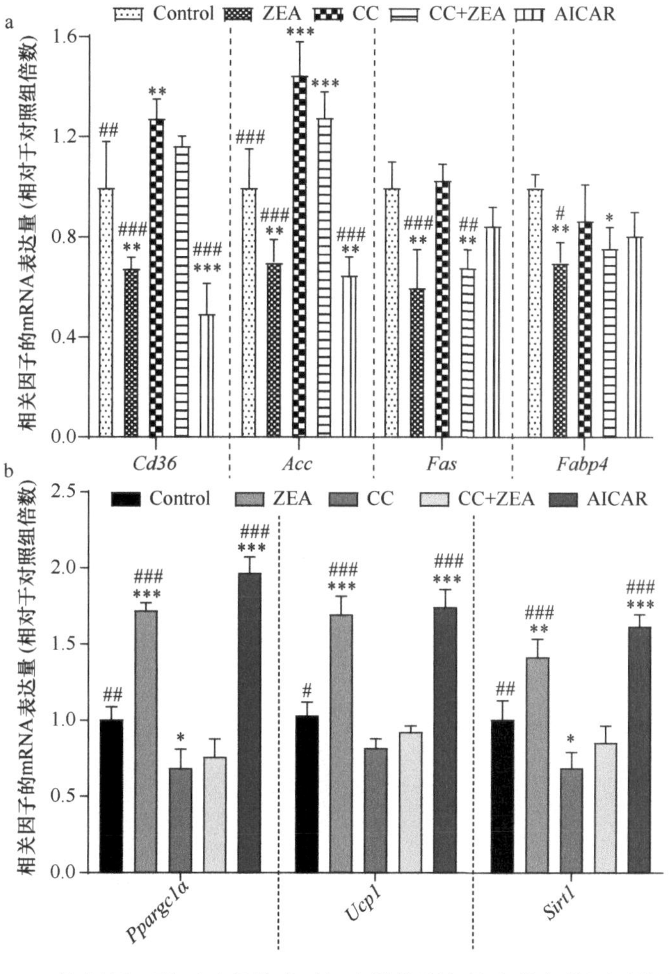

图 2-18　抑制剂干预下玉米黄素对细胞脂代谢与棕色化相关因子的影响

AMPK 抑制剂 C C（10μmol）作用 24h，玉米黄素 15μmol，AICAR 500μmol。数据以均值±标准差表示，样品数 n=6。与对照组相比，*$P<0.05$，**$P<0.01$，***$P<0.001$；与 CC 组相比，#$P<0.05$，##$P<0.01$，###$P<0.001$

预可使脂代谢相关因子 *Cd36*、*Acc*、*Fas* 和 *Fabp4* 的表达分别降低至对照组的约 60%、60%、70%和 60%（$P<0.01$）。玉米黄素与抑制剂同时处理时，除了 *Fas*，基因 *Cd36*、*Acc* 和 *Fabp4* 的表达水平受玉米黄素存在的影响不显著（图 2-18a）。与 Control 组相比，AMPK 激活剂 AICAR 可显著上调棕色化相关因子 *Ppargc1α*、*Ucp1* 和 *Sirt1* 的表达（$P<0.001$），玉米黄素干预可使棕色化相关因子 *Ppargc1α*（$P<0.001$）、*Ucp1*（$P<0.001$）和 *Sirt1*（$P<0.01$）的表达分别升高至对照组的约 1.7 倍、1.7 倍和 1.4 倍。抑制剂处理的同时，上述 3 个基因的表达水平均不受玉米黄素存在的影响（图 2-18b）。

4. 玉米黄素对特异性抑制 AMPK 亚基的小干扰 RNA 筛选

根据基因序列中的基因 ID，利用生物信息软件设计合适的靶序列，每个靶位点设计并合成 4 对 siRNA 低聚核苷酸，筛选抑制效果最好的一对用于后续实验。结果如图 2-19 所示，与阴性对照组相比，正常培养组和转染试剂对照组的 AMPKα1 和 AMPKα2 的 mRNA（Prkaa1 和 Prkaa2）表达水平无显著性差异。在 4 对 Prkaa1 靶位点的 siRNA 的核苷酸链中，siAMPKα1-4 抑制效果最好，抑制率为阴性对照组的 54%（$P<0.001$）；在 4 对 Prkaa2 靶位点的 siRNA 的核苷酸链中，siAMPKα2-3 抑制效果最好，抑制率为阴性对照组的 49%（$P<0.001$）。基于上述结果，选择 siAMPKα1-4 和 siAMPKα2-3 用于后续干扰实验。

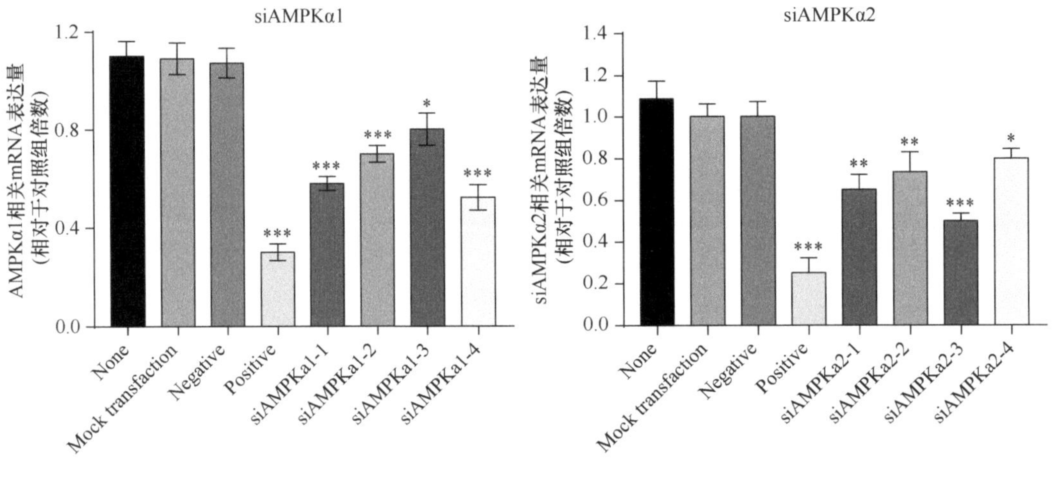

图 2-19　siRNA 有效核苷酸链的筛选

None. 正常培养组；Mock transfaction. 含转染试剂对照组；Negative. 阴性对照组；Positive. 阳性对照组。数据以均值±标准差表示，样品数 n=6。与对照组相比，*$P<0.05$，**$P<0.01$，***$P<0.001$

5. 玉米黄素对 siRNA 特异性干扰 AMPKα 亚基的细胞脂代谢和棕色化相关因子 mRNA 表达的影响

上述实验结果已经确定玉米黄素依赖于 AMPK 信号通路发挥调控脂代谢与促进棕色化相关因子表达的作用，已有研究报道 AMPKα 位点的磷酸化是 AMPK 激酶发挥功能所必需的，且与棕色脂肪形成密切相关，接下来我们需要明确玉米黄素是基于 AMPKα 的哪个靶位点发挥其功能的。结果如图 2-20 所示，siRNA 沉默后，*Prkaa1* 和 *Prkaa2* 的 mRNA 表达量分别受到一定程度的抑制，抑制率接近 50%（$P<0.001$），其中玉米黄素

干预不影响 AMPK 的 mRNA 表达。与对照组相比，玉米黄素干预组的 *Acc* 基因表达量显著降低（$P<0.01$）；*Prkaa1* 靶位点的 siRNA 沉默后，玉米黄素干预组的 *Acc* 基因表达量无显著性差异，不再发挥降低 *Acc* 的作用，说明沉默 *Prkaa1* 靶位点，玉米黄素对 *Acc* 基因下调作用显著削弱；而 *Prkaa2* 靶位点的 siRNA 沉默后，玉米黄素干预组的 *Acc* 基因表达量依然显著下降（$P<0.001$），与未加 siRNA 沉默的玉米黄素干预组趋势一致，说明沉默 Prkaa2 靶位点，玉米黄素对 *Acc* 基因下调作用不受影响（图 2-20a）。玉米黄素干预显著上调脂肪细胞棕色化相关基因 *Ppargc1α*、*Ucp1* 和 *Sirt1*（$P<0.001$），而 *Prkaa1* 靶位点的 siRNA 沉默后，玉米黄素干预组的上述 3 个基因表达量无显著性差异，但是 *Prkaa2* 靶位点的 siRNA 沉默后，玉米黄素干预组的上述 3 个基因表达量依然显著上调（$P<0.001$）（图 2-20b）。综上所述，siRNA 干扰能特异性沉默 AMPKα1 和 AMPKα2 亚基，且 *Prkaa1* 靶位点对于玉米黄素调控脂代谢和能量代谢具有关键作用。

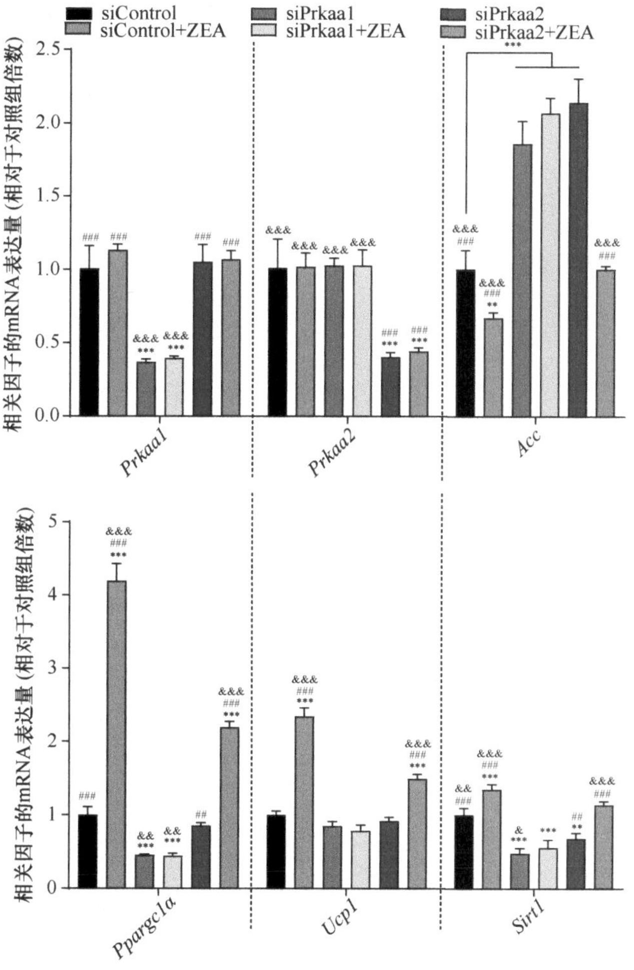

图 2-20 玉米黄素对 AMPKα 亚基沉默细胞的脂代谢和能量代谢基因表达的影响

siControl. 阴性对照组；siControl+ZEA. 阴性对照 siRNA+玉米黄素。数据以均值±标准差表示，样品数 n=6。采用单因素方差分析显著性差异，与对照组相比，*$P<0.05$，**$P<0.01$，***$P<0.001$；与 siPrkaa1 组相比，##$P<0.01$，###$P<0.001$；与 siPrkaa2 组相比，&$P<0.05$，&&$P<0.01$，&&&$P<0.001$

6. 玉米黄素对 siRNA 特异性干扰 AMPKα 亚基的细胞脂代谢和棕色化相关因子蛋白质表达的影响

进一步检测 siRNA 对 AMPK 磷酸化，以及脂代谢和棕色化相关蛋白质表达的影响，结果如图 2-21 所示。与阴性对照组相比，玉米黄素处理后 AMPKα、AMPKα1 和 AMPKα2 的表达量未见显著性差异，AMPKα 蛋白磷酸化水平显著升高（P<0.001），脂质合成关键酶 ACC 蛋白水平显著降低（P<0.001），脂肪细胞棕色化相关蛋白质 PGC-1α、UCP1 和 SIRT1 显著升高（P<0.001）。siRNA 沉默 Prkaa1 靶位点后，AMPKα1 蛋白表达量降低至对照组的 50%；siRNA 沉默 Prkaa2 靶位点后，AMPKα2 蛋白表达量降低至对照组的 30%（P<0.01）（图 2-21a、b）。除了 PGC-1α，siRNA 沉默 Prkaa1 靶位点后，玉米黄素不再发挥降低 ACC，提高 p-ACC/ACC、UCP1 和 SIRT1 的作用，而 siRNA 沉默 Prkaa2 靶位点后玉米黄素的作用不受影响（图 2-21c、d）。综上所述，脂肪细胞 Prkaa1 是玉米黄素基于 AMPK 信号通路调控脂代谢和诱导脂肪细胞棕色化作用的关键靶位点。

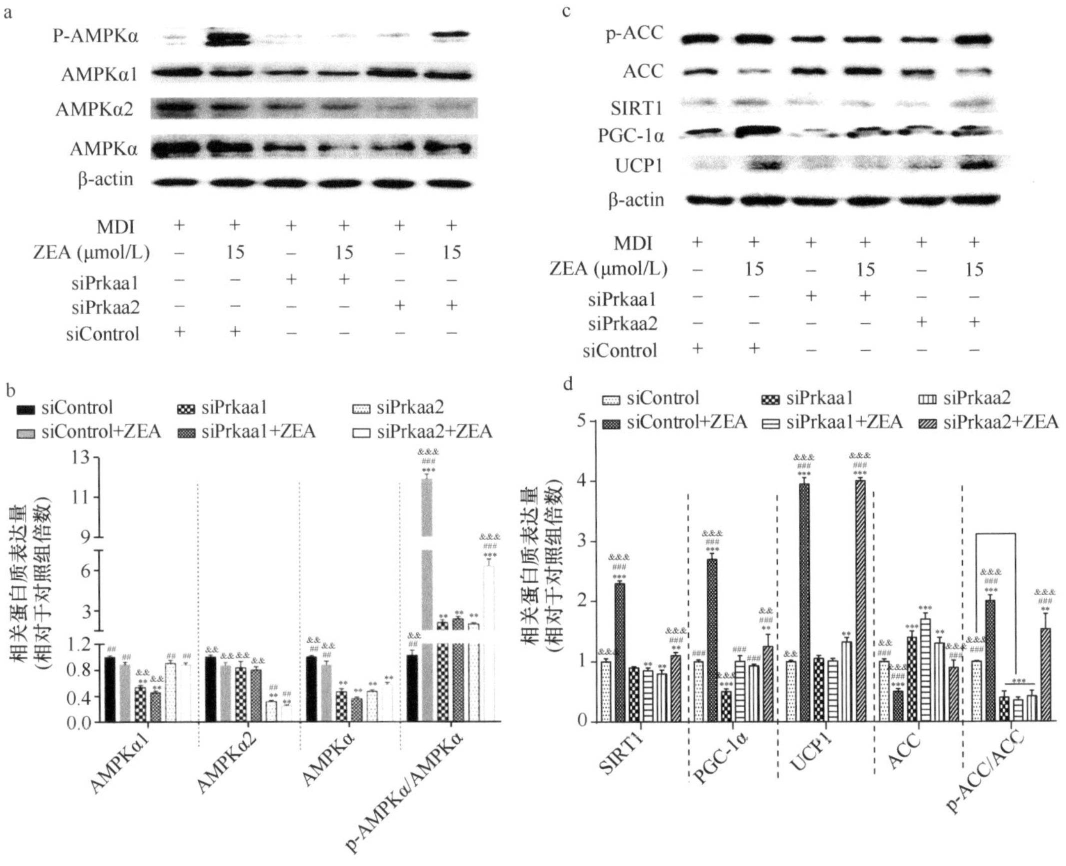

图 2-21 玉米黄素对 siRNA 特异性干扰 AMPKα 亚基的细胞脂代谢和棕色化相关因子蛋白质表达的影响

数据以均值±标准差表示，样品数 n=3。采用单因素方差分析显著性差异，与对照组相比，*P<0.05，*P<0.01，***P<0.001；与 siPrkaa1 组相比，#P<0.05，##P<0.01，###P<0.001；与 siPrkaa2 组相比，&P<0.05，&&P<0.01，&&&P<0.001

（四）小结

1）在 AMPK 抑制剂作用下，玉米黄素对脂质代谢相关基因 *Cd36*、*Acc* 和 *Fabp4* 以及棕色化相关基因 *Ppargc1α*、*Ucp1* 和 *Sirt1* 表达的调控作用显著削弱。玉米黄素依赖于 AMPK 信号通路调控细胞的脂质代谢并诱导脂肪细胞棕色化。

2）Prkaa1 靶位点沉默后，玉米黄素降低 ACC，提高 p-ACC/ACC、UCP1 和 SIRT1 的调控效果显著削弱，而 siRNA 沉默 Prkaa2 靶位点后玉米黄素的调控作用不受影响。AMPK 亚基 Prkaa1 是玉米黄素抑制脂肪生成和诱导脂肪细胞棕色化的一个关键靶点。

第三节 黑米花色苷对 3T3-L1 前脂肪细胞增殖、分化及凋亡的影响

一、黑米花色苷对 3T3-L1 前脂肪细胞增殖的影响

（一）引言

1. 花色苷的结构与功能活性

在自然状态下，花青素极少以游离的形式存在，常与葡萄糖、半乳糖、木糖、鼠李糖或阿拉伯糖等通过糖苷键相连，形成花色苷（Liu et al.，2010；Jing and Giusti，2011）。常见的花色苷主要是矢车菊素-3-*O*-葡萄糖苷（cyanidin-3-*O*-glucoside，C3G）和芍药素-3-葡萄糖苷（peonidin-3-glucoside）。它们广泛存在于蔬菜、水果和植物草药中，在谷物和豆类中含量较少。

（1）花色苷的结构

通常所指的花青素结构如图 2-22 所示，是花色苷去糖基化或糖苷配基的形式。花青素的种类很多，最常见的是矢车菊素、芍药素、天竺葵素（表 2-18）。花色苷的糖组分通常是通过 C 环中 C3 位置的羟基基团与花青素骨架相连，不同花色苷的区别在于糖苷与基本骨架相连的位置及复杂程度（Liu et al.，2010）。

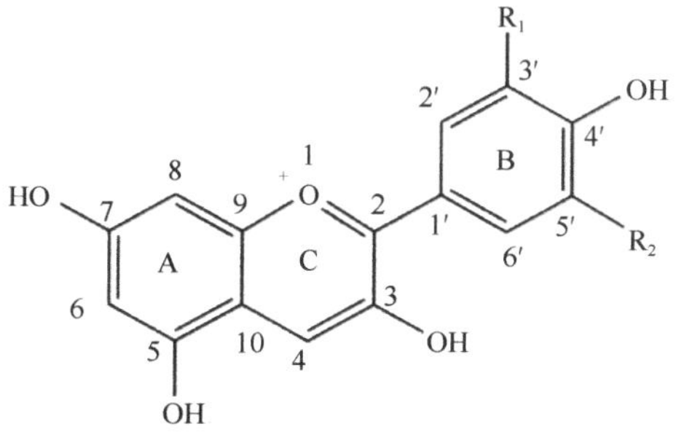

图 2-22 花青素的化学结构

表 2-18 常见花青素及其官能团

花青素（anthocyanidins）	官能团 R_1	官能团 R_2
飞燕草素（delphinidin）	OH	OH
矮牵牛素（petunidin）	OCH_3	OH
矢车菊素（cyanidin）	H	OH
天竺葵素（pelargonidin）	H	H
芍药素（peonidin）	OCH_3	H
锦葵素（malvidin）	OCH_3	OCH_3

（2）花色苷的功能活性

花色苷广泛存在于植物界中，是水果蔬菜中含量最丰富的类黄酮成分，赋予草莓、葡萄、紫甘蓝等果蔬红、蓝和紫等颜色。基于许多细胞系研究、动物模型和人类临床试验，花色苷已被证实具有抗炎和抗肿瘤活性，可用于预防心血管疾病、控制肥胖和减轻糖尿病病症；这些功能特性都与其强大的抗氧化性能有关（He and Giusti，2010；Bornsek et al.，2012）。

（A）花色苷的抗氧化活性

活性氧（如过氧化氢）在信号转导过程中发挥着重要作用，是细胞反应的调节器。当细胞受到环境毒素、电离辐射或炎症反应的刺激时，花色苷可通过抑制有害物质诱导的细胞氧化损伤发挥化学预防作用（Lee et al.，2013；Tsuda et al.，2013）。它的抗氧化特性包括：①清除 ROS/RNS（活性氧/活性氮）；②抑制某些与自由基产物相关的酶类或微量元素氨基酸螯合物的作用，从而减少 ROS/RNS 的形成。花色苷的抗氧化活性很大程度上取决于其分子中 C 环 3 位和 B 环 3′、4′和 5′位羟基基团的存在（Liu et al.，2010；Jing and Giusti，2011）。

Azevedo 等（2010）的研究表明花色苷具有清除活性氧、自由基的作用，能够抑制或延迟脂蛋白的氧化过程及血小板的聚集反应。Algarra 等（2014）证实，富含花色苷的黑色胡萝卜比橙色胡萝卜具有更强的清除自由基的能力。花色苷的抗氧化作用被广泛应用于医药、食品、化学产品等领域。

（B）花色苷的抗肿瘤活性

多种肿瘤细胞和组织的研究结果已证实，花色苷具有抗肿瘤活性。研究人员在体外细胞试验中检测到了花色苷对肿瘤具有潜在的化学预防活性，包括清除自由基、激活解毒第二阶段相关酶类、抑制血管生成、减少炎症和侵袭的发生、抑制细胞增殖，以及诱导细胞凋亡。

花色苷的抗肿瘤活性已在结肠（Li et al.，2011）、肝脏（Hafidh et al.，2013）、乳腺（Bowen-Forbes et al.，2010）、宫颈（Rugină et al.，2012）、前列腺（Lee et al.，2013）等器官或组织的细胞及白血病细胞的培养过程中得到证实（Zikri，2008），且 Zhao 等（2013）将花色苷对正常细胞和肿瘤细胞的抗增殖作用进行比较，结果表明花色苷可选择性地抑制肿瘤细胞生长，对正常细胞的生长作用影响很小，甚至没有影响。Zikri（2008）发现，黑树莓的乙醇提取物可抑制高度致瘤的大鼠食管上皮细胞株（RE-149-DHD）的生长并诱导其凋亡，而对低度致瘤的异常增生细胞株 RE-149 无明显作用。

体内试验方面，Chang 等（2010）发现，对 BALB/c 裸小鼠模型植入乳腺癌细胞株 MDA-MB-453 后，口服黑米花色苷提取物 AEBR（100mg/kg）可显著抑制试验小鼠体内肿瘤的生长及其血管的生成。研究结果显示，肿瘤组织中环氧化酶（COX-2）、诱导性一氧化氮合酶（iNOS）、氨基端激酶（c-Jun）及血管生成因子 MMP-9、MMP-2、尿激酶型纤溶酶原激活物（uPA）的表达量显著降低（Choi et al.，2009）；在 APC 肠癌小鼠模型中，喂食富含花色苷的紫色甘薯提取物的小鼠与对照组相比，盲肠肿瘤的数量减少了 74%（$P<0.05$）（Lim et al.，2013）。

在 F344 大鼠结肠癌模型中，给小鼠喂食含 25%、5%和 10%黑树莓冻干粉的饲料后，总的肿瘤数量（腺瘤和腺癌）与对照组相比显著减少了 42%、45%和 71%，而尿 8-羟基脱氧鸟苷水平分别降低了 73%、81%和 83%（Kocic et al.，2010）。Bishayee 等（2011）验证了富含花色苷的黑加仑提取物具有预防肝癌的作用。

尽管流行病学研究并未表明摄入花色苷可降低人类患肿瘤的风险，但表明了花色苷的摄入可降低氧化损伤的某些检测指标。Weisel 等（2006）的研究显示，饮用了富含花色苷果汁的受试者与对照组相比，体内 DNA 的氧化损伤程度有一定程度的降低，同时体内还原型谷胱甘肽显著增加。

（C）花色苷的护肝特性

肝脏参与机体的新陈代谢，是重要的解毒器官。许多因素，如有毒化学物质、病毒或过量的酒精摄入均会导致不同程度的肝损伤。目前，肝脏疾病已经成为威胁人类健康的重要疾病，肝脏的功能状态也日益受到医学专家和普通百姓的广泛关注。近几年的很多研究都证明了花色苷的护肝特性（Choi et al.，2009；Hou et al.，2010）。

Hou 等（2013）利用四氯化碳（CCl_4）诱导肝损伤模型大鼠，研究结果显示，口服黑米花色苷提取物 7d 的实验组与对照组相比，血清中转氨酶水平降低，硫代巴比妥酸反应物（TBARS）和 8-羟基脱氧鸟苷（8-OHdG）的水平显著降低，同时，超氧化物歧化酶（superoxide dismutase，SOD）、谷胱甘肽过氧化物酶（GSH-Px）活性增强。组织病理学检查也证实了口服黑米花色苷提取物可以减轻肝脏的损伤，肝细胞表现出更强的生长活力。且经高效液相色谱分析，黑米花色苷提取物的主要成分为矢车菊素-3-*O*-葡萄糖苷和芍药素-3-葡萄糖苷。富含花色苷的紫色甘蓝能够缓解高糖高脂饮食大鼠的肝脏应激反应，降低其血脂的水平。在对二甲基亚硝胺诱导的肝脏纤维化大鼠模型的研究中，紫薯的花色苷提取物可提高其抗氧化酶及转录因子 NF-E2 的表达，从而减少炎症介质的释放（Cheng et al.，2014）。

（D）花色苷的降血脂特性

高血脂是指血液中存在的游离胆固醇、胆固醇酯和甘油三酯等脂类成分，一种或几种含量水平升高的病症，即血脂异常。常见的病理类型为低密度脂蛋白胆固醇或甘油三酯水平的升高，或同时伴有高密度脂蛋白胆固醇水平的降低。在体内，脂类以脂蛋白的形式存在，故高脂血症又被称为高脂蛋白血症。临床上常见的高脂血症指的是高甘油三酯血症、高胆固醇血症或复合型高脂血症（Soehnlein and Swirski，2013）。高血脂是动脉粥样硬化和心血管疾病的重要影响因素，也是引起高血压的危险因素。

徐惠龙等（2013）发现，黑米皮可明显抑制高脂饮食大鼠体重的增加，显著降低血清中 TC、TG、载脂蛋白 AI（ApoAI）、载脂蛋白 B（ApoB）的水平，提升高密度脂蛋白胆固醇（high density lipoprotein cholesterol，HDL-C）、载脂蛋白（ApoAI）含量，并且与剂量呈正相关。Yang 等（2011）的研究显示，黑米花色苷可抑制高脂饮食大鼠体重的增加，减轻高甘油三酯血症，有利于维护血小板的功能。与喂食白米提取物的阴性对照组小鼠相比，黑米花色苷提取物显著减小了动脉粥样斑块面积，有效降低了总胆固醇和肝脏胆固醇含量水平，同时升高了 HDL-C 水平（Xia et al.，2003），表明黑米花色苷提取物在降血脂的同时可以增加有益的脂蛋白。

近几年，有大量人体试验研究表明，花色苷可降低血液中胆固醇水平，减轻高脂血症的临床表现。Qin 等（2009）发现花色苷可使患者体内 HDL-C 水平升高 13.7%，而低密度脂蛋白胆固醇（low density lipoprotein cholesterol，LDL-C）水平降低 13.6%，同时使胆固醇酯转运蛋白（cholesterol ester transfer protein，CETP）活性降低 10.4%，CETP 活性的降低与 HDL-C 及 LDL-C 水平的变化呈现相关性。此外，在 HepG2 细胞模型中，C3G 有效地降低了 CETP 的活性，其作用效果与剂量呈正相关，表明 C3G 可特异性地调节人体内的胆固醇水平。

2. 黑米的营养价值与保健作用

黑米是稻米中的珍贵品种，其种皮和果皮中聚集的大量花色苷色素，赋予它不同于其他稻米品种的独特外观，呈现红色、紫色、黑色等颜色。黑米中的花色苷成分主要为矢车菊素-3-*O*-葡萄糖苷和芍药素-3-葡萄糖苷等（Rugină et al.，2012）。

我国是世界黑米资源最丰富的国家，据国际水稻研究所的统计，全球黑米品种共有 583 种，其中的 359 种在中国，占全球总量的 61.6%（Zhang et al.，1998；张名位，2000）。目前，全球范围内种植黑米的国家有中国、印度、日本、韩国、菲律宾、巴基斯坦、美国等（张名位，2000）。

（1）黑米的营养价值

有大量研究表明，黑米中的蛋白质、粗脂肪、赖氨酸、纤维素、维生素（B_1、B_2）、钙、锌、铁、磷等含量均高于普通白色稻米，且不同品种、产地来源的黑米中各营养元素的含量差异较为显著。

张名位（2000）对 163 个黑米品种中的蛋白质含量进行了测定，结果显示，每 100g 黑米中的蛋白质含量为 7.1～16.3g，平均值为 10.48g±1.09g，约比普通稻米中蛋白质的含量高 10.4%。赵则胜等（1995）发现，不同品种的黑米中氨基酸的含量差异明显，其中，必需氨基酸的比例较普通稻米高。朱文适等（1988）测得黑米中的纤维素含量平均为 1.11g/100g，显著高于普通稻米（0.087g/100g）。高如嵩（1984）的研究结果表明，矮黑糯和陕西洋县黑米中约含脂肪 2.37g/100g，与普通稻米相比差异不显著，但不饱和脂肪酸的含量高于普通稻米。张名位（2000）对 45 个品种的黑米中微量元素 Fe、Zn、Mn 等含量进行了分析，结果显示，Fe 含量平均为 39.09±14.01mg/kg，Zn 含量平均为 60.13±18.51mg/kg，Mn 含量平均为 0.64±0.20mg/kg。朱文适（1988）的研究结果显示，对贵州省 22 种玉米进行检测得出，每 100g 黑米中维生素 B_1 的含量为 0.21～0.58mg，维生素 B_2 的含量为 0.09～0.31mg，维生素 B_5 的含量为 5.18～9.40mg。

（2）黑米的保健作用

据李时珍所著的《本草纲目》记载，黑米有“长寿米”“药米”等美称，具有滋阴补肾、清肝润肠、明目活血的功效，因此常被用于食疗及入药。近几年，有关黑米的功能活性研究已经不断深入，徐飞等（1989）、黄玉（1986）等的研究均显示黑糯米可用于防治缺铁性贫血，并具有提高机体抗缺氧能力和保护白细胞等功能。顾德法等（1996）的研究证实了黑米的抗应激和免疫调节作用。

孙玲和张名位（2000）的研究表明，黑米提取物的水溶液和60%醇溶液清除氧自由基的作用存在一定差异，且在一定范围内，溶液的浓度与清除率呈现明显的剂量相关性，差异达到极显著水平，表明黑米具有抗氧化性。马静等（2003）的研究结果显示，喂养了红米的大白鼠血浆内高密度脂蛋白水平显著升高。Ling 等（2001）用黑米和红米喂养新西兰大白兔，结果表明黑米和红米可使大白兔体内主动脉的斑块面积降低近 50%。王琳琳和凌文华（2002）用黑米皮和白米皮饲养家兔并给予家兔高脂饮食，结果表明黑米皮实验组家兔体内的主动脉脂质斑块面积小于白米皮实验组，差异极显著（$P<0.01$）。马静等（2003）的研究采用载脂蛋白 E（ApoE）缺陷动脉硬化小鼠模型，饲喂黑米皮，结果发现 5%黑米皮组小鼠体内动脉粥样斑块面积与阴性对照组相比减少了 48.42%，表明黑米皮可抑制动脉粥样硬化的病理发展过程，有抗动脉粥样硬化的保健功能。

（二）材料与方法

1. 部分溶液的配制

1）10%培养液：在 450ml DMEM 高糖培养基中加入 50ml 胎牛血清，以及 500μl 青链霉素。

2）PBS：将 NaCl 8g、KCl 0.2g、KH_2PO_4 0.24g、Na_2HPO_4 1.44g 溶于 900ml ddH_2O 中，待完全溶解时，调 pH 至 7.4 左右并定容至 1L，用 0.22μm 滤膜过滤除菌，室温保存备用。

3）细胞冻存液：即含有 20%胎牛血清、5% DMSO 的 DMEM 高糖培养基。

4）5mg/ml MTT：准确称取 50mg MTT 溶于 10ml PBS（0.01mol/ml，pH7.4）中，磁力搅拌器助溶，0.22μm 滤膜过滤除菌，–20℃避光保存。

5）0.05mmol/ml IBMX：准确称取 0.115g IBMX 溶于 10ml 乙醇中，待其完全溶解后，于超净工作台内用 0.22μm 滤膜过滤除菌，于–20℃保存。诱导细胞分化时，用培养液稀释 100 倍后使用。

6）0.01mmol/ml DEX：准确称取 0.04g DEX 溶于 1ml 乙醇中，待其完全溶解后，于超净工作台内用 0.22μm 滤膜过滤除菌，于–20°C保存。诱导细胞分化时，用培养液稀释 100 倍后使用。

7）SDS-PAGE 缓冲液：将 Tris 3.02g、SDS 1g、甘氨酸（Gly）18.8g 溶于 900ml ddH_2O 中，待其充分溶解后，定容至 1L，室温保存备用。

8）湿法转膜缓冲液：将甘氨酸 2.9g、Tris 5.8g、SDS 0.37g、200ml 甲醇加到烧杯中，混匀后移入容量瓶，加入 ddH_2O 定容至 1L 备用。

9）1% TBST 溶液：准确称取 10×TBS 12.195g 溶于 1L 蒸馏水中，加入 1ml 吐温 20（Tween 20），混匀后调节 pH 至 7.4，于 4℃保存备用。

10）碘化丙啶染色液：每个样品的染色液包含 0.5ml 染色缓冲液、25μl 碘化丙啶染色液（20×）及 10μl 核糖核酸酶 A（ribonuclease A，RNase A）（50×），配制好的碘化丙啶染色液于 4℃短期保存，现用现配。

2. 主要仪器与设备

主要仪器与设备见表 2-19。

表 2-19 主要设备一览表

仪器与设备名称	公司名称
CO_2 恒温培养箱	德国 Binder 公司
倒置相差显微镜	日本 Olympus 公司
电子天平	北京赛多利斯科学仪器有限公司
pH 计	上海仪电科学仪器股份有限公司
恒温水浴锅	北京市永光明医疗仪器有限公司
高速低温离心机	日本 SANYO 公司
冰箱	海尔集团公司
超低温冰柜	美国 Thermo 公司
全波长酶标仪	美国 Molecular Devices 公司
电泳槽	美国 Bio-Rad 公司
电泳仪	美国 Bio-Rad 公司
转膜槽	美国 Bio-Rad 公司
PCR 扩增仪	德国 Eppendorf 公司
LightCycler®96 实时荧光定量 PCR 仪	瑞士罗氏公司
FACS Calibur 流式细胞仪	美国 BD 公司

3. 3T3-L1 前脂肪细胞的常规培养

（1）细胞的复苏

将 3T3-L1 前脂肪细胞冻存管从液氮罐中取出，迅速放入 37℃水浴锅内并轻轻摇动，尽量在 1min 内使冻存液融化，1000r/min 离心 5min 后放入超净台。弃冻存液，加入 1ml 10%培养液并吹散细胞，随即将细胞转入 $25cm^2$ 细胞培养瓶，再补充 3ml 10%培养液，在超净台上水平“8”字晃动培养瓶，以使细胞均匀分布，利于其贴壁；然后放入培养箱中培养。

（2）细胞的换液与传代

定期察看细胞生长状态，首先肉眼看细胞培养液的颜色变化是否有浑浊，再将细胞培养瓶置于显微镜下，低倍物镜判断细胞数量，高倍物镜观察细胞形态。正常生长状态下，每隔 2～3d 换液一次。换液时，先弃培养液，用 PBS 清洗细胞 1～2 次，再加入 4ml 10%培养液，于培养箱中继续培养。

当细胞密度达到 80%左右时，应进行传代，避免细胞密度过大产生生长抑制，影响细胞状态。传代时，先弃培养液，用 PBS 清洗细胞 2～3 次，再向 25cm^2 细胞培养瓶中加入 1ml 胰酶进行消化；显微镜下观察，待细胞松动变圆可被移液器轻轻吹打下来时，加入 2ml 10%培养液；将细胞吹打下来并轻轻吹散细胞，转移细胞悬液至离心管中，1000r/min 离心 5min，弃上清，加入一定量 10%培养液并吹打重悬细胞，将细胞液平分至 3 个 25cm^2 细胞培养瓶，分别添加 10%培养液至 4ml，于培养箱中继续培养。

（3）细胞的计数

在细胞计数板上加盖玻片，吸取 10μl 吹打混匀的细胞悬液加入一侧计数区域，在显微镜下对计数区域左上、右上、左下、右下各 16 大格内细胞进行计数并相加，得到细胞计数和。计数原则为：计上不计下，计左不计右。所求的每毫升实际细胞数=（细胞计数和/4）×10^4。

（4）细胞的冻存

弃培养液，用 PBS 清洗细胞 2～3 次，再向 25cm^2 细胞培养瓶中加入 1ml 胰酶进行消化，显微镜下观察，待细胞松动变圆可被移液器轻轻吹打下来时，加入 2ml 10%培养液；将细胞吹打下来并轻轻吹散细胞，转移细胞悬液至离心管中，1000r/min 离心 5min；弃上清，加入一定量细胞冻存液并吹打重悬细胞，将细胞液转移至冻存管中，在冻存管管身标记细胞类型及冻存时间等信息。先将冻存管放入 4℃环境中 30min，转移至–20℃条件下 4h，再放置在–80℃冰箱中过夜，最后于液氮罐中保存。

4. MTT 法细胞增殖实验

（1）接种细胞

选择处于对数生长期的细胞，离心后用不含有血清的 DMEM 高糖培养基重悬细胞，接种于 96 孔板，接种密度约为 3000 个/孔。注意接种过程中需要不断吹散细胞，保证每个孔里的细胞密度基本相同。为避免边缘效应，外圈 36 个孔不接种细胞，每孔加入 200μl PBS。置于培养箱中培养。

（2）黑米花色苷干预

培养次日细胞贴壁后，弃去培养液，每孔加入 200μl 含有不同质量浓度黑米花色苷的 10%培养液，以不含有黑米花色苷的 10%培养液为阴性对照，每组设 5 个平行对照孔。将细胞培养板分为 3 部分，分别继续培养 24h、48h 和 72h。

（3）MTT 检测

培养结束后，弃去培养液，每孔加入 180μl 培养液及 20μl MTT，将 MTT 稀释至 0.5mg/ml，将培养板置于 37℃、5% CO_2 培养箱中孵育 4h。小心弃去上清，注意不要吸到孔底部的紫色结晶，每孔加入 150μl DMSO，在 37℃摇床上低速振荡 15min，以完全溶解孔底的紫色结晶。在 490nm 波长处测定 OD 值。每块 96 孔板设定 5 个空白对照孔，不接种细胞但在细胞换液的同时加入 10%培养液、MTT 及 DMSO，并测定吸光度 OD 值。对照组及实验组的实际 OD 值为所测的 OD 值减去空白对照组 OD 值。

（三）结果与分析

1. 3T3-L1 前脂肪细胞的常规培养

3T3-L1 前脂肪细胞属于成纤维细胞，故其形态特征和生长状态均跟成纤维细胞十分相似，贴壁生长，当生长至融合时会出现竞争性抑制，随着培养时间的延长、细胞密度的增加，其形态也会随之变化，不同培养时间的细胞形态如图 2-23 所示。

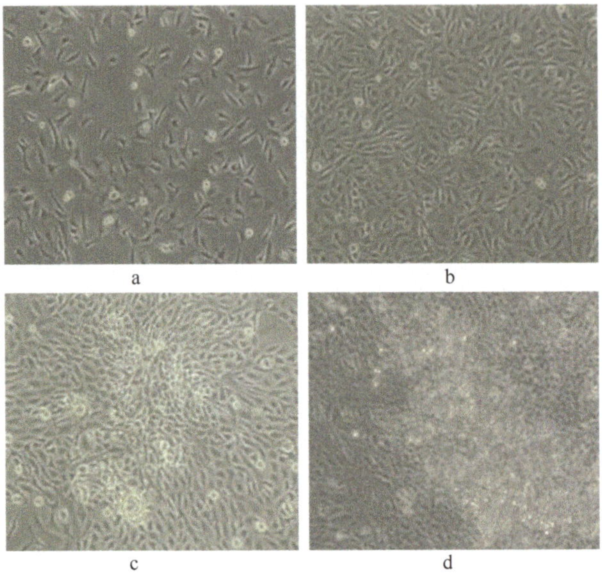

图 2-23　不同培养时间的 3T3-L1 前脂肪细胞形态（200×）

a. 2d；b. 4d；c. 6d；d. 8d

如图 2-23a 所示，正常情况下，3T3-L1 前脂肪细胞为长梭形，细胞质内不含有脂滴，衰老的细胞体积变小、固缩成圆形并失去贴壁的能力，漂浮在培养液中。如图 2-23b 所示，当细胞生长 4d 后，密度达到 80%～90%，细胞形态稍显圆润。如图 2-23c 所示，当生长 6d 后，细胞生长至融合，因密度过大，细胞的生长受到限制，体积变小，开始发生竞争性抑制。如图 2-23d 所示，培养细胞 8d 后，细胞体积明显变小，形状不规则，细胞的活力受到抑制，有大量死细胞漂浮在培养液中。

2. 黑米花色苷对 3T3-L1 前脂肪细胞增殖的影响

为了验证黑米花色苷是否具有抑制 3T3-L1 前脂肪细胞增殖的特性，在细胞生长过程中，选取 24h、48h 和 72h 三个时间点检测细胞的增殖活性。本实验采用 MTT 法检测细胞的增殖活性，其原理为：活细胞线粒体内的琥珀酸脱氢酶可将 MTT 还原为甲臜并积聚在细胞内；甲臜是一种不溶于水的蓝紫色结晶，可用 DMSO 将其溶解后于 490nm 处测定吸光度 OD 值。因为只有活细胞内才有蓝紫色结晶，故 MTT 法得到的 OD 值与活细胞数量成正比，也可反映细胞的增殖活性，实验结果如图 2-24 所示。

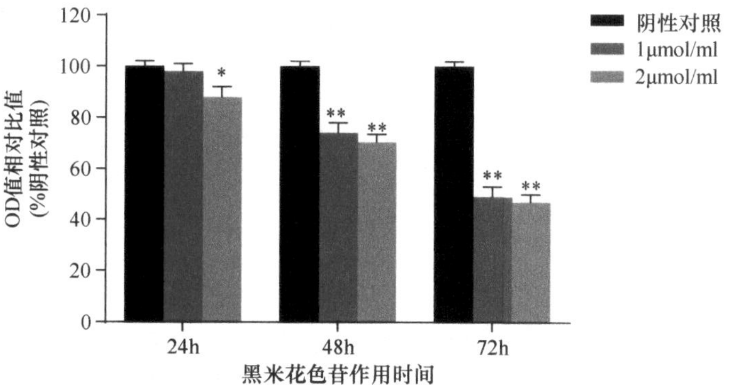

图 2-24 不同浓度黑米花色苷对 3T3-L1 前脂肪细胞增殖的影响

*表示同一周期实验组与对照组的数据相比差异显著（$P<0.05$），**表示差异极显著（$P<0.01$）

由图 2-24 可见，添加黑米花色苷的实验组细胞随着刺激时间的延长，增殖活性也产生相应的变化。24h 时，2μmol/ml 黑米花色苷实验组的 OD 值显著低于未添加黑米花色苷的阴性对照组；48h 时，1μmol/ml 和 2μmol/ml 黑米花色苷实验组与阴性对照组相比，OD 值均显著降低；当刺激时间延长至 72h 时，实验组 OD 值继续下降，与阴性对照组相比，1μmol/ml 和 2μmol/ml 实验组的 OD 值均降低了 50%，表明黑米花色苷抑制了 3T3-L1 前脂肪细胞的增殖活性，且抑制作用与其添加浓度及刺激时间均成正比。

（四）讨论

前脂肪细胞具有分裂与增殖的能力，如果前脂肪细胞处于增殖状态，可使成熟脂肪细胞的数量相应增多，进而对脂肪组织的增加及肥胖的形成起到促进作用。因此，检测黑米花色苷对前脂肪细胞增殖活性的影响对于研究其抗肥胖特性具有重要意义。

本实验采用 MTT 法检测细胞的增殖活性，通过测定 MTT 萃取液的吸光度值分析各组间细胞数量的差异，判断黑米花色苷对 3T3-L1 前脂肪细胞增殖活性的影响。用 1μmol/ml 和 2μmol/ml 的黑米花色苷分别刺激 3T3-L1 前脂肪细胞 24h、48h 及 72h 后，实验组吸光度值显著低于阴性对照组，且降低幅度与添加浓度和刺激时间成正比，说明实验组细胞数量明显减少，细胞的增殖活性受到抑制。

二、黑米花色苷基于 ERK 通路调节前脂肪细胞成脂分化机制

（一）引言

1. ERK 通路在脂肪分化过程中的作用

有研究人员发现，关于 ERK 通路在 3T3-L1 前脂肪细胞体外培养过程中作用的研究结果具有矛盾性。在近几年的实验中，通过构建 *ERK1* 或 *ERK2* 基因缺失的小鼠模型，研究人员逐步丰富了对 ERK 功能性的认识，得到 ERK 通路对脂肪形成的作用具有多重性和复杂性的结论。

ERK 通路是丝裂原活化蛋白激酶（mitogen-activated protein kinase，MAPK）通路的重要分支，参与细胞的有丝分裂过程，可影响多种细胞因子的表达，与细胞中的许多关键通路有信息交流，并在细胞的增殖、生长和分化过程中起着重要作用。

Benito 等（1991）最先证明了 ERK 通路与脂肪细胞的分化过程有关。他们发现 3T3-L1 前脂肪细胞可被 Ras 激活表达载体诱导至生长抑制并开始成脂分化过程，而 Ras 蛋白又是 ERK 通路的强激活剂，结果表明 ERK 对脂肪细胞的分化具有促进作用。针对 ERK1 和 ERK2 抗体的特异性研究结果再次证明了 ERK 通路的激活是 3T3-L1 前脂肪细胞分化过程的重要环节（Orellana et al.，2012）。

由于 ERK 通路在细胞增殖过程中发挥作用，且可被胰岛素等成脂因子激活，近几年有大量实验是围绕 ERK 通路在正常与病理的脂肪形成中的作用开展的。肥胖的产生主要由于脂肪组织的堆积，脂肪组织的产生则是由脂肪细胞的肥大增生，以及前脂肪细胞的不断补充导致的，而这两个过程在很大程度上都依赖于脂肪细胞的分化。此外，无论是在细胞模型还是人类的临床研究中，肥胖都与胰岛素抵抗（insulin resistance，IR）密切相关。因此，研究 ERK 通路在脂肪分化过程中的作用具有重要的病理学意义。

2. 前脂肪细胞分化的研究进展

作为脂肪组织的最小单位，脂肪细胞的增生和肥大都可能导致脂肪组织质量的增加。因此，前脂肪细胞的增殖和分化过程已成为目前研究肥胖相关问题的焦点（Nakamura et al.，2014）。3T3-L1 前脂肪细胞在体外的适宜培养条件下，可分化成为成熟的脂肪细胞，能较好地模拟脂肪细胞的分化过程并具有活体脂肪组织的功能。因此，3T3-L1 前脂肪细胞已经成为目前全球公认的最适于研究成脂分化过程的细胞株（Bost et al.，2005；Galic et al.，2010）。近几年，对肥胖及其相关合并症的体外试验多采用 3T3-L1 前脂肪细胞作为细胞模型，研究植物提取物、微量元素、化学药物等对其增殖、分化及凋亡的影响。

Scazzocchio 等（2011）的研究结果显示，在高血糖诱导 3T3-L1 前脂肪细胞分化过程中，矢车菊素-3-*O*-葡萄糖苷（cyanidin-3-*O*-glucoside，C3G）可有效抑制脂肪细胞分泌游离脂肪酸和甘油三酯，同时能够增强 MAPK（丝裂原活化蛋白激酶）的活性，表明矢车菊素-3-*O*-葡萄糖苷可有效抑制脂肪细胞的形成。

Yang 等（2008）发现了白藜芦醇和槲皮素对 3T3-L1 前脂肪细胞分化和凋亡的组合效应。结果显示，白藜芦醇和槲皮素组合作用于前脂肪细胞，与单独采用其中一种相比，可显著抑制细胞内脂质蓄积，降低过氧化物酶体增殖物激活受体 γ（PPARγ）和增强子结合蛋白（C/EBPα）的表达，降低细胞活力并增加细胞凋亡，增加脂肪细胞中细胞色素 C 从线粒体到细胞质的释放，降低 ERK1/2 磷酸化水平。结果表明，白藜芦醇和槲皮素的组合应用可以通过抑制前脂肪细胞的分化并诱导成熟脂肪细胞凋亡发挥潜在的抗肥胖作用。

Kim 等（2012）用 12.5μg/ml 和 50μg/ml 黑豆花色苷分别作用于 3T3-L1 前脂肪细胞，结果显示，12.5μg/ml 和 50μg/ml 黑豆花色苷均能降低细胞的增殖活性，50μg/ml 黑豆花色苷可促进脂肪分解。12.5μg/ml 和 50μg/ml 黑豆花色苷还减少了脂质的积累并抑制过氧化物酶体增殖物激活受体 γ（PPARγ）的表达。这些结果表明，黑豆花色苷可抑制前脂肪细胞分化并促进脂肪分解，有助于发挥其抗肥胖和抗糖尿病的功能特性。

（二）材料与方法

1. 诱导 3T3-L1 前脂肪细胞分化

将相同数量的 3T3-L1 前脂肪细胞接种于 6 孔培养板中，2～3d 换液一次，待细胞生长至融合后，继续培养 2d。细胞达到生长抑制时，开始添加诱导剂，记为诱导分化第 0 天，每孔给予 2ml 含有 0.5μmol/ml 异丁基-3-甲基黄嘌呤、1μmol/L 地塞米松、10μg/ml 胰岛素的 10%培养液，同时在实验组的培养液中添加不同质量浓度的黑米花色苷。在诱导分化第 2 天，弃去培养液，每孔给予 2ml 含有 10μg/ml 胰岛素的 10%培养液，同时在实验组的培养液中添加不同浓度的黑米花色苷。在分化第 4 天，弃去培养液，每孔给予 2ml 10%培养液继续培养，每 2d 换液一次，实验组换液的同时添加不同浓度的黑米花色苷。在诱导分化第 8 天，提取细胞总蛋白质及总 RNA。

2. 油红 O 染色与细胞脂质含量的测定

（1）细胞的油红 O 染色

于诱导分化第 8 天，取出 6 孔细胞培养板，弃去培养液，PBS 清洗细胞 2～3 次，加入 4%多聚甲醛液室温下固定 30min。弃去固定液，每孔加入 500μl 油红 O 染色液，避光封闭染色 30min。弃去油红 O 染色液，用蒸馏水轻轻冲洗培养板，直至去除背景颜色。于显微镜下观察细胞并拍照。

（2）异丙醇萃取法测定细胞的脂质含量

在经油红 O 染色后的 6 孔细胞培养板中加入异丙醇，1ml/孔，室温缓慢振荡 30min 后，每孔吸取 200μl 萃取液于 96 孔板内，并设置 3 个平行对照孔。将 96 孔板置于酶标仪中，测定 490nm 处吸光度值。吸光度值代表脂质含量。

3. 细胞总蛋白质的提取及其浓度的测定

（1）总蛋白质的提取

从培养箱中取出培养板，弃培养液，用提前预冷的 PBS 冲洗细胞 1～2 次，加入适量细胞裂解液，将培养板放置于冰盒上，摇床振荡 30min 后，用细胞刮轻刮培养板底壁，并吹打细胞使其与裂解液充分反应；吸取细胞液移至离心管中，冰浴条件下超声破碎细胞 3 次，10s/次，在 4℃条件下，12 000r/min 离心 10min；上清液即为细胞总蛋白质。当蛋白质浓度过低时，可用超滤管对蛋白质进行浓缩，离心的转速与时间根据所需蛋白质浓度选择。

（2）总蛋白质浓度的测定

1）BCA 工作液的配制：根据样品与标准品的数量确定 BCA 工作液的需要量，按 50∶1 的体积比混合 BCA 试剂与 Cu 试剂。

2）稀释 BSA 标准品：取 10μl BSA 标准品，用 PBS 将其浓度稀释为 0.5mg/ml。分别取 0μl、2μl、4μl、6μl、8μl、12μl、16μl、20μl 标准品加到 96 孔板中，每孔加入 PBS 补足到 20μl。

3）按适当比例稀释样品（可多做几个倍数梯度，如 2 倍、4 倍、8 倍等），取 20μl 加到 96 孔板中。

4）样品孔及标准品孔每孔加入 200μl BCA 工作液，37℃放置 15min。于 562nm 波长处测定吸光度值。先绘制出标准曲线，再根据标准曲线确定细胞总蛋白质的浓度。

4. 蛋白质免疫印迹

（1）SDS-PAGE

1）安装制胶板：取两块干净的制胶玻璃板安装在制胶器中，保持底边水平并夹紧固定。

2）制下层分离胶：将新配制好的 12%分离胶注入制胶板之间的空隙中，当液平面达到制胶板 2/3 水平时，用 ddH_2O 封住液面，注意要使液体沿制胶板缓慢流下，避免胶体变形，室温静置 40min。当胶液表面出现一条清晰的折光线时，表明分离胶已形成。

3）制上层浓缩胶：弃分离胶表面的液体，并用 ddH_2O 轻轻冲洗分离胶以上部分空隙 1～2 次。注入新配制的 5%浓缩胶，注满整个空隙，垂直并缓慢插入适当厚度的梳子，室温静置 20min。待胶体凝固后，垂直拔出梳子，注意保持泳道的完整性。

4）安装电泳装置：将制胶板从制胶器中取下，用 ddH_2O 清洗制胶板表面残留的凝胶，然后将其安装在胶夹板中，注意制胶板要与胶夹板紧密贴合并固定。把胶夹板整体放入电泳槽中，向槽中注入电泳缓冲液，要注满制胶板之间的凹槽并达到电泳槽的指定刻度线。

5）上蛋白质样品：保证每个泳道的蛋白质量是一致的，根据蛋白质样品的浓度计算上样体积。将 4 倍体积的样品与 1 倍体积的上样缓冲液混合，沸水浴 5min。掌上离心机离心后，吸取蛋白质样品小心加入到凝胶孔道中。

6）电泳：联通电泳仪，开始电泳。浓缩胶部分电压为 80V，分离胶部分电压为 120V。当条带接近底部时切断电源，电泳完成。

（2）湿法转膜

根据凝胶的面积，剪取相应大小的 PVDF 膜及 6 张滤纸，将 PVDF 膜放入甲醇中活化 20s，6 张滤纸浸泡在转膜缓冲液中。用起胶板取下一块制胶板，弃去浓缩胶部分，将活化好的 PVDF 膜在转膜缓冲液中洗掉甲醇后贴于凝胶上，注意凝胶与 PVDF 膜之间不能有气泡，再取 3 张滤纸对齐贴于 PVDF 膜上，翻转制胶板，用起胶板将胶体的另一面与制胶板分离，分离时应小心操作，避免破坏胶体。修剪 PVDF 膜与 3 层滤纸使其大小与胶体一致，再将剩余 3 张滤纸贴于胶体的另一侧，并修剪整齐，形成“三明治”组合。打开转膜夹，取两块海绵垫放在夹子内部，并将“三明治”组合置于海绵垫之间，使 PVDF 膜对应夹子的红色一侧，胶体对应黑色一侧，合上夹子。安装转膜槽，调节电流为 220mA，开始转膜。在转膜槽周围放置冰块，使其在冰浴环境，转膜时间为 2h 20min。

（3）免疫反应

1）洗膜：从转膜夹中取出 PVDF 膜，放入盛有 TBST 溶液的容器中，摇床上振荡清洗 10min，转速约 100r/min。

2）封闭：将 PVDF 膜置于含有 5%脱脂奶粉的 TBST 溶液中，37℃恒温振荡器上振荡 1h，转速约 100r/min。

3）洗膜：取出 PVDF 膜，放入盛有 TBST 的容器中，摇床上振荡清洗 3 次，10min/次，转速约 100r/min。

4）孵育一抗：用 TBST 配制 2%脱脂奶粉溶液，按照抗体说明书要求的比例稀释一抗，将含有一抗的 2%脱脂奶粉溶液加入到比 PVDF 膜稍大的塑封袋中，注意封袋前尽量排净袋内气泡，然后将塑封袋固定在静音混合器上，4℃旋转孵育 PVDF 膜过夜。

5）洗膜：取出 PVDF 膜，放入盛有 TBST 的容器中，摇床上振荡清洗 3 次，10min/次，转速约 100r/min。

6）孵育二抗：用 TBST 配制 2%脱脂奶粉溶液，按照抗体说明书要求的比例稀释二抗，将含有二抗的 2%脱脂奶粉溶液加入到比 PVDF 膜稍大的塑封袋中，注意封袋前尽量排净袋内气泡，然后将塑封袋置于 37℃恒温振荡器上振荡孵育 1h，转速约 100r/min。

7）洗膜：取出 PVDF 膜，放入盛有 TBST 的容器中，摇床上振荡清洗 3 次，10min/次，转速约 100r/min。

（4）曝光

在暗室中，将 PVDF 膜贴在 X 光片夹内，注意不要产生气泡，滴上适量提前配制好的增强型化学发光（enhanced chemiluminescence，ECL）液，待荧光条带出现时贴上塑料膜。剪取适当大小的胶片盖于 PVDF 膜上，合上 X 光片夹，根据荧光强度决定曝光时间，打开 X 光片夹，取出胶片并浸入显影液中，待胶片上出现清晰条带时，将胶片取出并在装有蒸馏水的容器内清洗，然后浸入定影液中。注意胶片在显影液中的时间不宜过长，避免条带颜色过浓不利于蛋白质样品间的比较。蒸馏水冲洗胶片，于室内悬挂晾干。

5. 实时荧光定量 PCR（qRT-PCR）

（1）细胞总 RNA 的提取

1）从细胞培养箱中取出 6 孔培养板，弃去培养液，PBS 冲洗 2～3 次。每孔加入 1ml Trizol 后静置片刻，待细胞裂解并释放遗传物质，用移液器反复吹打混匀并将混合液移至 15ml 离心管中。

2）静置 5min 后，每个离心管内加入 1/5 体积的三氯甲烷，手动剧烈振荡 15s 直至管内液体充分乳化且无分相情况，室温静置 5min 后，4℃、12 000r/min 离心 15min。小心取出离心管，可见管内物质分为上、中、下三层，其中上层为含有 RNA 的萃取层，中间层主要包含 DNA 和少量蛋白质，下层主要为蛋白质层。所以在吸取上清液时，注意一定不要吸取到中间及下层物质，避免污染。

3）小心吸取上清液移至新的 15ml 离心管中，每个离心管内加入等体积的异丙醇，上下颠倒 3 次离心管后，4℃静置 10min，然后在 4℃条件下，12 000r/min 离心 10min。

4）取出离心管，仔细观察可发现附着在管底部的透明状 RNA 沉淀，小心弃去上清液，加入 1ml 提前预冷的 75%乙醇，上下颠倒后，4℃、12 000r/min 离心 5min。

5）小心弃去上清液，静置 5min 使乙醇挥发干净。根据 RNA 的提取量加入适量 DEPC 水，并轻弹离心管底部使 RNA 溶解，保存于−80℃超低温冰柜中。

6）测定总 RNA 在 260nm 和 280nm 处吸光度 OD 值，检验其浓度和纯度，当 $OD_{260/280}$ 介于 1.8 与 2.0 之间时，总 RNA 可用于后面的反转录及实时荧光定量检测实验。

（2）引物的设计合成

在美国国家生物技术信息中心（National Center for Biotechnology Information，NCBI）上查找小鼠源性*β-actin*和*PPARγ*的mRNA序列，并由Primer Premier 5.0设计引物，引物信息见表2-20。

表2-20 *β-actin*和*PPARγ*的mRNA引物信息

基因名称	引物序列（5′→3′）	长度（bp）
PPARγ	F：AGACCACTCGCATTCCTTT R：CCACAGACTCGGCACTCAAT	266
β-actin	F：CATCCGTAAAGACCTCTATGCCAAC R：ATGGAGCCACCGATCCACA	171

（3）细胞总RNA的反转录

1）在PCR管中添加如表2-21所示试剂。

表2-21 PCR管中添加试剂

试剂1	体积（μl）
Oligo(dT) Primer（50μmol/L）	1
dNTP Mixture（10mmol/L）	1
Template RNA	2
RNase Free ddH_2O	6

注：Oligo (dT) Primer表示寡聚（dT）引物，dNTP Mixture表示脱氧核糖核苷三磷酸混合物，Template RNA表示模板RNA，后同

2）65℃孵育5min后，立刻冰浴冷却。

3）继续向反应体系中加入如表2-22所示试剂。

表2-22 反应体系中添加试剂

试剂	体积（μl）
Template RNA and Primer Mixture	10
5×PrimeScript II Buffer	4
RNase 抑制剂（40U/μl）	0.5
PrimeScript II RTase（200U/μl）	1
RNase Free ddH_2O	4.5

注：Template RNA and Primer Mixture表示模板RNA与引物混合物；PrimeScript Ⅱ RTase表示PrimeScript Ⅱ逆转录酶

4）轻轻混合。

5）将PCR管置于50°C孵育30min。

（4）RT-qPCR

1）在八连管中添加表2-23所示试剂配制PCR反应液（配制反应液应在冰浴状态下进行），每组cDNA产物都分别与*β-actin*和*PPARγ*的mRNA引物进行PCR反应，且每组设定3个对照孔。

表 2-23 八连管中添加试剂

试剂	使用量（μl）
SYBR® Premix Ex *Taq* ™（Tli RNaseH Plus）	10.0
PCR 上游引物（10μmol/L）	0.4
PCR 下游引物（10μmol/L）	0.4
DNA 模板	2.0
灭菌蒸馏水	7.2
总计	20.0

注：SYBR® Premix Ex *Taq*™（Tli RNaseH Plus）表示 SYBR®预混型 Ex *Taq*™ 酶（含 Tli RNaseH 增强型）

2）RT-qPCR 反应：先轻轻混匀管内试剂，然后将八连管放入离心机轻轻离心后放入 LightCycler®96 实时荧光定量 PCR 仪，采用表 2-24 所示的 RT-qPCR 反应程序。

表 2-24 RT-qPCR 反应程序

反应阶段	反应温度	反应时间
阶段 1	95℃	10s
阶段 2	60℃	5s
	72℃	10s
阶段 3	65℃	30s
	95℃	0.1℃/s
阶段 4	40℃	30s

3）计算：将得到的各组扩增反应中荧光信号达到循环阈值（cycle threshold，Ct）值代入公式 $2^{-\Delta\Delta Ct}$，其中，ΔCt=Ct（目的基因）–Ct（内参基因），ΔΔCt=ΔCt（实验组）–ΔCt（对照组）；根据公式计算出各组基因表达量的相对变化。

（三）结果与分析

1. 油红 O 染色结果

油红 O 是一种脂溶性染料，能够溶解于脂肪中，可特异性地将脂肪组织或细胞内的甘油三酯染成红色，从而可以呈现脂质成分的分布情况。本实验利用油红 O 染液对各实验组的分化细胞进行染色，染色结果如图 2-25 所示。油红 O 染色法用于对细胞的脂质成分进行定性检验，便于观察，脂滴的多少也可间接地反映前脂肪细胞的分化程度。

从图 2-25 可以看出，在没有添加黑米花色苷的阴性对照组中，细胞大而圆，胞内存在大量脂滴，脂滴含量丰富时相互融合形成脂质囊泡。添加了黑米花色苷的实验组与阴性对照组相比，细胞内脂滴量明显减少。其中，4μmol/ml 实验组中，脂滴含量最少，融合现象不明显。这表明黑米花色苷可减少脂肪细胞内脂滴含量，前脂肪细胞的分化过程受到抑制。

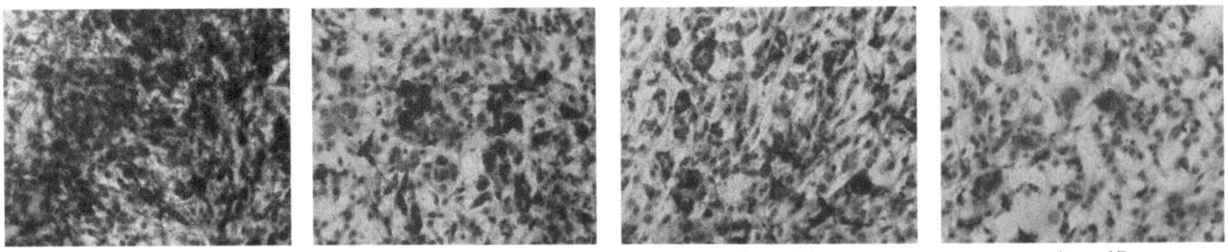

图 2-25　油红 O 染色结果图

油红 O 染色结果，其中脂滴为红色，细胞核为深蓝色，其他组织为淡蓝色。图下方数字表示黑米花色苷浓度

2. 脂质含量测定结果

用异丙醇萃取油红 O 染液，通过测定萃取液的吸光度值，对各组分化细胞的脂质含量进行定量检测，脂质含量结果如图 2-26 所示。

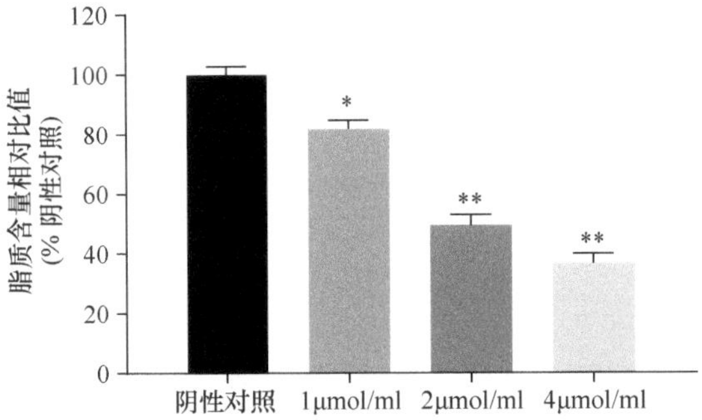

图 2-26　不同浓度黑米花色苷对细胞脂质含量的影响

*表示实验组与对照组的数据相比差异显著（$P<0.05$），**表示差异极显著（$P<0.01$）

图 2-26 显示的是细胞脂质含量，可以看出，实验组的脂质含量显著低于阴性对照组，且与黑米花色苷的添加浓度成反比。图 2-26 表明，在 3T3-L1 前脂肪细胞分化为脂肪细胞的过程中，黑米花色苷能够显著减少细胞内的脂质含量，从而抑制脂质的堆积，阻碍前脂肪细胞的分化过程。

3. ERK1/2 及其磷酸化水平的检测

ERK 参与细胞增殖、分化及凋亡等各项活动，对 3T3-L1 前脂肪细胞的分化过程具有促进作用，且与分化关键转录因子 PPARγ 紧密相关，因此本实验通过检测磷酸化及非磷酸化 ERK1/2 蛋白质表达量的变化，探讨 ERK1/2 是否参与了黑米花色苷抑制脂肪细胞分化的过程，蛋白质的免疫印迹结果如图 2-27 所示。

从 ERK1/2 的蛋白质的免疫印迹结果可以看出，诱导细胞分化至第 8 天，黑米花色苷实验组细胞中 p-ERK1/2 蛋白质表达量显著低于未添加黑米花色苷的阴性对照组，其中，1μmol/ml 实验组与对照组相比差异显著，当浓度增加至 2μmol/ml 和 4μmol/ml 时，p-ERK1/2 蛋白质表达量继续降低，与对照组相比差异极显著。各组样品中非磷酸化 ERK1/2 的表达量没有差异，说明 ERK1/2 在各组细胞中是稳定表达的，为磷酸化 ERK1/2 表达量的比较起到特异性内参的作用。结果表明，黑米花色苷在 3T3-L1 前脂肪细胞分化为脂肪细胞的过程中，抑制了 p-ERK1/2 蛋白质的表达，即对 ERK1/2 通路的激活有阻碍作用。

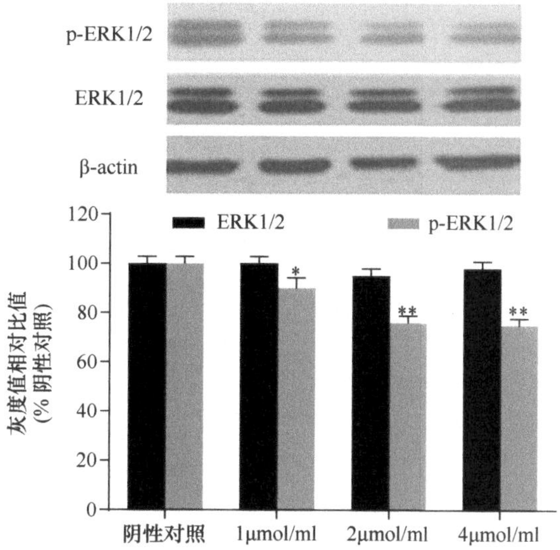

图 2-27　不同浓度黑米花色苷对 ERK1/2 与 p-ERK1/2 蛋白质表达量的影响

*表示实验组与对照组的数据相比差异显著（$P<0.05$），**表示差异极显著（$P<0.01$）

4. 分化转录因子 PPARγ 的 mRNA 水平的检测

PPARγ 是前脂肪细胞分化的关键转录因子，因此在诱导 3T3-L1 前脂肪细胞分化成脂肪细胞的过程中，检测 PPARγ 在细胞中表达量的变化有助于判断黑米花色苷对前脂肪细胞分化的影响。本实验采用实时荧光定量 PCR 法检测各组细胞中 PPARγ 的 mRNA 表达水平，结果如图 2-28 所示。

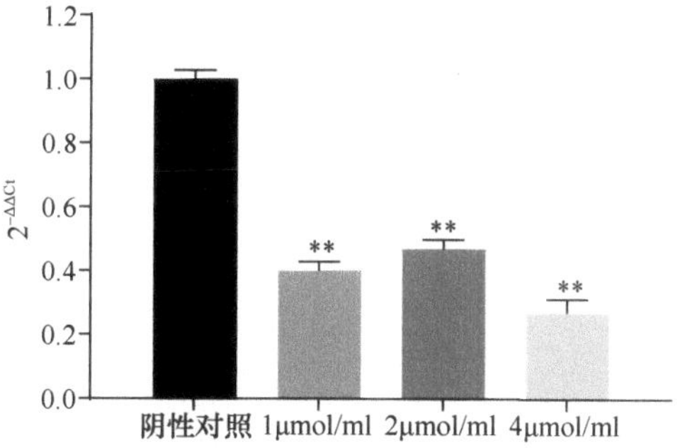

图 2-28　不同浓度黑米花色苷对 PPARγ 的 mRNA 表达水平的影响

**表示实验组与对照组的数据相比差异极显著（$P<0.01$）

图 2-28 显示，与阴性对照组相比，黑米花色苷实验组细胞内 PPARγ 的 mRNA 表达水平显著降低。其中，2μmol/ml 黑米花色苷实验组的表达水平略高于 1μmol/ml 和 4μmol/ml 实验组。实验结果表明，黑米花色苷可抑制 PPARγ 的基因表达，但抑制作用与添加量不成正比。

5. 分化转录因子 PPARγ 的蛋白质表达量的检测

图 2-28 表明了黑米花色苷可抑制 PPARγ 的基因表达，但抑制作用与添加量不成正比。为了探讨其作用机制，采用免疫印迹法检测 PPARγ 的蛋白质表达量变化，结果如图 2-29 所示。

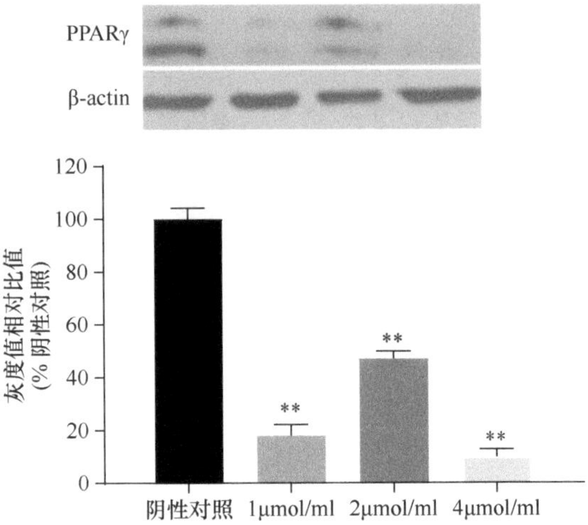

图 2-29　不同浓度黑米花色苷对 PPARγ 蛋白质表达量的影响

**表示实验组与对照组的数据相比差异极显著（$P<0.01$）

从图 2-29 的结果可以看出，黑米花色苷实验组细胞内 PPARγ 的蛋白质表达量均显著低于阴性对照组，但 2μmol/ml 实验组的表达量略高于 1μmol/ml 和 4μmol/ml 实验组。各组细胞内 PPARγ 的蛋白质表达量变化与其基因水平变化趋势基本一致。图 2-28 和 2-29 表明，黑米花色苷对 PPARγ 蛋白质的表达及其基因的表达均有抑制作用，但与其添加量无剂量相关性。

（四）讨论

（1）PPARγ 与 ERK 通路在脂肪细胞分化过程中的相互作用

研究表明，前脂肪细胞分化的特异性转录因子 PPARγ 是 ERK 通路的底物，同时 ERK 的磷酸化能够降低其转录活性从而抑制脂肪细胞的分化（Wang et al.，2012；Liu et al.，2014）。由于 ERK 通路对细胞增殖的影响已被证实，那么我们假设，在早期阶段，ERK 通路被激活，细胞进入增殖状态，但到后期细胞分化阶段时，ERK 通路关闭以保证 PPARγ 磷酸化过程顺利进行。事实上也的确如此，在 3T3-L1 前脂肪细胞分化过程的开始，存在一个精确的增殖阶段，称为有丝分裂克隆扩增（mitotic clonal expansion，MCE）。MCE 可由成脂因子触发，如已知的 ERK 通路激活剂——胰岛素。此外，在 MCE 期，未检测到 PPARγ 蛋白质的表达，但在后期的分化过程中，PPARγ 蛋白质的表达量逐渐增加，而此时，ERK 的活性处于较低水平。Wang 等（2012）的研究也同样显示，在 MCE 期，ERK 磷酸化的特异性强抑制剂 U0126 能够有效地降低其活性，并阻碍脂肪细胞分化过程。值得一提的是，研究人员在实验中还发现，另一种 ERK 磷酸化抑制剂 PD98059 对

ERK 活性的抑制作用不明显，对脂肪细胞的分化过程也同样没有影响（Kim et al.，2012；Lee et al.，2013）。

（2）ERK 通路参与了黑米花色苷抑制前脂肪细胞分化的过程

PPARγ 的蛋白质免疫印迹结果显示，2μmol/ml 黑米花色苷实验组的蛋白质表达量略高于 1μmol/ml 和 4μmol/ml 实验组，得到这样结果的原因主要有以下几个方面。

首先，有多个信号通路参与脂肪细胞的分化过程，且各细胞通路间存在着紧密联系。就 MAPK 通路而言，它们在脂肪细胞分化过程中的作用是非常复杂的。MAPK 通路本身包含多个信号途径，各信号途径之间存在交叉反应，它们共同构成了一个信号网络。其次，MAPK 通路还参与调控细胞分化过程的多个环节，在不同阶段表现出的功能特性也不相同。这种作用的复杂性，使得采用不同细胞模型或不同刺激物得到的实验结果也有所不同。因此，即使是同一种刺激物，不同浓度作用于同一条信号通路产生的结果也会略有不同。最重要的是，ERK 通路本身具有一种“自动启闭”的调控机制，而这种机制与其底物 PPARγ 有关（Yang et al.，2008；Scazzocchio et al.，2011；Kim et al.，2012）。脂肪细胞特异性转录因子 PPARγ 是 ERK 通路的底物，同时 ERK 通路的磷酸化能够降低其转录活性，那么当 ERK 通路的磷酸化水平受到抑制时，PPARγ 蛋白质的表达也会产生相应的变化。在本实验中，2μmol/ml 黑米花色苷实验组细胞中，p-ERK1/2 蛋白质的表达量与阴性对照组相比显著降低，差异极显著，可能对 PPARγ 蛋白质的表达产生了负向调节作用，使 PPARγ 蛋白质的表达量略有升高。综上所述，分化转录因子 PPARγ 和 ERK 通路在 3T3-L1 前脂肪细胞的分化过程中相互影响，相互制约，共同参与了黑米花色苷抑制前脂肪细胞分化的过程。

第四节　矢车菊素-3-*O*-葡萄糖苷与儿茶素协同改善脂代谢的机制

一、矢车菊素-3-*O*-葡萄糖苷协同儿茶素对胰脂肪酶活性及肠道胆固醇抑制能力的影响

（一）引言

肥胖是人类健康问题的重大风险因素，严重时可导致糖尿病和心血管疾病等，人类面临着因肥胖而死亡的人数远超过饥饿人群的状况（WHO，2021）。脂肪的过度积累及其在体内的不当储存导致了肥胖症，这种疾病广泛影响了人类的健康。在人体中，胰脂肪酶（pancreatic lipase，PL）作为脂质水解的关键酶，抑制 PL 的活性，被认为是预防肥胖的有效措施。临床上，奥利司他是胰脂肪酶的抑制剂。本药虽然临床使用有效，但可能引起肠胃不适，如肠胃气胀、腹泻等（Huang et al.，2020）。因此，从天然食材中寻找可替代药物的胰脂肪酶抑制剂已成为人们密切关注的研究领域（Austin et al.，2018）。以往的研究表明，膳食多酚可有效抑制胰脂肪酶活性（Vijayaraj et al.，2019；Sultana et al.，2020；Noorolahi et al.，2020）。在亚洲地区，黑米是一种具有代表性的

健康主食，富含矢车菊素-3-*O*-葡萄糖苷（C3G）。在水果、蔬菜、多种谷物等提取物中富含丰富的花青素；研究表明，黑米中的花青素可有效抑制体外胰脂肪酶活性，有报道称其半抑制浓度（half inhibitory concentration，IC_{50}）值为 2.14mg/ml（Fabroni et al.，2016）。红豆是我国另一种丰富的豆类植物，红豆皮含多种多酚成分，其中原花青素和儿茶素（catechin）含量较丰富（Kawakami et al.，2018）。在亚洲广泛种植的豆类中，红豆提取物对胰脂肪酶活性有很好的抑制效果（Liu and Xu，2015）。然而，并不是饮食中的所有酚类化合物都可以被认为是有效的胰脂肪酶抑制剂。此外，可食用的豆科种子和谷物通常含有多种酚类物质。一般来说，这些酚类物质在发挥其生物活性时往往存在相互作用。例如，香豆素、咖啡酸和阿魏酸相互组合对抑制胰脂肪酶活性都有更好的协同增效作用（Cai et al.，2012）；儿茶素和咖啡酸对抑制胰脂肪酶也具有协同作用（Zhou et al.，2020）。目前尚不清楚 C3G 和儿茶素是否具有协同抑制胰脂肪酶的作用。故本研究通过虚拟筛选和超滤技术对黑米花色苷和红豆皮多酚提取物进行活性筛选，以期筛选出对胰脂肪酶有较强抑制活性的单体，并对筛选出的 C3G、儿茶素两种化合物开展脂肪酶抑制活性研究，通过等辐射分析法评价不同比例 C3G 与儿茶素复配与抑制胰脂肪酶活性的相互作用关系。有报道对于 C3G 和儿茶素与胰脂肪酶之间的作用方式存在争议，因此，本节拟确定 C3G、儿茶素、C3G-catechin 的酶抑制类型和抑制机制。

（二）材料与设备

1. 主要试剂

实验的主要试剂见表 2-25。

表 2-25 实验使用的主要试剂

试剂名称	公司名称
胰脂肪酶	美国 Sigma-Aldrich 公司
磷酸缓冲液（PBS）	北京酷来搏科技有限公司
矢车菊素-3-*O*-葡萄糖苷（C3G）	成都植标化纯生物技术有限公司
儿茶素	成都植标化纯生物技术有限公司
奥利司他	上海源叶生物科技有限公司
乙酸钠溶液（含质量分数 1%的 Trition X-100）	沈阳市试剂三厂
甲醇（分析纯）	天津市富宇精细化工有限公司
黑米花色苷	成都植标化纯生物技术有限公司
红豆皮多酚	成都植标化纯生物技术有限公司
0.1%盐酸/水	北京化工厂有限责任公司
牛黄胆酸钠	上海源叶生物科技有限公司
NBD-胆酸钠	北京百灵威科技有限公司
蛋黄卵磷脂	上海源叶生物科技有限公司
非诺贝特（Fenofibrate）	美国 Sigma-Aldrich 公司
甘氨胆酸钠	上海源叶生物科技有限公司
猪胆盐	上海源叶生物科技有限公司

2. 主要仪器

实验仪器设备见表 2-26。

表 2-26　实验使用的主要仪器设备

仪器名称	型号	生产厂家
高速冷冻离心机	X-30R	美国 Agilent 公司
酶标仪	FLUOstar Omega	德国 Bmg Labtech 公司
高效液相色谱仪	1200	美国 Agilent 公司
数显四孔水浴锅	TAISITE	天津市泰斯特仪器有限公司
电子分析天平	CP214	上海奥豪斯仪器有限公司

3. 实验方法

（1）超滤筛选

根据 Rahim 等的方法进行超滤，筛选潜在的胰脂肪酶抑制剂。方法有略微改动，具体地，将 20μl 黑米花色苷提取物（1mg/ml）、20μl 红豆皮多酚提取物（1mg/ml）分别与 20μl 胰脂肪酶（1mg/ml）、160μl 0.05mol/L PBS（pH 7.0）混合，37℃孵育 30min，12 000*g* 离心 20min，过滤，可与胰脂肪酶结合的小分子配体被截留在膜上，截取的为分子质量大于 10kDa 的分子。分别用 100μl 缓冲液洗涤 5 次，12 000*g* 离心 20min 以除去未结合的组分。随后用 100μl 甲醇水溶液（50%，*V*/*V*）使胰脂肪酶变性。释放的配体进一步离心 20min，重复 2 次。收集的滤液用 0.1%盐酸/水重新溶解。为了考察酶与底物相互作用的亲和性，设置胰脂肪酶 100℃高温灭活的对照实验和相同体积的缓冲液替代胰脂肪酶的空白对照实验，以相同方法处理，将收集的黑米花色苷上清液进行高效液相色谱分析，通过 Ultimate LP-C18 色谱柱（4.6mm×250mm，5μm）进行分离，流动相由 0.5%甲酸水溶液和 0.5%甲酸甲醇溶液组成，流速为 1ml/min，在 520nm 检测吸光度；检测红豆皮多酚的流动相由 0.5%冰醋酸和 100%甲醇组成，流速为 1mL/min，在 280nm 检测吸光度。结合率计算公式如下：

$$\mathrm{BD}(\%)=\frac{\mathrm{Ab}-\mathrm{Ac}}{\mathrm{Aa}}\times 100 \tag{2-1}$$

式中，BD 代表结合率；Ab、Ac 和 Aa 分别代表激活、灭活和不激活胰脂肪酶的样品峰面积。

（2）高效液相色谱法（HPLC）对 C3G 和 catechin 定性和定量分析

精确称量 C3G、catechin 标准品各 0.5mg，甲醇和 1mol/L 盐酸溶液按照 85∶15（*V*/*V*）混合，分别配制得到 0.5mg/ml 的 C3G、catechin 标准溶液。使用前将标准溶液分别稀释至 0.025mg/ml、0.05mg/ml、0.075mg/ml 和 0.1mg/ml。用相同方法配制浓度为 0.5mg/ml 的黑米花色苷粗提物溶液，以及红豆皮多酚粗提物溶液。高压液相色谱法（high-pressure liquid chromatography，HPLC）梯度洗脱表见表 2-27 和 2-28。做出 C3G 和 catechin 标准曲线，通过与相应标准品的保留时间和峰面积作比较，对黑米花色苷粗提物和红豆皮多酚粗提物进行鉴定和定量。

表 2-27 HPLC 梯度洗脱表（黑米花色苷）

时间（min）	流动性 A（ml）	流动相 B（ml）
2	90	10
6	80	20
10	70	30
15	65	35
20	50	50
24	10	90
29	90	10
30	90	10

表 2-28 HPLC 梯度洗脱表（红豆皮多酚）

时间（min）	流动性 A（ml）	流动相 B（ml）
0	5	95
8	8	92
12	8.7	91.5
17	9.7	90.3
20	11.5	88.5
25	15	85
33	22	78
52	50	50
65	60	40
75	80	20

（3）C3G、catechin 及 C3G-catechin 抑制胰脂肪酶活性的研究

（A）胰脂肪酶活性的测定

按照 Sigma-Aldrich 产品说明书进行酶活标定，4-硝基苯丁酸酯（4-Nitrophenyl butyrate）溶液的配制见表 2-29。酶活性计算公式如下：

$$\text{酶活性} = 1000nV \times \frac{y - 0.0407}{0.0636t} \tag{2-2}$$

式中，y 是吸光度，n 为稀释倍数，t 为反应时间（min），V 为反应体系总体积（L），1000 是 μmol 到 mmol 的换算倍数，酶活性单位为 U。

表 2-29 4-硝基苯丁酸酯溶液的制备

编号	4-硝基苯丁酸酯溶液浓度（mmol/L）	100mmol/L 4-硝基苯丁酸酯的体积（ml）	0.05mol/L PBS 的体积（ml）
1	5	0.2	3.8
2	10	0.4	3.6
3	15	0.6	3.4
4	20	0.8	3.2
5	30	1.2	2.8
6	40	1.6	2.4

（B）不同浓度的 C3G、catechin 对胰脂肪酶活性的影响

采用 Jalaja 的方法测定 C3G、儿茶素（catechin）和奥利司他（orlistat）对 PL 的抑制活性。本实验将方法进行了略微修改，具体地，将 0.5mg/ml 的猪胰脂肪酶溶液于 12 000*g* 离心 3min，取上清液。将 4-硝基苯丁酸酯溶于 5mmol 乙酸钠溶液（含质量分数 1%的 Trition X-100）中，沸水中加热，配制成 0.42mg/ml 的 4-硝基苯丁酸酯溶液，冷却至室温备用。分别配制不同浓度（0mg/ml、0.1mg/ml、0.2mg/ml、0.3mg/ml、0.4mg/ml、0.5mg/ml）的 C3G 溶液、catechin 溶液和 orlistat 溶液。依次添加 10μl C3G 溶液、catechin 溶液、orlistat 溶液，30μl 胰脂肪酶溶液、20μl PBS；以不加胰脂肪酶和 C3G、catechin、orlistat 体系为空白对照（blank）组；不加 C3G、catechin、orlistat 体系为实验对照（control）组；不加胰脂肪酶体系为溶剂对照（solvent）组。37℃下预热 10min 后，加入 40μl 4-硝基苯丁酸酯溶液，轻微振荡混匀，于 37℃下避光反应 120min。使用酶标仪在 405nm 波长处测定上清液吸光度，进行 3 次重复性实验。计算花色苷的半抑制浓度（IC_{50}）。胰脂肪酶抑制率计算公式如下：

$$\text{脂肪酶抑制率}(\%)=\frac{1-\left(A_{\text{test}}-A_{\text{solvent}}\right)}{A_{\text{control}}-A_{\text{blank}}}\times 100 \tag{2-3}$$

式中，A_{test}、A_{solvent}、A_{control}、A_{blank} 分别为实验组、溶剂对照组、实验对照组和空白对照组的吸光度。

（C）不同浓度配比的 C3G、catechin、C3G-catechin 对胰脂肪酶活性的影响

胰脂肪酶溶液、4-硝基苯丁酸酯溶液的配制同（A）和（B）。将两种天然产物 C3G、catechin 溶液按物质的量比为 4∶1、3∶2、2.5∶2.5、2∶3、1∶4 五个比例分别配制浓度为 0.1mg/ml、0.2mg/ml、0.3mg/ml、0.4mg/ml、0.5mg/ml 的 C3G-catechin 复配剂。参考（A）对胰脂肪酶活性的影响分别测定不同比例复配物对脂肪酶活性的抑制率。

（D）等辐射分析法评价 C3G-catechin 之间的协同作用

采用 IC_{50} 值作为其对胰脂肪酶活性抑制率大小的评价指标，根据不同比例复合物对胰脂肪酶的抑制率计算 IC_{50} 值。根据等效公式，计算出理论值 $IC_{50\text{add}}$，具体公式如下：

$$IC_{50\text{add}}=\frac{IC_{50\text{A}}}{P_1}+R\times P_2 \tag{2-4}$$

$$\text{协同率}(\%)=\frac{IC_{50\text{add}}-IC_{50\text{mix}}}{IC_{50\text{add}}}\times 100 \tag{2-5}$$

式中，$IC_{50\text{A}}$ 为抑制剂 C3G 单独作用时的 IC_{50} 值；$IC_{50\text{mix}}$ 为根据 C3G、catechin 溶液混合比例不同得出不同组的 IC50 值；*R* 为 C3G 与 catechin 两种抑制剂各自单独的效价比；P_1 为抑制剂 C3G 在复配组中所占比例；P_2 为抑制剂 catechin 在复配组中所占比例。

4. 胰脂肪酶动力学分析

（1）可逆作用类型的确定

不同浓度的胰脂肪酶溶液对其抑制作用的影响：选取浓度为 0.42mg/ml 的底物 4-硝基苯丁酸酯，反应中 C3G、catechin、C3G-catechin 的质量浓度为 IC_{50} 值，加入不同浓

度（0.5mg/ml、1mg/ml、1.5mg/ml、2mg/ml）的胰脂肪酶溶液，反应时间为 15min，设置不加抑制剂的反应体系对照组。使用酶标仪在 405nm 波长处测定反应体系吸光度。反应体系的吸光度除以反应时间则为反应速率。反应速率和胰脂肪酶浓度分别作为纵坐标和横坐标绘制曲线，反应的可逆类型通过曲线斜率确定。

（2）抑制作用类型的确定

不同浓度的底物对抑制作用的影响：胰脂肪酶浓度固定为 0.5mg/ml，C3G、catechin、C3G-catechin 浓度为 IC_{50} 值，选取不同浓度（0.1mg/ml、0.2mg/ml、0.4mg/ml、0.8mg/ml、1.0mg/ml、1.2mg/ml、1.4mg/ml）的 4-硝基苯丁酸酯，实验方法同本小节 2~4，以反应速率倒数（$1/v$）和底物浓度倒数（1/[S]）作图，参照 Elshihawy 的方法，用 Lineweaver-Burk 作图测定抑制类型和动力学参数。

5. C3G、catechin、C3G-catechin 对胆固醇溶解度的影响

根据 Ikeda 的方法制备胆固醇溶液：用 15mmol/L 磷酸盐缓冲液（pH=7.4）配制浓度分别为 6.6mmol/L 的牛磺胆酸钠、0.6mmol/L 的油酸、10mmol/L 卵磷脂、132mmol/L 磷酸缓冲溶液的 NaCl 溶液，于 37℃超声 15h 后加入一定量荧光标记的胆固醇（NBD-cholesterol）使胆固醇终浓度为 0.5mmol/L。

不同组分别向 180μl 胆固醇溶液中加入 20μl 0.5mg/ml 的 C3G、catechin、C3G-catechin 溶液，对照组加入同体积的 PBS，于 37°C孵育 30min，然后于 13 400g 离心 20min，取上清液。用酶标仪于激发波长 462nm、发射波长 536nm 下测定各组荧光值，分别计算 C3G、catechin、C3G-catechin 降低胆固醇溶解度的百分率，计算公式如下：

$$\text{胆固醇溶解度降低率}(\%)=\frac{\mathrm{RFU_{Con}}-\mathrm{RFU_{Exp}}}{\mathrm{RFU_{Con}}}\times 100 \tag{2-6}$$

式中，RFU_{Con} 为对照组上清液荧光值；RFU_{Exp} 为实验组上清液荧光值。

6. C3G、catechin、C3G-catechin 结合胆酸盐实验

（1）胆酸盐标准曲线

分别用 0.1mol/L 磷酸缓冲液（pH=7.6）配制 0.3mmol/L 的牛磺胆酸钠、甘氨胆酸钠和胆酸钠溶液。分别取上述溶液 0ml、0.1ml、0.5ml、1.0ml、1.5ml、2.0ml、2.5ml 于 10ml 试管中，分别补加磷酸缓冲液至 2.5ml，再加入 7.5ml 60%（V/V）的硫酸溶液，依次于 70°C水浴加热 20min，冰水浴中冷却 5min，在 387nm 处测吸光度。以胆酸盐浓度和吸光度制作标准曲线。

（2）模拟肠道环境及胆酸盐结合

准确称取 C3G、catechin、C3G-catechin 适量，分别加入 1ml 0.01mol/L 盐酸溶液，37°C恒温振荡消化 2h，以 0.1mol/L 的氢氧化钠溶液调节 pH 至 7.6，每个样品中加入 4ml 胆酸盐溶液，37°C恒温振荡 2h，4000r/min 离心 20min，再分别取 2.5ml 样液，测定其吸光度。根据标准曲线求得上清液胆酸盐浓度，设置 3 个平行样品，1 个底物空白，1 个胆盐空白。胆酸盐结合率计算公式为：结合率=（胆盐空白溶液中胆酸盐浓度–样品溶液中胆酸盐浓度）/胆盐空白溶液中胆酸盐浓度×100%。

（三）结果与讨论

1. 亲和超滤-液相色谱分析

亲和超滤-液质联用技术（UF-LC/MS）把体内重要酶蛋白作为筛选小分子与大分子的药物靶点，测评供体与受体之间的结合能力（Guo et al.，2019；Meireles et al.，2016；Wu et al.，2018），以快速从多酚类化合物中鉴定活性化合物（Chen et al.，2020）。因此，通过超滤技术从黑米花色苷和红豆皮多酚提取物中鉴定胰脂肪酶是一种简便可靠的筛选方法。亲和超滤一般包括筛选与酶结合的小分子化合物、洗掉非特异性结合化学物和保留胰脂肪酶抑制剂（Jalaja et al.，2018）。如图 2-30a 所示。黑米花色苷提取物中有部分化合物可与胰脂肪酶特异性结合，可能是潜在的胰脂肪酶抑制剂。同样，在红豆皮多酚提取物的色谱图（图 2-30b）中，红豆皮多酚提取物中部分化合物能够与胰脂肪酶特异性结合。空白对照（图 2-31b、e）结果排除了假阳性结果。由于灭活的酶与化合物结合能力弱，因此自然环境下酶对应配体大于灭活的酶所对应的峰面积（图 2-31c、f）。此外，峰面积的变化情况可反映化合物与胰脂肪酶的结合率。通过对比结合率，筛选出图 2-30a 中峰 2 所对应的化合物和图 2-30b 中峰 5 所对应的化合物与胰脂肪酶的结合率分别为 25.2%和 29.5%。Fang 等（2017）发现红豆杉发酵大米抑制胰脂肪酶的实验与本结果相似，即可推断黑米和红豆提取物中多酚同样可作为胰脂肪酶抑制剂，以阳性对照氯化葡萄糖苷芍药素进行超滤实验（图 2-31g），发现其能够与胰脂肪酶特异性结合，证明本方法准确性较好。

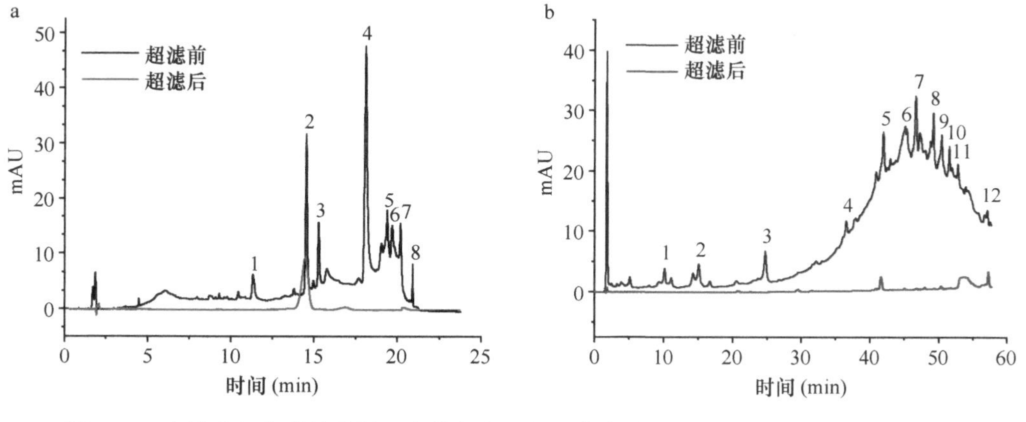

图 2-30　高效液相色谱法分析黑米花色苷和红豆皮多酚提取物中潜在的胰脂肪酶配体

a. 黑米花色苷提取物中潜在的胰脂肪酶配体；b. 红豆皮多酚提取物中潜在的胰脂肪酶

为鉴定这两种化合物的种类，在文献报道的基础上，与化学标准品在 HPLC 中的保留时间进行比较，进一步验证了这两种化合物分别为 C3G（图 2-30a）和 catechin（图 2-30b）。采用高效液相色谱法测定了黑米花色苷中的 C3G 含量为 27.6mg/g，红豆皮多酚中 catechin 的含量 24.7mg/g，C3G 和 catechin 作为胰脂肪酶抑制剂起到显著的降血脂和抗肥胖效果。

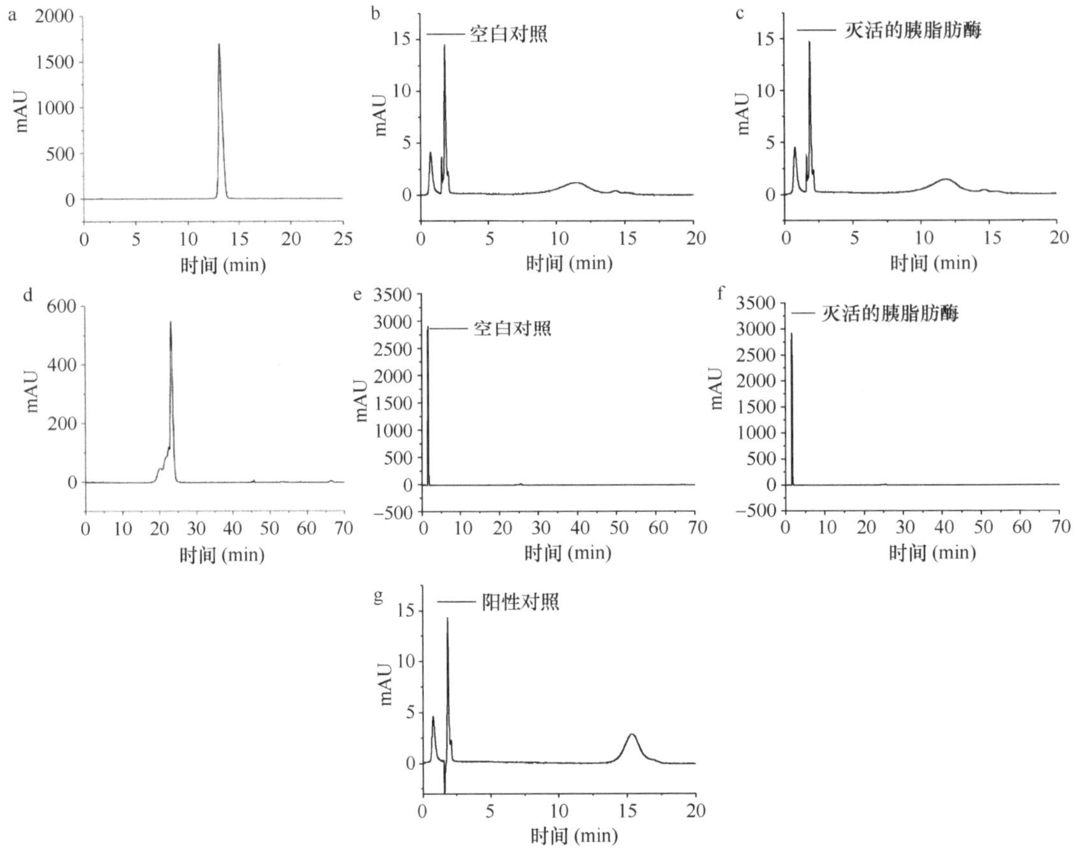

图 2-31　各提取物相互作用的色谱图

a. C3G 色谱图；b. 无胰脂肪酶的黑米花色苷提取物色谱图；c. 黑米花色苷提取物与灭活胰脂肪酶的相互作用色谱图；d. catechin 色谱图；e. 无胰脂肪酶条件下红豆皮多酚提取物的色谱图；f. 红豆皮多酚提取物与灭活胰脂肪酶相互作用的色谱图；g. C3G 与胰脂肪酶相互作用的色谱图

2. 胰脂肪酶抑制实验

胰脂肪酶负责 50%～70%的膳食脂肪的水解，通过减少体内脂肪的吸收达到降脂的效果，因此它是一种相对安全的抗肥胖靶酶。C3G、catechin 与奥利司他对胰脂肪酶的抑制活性如图 2-32 所示，结果表明两种多酚和 orlistat 均以剂量依赖性的抑制方式有效抑制脂肪酶活性；C3G、儿茶素与奥利司他的 IC_{50} 值分别为 0.268mg/ml、0.280mg/ml、0.252mg/ml，C3G 和儿茶素对酶活性抑制率的差异可能与抑制剂本身结构有关。天然产物的优点相比于奥利司他而言具有更高的安全剂量，使之达到胃肠道时有更好的吸收效果和酶活抑制作用；抑制效果较差的原因在于 C3G 在杨梅果皮提取物中为弱抑制剂。在以前的研究中，有报道称花生壳提取物（peanut shell extract，PSE）含有咖啡因、阿魏酸和苯甲酸，也具有胰脂肪酶活性抑制作用。结果表明，C3G 和儿茶素可显著抑制胰脂肪酶活性。因此，食用富含 C3G 和儿茶素的食物可以作为治疗肥胖的补充疗法。

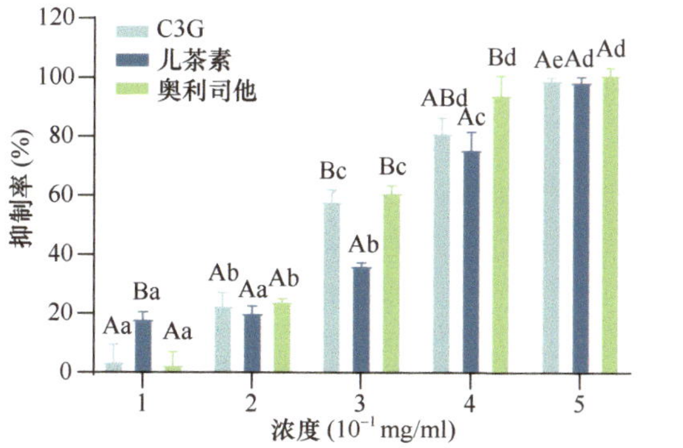

图 2-32　C3G、儿茶素、奥利司他对胰脂肪酶的抑制作用

图中字母表示显著性差异，小写字母代表是在 0.05 水平下比较，差异显著；大写字母代表在 0.01 水平下比较，差异极显著

3. 等辐射分析法评价 C3G 和儿茶素之间的协同作用

将单种天然产物或复配组合的 IC_{50} 值绘制成等辐射分析图，利用等辐射分析法来评价 C3G 与儿茶素（catechin）之间的协同效果。将 C3G 和儿茶素的 IC_{50} 剂量值绘制在二维坐标内，可直观地表述两种具有降脂活性的脂肪酶抑制剂间的相互作用关系。将两点连线后直线的方程可表示为：$\gamma=IC_{50Amix}/IC_{50A}+IC_{50Bmix}/IC_{50B}$，当 $\gamma<1$，表示相互作用为协同作用，若 $\gamma>1$，表示相互作用为拮抗作用；若 $\gamma=1$ 表示相互作用为叠加作用。

当两种或多种多酚互相结合时，会产生协同增效的作用。表 2-30 和图 2-33 是 C3G 和儿茶素在不同浓度配比下的等辐射分析结果，二者复配比例在 2.5∶2.5 和 2∶3 时点落在置信区间的左侧，γ 小于 1，表现为协同效应，当比例为 2.5∶2.5 时，协同作用较好（协同率 21.66%），当比例为 2∶3 时，协同效果最好（协同率 25.43%），表明二者在 2∶3 的复配比例下对胰脂肪酶具有最强的抑制活性。另外，不同种多酚的复合使用会增加花青素在肠道中微生物的产生，从而表现出良好的降脂活性。除在复配比为 3∶2 时表现为叠加作用外，在部分复配比例下表现为拮抗作用，实验结果表明，当复配比例为 4∶1 时协同率为–11.18%，当复配比例为 1∶4 时，拮抗作用最强，协同率为–37.74%。Kirakosyan 等（2010）认为在表现拮抗作用的复合抑制剂中，可以通过降低某一成分的稳定性来改变复合物的降血脂功能。

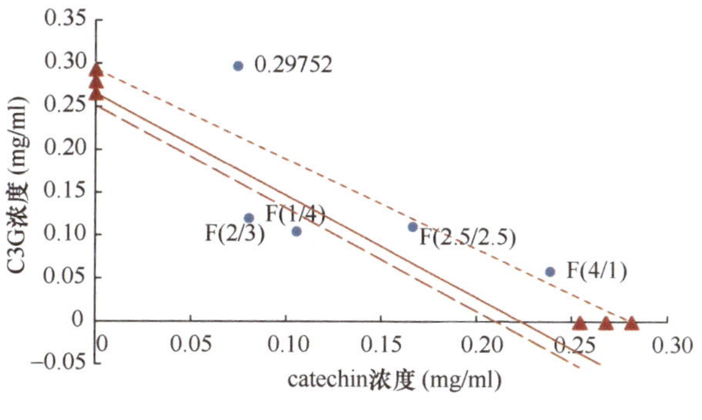

图 2-33　等辐射分析法评价不同比例 C3G-catechin 复配物抑制胰脂肪酶活性的相互作用关系

图中字母数字为表 2-30 对应比例数据

通过计算，大约 220g 黑米和红豆皮具有与 1g 奥利司他相同的抑制作用。日常摄入黑米和红豆可起到预防高脂血症的效果，由于多酚较为复杂，当 C3G 和儿茶素在低浓度下，仍然具有协同作用。总的来说，本研究证实了天然提取物中多酚之间存在协同作用的可能性。在糖尿病治疗中运用协同增效作用的天然产物，有助于改善餐后高血糖和胰岛素抵抗，减轻应用单一物质治疗所带来的不良反应。本研究结果表明，在酶抑制方面，C3G 和儿茶素在浓度比为 2∶3 时协同降脂效果最好。

表 2-30　不同比例 C3G-catechin 在胰脂肪酶活性抑制试验

比例（*V/V*）	IC_{50mix}（mg/ml）	IC_{50add}（mg/ml）	作用指数（γ）		协同率（%）
			C3G	catechin	
C3G	1	0.268±0.043	—	—	—
catechin	1	0.279±0.045	—	—	—
C3G∶catechin	4∶1	0.298±0.048	0.268	1.10	–11.18
C3G∶catechin	3∶2	0.278±0.044	0.269	1.02	–3.20
C3G∶catechin	2.5∶2.5	0.211±0.032	0.269	0.77	21.66
C3G∶catechin	2∶3	0.201±0.030	0.269	0.73	25.43
C3G∶catechin	1∶4	0.372±0.076	0.270	1.34	–37.74

注：“—”表示无协同作用

4. 胰脂肪酶抑制的动力学分析

酚类化合物通过氢键与酶相互作用，使酶的结构发生改变从而降低酶活，影响酶活性的抑制类型可以用 Lineweaver-Burk 法确定。本研究绘制了浓度值为 IC_{50} 条件下抑制剂（C3G、catechin 和 orlistat）的初始反应速度作为底物浓度的函数图像。米氏常数（K_m）增大，最大反应速率（v_{max}）不变为酶的竞争性抑制特征，K_m 不变，v_{max} 减小为酶的非竞争性抑制特征。由图 2-34 和图 2-35 可知，对照组与 C3G 组的 Lineweaver-Burk 线接近交于纵轴，与 catechin 组的 Lineweaver-Burk 线接近交于横轴，与 C3G-catechin 交于第二象限。通过计算得出 C3G、catechin、C3G-catechin 的 v_{max}、K_m（表观反应常数）、K（反应速率常数）。由表 2-31 可知，加入 C3G 后 K_m 增大，v_{max} 基本不变，则 C3G 为

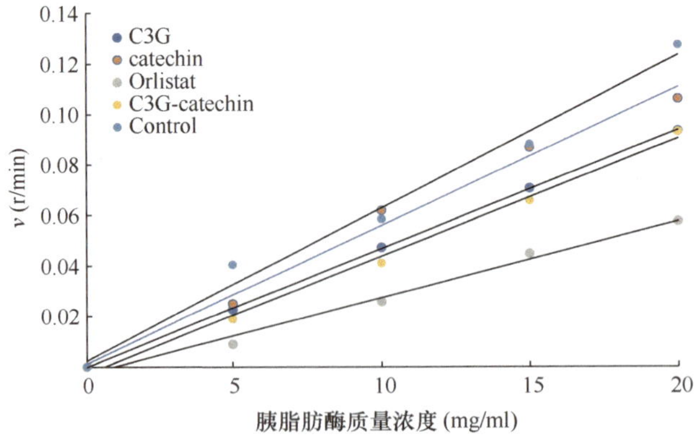

图 2-34　C3G、catechin、orlistat、C3G-catechin 对胰脂肪酶的抑制类型

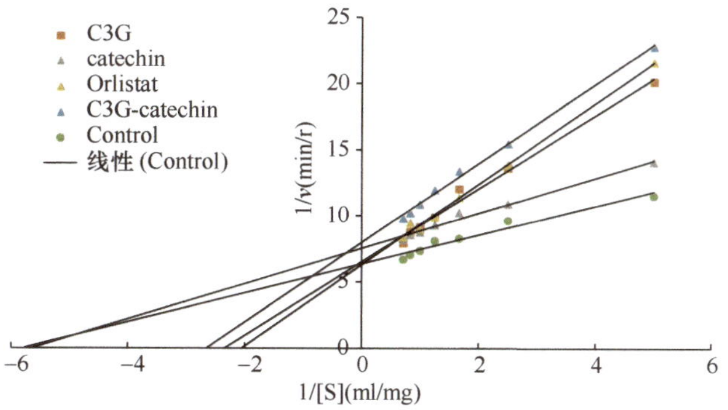

图 2-35　C3G、catechin、orlistat、C3G-catechin 对胰脂肪酶的可逆性抑制 Lineweaver-Burk 曲线

表 2-31　C3G、catechin、orlistat、C3G-catechin 抑制胰脂肪酶的动力学参数

组别	v_{max}（r/min）	K_m（mg/ml）	K（mg/ml）
2678mg/ml C3G	0.15	0.43	0.95
2793mg/ml catechin	0.13	0.17	2.40
2524mg/ml orlistat	0.16	0.49	0.83
2009mg/ml C3G-catechin	0.13	0.38	1.07
对照组	0.15	0.17	—

注：“—”表示无数据

竞争性抑制；加入 catechin 后 K_m 不变，v_{max} 变小，catechin 为非竞争性抑制。加入 C3G-catechin 后 K_m 增大，v_{max} 变小，可判断 C3G-catechin 为竞争性和非竞争性混合型抑制。总的来说，C3G-catechin 可同时与游离酶和酶-底物复合物结合，进而降低酶和底物之间的亲和力，表现出更优的抑制效果。

5. C3G、catechin、C3G-catechin 和非诺贝特（Fenofibrate）对胆固醇溶解度的影响

4 种抑制剂（0.5mg/ml）对胆固醇在胶束溶液中溶解度的影响如图 2-36 所示。在胶束溶液中，C3G、C3G-catechin 对胆固醇溶解度都有较好的抑制效果，C3G-catechin 的抑制率为 75%。抑制剂可能阻碍了胆固醇胶粒的形成，进而降低了胆固醇在胶束溶液中的溶解度。

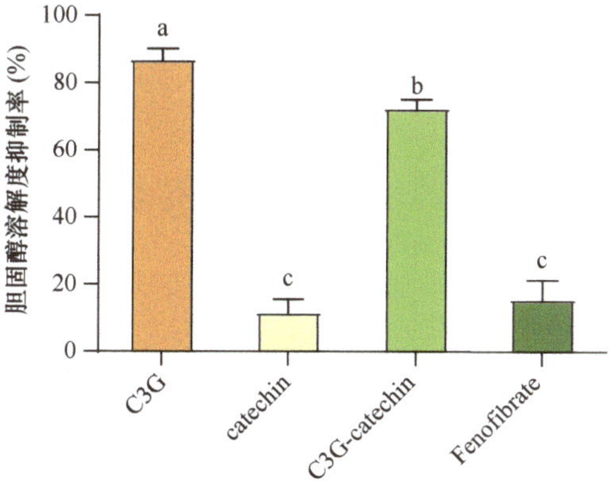

图 2-36　C3G、catechin、C3G-catechin 和非诺贝特（Fenofibrate）对胆固醇溶解度的影响

6. C3G、catechin、C3G-catechin 结合胆酸盐实验

3 种抑制剂与 3 种不同的胆酸盐结合情况如图 2-37 所示。C3G、catechin、C3G-catechin 通过结合部分牛磺胆酸钠、胆酸钠、甘氨胆酸钠，从而降低胆酸盐含量；通过阻止胆固醇进入胶束溶液形成乳化胶粒，从而抑制胆固醇在小肠中的积累。此外，C3G-catechin 与胆酸盐结合能力优于单独添加 C3G 或 catechin。

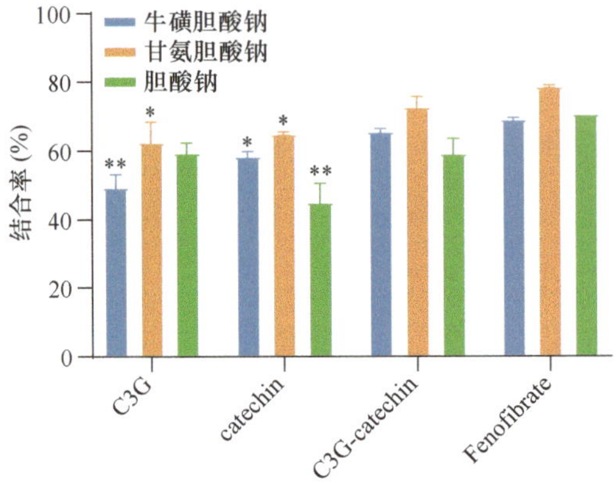

图 2-37 C3G、catechin、非诺贝特（Fenofibrate）、C3G-catechin 与胆酸盐的结合率

*$P<0.05$，**$P<0.01$

（四）小结

1）采用亲和超滤-液相色谱法从黑米花色苷和红豆皮多酚中筛选出 2 种潜在的胰脂肪酶配体（C3G、catechin），为筛选胰脂肪酶抑制剂提供了一种有效的方法。

2）等辐射分析表明，C3G 和 catechin 浓度比为 2∶3 时表现出明显的协同作用，协同率为 25.43%，C3G、catechin、C3G-catechin 的 IC_{50} 值分别为 0.268mg/ml、0.279mg/ml、0.201mg/ml。

3）酶动力学分析表明 C3G、catechin、C3G-catechin 的酶抑制类型分别为竞争性抑制、非竞争性抑制和混合型抑制。

4）通过体外模拟消化探究 3 种抑制剂与胆酸盐的结合率，结果表明 C3G-catechin 复合物与胆酸盐结合能力更强，通过结合胆酸盐抑制了胆固醇胶束的形成，从而降低胆固醇在小肠中的积累。

二、矢车菊素-3-*O*-葡萄糖苷协同儿茶素抑制胰脂肪酶机制

（一）引言

研究多酚对脂肪酶的抑制机制对改进和优化脂质代谢异常治疗策略具有重要意义。之前的实验发现矢车菊素-3-*O*-葡萄糖苷（C3G）、儿茶素（catechin）、C3G-catechin 在体外能有效抑制胰脂肪酶的催化活性，但对其抑制机制报道甚少（沈琳等，2006；De

Pascual-Teresa，2014）。因此本小节通过分子对接、圆二色光谱、紫外吸收光谱和荧光发射光谱等方法分析 C3G、catechin、C3G-catechin 对胰脂肪酶空间结构的影响，进而探究抑制剂对胰脂肪酶催化活性的作用机制。其中，分子对接被用于测定 C3G、catechin、C3G-catechin 与胰脂肪酶之间最适的结合位点；圆二色光谱和紫外吸收光谱被用于测定三者对酶二级结构的影响；荧光发射光谱被用于测定三者对酶三级结构和热力学参数的影响。

（二）材料与设备

1. 主要试剂

实验使用的主要试剂见表 2-32。

表 2-32　实验使用的主要试剂

试剂名称	公司名称
胰脂肪酶	美国 Sigma-Aldrich 公司
磷酸缓冲液（PBS）	北京酷来搏科技有限公司
矢车菊素-3-*O*-葡萄糖苷	成都植标化纯生物技术有限公司
儿茶素	成都植标化纯生物技术有限公司
奥利司他	上海源叶生物科技有限公司
乙酸钠溶液（含质量分数 1%的 Trition X-100）	沈阳市试剂三厂
甲醇（分析纯）	天津市富宇精细化工有限公司

2. 主要仪器

实验使用的主要仪器见表 2-33。

表 2-33　实验使用的主要仪器

仪器	型号	生产厂家
圆二色光谱仪	Chirascan MOS500	法国 Bio-logic 公司
紫外分光光度仪	LAMBDA 365	美国 Perkin Elmer 公司
酶标仪	FLUOstar Omega	德国 Bmg Labtech 公司
荧光光谱仪	Duetta	日本 HORIBA 公司

（三）实验方法

1. 分子对接

使用 MOE v2018.01011 进行分子对接。从 RCSB 蛋白质数据库下载胰脂肪酶的三维结构，三维结构的 ID 为 1ETH2。从化学模组数据库（PubChem）下载胰脂肪酶分子的 2D 结构，通过能量最小化转化为蛋白对接 MOE 中的 3D 结构作为配体。选择 AMBER10：EHT 作为对接前的力场和反应场的隐式溶剂化模型（R-field）。利用

MOE-Dock 对蛋白质与化合物进行分子对接模拟。选择“诱导匹配”方案，即允许受体结合位点侧链根据配体构象移动，限制其位置。将侧链原子拴在其初始位置的重量为 10。首先通过 London dG 评分函数对所有位置进行排序，然后对前 30 个位置进行力场优化，最后对 GBVI/WSA dG 评分函数进行评分。最终确定结合自由能最低的构象为最佳可能的结合模式。

2. 圆二色光谱

分别配制浓度为 0.1mmol/L、0.2mmol/L、0.4mmol/L、0.6mmol/L 的 C3G、catechin、orlistat、C3G-catechin 和 25mmol/L 的胰脂肪酶，等体积溶于 50mmol/L 磷酸缓冲液中，即二者的浓度均为混合前的一半。C3G、catechin、orlistat、C3G-catechin 分别和胰脂肪酶混合 45min。圆二色光谱实验在 Chirascan MOS500 色谱仪中进行，带宽为 2.00nm，每个圆二色光谱被扫描 3 次，扫描范围为 190～250nm；光程为 1mm；扫描速率为 100nm/min。首先分析胰脂肪酶本身的圆二色光谱，二级结构分数用二色性网络服务器计算。

3. 紫外吸收光谱

根据张静等的方法，在胰脂肪酶溶液中分别加入 C3G、catechin、C3G-catechin 多酚溶液，使其与胰脂肪酶的物质的量比分别为 0、2∶1、4∶1、6∶1、8∶1、10∶1，振荡混匀，室温下反应 10min，使用紫外分光光度仪于 200～400nm 波长处测定胰脂肪酶溶液的紫外吸收光谱。取 4ml 浓度为 2mg/ml 的胰脂肪酶溶液，分别加入 0ml、0.02ml、0.04ml、0.08ml 的 C3G、catechin、orlistat、C3G-catechin 溶液（0.3mg/ml）。振荡混匀，室温下反应 10min，以相同浓度的多酚溶液作空白，测定 200～400nm 处胰脂肪酶的紫外吸收光谱。

4. 荧光发射光谱

在胰脂肪酶溶液中加入 C3G、catechin、C3G-catechin 溶液，使各样品（以各添加物摩尔质量计算）与胰脂肪酶的物质的量比分别为 0、2∶1、4∶1、6∶1、8∶1、10∶1。在 303K 下振荡混匀，室温下作用 5min，使用荧光光谱仪在激发波长 280nm 条件下，测定 300～400nm 波长处胰脂肪酶溶液的荧光发射光谱，激发和发射带宽均设置为 1nm。

5. 荧光淬灭机理与结合常数分析

根据荧光发射光谱峰值，在 303K 下绘制 Stern-Volmer 曲线。以不加多酚样品的胰脂肪酶溶液荧光强度（F_0）与加入多酚样品后胰脂肪酶溶液的荧光强度（F）的比值对各多酚浓度（$[Q]$）作图，F_0/F 为纵坐标，$[Q]$为横坐标，方程如式（2-7）所示，斜率即为 Stern-Volmer 淬灭常数（K_{sv}）。根据式（2-8）计算双分子碰撞淬灭常数（K_q），其中 τ_0 为生物分子的荧光寿命（10^{-8}s）。

$$\frac{F_0}{F}=1+K_{sv}[Q] \tag{2-7}$$

$$K_q=\frac{K_{sv}}{\tau_0} \tag{2-8}$$

6. 热力学参数和作用力

以 $\lg[(F_0–F)/F]$为纵坐标、$\lg[Q]$为横坐标作双对数曲线，按式（2-9）计算 303K 下 C3G、catechin、C3G-catechin 与胰脂肪酶的结合常数（K_a），以及结合位点数（n）。

$$\lg\frac{F_0 - F}{F} = \lg K_a + n\lg[Q] \tag{2-9}$$

根据式（2-10）～式（2-12）计算在温度为 303K 下 C3G、catechin、C3G-catechin 与胰脂肪酶相互作用的热力学参数：ΔH、ΔG 和 ΔS，确定作用力的类型。

$$\Delta H = \frac{\ln\frac{K_{a2}}{K_{a1}}}{\frac{1}{T1} - \frac{1}{T2}} \times R \tag{2-10}$$

$$\Delta G = -RT\ln K \tag{2-11}$$

$$\Delta S = \frac{\Delta H - \Delta G}{T} \tag{2-12}$$

式中，R 为气体常数[8.314J/(mol·K)]；$T1$、$T2$ 分别为 293K 和 303K；K_{a1}、K_{a2} 分别为 293K 和 303K 下的 K_a；K 为反应的平衡常数。

7. 数据统计与分析

使用 SPSS 23.0 软件进行数据分析，结果用均值±标准差表示。

（四）结果

1. 分子对接结果

（1）C3G、catechin、C3G-catechin 与 1ETH2 相互作用的对接得分

通过 MOE-Dock 模拟确定配体与受体结合亲和力。蛋白质与配体相互作用的对接得分总结如表 2-34 所示。对接得分越小，配体与受体的结合亲和力越好。

表 2-34　对接分数

配体	受体	停靠核心（kcal[①]/mol）
C3G	胰脂肪酶	–7.038
catechin	胰脂肪酶	–5.824
C3G-catechin	胰脂肪酶	–7.670

（2）C3G、catechin、C3G-catechin 与 1ETH2 交互作用分析

C3G 与 1ETH2 的结合方式如图 2-38 所示。通过绑定口袋，C3G 的氢氧根上的氧原子作为氢供体，在 1ETH2 中与 Asp80 的氧原子形成氢键；C3G 的吡喃上的碳原子作为氢供体，在 1ETH2 中与 Phe78 的氧原子形成氢键；C3G 的氢氧根上的氧原子作为氢受体，与 1ETH2 中 His152 的氮原子形成氢键；C3G 的苯环通过 Pi-Pi 与 Tyr115 的苯环相互作用。

① 1cal=4.184J。

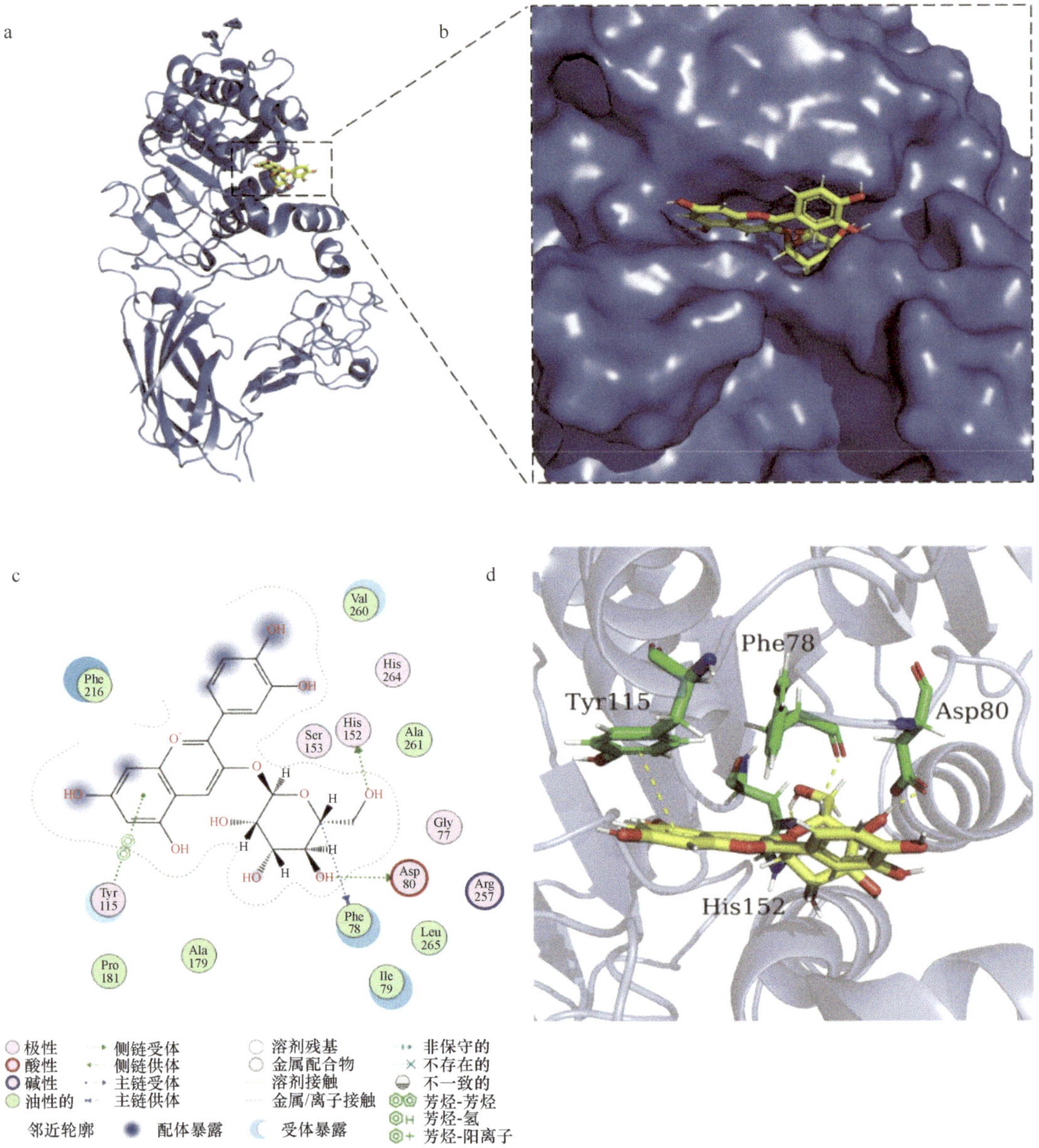

图 2-38 C3G 和 1ETH2 的结合模式

a. C3G 与 1ETH2 的虚拟结合模式；b. C3G 与 1ETH2 的表面结合模式；c. C3G 与 1ETH2 的 2D 结合模式；d. C3G 与 1ETH2 的 3D 结合模式。C3G 以黄色标识；胰脂肪酶与 C3G 结合的残基以绿色标识；受体的主干以浅蓝色标识；氢键以黄色虚线标识

catechin 与 1ETH2 的结合模式如图 2-39 所示。C3G-catechin 与 1ETH2 的结合方式如表 2-35 所示。在绑定袋中，catechin 作为氢供体，其氢氧根上的氧原子与 Asn167 的氧原子形成氢键；在 catechin 的氢氧化物上氧原子作为氢受体，与 Val322 的氧原子形成氢键；catechin 的苯环通过 Pi-Pi 与 Lys198 的苯环相互作用。

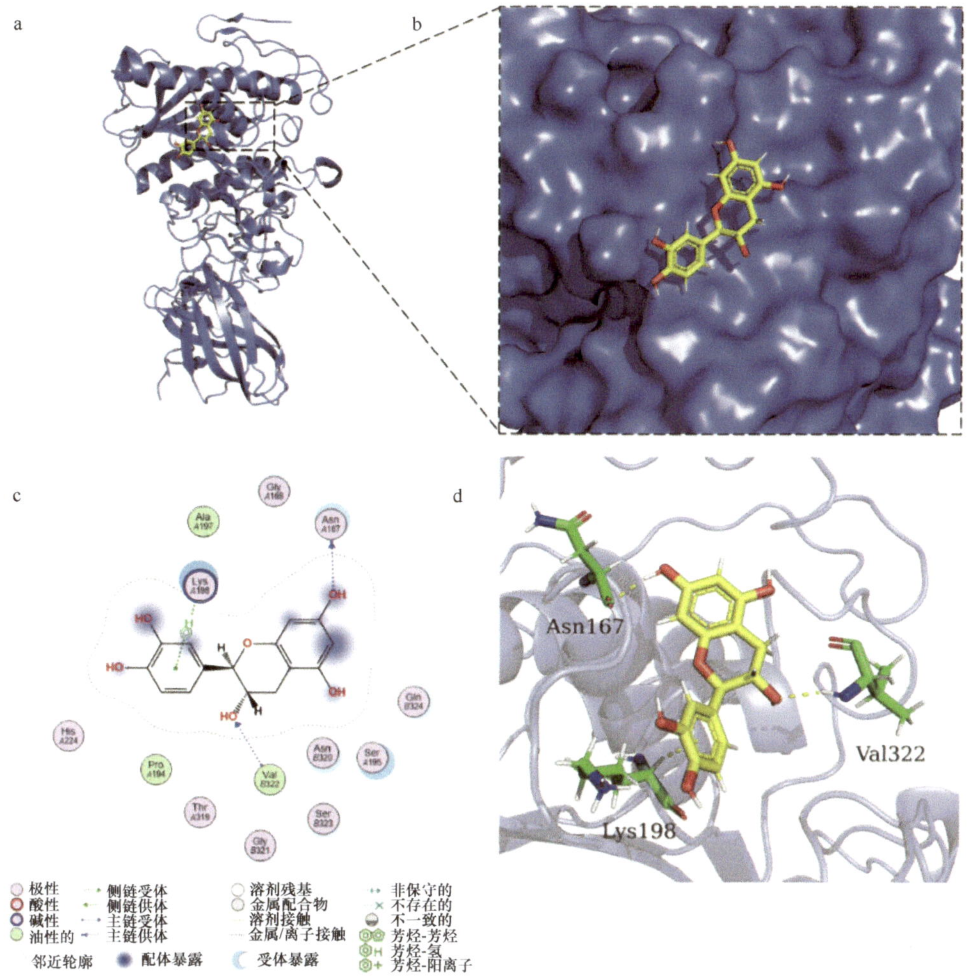

图 2-39　catechin 和 1ETH2 的结合模式

a. catechin 与 1ETH2 的结合模式；b. catechin 与 1ETH2 的表面结合模式；c. catechin 与 1ETH2 的 2D 结合模式；d. catechin 与 1ETH2 的 3D 结合模式。catechin 以黄色标识；胰脂肪酶与 catechin 结合周围的残基在绑定袋中以绿色标识；受体的主干以浅蓝色标识；氢键以黄色虚线标识

表 2-35　C3G-catechin 与 1ETH2 之间的结合方式

序号	配体	C3G-catechin 中的原子	PL 中的残留物	距离（Å）	交互类型
1	C3G	O	Arg257.O	1.7	氢键
2	C3G	O	Arg80.OD2	2.4	氢键
3	C3G	O	His152.ND1	1.7	氢键
4	C3G	苯环	Phe78.CD2	3.1	Pi-H
5	C3G	吡喃	Phe78.CD2	3.0	Pi-H
6	C3G	苯环	Phe216.苯环	3.7	Pi-Pi
7	catechin	O	Pro194.O	1.8	氢键
8	catechin	O	Asn167.O	1.7	氢键
9	catechin	O(5)	Lys198.NZ	2.1	氢键
10	catechin	O(6)	Lys198.NZ	2.0	氢键
11	catechin	苯环	Ser195.O	4.2	Pi-H

C3G-catechin 与 1ETH2 的结合模式如图 2-40 所示。C3G-catechin 与 1ETH2 的结合方式如表 2-35 所示。在绑定袋中，C3G 结构中，吡喃上的氧原子作为氢受体，与 Arg257 的氧原子形成氢键；C3G 的氢氧根上的氧原子作为氢供体，与 Asp80 的氧原子形成氢键；C3G 的氢氧根上的氧作为氢受体，与 1ETH2 中 His152 的氧原子形成氢键；C3G 结构中，苯环与 Phe216 结构的苯环形成 Pi-Pi 相互作用。在绑定袋内，catechin 氢氧根的氧原子

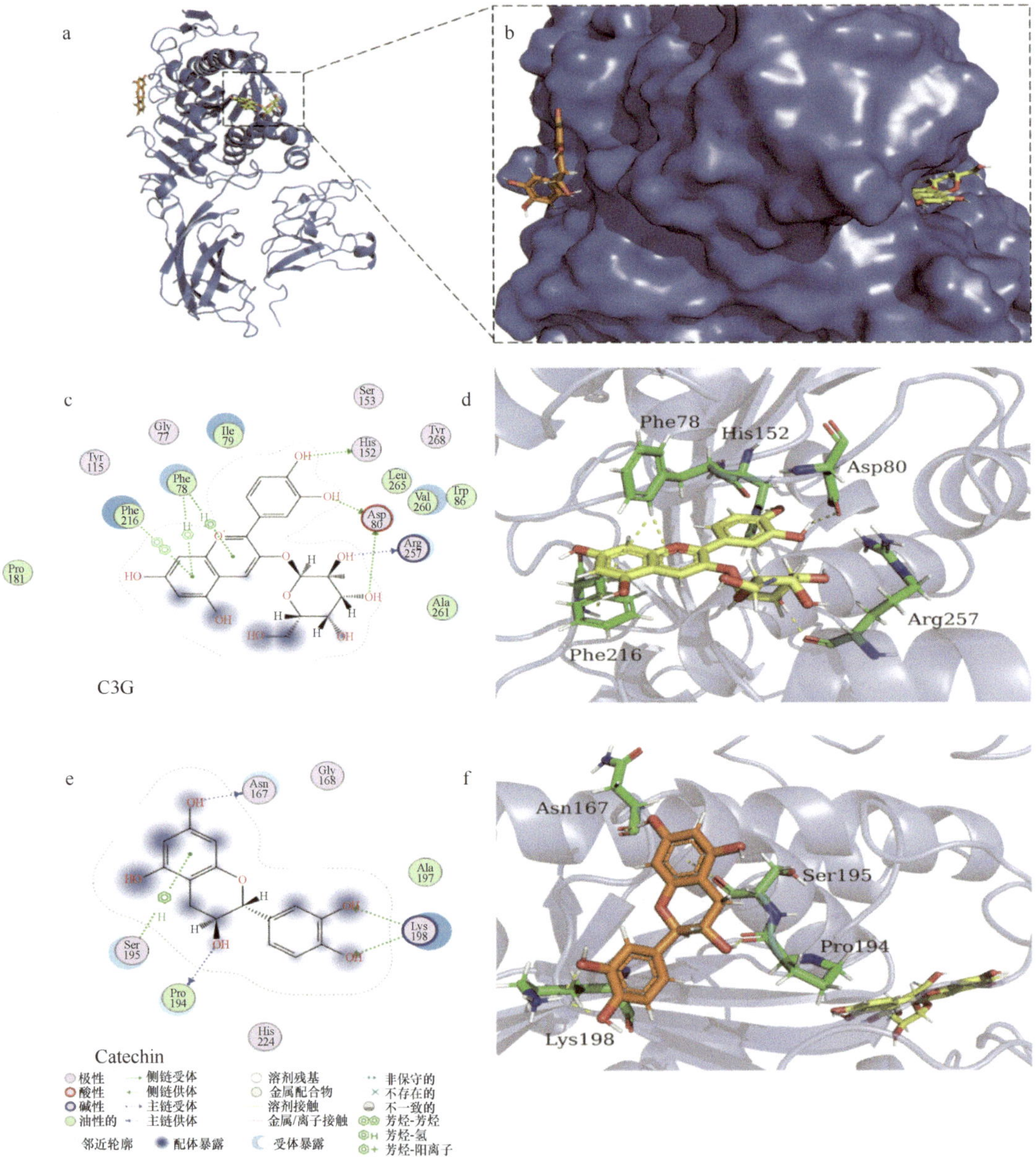

图 2-40　C3G-catechin 和 1ETH2 的结合模式

a. C3G-catechin 与 1ETH2 的结合模式；b. C3G-catechin 与 1ETH2 的表面结合模式；c. C3G 与 1ETH2-catechin 的 2D 结合模式；d. C3G 与 1ETH2-catechin 的 3D 结合模式；e. catechin 与 1ETH2-C3G 的 2D 结合模式；f. catechin 与 1ETH2-C3G 的 3D 结合模式。C3G 以黄色标识；儿茶素以黄色标识；胰脂肪酶与 C3G 结合周围的残基以绿色标识；受体的主干以浅蓝色标识；氢键以黄色虚线标识

作为氢供体，与 Pro194 的氧原子形成氢键；catechin 结构中，氢氧根上的氧原子可作为氢供体，与氨基酸残基 Asn167 中的氧原子形成氢键；catechin 的苯环与 Ser195 的碳原子形成 Pi-H 相互作用。

2. 圆二色光谱分析

利用圆二色光谱研究 C3G、catechin、C3G-catechin 对胰脂肪酶构象变化的影响，如图 2-41a～c 所示胰脂肪酶的圆二色光谱图在 208nm 时存在负峰。添加 C3G、catechin、C3G-catechin 之后，随着抑制剂浓度的升高，负峰所表示的摩尔椭圆率逐渐降低，即出现了波的损耗，且出现波的红移，这种现象在 C3G-catechin 中更显著，表明抑制剂与胰脂肪酶结合改变了胰脂肪酶分子的二级结构。由于活性口袋的二级结构对胰脂肪酶的催化作用非常重要，因此这一变化可能降低胰脂肪酶的催化功能。胰脂肪酶的二级结构受 3 种抑制剂的种类和添加量影响（表 2-36）。0.6mmol/L C3G 的胰脂肪酶的 α-螺旋比例相较于 0.1mmol/L 组由 0.32%减少到 0.13%。0.6mmol/L C3G-catechin 的 α-螺旋由 0.24%减少到 0.11%，无规则卷曲由 0.35%增加到 0.60%。总之，C3G 和 catechin 对 PPL 的二级结构都有很大的影响。由于 PPL 的活性袋区主要由 α-螺旋结构组成，C3G 使 PPL 的 α-螺旋结构减少，β-折叠和 β-转角增加，这可

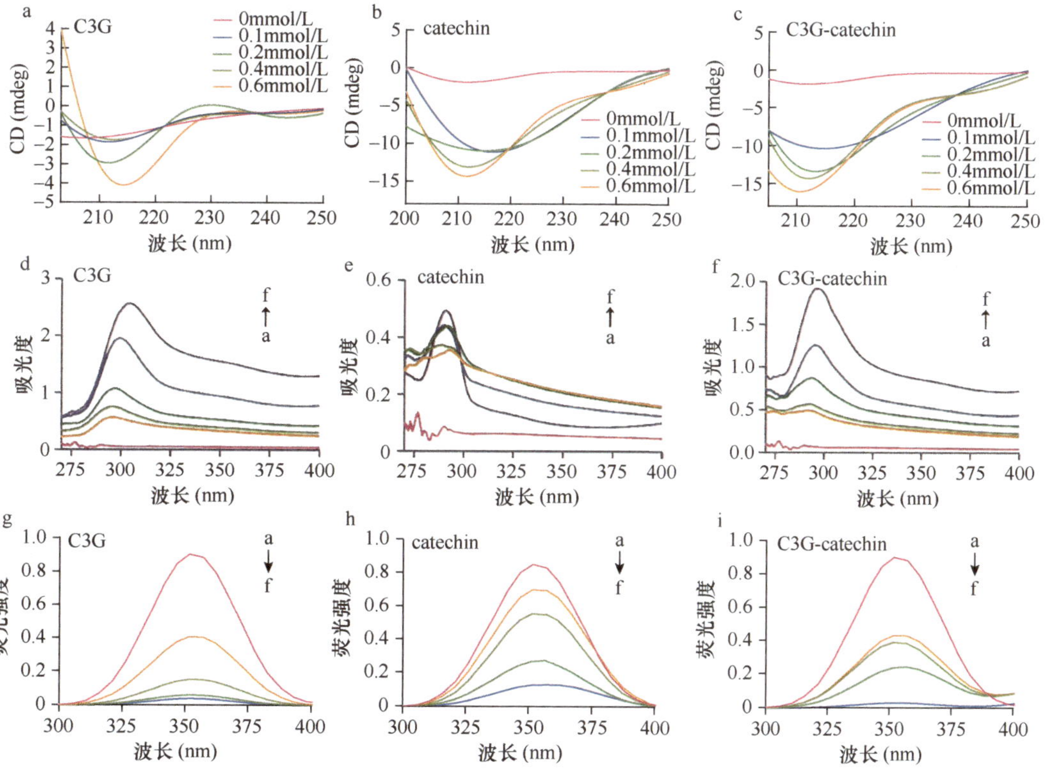

图 2-41　圆二色光谱、紫外吸收光谱和荧光发射光谱分析

a～c. 圆二色光谱；d～f. 紫外吸收光谱中抑制剂（a→f）的浓度分别为 0mmol/L、0.02mmol/L、0.04mmol/L、0.08mmol/L、0.16mmol/L、0.32mmol/L；g～i. 荧光光谱中抑制剂（a→f）的浓度分别为 0mmol/L、0.06mmol/L、0.12mmol/L、0.24mmol/L、0.48mmol/L

表 2-36 胰脂肪酶不同二级结构的占比

二级结构	C3G 浓度（mmol/L）				catechin 浓度（mmol/L）				C3G-catechin 浓度（mmol/L）				空白
	0.1	0.2	0.4	0.6	0.1	0.2	0.4	0.6	0.1	0.2	0.4	0.6	
α-螺旋（%）	0.32	0.22	0.15	0.13	0.33	0.28	0.18	0.17	0.24	0.27	0.22	0.11	0.39
β-折叠（%）	0.42	0.31	0.02	0	0	0.27	0.06	0.41	0.1	0.2	0.29	0.18	0
β-转角（%）	0.11	0.15	0.28	0.32	0.31	0.03	0.21	0.15	0.26	0.04	0.23	0.05	0.13
无规则卷曲（%）	0.32	0.41	0.48	0.36	0.45	0.48	0.46	0.32	0.35	0.43	0.3	0.60	0.48

能是由于 C3G 改变了活性袋的二级结构。类似地，新绿原酸和隐绿原酸诱导胰脂肪酶 α-螺旋比例增加。活性口袋中二级结构的变化影响了胰脂肪酶的催化性能。有研究认为 C3G、catechin、C3G-catechin 的添加减弱酶活性中心疏水键和周围二硫键的稳定性，从而降低了胰脂肪酶的催化活性。

3. 紫外吸收光谱分析

本研究采用紫外吸收光谱法确定胰脂肪酶与 C3G、catechin、C3G-catechin 结合后的结构变化。图 2-41d～f 为不同浓度的 C3G、catechin、C3G-catechin 存在下脂肪酶的吸收光谱曲线。可以看出，添加抑制剂后吸收峰强度随着抑制剂浓度的增加而增强，最大吸收峰发生了不同程度的红移，这种变化在 C3G-catechin 复合抑制剂中更明显。这说明 C3G-catechin 复合抑制剂在更大程度上改变了胰脂肪酶的构象，使胰脂肪酶的催化活性显著降低。

4. 荧光发射光谱分析

荧光发射光谱是研究小分子与蛋白质相互作用的一种有前景的潜在方法，已广泛应用于功能蛋白的结构研究，反映了蛋白质荧光团微环境的变化。我们研究了 C3G、catechin、C3G-catechin 与胰脂肪酶的相互作用。如图 2-41g～i 所示，从 3 种抑制剂与胰脂肪酶的作用体系来看，随着抑制剂浓度的增加，接近 310nm 处胰脂肪酶的荧光发射光谱强度逐渐减弱，且最大发射波长均有一定程度的红移情况，说明 3 种多酚抑制剂能诱导荧光淬灭，进而影响脂肪酶的构象。抑制剂与胰脂肪酶的结合在一定程度上改变了胰脂肪酶的结构，使发生荧光淬灭的色氨酸和酪氨酸残基周围的疏水性有所增加，酶催化活力降低。

5. 荧光淬灭机理与结合常数分析

根据荧光发射光谱，计算了动力学常数和热力学常数。不同抑制剂与胰脂肪酶相互作用的荧光淬灭曲线如图 2-42、表 2-37 所示，K_q 为分子淬灭速率常数，K_{sv} 为动态淬灭常数，$[Q]$为淬灭剂浓度，当温度为 310K 时：$K_{sv}(C3G)=1.91\times10^4(mol\cdot L)^{-1}$，$K_{sv}(catechin)=0.76\times10^4(mol\cdot L)^{-1}$，$K_{sv}(C3G\text{-}catechin)=2.11\times 10^4(mol\cdot L)^{-1}$，生物大分子的荧光平均寿命约为 $10^{-8}s$，因而可以求得：$K_q(C3G)=1.91\times10^{12}\ L/(mol\cdot s)$，$K_q(catechin)=0.76\times10^{12}\ L/(mol\cdot s)$，$K_q(C3G\text{-}catechin)=2.11\times10^{12}\ L/(mol\cdot s)$。

3 种抑制剂的 K_q 远大于 $2\times10^{11}L/(mol\cdot s)$，则为静态淬灭，C3G、catechin、C3G-catechin 的分子淬灭速率常数 K_q 排序为：C3G-catechin＞C3G＞catechin，说明

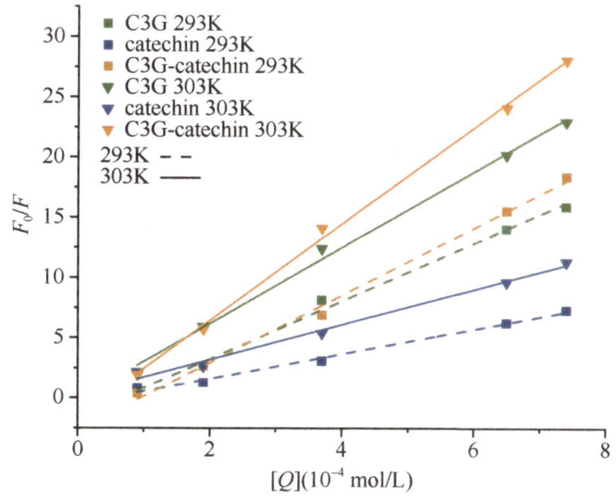

图 2-42　293K、303K 温度下 C3G、catechin、C3G-catechin 对胰脂肪酶荧光淬灭 Stern-Volmer 曲线

C3G-catechin 淬灭效果更显著，且温度越高淬灭现象越明显。静态淬灭中，结合常数（K_a）与结合位点数（n）如表 2-37 所示，3 种抑制剂的结合位点数（n）均接近 1，说明胰脂肪酶的配合物中只有一个结合位点。另外，对比 C3G、catechin 与胰脂肪酶的 K_a 值和 n 值，C3G-catechin 与胰脂肪酶的结合能力高于单一化合物，凸显了协同作用在与脂肪酶结合过程中的重要性。

表 2-37　303K 时多酚与胰脂肪酶相互作用的淬灭常数 K_{sv}、结合常数 K_a、结合位点数 n

多酚	K_{sv}［10^4(mol·L)$^{-1}$］	K_q［10^{12}L/(mol·s)］	决定系数 1（R^2）	K_a［10^4(mol·L)$^{-1}$］	n	决定系数 2（R^2）
C3G	2.96	1.84	0.996 4	1.69	1.35	0.970 4
catechin	1.34	0.83	0.991 7	1.10	1.08	0.967 1
C3G-catechin	3.50	2.17	0.998 0	2.65	1.23	0.973 1

注：决定系数 1，通过式（2-7）和式（2-8）拟合所得；决定系数 2，通过式（2-9）拟合所得

6. 热力学参数和作用力

抑制剂与胰脂肪酶之间的作用力主要有 4 种，分别是氢键作用力、静电作用力、范德瓦耳斯力和疏水作用力。由表 2-38 可推断，C3G 与胰脂肪酶间相互作用力为静电作用力，catechin 与胰脂肪酶分子间相互作用力主要为疏水作用力，C3G-catechin 与胰脂肪酶间作用力为氢键作用力和范德瓦耳斯力。C3G-catechin 比 C3G 和 catechin 具有更强的结合能力，进而导致胰脂肪酶的结构和催化活性发生显著的变化，这也进一步验证了酶动力学、圆二色光谱和紫外吸收光谱的结果。

表 2-38　303K 下 C3G、catechin、C3G-catechin 与胰脂肪酶结合的热力学参数

多酚	ΔH（kJ/mol）	ΔS[J/(mol·K)]	ΔG（kJ/mol）
C3G	−914.54	1.35	−1 324
catechin	127 828	422.60	−219
C3G-catechin	−80 644	−258.05	−2 455

（五）小结

1）在分子对接中，C3G、catechin、C3G-catechin 与胰脂肪酶活性口袋的氨基酸残基形成疏水作用力和氢键。相较于单体，C3G-catechin 复合物与胰脂肪酶氨基酸残基间形成的分子间作用力更强，换句话说，与 C3G、catechin 相比，C3G-catechin 与酶的结合能力更强，即 C3G-catechin 复配抑制剂对胰脂肪酶有更好的抑制作用。

2）通过圆二色光谱进行抑制机制研究，结果表明，随着 C3G、catechin、C3G-catechin 抑制剂浓度的升高摩尔椭圆率逐渐降低，即出现了波的损耗，且胰脂肪酶活性中心 α-螺旋结构含量出现剂量依赖性的降低，复配物 C3G-catechin 对酶的二级结构影响更大。

3）通过紫外可见吸收光谱进行抑制机制研究，结果表明，随着 C3G、catechin、C3G-catechin 抑制剂浓度的升高吸收峰强度逐渐增加，复配物 C3G-catechin 对酶的二级结构影响更大。

4）通过荧光发射光谱进行抑制机制研究，结果表明，随着抑制剂浓度的增加，在 310nm 处胰脂肪酶的荧光发射光谱强度逐渐减弱，且这种现象在 C3G-catechin 复合抑制剂中更显著。这说明 3 种多酚抑制剂能诱导荧光淬灭，进而影响脂肪酶的构象；对荧光淬灭机理进行分析，3 种抑制剂的结合位点数（n）均接近于 1，说明胰脂肪酶的配合物中只有一个结合位点，C3G-catechin 与脂肪酶的结合能力高于单一化合物。

三、矢车菊素-3-*O*-葡萄糖苷协同儿茶素影响小肠转运机制

（一）引言

目前的研究表明，降低胆固醇溶解度是减少脂质积累和治疗高脂血症的有效途径（Micallef and Garg，2009）。通过抑制胰脂肪酶的活性来减缓甘油三酯的消化是抑制胆固醇吸收的新策略（Mittendorfer et al.，2001；Birari and Bhutani，2007）。我们通过体外消化试验验证了这 3 种胰脂肪酶抑制剂能够减缓甘油三酯的消化，以及降低胆固醇溶解度，进而抑制胆固醇的吸收。除此之外，抑制小肠细胞对胆固醇的摄取也可以抑制胆固醇的吸收。因此，我们试图通过向小肠细胞中添加多酚类物质从而调节脂质代谢和抑制胆固醇在小肠中积累。由于谷物中的多酚类物质在血液循环中的吸收率并不高，多酚在整个循环系统中吸收过程较为复杂，迄今为止，对 C3G、catechin 或其他杂粮中多酚类物质的肠道转运率研究很少，因此，探究 C3G、catechin、C3G-catechin 在人体中的吸收过程对脂质代谢具有重要意义。本小节通过构建 Caco-2 细胞单层模型并测定细胞完整性，以及通过测定 C3G、catechin、C3G-catechin 在小肠细胞中的跨膜吸收率和跨膜转运方式，从而探究 C3G、catechin、C3G-catechin 的小肠转运机制，以阐明酚类物质在人体中的运输和代谢。

（二）材料与设备

1. 主要材料

实验细胞 Caco-2 为肠癌细胞，购自美国 ATCC 细胞库，实验所用试剂如表 2-39 所示。

表 2-39　主要实验试剂

名称	公司名称
油酸	上海阿拉丁生化科技股份有限公司
氯化钠	北京化工厂有限责任公司
磷酸缓冲液（PBS）	美国 Thermo Scientific 公司
矢车菊素-3-*O*-葡萄糖苷（C3G，>98%）	成都植标化纯生物技术有限公司
儿茶素（catechin，>95%）	成都植标化纯生物技术有限公司
胎牛血清（FBS）	以色列 BI 公司
DMEM 高糖培养基	美国 Gibco 公司
双抗试剂	美国 Thermo Scientific 公司
0.25%胰酶-EDTA 细胞消化液	美国 Thermo Scientific 公司
二甲基亚砜（DMSO）	美国 Sigma-Aldrich 公司
荧光黄（≥80%）	上海阿拉丁生化科技股份有限公司
盐酸维拉帕米（≥99%）	上海源叶生物科技有限公司
丙磺舒（98%）	上海源叶生物科技有限公司
HBSS 缓冲液	北京索莱宝科技有限公司

2. 主要仪器

实验所用主要仪器如表 2-40 所示。

表 2-40　主要仪器

仪器名称	型号	生产厂家
超声波细胞粉碎机	SCIENTZ-IID	宁波新芝生物科技股份有限公司
高速冷冻离心机	X-30R	美国 Agilent 公司
酶标仪	FLUOstar Omega	德国 Bmg Labtech 公司
Lab Shaker/摇床	TH2-072HT	上海博彩生物科技有限公司
CO_2 恒温培养箱	BB16UV	德国 Heraeus 公司
倒置荧光显微镜	Axio Imager	德国 Carl Zeiss 公司

（三）实验方法

1. Caco-2 细胞培养

在含 10%胎牛血清、50U/ml 青霉素和 50μg/ml 链霉素的 DMEM 培养液中培养 Caco-2 细胞，培养环境为 37℃、5% CO_2。

2. Caco-2 细胞活力测试

Caco-2 细胞以 5×10^4 细胞/孔的密度接种到 96 孔板中，每孔 200μl，于培养箱（37℃，5% CO_2）中培养 24h。加药组分别添加 C3G、catechin、C3G-catechin 并配制成 75～100mmol/L 浓度梯度的样品液以替换不含多酚的 DMEM 培养液，不含样品的培养液视为对照组。每孔 200μl，设置 3 个重复。继续培养 24h 后，吸弃上清，每孔加入 200μl

0.1mg/ml MTT 溶液，继续培养 4h 后终止培养。吸弃孔内液体，每孔加入 200μl DMSO，置于摇床上低速振荡 10min，使结晶充分溶解。酶标仪下检测 490nm 下各孔的吸光值。实验中设凋零孔、对照孔及加药孔；加药组为加入不同浓度药物的细胞悬液；其中凋零孔只加入不含细胞的培养基；对照孔只加药物溶剂的细胞悬液。

3. Caco-2 单层细胞模拟小肠转运模型的构建

将 15～20 代的 Caco-2 细胞以 1×10^5 个/ml 接种于 12 孔 Transwell 板的细胞膜顶侧（AP）小室中，每孔 0.5ml 细胞液，基底侧（BL）加入 1.5ml 培养基，接种 24h 后更换细胞膜顶侧和基底侧培养基，隔天换一次培养基，培养 21d。细胞单层的跨内皮细胞电阻（trans-epithelium electrical resistant，TEER）均超过 $500\Omega\cdot cm^2$ 则认为模型有效。

4. C3G、catechin、C3G-catechin 在 Caco-2 细胞模型中的跨膜转运研究

（1）C3G、catechin、C3G-catechin 的吸收率比较

3 种花色苷分别溶解在 HBSS 缓冲液中，浓度均为 50μmol/L。转运总时间为 150min。AP→BL 转运：AP 分别加入 0.5ml C3G、catechin、C3G-catechin 给药液，BL 加入 1.5ml HBSS 缓冲液。于 30min、60min、90min、120min、150min 分别从下室取样 200μl，并补充同等体积的 HBSS 缓冲液。BL→AP 转运：下室加入 1.5ml C3G、catechin、C3G-catechin 给药液，上池加入 0.5ml HBSS 缓冲液。于 30min、60min、90min、120min、150min 分别从上池取样 200μl，并补充同等体积的 HBSS 缓冲液。花色苷 AP→BL 侧吸收率按照下式进行计算：

$$R(\%)=\frac{C_{BL}\times V_{BL}}{C_{AP}\times V_{AP}}\times 100 \tag{2-13}$$

式中，R 表示花色苷的吸收率；C_{BL} 为 BL 侧花色苷的浓度，单位为 μmol/L；V_{BL} 为培养板中 BL 侧花色苷的体积，单位为 L；C_{AP} 为花色苷在 AP 侧的初始浓度，单位为 μmol/L；V_{AP} 为培养板中 AP 侧花色苷的体积，单位为 L。花色苷 BL→AP 吸收率按照下面公式进行计算：

$$R(\%)=\frac{C_{AP}\times V_{AP}}{C_{BL}\times V_{BL}}\times 100 \tag{2-14}$$

式中，R 表示花色苷的吸收率；C_{AP} 为 AP 侧花色苷的浓度，单位为 μmol/L；V_{AP} 为培养板中 AP 侧花色苷的体积，单位为 L；C_{BL} 为 BL 侧花色苷的初始浓度，单位为 μmol/L；V_{BL} 为培养板中 BL 侧花色苷的体积，单位为 L。

（2）花色苷的表观渗透系数

Caco-2 细胞以 1×10^5 细胞/孔的密度接种于 96 孔板中，于 37℃，5% CO_2 培养箱中培养 24h，每隔一天更换培养基，细胞分化 21d。细胞单层的 TEER 值均超过 $400\Omega\cdot cm^2$ 被认为模型有效，可用于进行 AP 侧与 BL 侧的双向转运实验。药物的表观渗透系数（Papp）的计算如公式所示：$Papp = dQ/dt\times A\times C_0$，其中 Q 为累积转运量，代表分析物在接收室出现的总量（μmol）；dQ/dt 表示速率（μmol/s），是药物累计转运量 Q 对时间 t 进行线性回归的斜率；C_0 为分析物在给药室的初始浓度（$\mu mol/cm^3$）；A 为聚碳酯膜的表面积（cm^2）。药物外排率（ER）计算如公式所示：ER=Papp(BL→AP)/Papp(AP→BL)。

（四）结果与讨论

1. Caco-2 细胞单层完整性的测定

细胞模型的电阻值大小在一定程度上反映细胞的紧密性与完整性。实验测得的单层细胞跨膜电阻值如图 2-43 所示，从图中可以看出，Caco-2 细胞模型的紧密程度在 12d 内呈不断增加的趋势。第 12 天时达到 600Ω·cm^2。前 3 天电阻值增长缓慢，第 3 天时大概在 150（Ω·cm^2）。这可能是由于细胞在被胰酶消化后活性较弱，分裂慢。第 4 天电阻值开始急速增加。此时细胞快速分裂，并会分化形成肠上皮细胞特殊结构。最后一周电阻值处于平稳略有下降趋势，细胞分化基本完成，细胞膜变得更加紧密，有少数细胞处于衰亡状态。

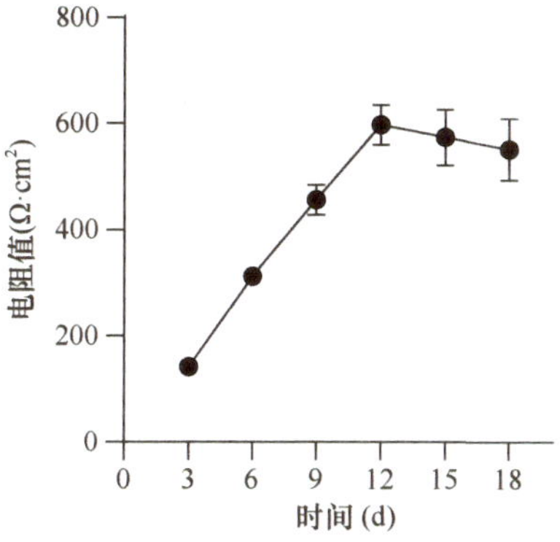

图 2-43　Caco-2 单层细胞跨膜电阻值-时间曲线

2. Caco-2 细胞活力实验

C3G、catechin、C3G-catechin 在 0～100μmol/L 范围内，对 Caco-2 细胞活性的影响如图 2-44 所示。其中在 0～50μmol/L 浓度范围内的 3 种花色苷，对细胞活力无显著影响，而 100μmol/L 的处理组有显著细胞毒性（P<0.01）。因此，在 0～50μmol/L 的浓度

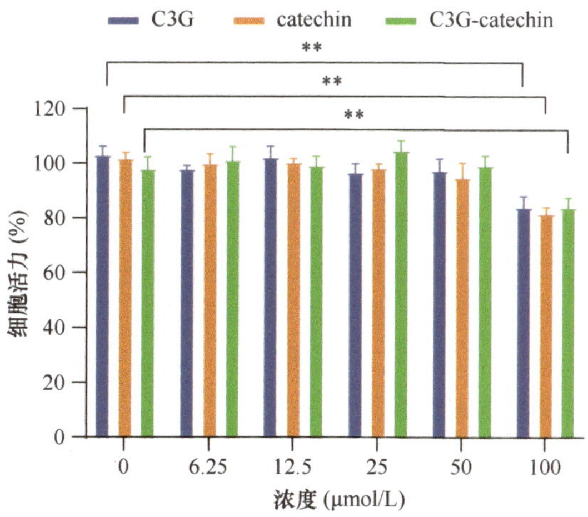

图 2-44　不同浓度的花色苷对 Caco-2 细胞活性的影响

**表示同一花色苷在 0μmol/L 与 100μmol/L 浓度下差异极显著性（P<0.01）

范围内，任一浓度都可用于转运实验。考虑到检测的便捷性，以 50μmol/L 的浓度进行后续实验，研究 Caco-2 细胞小肠转运机制。

3. 花色苷的吸收率

C3G、catechin、C3G-catechin 在 Caco-2 细胞模型中的双向转运实验结果如图 2-45 所示。在相同浓度下，catechin、C3G-catechin 从 AP→BL 侧的吸收率随时间的增加而增加，C3G 的吸收率随时间变化不明显；3 种花色苷的吸收率大小顺序为 catechin＞C3G-catechin＞C3G，150min 时的吸收率分别为 C3G（17.47%）、catechin（73.41%）、C3G-catechin（30.19%）。3 种花色苷之间吸收率差异显著（P<0.05），在这 3 种花色苷中，catechin 的吸收率最高，C3G 的吸收率最低。由苷元结构分析，羟基数目越多花色苷吸收率越低；花色苷 catechin 的苷元结构中羟基数目为 5 个，C3G 为 8 个，因此 catechin 的吸收率更高。同时研究结果表明，相同浓度的 catechin、C3G-catechin 的 BL→AP 吸收率在 150min 内随着时间的增加而增长，C3G 的吸收率随时间变化不明显，与 AP→BL 吸收率的趋势一致。C3G、catechin、C3G-catechin 从 BL 侧到 AP 侧的 150min 内的吸收率分别为 15.41%、68.71%、26.84%。catechin 与其他 2 种花色苷的吸收率相比有显著性差异（P<0.05）。

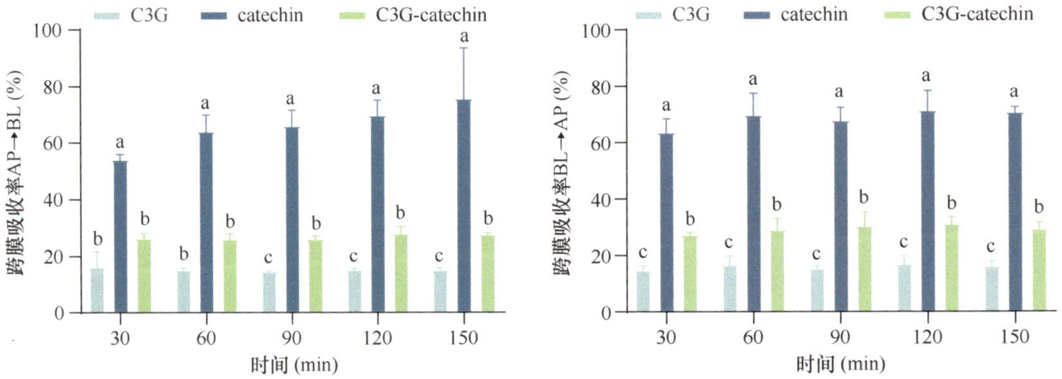

图 2-45　不同花色苷跨膜吸收率随时间的变化曲线

不同的小写字母（a、b、c）表示同一花色苷、不同时间差异显著（P<0.05）

4. 花色苷的表观渗透系数

（1）荧光黄在 Caco-2 细胞的跨膜转运

模型药物跨膜转运实验结果表明，荧光黄的 Papp 值为$(0.48\sim0.58)\times10^{-6}$cm/s，在 Caco-2 模型中所属渗透性等级范围内$(0.1\sim0.7)\times10^{-6}$cm/s。表明此时 Caco-2 细胞模型结构及外排功能完整，可用于研究体外药物在肠道吸收过程中的代谢及转运等。

（2）时间对 C3G、catechin、C3G-catechin 在 Caco-2 细胞中转运特性的影响

Caco-2 细胞转运模型的 Papp 值与渗透率呈正相关，其中 catechin＞C3G-catechin＞C3G，这与 3 种花色苷的吸收率结果趋势一致，且随着孵育时间的增加，C3G、catechin、C3G-catechin 双向转运 Papp 值均减小，不同的时间比较 Papp 值的差异具有统计学意义（P<0.05），3 种花色苷的 Papp（AP→BL）均高于 Papp（BL→AP），差异具有统计学意义（P<0.05）。通常用 Papp（BL→AP）与 Papp（AP→BL）的比值表示药物外排率

（RB-A/A-B），花色苷在小肠吸收中的转运方式可根据外排比率与 1 的大小关系来判断。由表 2-41 可知，3 种花色苷的转运率均<1，无明显外排现象，判断花色苷可被 Caco-2 细胞膜顶侧的转运载体所摄取，以被动扩散形式为主，有明显方向性。实验结果中 C3G、catechin、C3G-catechin 的 Papp 值（AP→BL）普遍低于荧光黄，证明 C3G、catechin、C3G-catechin 在肠道中的渗透性差，口服生物利用度低。

表 2-41　不同时间和 P-gp 抑制剂对 Caco-2 细胞模型双向药物转运的影响

分组	添加物质（浓度 50μmol/L）	时间（min）				
		30	60	90	120	150
Papp（AP→BL）（×10^{-5}cm/s）	荧光黄	5.75±0.17	5.07±1.72	4.59±2.21	4.6±2.63	4.65±2.94
	C3G	3.9±1.32^{Aa*}	1.8±0.07^{Cb*}	1.1±0.02^{Cb*}	0.9±0.03^{Cb*}	0.7±0.03^{Bb*}
	catechin	7.9±0.26^{Ba}	4.6±0.43^{Ab*}	3.0±0.27^{Ac*}	2.5±0.19^{Ad*}	2.2±0.52^{Ad*}
	C3G-catechin	4.9±0.29^{Ba*}	2.4±0.16^{Bb*}	1.6±0.05^{Bc*}	1.3±0.11^{Bd*}	1.0±0.02^{Bd*}
	C3G+Prob	8.47±0.39	4.55±0.09	3.12±0.02	2.45±0.03	1.83±0.09
	catechin+Prob	9.19±0.53	4.46±0.36	3.15±0.14	2.48±0.19	1.93±0.49
	C3G-catechin+Prob	8.56±0.42	4.37±0.29	3.15±0.27	2.41±0.13	1.97±0.53
	C3G+Ver	11.4±0.49	5.73±0.21	4.05±0.12	3.16±0.17	2.47±0.14
	catechin+Ver	11.2±0.23	6.02±0.37	3.98±0.31	3.25±0.52	2.54±0.17
	C3G-catechin+Ver	10.5±0.39	6.14±0.27	4.21±0.52	3.48±0.27	2.78±0.25
Papp（BL→AP）（×10^{-5}cm/s）	荧光黄	3.2±0.05	1.57±0.15	1.12±0.13	0.87±0.1	0.7±0.08
	C3G	1.8±0.14^{Ba}	1.0±0.17^{Bb}	0.6±0.04^{Cc}	0.5±0.08^{Ccd}	0.4 ±0.04^{Cde}
	catechin	6.1±2.78^{Aa}	2.5±0.28^{Ab}	1.6±0.11^{Ab}	1.31±0.13^{Ab}	1.0±0.03^{Ab}
	C3G-catechin	2.5±0.06^{Ba}	1.3±0.18^{Bb}	0.9±0.15^{Bc}	0.73±0.06^{Bd}	0.5±0.04^{Bd}
	C3G+Prob	5.31±0.72	2.79±0.37	1.62±0.08	1.29±0.09	1.06±0.04
	catechin+Prob	5.36±0.52	2.50±0.27	1.64±0.37	1.27±0.27	0.98±0.34
	C3G-catechin+Prob	6.58±0.34	3.24±0.45	1.77±0.28	1.44±0.39	1.66±0.23
	C3G+Ver	5.49±0.66	3.07±0.2	2.09±0.03	1.71±0.15	1.21±0.28
	catechin+Ver	6.38±0.37	3.45±0.29	2.05±0.56	1.68±0.29	1.32±0.34
	C3G-catechin+Ver	6.79±0.28	3.34±0.42	2.11±0.08	1.95±0.18	1.75±0.38
ER	荧光黄	0.56	0.34	0.30	0.27	0.25
	C3G	0.49	0.56	0.53	0.57	0.54
	catechin	0.77	0.55	0.52	0.51	0.48
	C3G-catechin	0.52	0.56	0.58	0.56	0.53
	C3G+Prob	0.63	0.61	0.52	0.53	0.56
	catechin+Prob	0.58	0.56	0.52	0.51	0.48
	C3G-catechin+Prob	0.77	0.74	0.56	0.60	0.86
	C3G+Ver	0.48	0.54	0.51	0.54	0.51
	catechin+Ver	0.57	0.57	0.51	0.52	0.52
	C3G-catechin+Ver	0.65	0.54	0.50	0.56	0.65

注：数据标注不同的小写字母（a～d）表示同一花色苷、不同时间存在的显著性差异（P<0.05）；数据标注不同的大写字母（A～C）表示同一时间、不同花色苷存在的显著性差异（P<0.05）；数据标注*表示同一花色苷、不同转运方向存在的显著性差异（P<0.05）

（3）P-gp 抑制剂对 C3G、catechin、C3G-catechin 在 Caco-2 细胞中转运特性的影响

如表 2-41 所示，与不加 P 糖蛋白（permeability glycoprotein，P-gp）抑制剂比较，加入 P 糖蛋白抑制剂（+Prob）后，C3G、C3G-catechin 在 Caco-2 细胞模型上的双向转运 Papp 值升高，且 ER 均＜1，差异具有统计学意义（P＜0.05），表明花色苷不是 P 糖蛋白和多药耐药相关蛋白质底物（+Ver），属于被动扩散，进一步推测 C3G、catechin、C3G-catechin 在肠道的转运机制以被动扩散为主，并对时间有明显的依赖性，且 P 糖蛋白和多药耐药相关蛋白质对 C3G、catechin、C3G-catechin 在肠道转运中无明显影响。

（五）小结

1）通过探究花色苷在 Caco-2 细胞中的吸收转运情况，结果表明，C3G、catechin、C3G-catechin 在肠道吸收转运过程中的吸收率为 catechin＞C3G-catechin＞C3G。

2）通过探究花色苷在 Caco-2 细胞中的吸收转运情况，结果表明，C3G、catechin、C3G-catechin 在肠道中的转运方式主要以被动扩散为主，渗透性差且对时间有明显的依赖性，P 糖蛋白和多药耐药相关蛋白质对 C3G、catechin、C3G-catechin 在肠道转运中无明显影响。针对多酚类口服制剂的开发应充分考虑其渗透性，以提高其口服生物利用度。

四、基于 Caco-2/HepG2 共培养细胞模型的多酚协同降脂功能及机制

（一）引言

Gallardo 等（2016）通过 Caco-2/HepG2 共培养细胞模型探究了对羟苯基乙醇硝基衍生物在肠细胞中的脂代谢过程和生物利用度。事实证明，Caco-2/HepG2 共培养模型能够精确地研究多酚的转运和功能活性的变化（姚轶俊，2020）。前期研究表明，矢车菊素-3-*O*-葡萄糖苷（C3G）、儿茶素（catechin）在体外具有很强的降脂活性。本小节采用 Transwell 共培养系统构建 Caco-2 肠癌细胞/HepG2 肝癌细胞共培养模型，通过检测 HepG2 细胞内甘油三酯（triglyceride，TG）、总胆固醇（total cholesterol，TC）、低密度脂蛋白胆固醇（LDL-C）、高密度脂蛋白胆固醇（HDL-C）、天冬氨酸转氨酶（aspartate transaminase，AST）、丙氨酸转氨酶（alanine transaminase，ALT）等指标来评价 C3G、catechin、C3G-catechin 经小肠细胞吸收后对代谢产物的表达水平的影响，并通过实时荧光定量 PCR 和免疫印迹法探究 C3G、catechin、C3G-catechin 对脂代谢相关基因 *Srebp-1c*、*Fasn*、*PPARγ*、*Fabp4*、*Plin1* 的影响。

（二）材料与设备

1. 主要材料

实验细胞 HepG2 为肝癌细胞，购自美国 ATCC 细胞库，实验所用主要试剂如表 2-42 所示。

表 2-42　主要实验试剂

试剂名称	公司名称
甘油三酯（TG）测试盒	浙江东瓯诊断产品有限公司
低密度脂蛋白胆固醇（LDL-C）测试盒	南京建成生物工程研究所有限公司
油红 O	美国 Sigma-Aldrich 公司
RIPA 裂解液	上海碧云天生物技术股份有限公司
总胆固醇（TC）	北京索莱宝科技有限公司
天冬氨酸转氨酶（AST）测试盒	南京建成生物工程研究所有限公司
丙氨酸转氨酶（ALT）测试盒	南京建成生物工程研究所有限公司
Trizol 试剂	大连宝生物工程有限公司
反转录试剂盒	大连宝生物工程有限公司
qPCR 荧光染料	大连宝生物工程有限公司
BCA 蛋白浓度测定试剂盒	碧云天生物技术公司
细胞核浆蛋白提取试剂盒	碧云天生物技术公司
磷酸酶抑制剂	北京普利来基因技术有限公司
SDS-PAGE 凝胶电泳试剂盒	碧云天生物技术公司
5×SDS 蛋白电泳上样缓冲液	北京鼎国昌盛生物技术有限责任公司
三色预染蛋白 marker	安诺论北京生物科技有限公司
甘氨酸（glycine）	美国 Sigma-Aldrich 公司
即溶型 TBS	生工生物工程股份有限公司
吐温-20	北京博奥拓达科技有限公司
牛血清白蛋白（BSA）	美国 VWR 公司
PPARγ、Fabp4、Plin1、Srebp-1c、Fasn 引物	吉林省库美生物科技有限公司
DMEM 高糖培养基	美国 Gibco 公司
高密度脂蛋白胆固醇（HDL-C）测试盒	南京建成生物工程研究所有限公司

2. 主要仪器

实验所用主要仪器如表 2-43 所示。

表 2-43　主要仪器

仪器	型号	公司名称
高速冷冻离心机	X-30R	美国 Agilent 公司
酶标仪	FLUOstar Omega	德国 Bmg Labtech 公司
数显四孔水浴锅	TAISITE	天津市泰斯特仪器有限公司
反转录 PCR 仪	Mastercycler gradient	德国 Eppendorf 公司
荧光定量 PCR 仪	Aglient Stratagene Mx3000P	美国 Agilent 公司
垂直电泳槽	Mini-PROTEAN Tetra Cell	美国 Bio-Rad 公司
半干转印槽	Trans-Blot SD	美国 Bio-Rad 公司
免疫印迹加速器	SNAP i.d.2.0	德国 Merck Millipore 公司
化学发光成像系统	ImageQuant LAS 500	美国 GE 公司
核酸微量定量仪	SpectroArt 200	美国 Wealtec 公司
细胞成像多功能酶标仪	Cytation 5	美国 Biotek 公司

（三）实验方法

1. 细胞培养

在含 10%胎牛血清、50U/ml 青霉素和 50μg/ml 链霉素的 DMEM 培养液中培养 HepG2、Caco-2 细胞，培养环境为 37℃，5% CO_2。

2. 细胞毒性测试

（1）C3G、catechin、C3G-catechin 的细胞毒性试验

细胞毒性试验采用 MTT 法，将 HepG2 细胞以 5×10^4 细胞/孔的密度接种到 96 孔板中，每孔 200μl，于 CO_2 培养箱（5% CO_2、37℃）中培养 24h。将 C3G、catechin、C3G-catechin 用培养液溶解，配制成 6.25μmol/L、12.5μmol/L、25μmol/L、50μmol/L、100μmol/L 浓度梯度的样品液以替换不含多酚的培养液，每孔 100μl，设 3 个重复。继续培养 24h 后，吸弃上清，每孔加入 100ml 0.1mg/ml MTT 溶液，继续培养 4h 后终止培养，吸出孔内液体，加入 DMSO 100ml/孔，置于摇床上低速振荡 10min，使结晶充分溶解。酶标仪检测 490nm 下各孔的吸光度值。试验中设凋零孔、对照孔及加药孔。

（2）油酸的细胞毒性试验

将油酸用 BSA 溶解成 0.5mmol/L、1mmol/L、1.5mmol/L、2mmol/L、2.5mmol/L、3mmol/L、3.5mmol/L 浓度梯度的油酸（oleic acid，OA）溶液，毒性试验方法如 C3G、catechin、C3G-catechin 的细胞毒性试验所示。

3. HepG2 高脂模型的建立

将 2×10^5 个/ml 的 HepG2 细胞接种于 6 孔板，培养 24h 贴壁；弃去培养基，PBS 清洗 1 次，设置对照组和模型组；对照组加入含有 10% FBS 的 DMEM 高糖培养基，模型组加含终浓度 1mmol/L 油酸的 DMEM 高糖培养基（含有 20% FBS）；将 6 孔板在 37℃、5% CO_2 条件下置于培养箱孵育 24h，去除培养液，裂解细胞并离心得到细胞裂解液，用试剂盒测定上清中 TG 和 LDL-C 含量。当模型组细胞中 TG 和 LDL-C 含量显著高于对照组，同时经油红 O 染色后模型组脂滴含量显著增多时，表明 HepG2 细胞高脂模型构建成功。

4. 油红 O 检测细胞中脂滴含量

细胞培养及种板方法同本小节 1 和 3。正常组加入 2ml DMEM 培养基；油酸高脂组加入终浓度为 1mmol/ml 的油酸，分别在油酸高脂组（含 1mmol/L 油酸的 DMEM 培养基）中加入终浓度为 6.25μmol/L、25μmol/L、50μmol/L 的 C3G、catechin、C3G-catechin；药物组培养 24h，倒置显微镜下观察细胞状态。每孔加入 1ml 油红 O 固定 25min，加入 1ml 油红 O 染色 20min，润洗 3 次，放于显微镜下观察并拍照记录；此时每孔加入 1ml 异丙醇于细胞板用于溶解细胞，后将溶液转到新的离心管中，异丙醇溶液作为对照组，使用酶标仪于 530nm 处测定吸光度值。

5. 高脂 HepG2 细胞内代谢产物 TG、TC 的测定

细胞培养及种板方法如本小节 3.1 和 3.3 7 所示，细胞经上述步骤分组培养 24h 后，模型组内分别加入 50μmol/L 的 C3G、catechin、C3G-catechin，继续培养 24h 后吸除培养液，用 PBS 洗涤 2 次。细胞内甘油三酯（TG）、总胆固醇（TC）含量的测定参照 TG 和 TC 测试盒操作说明。

6. Caco-2/HepG2 共培养模型的建立

用含有 20%胎牛血清和 1%青霉素-链霉素的 MEM 培养基培养 Caco-2 细胞，将细胞置于 37℃、5% CO_2 的培养箱中培养，接种 24h 后更换培养基。当细胞密度生长至 80%～90%时，用 0.25%（含 0.02% EDTA）胰蛋白酶消化细胞，继续按 1∶2 传代，以 1×10^5 个/ml 接种于 6 孔 Transwell 板的 AP 侧小室，接种量为 500μl 细胞悬液。同时在 BL 侧加入 15ml MEM 培养基。每隔一天更换 AP 侧和 BL 侧培养基，整个过程培养 18d。其中一个孔的 AP 侧不接种 Caco-2 细胞，作为空白对照，用于对照有无 Caco-2 细胞对于样品吸收的影响。培养的第 15 天，在 BL 侧以 1×10^5 个/ml 接种 HepG2 细胞，培养 24h 后加入油酸诱导液，在下室 BL 侧设置高脂 HepG2 细胞的正常 HepG2 细胞对照组和样品组。

7. 基于 Caco-2/HepG2 共培养模型对多酚在共培养模型中的降脂功能评价

在模型构建第 15 天，将 C3G、catechin、C3G-catechin 以 HBSS 溶解至 50μmol/L，在 AP 侧添加 0.5ml 多酚，15ml 不含样品的 HBSS 作为对照。培养 24h 后，吸除培养液，加入 RIPA 裂解液，冰浴裂解细胞 30min，按照测试盒操作说明分别测定 HepG2、TG、TC、LDL-C、HDL-C、AST、ALT 含量。用 BCA 蛋白浓度试剂盒测定胞内蛋白质量，校准相关代谢产物的含量。

8. PCR 检测细胞脂代谢相关基因 mRNA 的表达量

（1）提取细胞总 RNA

标本收集：设计实验，收集样本，分别提取细胞的总 RNA。

1）将 HepG2 细胞直接加入 1ml RNA 提取剂用移液枪反复吹打裂解。

2）向裂解液中加入 200μl 的氯仿，用手剧烈振荡 15s，形成乳浊液，4℃静置 5min。

3）12 000*g* 4℃，离心 15min，低温离心，减少基因组污染。

4）取出离心管，吸取 400～500μl 上层水相至一个新的离心管中，防止吸到中间层导致基因污染。

5）加入等体积的异丙醇，4℃静置 10min。

6）12000*g*，4℃，离心 10min，通常可以看到白色沉淀。

7）弃上清，加入 1ml 异丙醇，让沉淀悬浮起来，并静置 3～5min。

8）12000*g* 4℃，离心 5min，弃掉上清，再用移液枪将剩余液体吸掉。

9）室温敞口干燥沉淀 2～5min。

10）加入 20μl RNase free 水溶解沉淀，取少量检测完整性及纯度和浓度，其余在–80℃保存。

（2）纯度及浓度检测

1）用 TE 稀释 RNA，检测 260nm 和 280nm 的 OD 值，并计算 $OD_{260/280}$。

2）RNA 浓度（ng/μl）=OD_{260}×稀释倍数×40

（3）RNA 反转录

反转录反应条件如下：将 mRNA 置于反转录仪中 55℃反应 15min，85℃反应进行 2min，后 4℃孵育 5min，停止反应。若不能及时进行后续实验，可将反转录后的 cDNA 溶液置于–80℃保存。PCR 检测前将 cDNA 在室温中静置 5min。4℃以 4000r/min 离心 2min。

引物配制：将引物溶于 RNA-free 水中稀释 10 倍。引物序列按照表 2-44 试剂在冰上配制反转录反应液。

表 2-44　反转录反应液的组成

试剂	使用量（μl）	终浓度
5×PrimeScript Buffer（for Real Time）	2	1×
PrimeScript RT Enzyme Mix Ⅱ	0.5	—
Oligo dT Primer（50μmol）	0.5	25pmol/L
Random 6 mers（100μmol）	0.5	50pmol/L
RNase Free ddH_2O	4.5	—
总 RNA	2	1μg/mL

注：5×PrimeScript Buffer（for Real Time）表示 5×PrimeScript 缓冲液（用于实时定量反应），PrimeScript RT Enzyme Mix Ⅱ表示 PrimeScript 逆转录酶混合液Ⅱ，Random 6 mers 表示随机六聚体引物

（4）PCR 荧光定量

提取得到的高质量 RNA 利用反转录试剂盒制备 cDNA。引物提前用 RNA-free 水稀释，将反转录得到的 cDNA 与荧光染料配制成 PCR 反应体系见表 2-45；使用实时定量 PCR 仪进行扩增反应，反应条件如下。95℃预变性 30s；40 个循环：95℃变性 10s，60℃退火 30s，72℃延伸 30s。扩增结束建立 PCR 产物的熔解曲线：95℃，1min；55℃，30s；95℃，30s。内参对照组为 *β-actin*，采用 $2^{-\Delta\Delta Ct}$ 相对定量法计算每一组基因表达情况。引物的设计见表 2-46。

表 2-45　PCR 反应体系

试剂	体积（μl）
TB Green Premix Ex *Taq* Ⅱ（Tli RNase H Plus）	10.0
ROX Reference Dye Ⅱ	0.2
PCR 上游引物（10μmol/L）	0.4
PCR 下游引物（10μmol/L）	0.4
DNA 模板	1.0
RNase Free ddH_2O	8.0
总体积	20.0

表 2-46　PCR 引物序列

基因	上游引物（5′→3′）	下游引物（5′→3′）
β-actin	CATCCGTAAAGACCTCTATGCCAAC	ATGGAGCCACCGATCCACA
Srebp-1c	GCCCCTGTAACGACCACTG	CAGCGAGTCTGCCTTGATG
Fasn	AAGGACCTGTCTAGGTTTGATGC	TGGCTTCATAGGTGACTTCCA
PPARγ	GGGATCAGCTCCGTGGATCT	TGCACTTTGGTACTCTTGAAGTT
Fabp4	CATGTGCAGAAATGGGATGG	AACTTCAGTCCAGGTCAACG
Plin1	GCCATGTCCCTATCAGATGC	GTTGTCGATGTCCCGGAATT

9. 蛋白质免疫印迹反应

（1）提取 HepG2 细胞总蛋白质

待共培养模型建立完成，弃掉 Transwell 板上层小室 AP 侧和下室 BL 侧培养液，用 1×PBS 冲洗细胞 2～3 次；在 BL 侧每孔加入 200μl RIPA 裂解液（含 1%蛋白酶抑制剂及磷酸酶抑制剂），于冰上裂解 30min，采用超声波破碎机破碎细胞，共 5 次，每次约 10s，高速离心机 4℃，12 000*g* 离心 15min，最后将上清吸至新的 EP 管中。

（2）测定蛋白质浓度

用 BCA 蛋白浓度测定试剂盒测定蛋白质浓度，使用 5×蛋白质上样缓冲液稀释配平，充分混匀后 90℃水浴变性 3min，–80℃保存。

（3）电泳、转膜、抗体孵育

1）制备分离胶和浓缩胶，在灌胶装置上先灌入分离胶 5ml，后加入水封压胶，约 30min 后胶体凝固，将水层倒掉，用滤纸吸干残余水分，后灌入浓缩胶，待玻璃短板与浓缩胶液面平齐后缓慢插入梳子，室温静置 30min，浓缩胶凝固。

2）上样：从冰箱取出蛋白质样品，沸水浴复煮 3min，离心，根据蛋白质定量测定的样品浓度，以 25μg 上样量计算上样体积，加入预染 marker 指示蛋白质分离条带位置。样品孔两侧加入同样体积的 1×蛋白质上样缓冲液避免条带出现弯曲。

3）电泳：电压调至 80V 跑 20min 左右，样品跑出浓缩胶后转为 120V，直至溴酚蓝条带跑出凝胶，电泳结束。

4）转膜：裁剪大小适当的 PVDF 膜，用甲醇浸泡 5min，在转膜器中倒入湿转液，依次放入绵片、胶、PVDF 膜、绵片，90V 恒压转膜 20min。

5）封闭：将转好的 PVDF 膜在 TBST 封闭液中存放。

6）一抗孵育：将封闭液用真空泵吸掉，放入含相应一抗溶液，孵育约 10min。

7）二抗孵育：一抗孵育结束后使用新配的 PBST 洗膜 4 次，后将 PVDF 膜放入相应二抗，使用 SNAP i.d. Western Blotting 加速器孵育约 10min。

8）化学发光：将化学发光液涂到印迹膜目的蛋白条带上，使用化学发光成像系统采集条带图片，利用 Image J 软件计算条带灰度值进行定量分析。

10. 数据处理

采用 SPSS 20.0 软件进行数据分析，结果均表示为均值±标准差，用*表示差异显著（$P<0.05$），**表示差异极显著（$P<0.01$）。

（四）结果

1. C3G、catechin、C3G-catechin 及油酸对 HepG2 细胞活力的影响

通过 MTT 实验测定细胞活力，确定药物作用的最适计量浓度。以 6.25μmol/L、12.5μmol/L、25μmol/L、50μmol/L、100μmol/L 的 C3G、catechin、C3G-catechin 分别处理 HepG2 细胞，不同的 C3G、catechin、C3G-catechin 处理组对 HepG2 细胞活力的影响如图 2-46a 所示。由图可知，100μmol/L 的多酚处理显著降低 HepG2 细胞活力。因此，选用 6.25μmol/L、12.5μmol/L、25μmol/L、50μmol/L 作为多酚各处理组最适浓度。

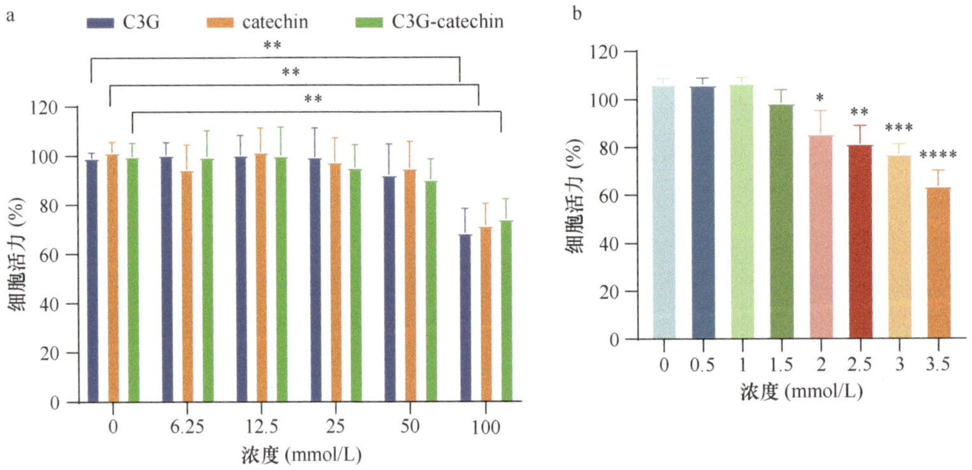

图 2-46 C3G、catechin、C3G-catechin、OA 对 HepG2 细胞活力的影响

图 a 中**表示同一花色苷在 0μmol/L 与 100μmol/L 浓度下差异极显著（$P<0.01$）；图 b 中*、**分别表示在不同 OA 浓度下细胞活力差异显著（$P<0.05$）、极显著（$P<0.01$）；***表示 $P<0.005$，****表示 $P<0.0001$

不同浓度的油酸（OA）分别处理 HepG2 细胞，其细胞毒性的影响如图 2-46b 所示。由图可知，1.5～2.5mmol/L 的油酸对细胞活力有一定的影响；3mmol/L 和 3.5mmol/L 油酸能显著降低细胞活力；而 1mmol/L 及以下浓度的油酸对细胞活力基本没有影响，能够使细胞保持 90%活力，并且组间无显著差异。因此，选用 1mmol/L 为油酸高脂细胞模型的终浓度。

2. C3G、catechin、C3G-catechin 对 HepG2 细胞内脂滴含量的影响

以 1mmol/L OA 和 6.25μmol/L、25μmol/L、50μmol/L 的 C3G、catechin、C3G-catechin 分别处理 HepG2 细胞，油红 O 染色后显微镜下观察细胞内脂滴含量，结果如图 2-47 所示。图 2-47b 为经 OA 诱导后 HepG2 细胞形态，可以观察到细胞中产生了脂滴，经

油红 O 染色后，细胞内脂滴呈红色，因此图 2-47b 表明经油酸处理后的细胞已有脂质存在。经浓度为 1mmol/L OA 处理后，HepG2 细胞内脂滴含量显著增加，经染色后油酸高脂模型中细胞脂质含量是正常组的 2.94 倍，脂肪积累量极显著增加；6.25μmol/L、25μmol/L、50μmol/L 的 C3G、catechin、C3G-catechin 处理组均有不同程度降低细胞内脂滴含量的情况，随着样品浓度升高，细胞内脂滴含量呈现剂量依赖性的下降趋势。因此，选用 50μmol/L 样液进行脂质定量实验。如图 2-48 所示，C3G、catechin、C3G-catechin 各组吸光度值相比油酸处理组分别降低 22.35%、31.24%和 36.75%，差异极显著（$P<0.01$），证明 C3G、catechin、C3G-catechin 均可有效抑制油酸诱导的脂滴沉积。

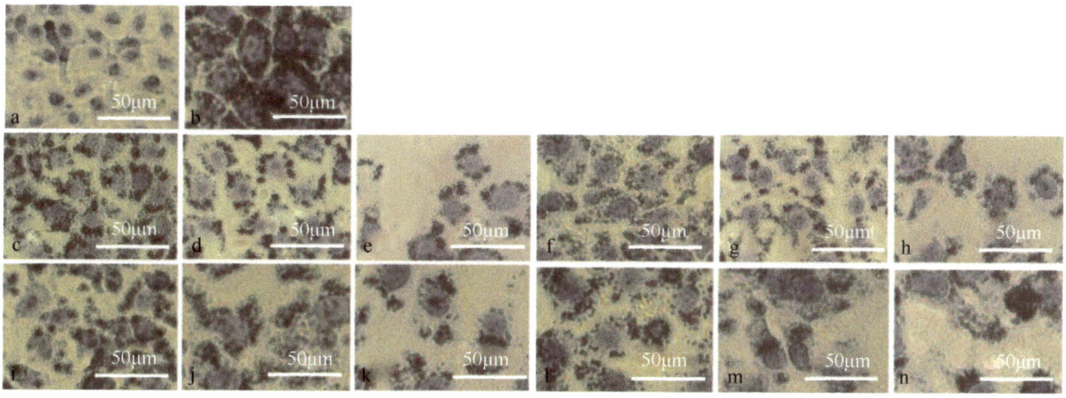

图 2-47　orlistat 、C3G、catechin、C3G-catechin 对油酸（OA）诱导的 HepG2 细胞内脂滴含量的影响

a. 正常组；b. 高脂组：1mmol/L OA；c. 1mmol/L OA + 6.25μmol/L orlistat；d. 1mmol/L OA + 25μmol/L orlistat；e. 1mmol/L OA + 50μmol/L orlistat；f. 1mmol/L OA + 6.25μmol/L C3G；g. 1mmol/L OA + 25μmol/L C3G；h. 1mmol/L OA + 50μmol/L C3G；i. 1mmol/L OA + 6.25μmol/L catechin；j. 1mmol/L OA + 25μmol/L catechin；k. 1mmol/L OA + 50μmol/L catechin；l. 1mmol/L OA + 6.25μmol/L C3G-catechin；m. 1mmol/L OA + 25μmol/L C3G-catechin；n. 1mmol/L OA + 50μmol/L C3G-catechin

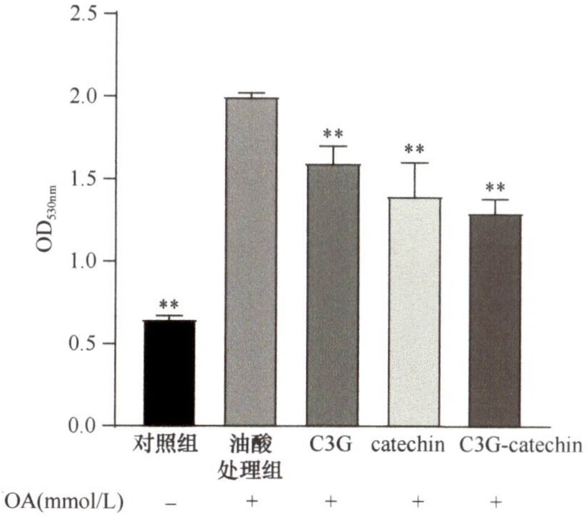

图 2-48　C3G、catethin、C3G-catechin 各组的吸光度值

**表示与油酸处理组相比，对照组、不同花色苷处理组的 TC 含量存在显著性差异（$P<0.01$）；“+”表示表达、含有，“–”表示不表达、不含有，下同

3. C3G、catechin、C3G-catechin 对油酸诱导的 HepG2 细胞内 TC、TG 含量的影响

C3G、catechin、C3G-catechin 对油酸诱导的 HepG2 细胞内 TC、TG 含量的影响如图 2-49 所示。油酸处理组和对照组相比，细胞内 TC、TG 含量显著升高（$P<0.05$），分别达到了对照组的 1.22 倍和 1.12 倍。随着 C3G、catechin、C3G-catechin 的添加，各干预组中 TC、TG 的浓度均有显著下降。与油酸处理组相比，catechin 组对细胞中 TC 浓度的影响有显著差异，C3G-catechin 干预组 TC 浓度下降了 10%，达到（0.121±0.024）mmol/g 蛋白质；C3G 对细胞内 TG 含量抑制效果最佳，可降低 21%，说明 C3G 对高脂细胞内 TG 具有良好的预防作用。

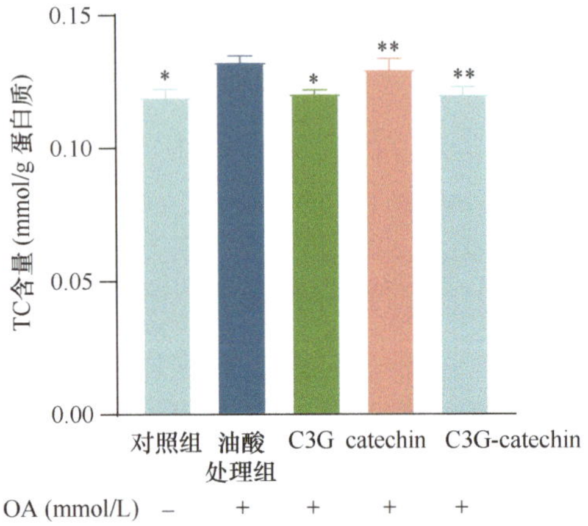

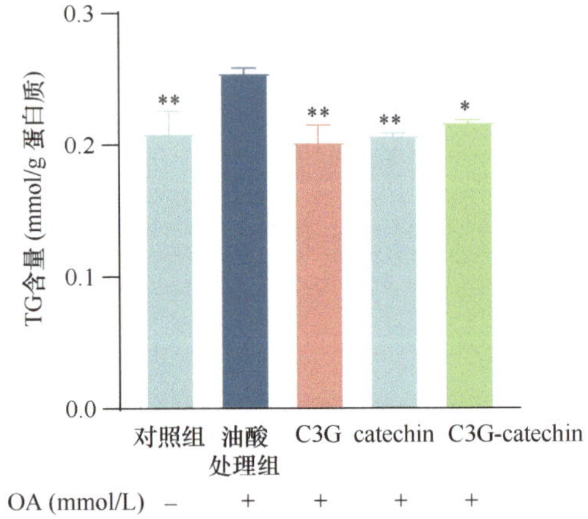

图 2-49 C3G、catechin、C3G-catechin 对油酸诱导的 HepG2 细胞内 TC、TG 含量的影响

与油酸处理组相比，对照组、不同花色苷处理组的 TC、TG 含量存在显著性差异，*$P<0.05$，**$P<0.01$

4. Caco-2/HepG2 共培养模型中脂代谢相关产物的含量变化

（1）Caco-2/HepG2 共培养模型中甘油三酯（TG）、总胆固醇（TC）含量的变化

如图 2-50 所示，在共培养模型中 BL 侧油酸诱导的 HepG2 细胞内的 TG 和 TC 浓度

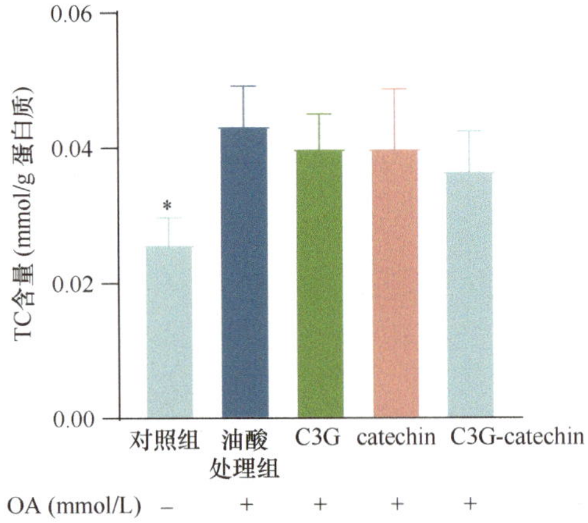

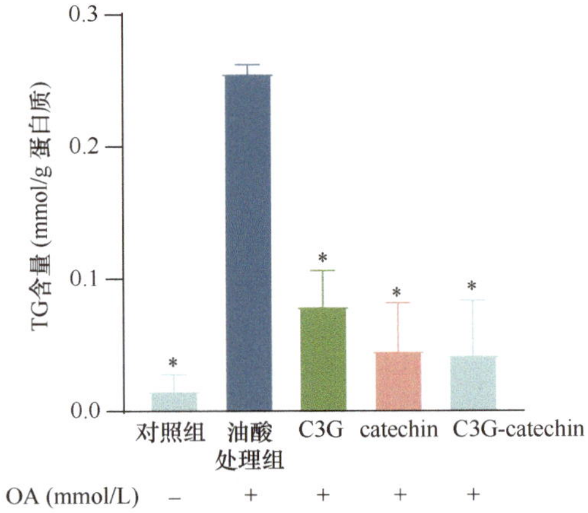

图 2-50 C3G、catechin、C3G-catechin 对 Caco-2/HepG2 共培养模型中 TC、TG 含量的影响

与油酸处理组相比，对照组、不同花色苷处理组的 TC、TG 含量存在的显著性差异，*$P<0.05$

高于正常的 HepG2 细胞。C3G、catechin、C3G-catechin 的添加均有效地降低了 TG 和 TC 的浓度。与模型组相比，C3G、catechin、C3G-catechin 分别使高脂细胞内的 TG 的含量降低了 68.83%、81.82%和 83.12%，TC 的含量降低了 7.69%、7.69%和 15.38%，证明肝细胞脂质沉积经 C3G、catechin、C3G-catechin 处理后得到改善。而未经肠转运的 C3G-catechin 与高脂组相比，TC 浓度下降了 10%，C3G 对细胞内 TG 含量抑制率达到 21%，说明经肠转运后花色苷的降脂功能更显著，提高了 HepG2 细胞的生物利用度（$P<0.05$）。

（2）Caco-2/HepG2 共培养模型中低密度脂蛋白胆固醇（LDL-C）、高密度脂蛋白胆固醇（HDL-C）含量的变化

高密度脂蛋白胆固醇是重要代谢类综合征的保护和预防因素。如图 2-51 所示，经油酸处理后，LDL-C 的含量显著升高，加入 C3G、catechin、C3G-catechin 后，LDL-C 含量都明显降低，经 C3G-catechin 处理后 LDL-C 降低了大约 50%（$P<0.05$）；经油酸处理后，HDL-C 的含量显著降低，在加入 C3G、catechin、C3G-catechin 后，HDL-C 含量都明显升高，经 C3G-catechin 处理后 HDL-C 升高了大约 4 倍（$P<0.001$）。

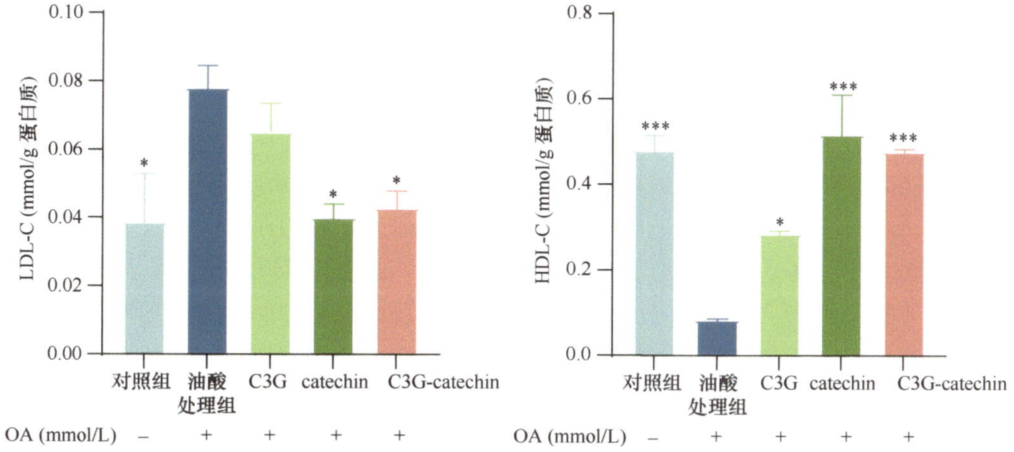

图 2-51　C3G、catechin、C3G-catechin 对 Caco-2/HepG2 共培养模型中 LDL-C、HDL-C 含量的影响
与油酸处理组相比，对照组、不同花色苷处理组的 LDL-C、HDL-C 含量存在的显著性差异，*$P<0.05$，***$P<0.001$

（3）Caco-2/HepG2 共培养细胞模型中天冬氨酸转氨酶（AST）和丙氨酸转氨酶（ALT）含量的变化

AST 和 ALT 是肝脏健康程度的指标。丙氨酸转氨酶的增多标志着急性肝细胞损伤的形成。从图 2-52 可以看出，细胞内 ALT 的含量在经油酸诱导后有极其显著的上升，添加 C3G、catechin、C3G-catechin 经小肠转运后可以明显地降低 AST 和 ALT 的含量，经过 C3G-catechin 处理后 AST 降低了 31.6%，ALT 的含量降低了 44.3%。结果表明，C3G-catechin 对细胞内 AST 和 ALT 的含量有显著的抑制作用，进而提示其对肝脏有很好的保护作用。

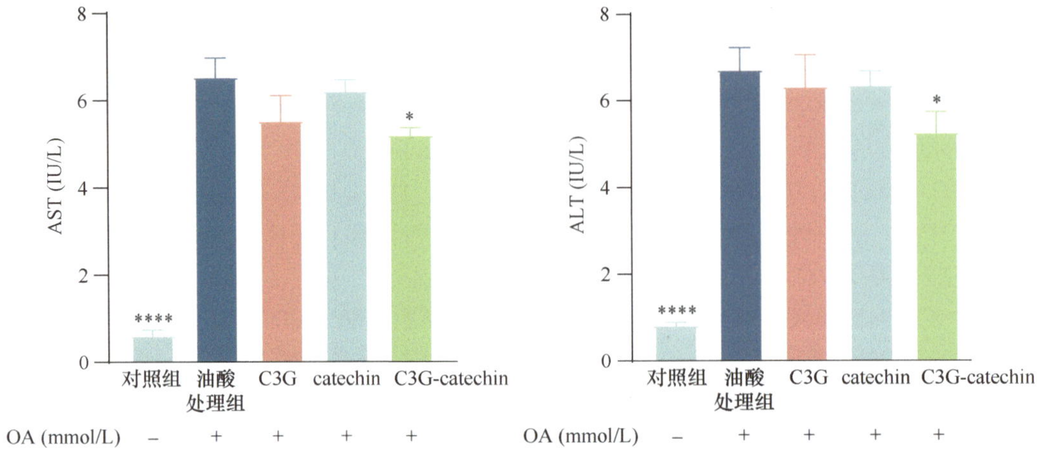

图 2-52 C3G、catechin、C3G-catechin 对 Caco-2/HepG2 共培养模型中天冬氨酸转氨酶和丙氨酸转氨酶含量的影响

与油酸处理组相比，对照组、不同花色苷处理组的 AST、ALT 含量存在显著性差异，*表示 $P<0.05$，****表示 $P<0.0001$

5. Caco-2/HepG2 共培养模型中 C3G、catechin、C3G-catechin 对脂质代谢相关蛋白质和基因表达的影响

脂肪过度累积会对整体代谢产生一系列的不良反应，细胞脂质生成特异性因子可调节过多的脂质积累、脂质合成、转运及储存（刘美宏，2019）。PPARγ 在脂肪组织中高度表达并能调节葡萄糖和脂类代谢的基因表达（Ahmadian et al.，2013）。Srebp-1c 可调节细胞脂肪生成和脂质稳态并诱导 PPARγ 表达，调节细胞中的脂质合成并增加相关脂肪生成基因 *Fas* 和 *Acc* 的表达（Tung et al.，2017）。Fabp4 抑制剂干预是一种治疗肥胖的新途径（Cai et al.，2015）。先前的报道显示，Plin1 在人类成熟的白色脂肪细胞中高度表达，并积极参与脂肪分解的调控。Plin1 可以激活特异性脂滴相关蛋白质 Cidec/Fsp 以增加脂质交换、转移和脂滴的生成（Sun et al.，2013）。Plin1 在肥胖人群中高度表达，已成为人类肥胖风险的候选因子（Tai and Ordovas，2007）。

在 Caco-2/HepG2 共培养模型中，为了进一步研究 C3G、catechin、C3G-catechin 对脂质代谢相关基因的影响，采用 q-PCR 分析 C3G、catechin、C3G-catechin 经过小肠吸收前后对高脂模型 HepG2 细胞中脂质合成、脂质运输和脂质分解相关基因的影响（图 2-53）。与普通 HepG2 细胞组相比，成脂转录因子的激活标志着高脂细胞组中脂质的生成。也就是说，与正常组相比，高脂 HepG2 细胞中 *Srebp-1c*、*PPARγ*、*Fasn* 的表达量均有不同程度的升高（$P<0.01$）；经 C3G、catechin、C3G-catechin 处理后对上述成脂转录因子均具有显著的抑制作用（$P<0.01$），然而在经小肠吸收后 BL 侧的高脂 HepG2 细胞中对成脂转录因子抑制效果更显著，说明经小肠吸收后 C3G、catechin、C3G-catechin 的代谢产物进一步抑制了 *PPARγ*、*Fasn* 和 *Srebp-1c* 在细胞内的表达；C3G、catechin、C3G-catechin 和营养物质经小肠吸收后的功能活性和生物利用度得到改善，并且基因表达量的抑制经 C3G-catechin 处理更显著。PPARγ 作为成脂转录过程的关键调控因子，蛋白质表达水平经 C3G、catechin、C3G-catechin

干预后也有显著的降低效果（$P < 0.01$），表明 PPARγ 是一个有效的降脂靶点。上述结果表明多酚可通过 PPARγ 途径减少脂质的合成与摄取，减少脂质生成和过度积累，发挥降脂作用（高月，2020）。

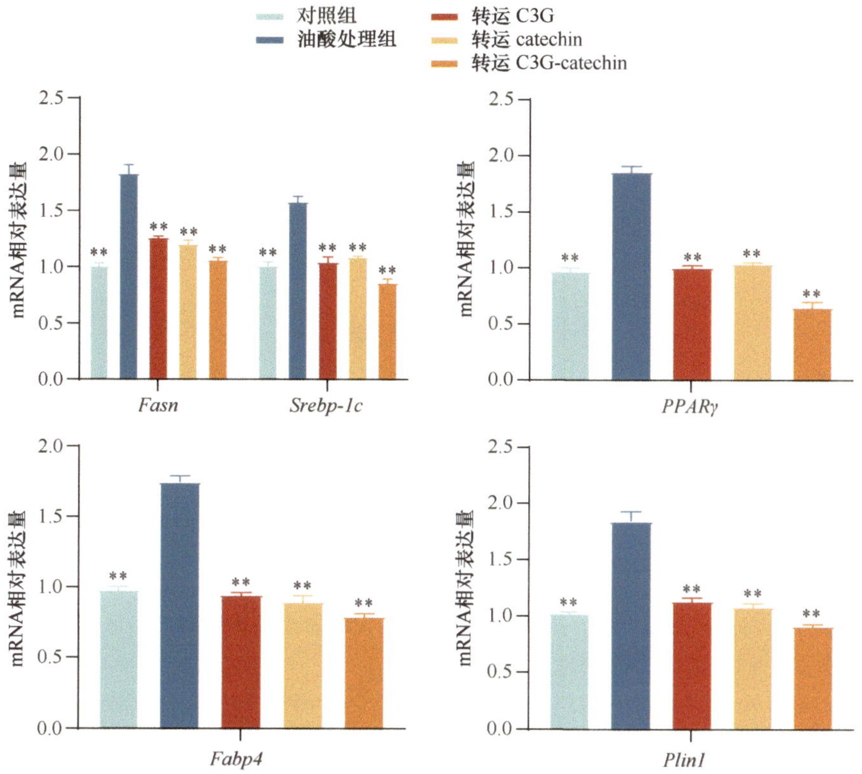

图 2-53　C3G、catechin、C3G-catechin 对 Caco-2/HepG2 共培养模型中 *PPARγ*、*Srebp-1c*、*Fasn*、*Fabp4*、*Plin1* 基因表达的影响

**表示与油酸处理组相比，对照组、不同花色苷处理组分别在 *PPARγ*、*Srebp-1c*、*Fasn*、*Fabp4*、*Plin1* 基因中存在显著性差异（$P<0.01$）

对于脂质运输相关基因 *Fabp4* 的表达，与对照组相比，油酸处理后 *Fabp4* 基因表达水平显著上升，小肠转运前添加 C3G、catechin、C3G-catechin 可显著降低 *Fabp4* 基因表达水平（$P < 0.01$）。此外，相比转运前，经 Caco-2 细胞转运后 C3G、catechin、C3G-catechin 对下调 *Fabp4* 基因表达水平更显著，说明经小肠吸收后的 C3G、catechin、C3G-catechin 进一步抑制了 *Fabp4* 在细胞内的表达。

OA 处理可明显提高脂滴形成相关基因 *Plin1* 的表达，对 *Plin1* 有明显激活作用，加入 C3G、catechin、C3G-catechin 后可抑制 *Plin1* 靶基因表达；小肠转运前后对脂滴形成相关基因 *Plin1* 的表达抑制效果相似。

综上所述，C3G、catechin、C3G-catechin 可以通过下调成脂质合成转录因子 PPARγ 及脂质生成相关基因 *Srebp-1c*、*Fasn*，脂质运输相关基因 *Fabp4* 及脂滴形成相关基因 *Plin1* 的表达，抑制细胞脂质形成和脂质积累，减少脂肪生成并抑制脂质储存。

（五）小结

1）构建 Caco-2/HepG2 共培养模型，结果表明 C3G、catechin、C3G-catechin 可以显著抑制脂代谢相关产物 TG、TC、LDL-C、AST、ALT 的含量，并且 C3G-catechin 的抑制效果更好。

2）实时荧光定量 PCR 和蛋白质免疫印迹结果表明，C3G、catechin、C3G-catechin 可显著下调成脂质合成转录因子 PPARγ 的蛋白质和基因的表达，以及脂质生成相关基因 *Srebp-1c*、*Fasn*，脂质运输相关基因 *Fabp4* 及脂滴形成相关基因 *Plin1* 的表达，其中 C3G-catechin 对 HepG2 细胞的脂质代谢调控效果更显著。总的来说，C3G、catechin、C3G-catechin 可抑制细胞脂质形成和脂质积累，减少脂肪生成并抑制脂质储存。

参考文献

高如嵩. 1984. 陕西黑米的主要营养成分及其利用价值. 西北农学院学报, 6(1): 97-101.

高月. 2020. 人参皂苷 Rg1 对 HepG2 细胞脂质沉积的改善作用及机制研究. 重庆: 重庆医科大学硕士学位论文.

顾德法, 李军, 易扬华, 等. 1996. 紫黑糯米皮层对促进小鼠骨髓祖细胞分化和脾淋巴细胞增殖的影响. 中国水稻科学, 10(4): 250-252.

黄玉. 1986. 黑米的药理作用. 广西医学院学报, 8(13): 37-39.

李红艳, 李丽娅, 农林玲, 等. 2011. 玉米黄质对高脂诱发鹌鹑模型血管脂质过氧化损伤的保护作用. 中国组织工程研究与临床康复, 15(7): 1227-1231.

刘美宏. 2019. 基于 AMPK 通路玉米黄素调节脂代谢的分子机制研究. 长春: 吉林农业大学博士学位论文.

马静, 夏敏, 凌文华, 等. 2003. 黑米皮对 ApoE 基因缺陷小鼠动脉粥样硬化斑块形成及血脂的影响. 营养学报, 25(1): 37-41.

沈琳, 高海青, 邱洁, 等. 2006. 葡萄籽原花青素对实验性动脉粥样硬化兔基质金属蛋白酶和氧化低密度脂蛋白的影响. 中国心血管杂志, 331-345.

孙玲, 张名位. 2000. 黑米的抗氧化性及其与黄酮和种皮色素的关系. 营养学报, 22(3): 246-249.

孙晓芳, 辛志强, 李冰, 等. 2010. 玉米黄素对实验性高脂血症小鼠血脂的影响. 中国老年学杂志, 4: 507-509.

王琳琳, 凌文华. 2002. 黑米皮对高脂诱导的家兔动脉粥样硬化形成的影响. 营养学报, 24(4): 372-376.

徐飞, 王恩美, 顾德法. 1989. 紫黑米提高贫血大鼠血红蛋白作用的研究. 营养学报, 11(2): 120-125.

徐惠龙, 程租锌, 杨志坚, 等. 2013. 黑米皮对高脂血症模型大鼠的抗氧化作用. 福建中医药大学学报, 23(1): 15-17.

姚轶俊. 2020. 荞麦多酚消化吸收及其对脂质代谢调控机制研究. 无锡: 江南大学博士学位论文.

张名位. 2000. 特种稻米及其加工技术. 北京: 中国轻工业出版社.

赵则胜, 赖来展, 郑金贵. 1995. 中国特种稻. 上海: 上海科学技术出版社.

朱文适. 1988. 贵州黑糯米的营养成分. 贵州农学院丛刊, 8(2): 132-139.

Ahmadian M, Suh J M, Hah N, et al. 2013. PPARγ signaling and metabolism: the good, the bad and the future. Nature Medicine, 19(5): 557-566.

Albuquerque D, Nóbrega C, Manco L, et al. 2017. The contribution of genetics and environment to obesity. British Medical Bulletin, 123(1): 1-15.

Algarra M, Fernandes A, Mateus N, et al. 2014. Anthocyanin profile and antioxidant capacity of black carrots

(*Daucus carota* L. ssp. *sativus* var. *atrorubens* Alef.) from Cuevas Bajas, Spain. Journal of Food Composition and Analysis, 33(1): 71-76.

Austin C, Stewart D, Allwood J W, et al. 2018. Extracts from the edible seaweed, *Ascophyllum nodosum*, inhibit lipase activity *in vitro*: contributions of phenolic and polysaccharide components. Food & Function, 9(1): 502-510.

Azevedo J, Fernandes I, Faria A, et al. 2010. Antioxidant properties of anthocyanidins, anthocyanidin-3-glucosides and respective portisins. Food Chemistry, 119(2): 518-523.

Benito M, Porras A, Nebreda A R, et al. 1991. Differentiation of 3T3-L1 fibroblasts to adipocytes induced by transfection of ras oncogenes. Science, 253(5019): 565-568.

Birari R B, Bhutani K K. 2007. Pancreatic lipase inhibitors from natural sources: unexplored potential. Drug Discov Today, 12(19-20): 879-889.

Bishayee A, Mbimba T, Thoppil R J, et al. 2011. Anthocyanin-rich black currant (*Ribes nigrum* L.) extract affords chemoprevention against diethylnitrosamine-induced hepatocellular carcinogenesis in rats. The Journal of nutritional biochemistry, 22(11): 1035-1046.

Bornsek S M, Ziberna L, Polak T, et al. 2012. Bilberry and blueberry anthocyanins act as powerful intracellular antioxidants in mammalian cells. Food Chemistry, 134(4): 1878-1884.

Bost F, Aouadi M, Caron L, et al. 2005. The role of MAPKs in adipocyte differentiation and obesity. Biochimie, 87(1): 51-56.

Bowen-Forbes C S, Zhang Y, Nair M G. 2010. Anthocyanin content, antioxidant, anti-inflammatory and anticancer properties of blackberry and raspberry fruits. Journal of Food Composition and Analysis, 23(6): 554-560.

Cai H, Liu Q, Gao D, et al. 2015. Novel fatty acid binding protein 4 (FABP4) inhibitors: virtual screening, synthesis and crystal structure determination. European Journal of Medicinal Chemistry, 90: 241-250.

Cai S B, Wang O, Wang M Q, et al. 2012. *In Vitro* inhibitory effect on pancreatic lipase activity of subfractions from ethanol extracts of fermented oats (*Avena sativa* L.) and synergistic effect of three phenolic acids. Journal of Agricultural and Food Chemistry, 60(29): 7245-7251.

Chang H, Yu B, Yu X P, et al. 2010. Anticancer activities of an anthocyanin-rich extract from black rice against breast cancer cells in vitro and in vivo. Nutrition and Cancer, 62(8): 1128-1136.

Chen X, Yu C H, Kang R, et al. 2020. Iron metabolism in ferroptosis. Frontiers in Cell and Developmental Biology, 8: 590226.

Cheng D M, Pogrebnyak N, Kuhn P, et al. 2014. Polyphenol-rich rutgers scarlet lettuce improves glucose metabolism and liver lipid accumulation in diet-induced obese C57BL/6 mice. Nutrition, 30(7): S52-S58.

Choi J H, Choi C Y, Lee K J, et al. 2009. Hepatoprotective effects of an anthocyanin fraction from purple-fleshed sweet potato against acetaminophen-induced liver damage in mice. Journal of medicinal food, 12(2): 320-326.

De Pascual-Teresa S. 2014. Molecular mechanisms involved in the cardiovascular and neuroprotective effects of anthocyanins. Archives of Biochemistry and Biophysics, 559: 68-74.

Fabroni S, Ballistreri G, Amenta M, et al. 2016. Screening of the anthocyanin profile and *in vitro* pancreatic lipase inhibition by anthocyanin-containing extracts of fruits, vegetables, legumes and cereals. Journal of the Science of Food and Agriculture, 96(14): 4713-4723.

Fang Y X, Song H P, Liang J X, et al. 2017. Rapid screening of pancreatic lipase inhibitors from Monascus-fermented rice by ultrafiltration liquid chromatography-mass spectrometry. Analytical Methods, 9(23): 3422-3429.

Fritzen A M, Lundsgaard A M, Jordy A B, et al. 2015. New nordic diet-induced weight loss is accompanied by changes in metabolism and AMPK signaling in adipose tissue. Journal of Clinical Endocrinology & Metabolism, 100: 3509-3519.

Gadde K M, Martin C K, Berthoud H R, et al. 2018. Obesity: pathophysiology and management. Journal of the American College of Cardiology, 71(1): 69-84.

Galic S, Oakhill J S, Steinberg G R. 2010. Adipose tissue as an endocrine organ. Molecular and Cellular

Endocrinology, 316(2): 129-139.

Gallardo E, Sarria B, Espartero J L, et al. 2016. Evaluation of the bioavailability and metabolism of nitroderivatives of hydroxytyrosol using Caco-2 and HepG2 human cell models. Journal of Agricultural and Food Chemistry, 64(11): 2289-2297.

Gao M H, Yi J M, Zhu J J, et al. 2019. Role of mitochondria in ferroptosis. Molecular Cell, 73(2): 354-363. e3.

Guo B B, Yang B, Pang X Y, et al. 2019. Fucoxanthin modulates cecal and fecal microbiota differently based on diet. Food & Function, 10(9): 5644-5655.

Hafidh R R, Abdulamir A S, Abu Bakar F, et al. 2013. Novel anticancer activity and anticancer mechanisms of *Brassica oleracea* L. var. *capitata f. rubra*. European Journal of Integrative Medicine, 5(5): 450-464.

Hardie D G, Ross F A, Hawley S A. 2012. AMPK: a nutrient and energy sensor that maintains energy homeostasis. Nature Reviews Molecular Cell Biology, 13(4): 251-262.

Harms M, Seale P. 2013. Brown and beige fat: development, function and therapeutic potential. Nature Medicine, 19: 1252-1263.

He J, Giusti M M. 2010. Anthocyanins: natural colorants with health-promoting properties. Annual Review of Food Science and Technology, 1: 163-187.

Hernández B R J, Mahmoud A M, Königsberg M, et al. 2019. Obesity: pathophysiology, monosodium glutamate-induced model and anti-obesity medicinal plants. Biomedicine & Pharmacotherapy, 11: 503-516.

Heymsfield S B, Wadden T A. 2017. Mechanisms, pathophysiology, and management of obesity. The New England Journal of Medicine, 376(15): 1492.

Hou F L, Zhang R F, Zhang M W, et al. 2013. Hepatoprotective and antioxidant activity of anthocyanins in black rice bran on carbon tetrachloride-induced liver injury in mice. Journal of Functional Foods, 5(4): 1705-1713.

Hou Z H, Qin P Y, Ren G X. 2010. Effect of anthocyanin-rich extract from black rice (*Oryza sativa* L. *Japonica*) on chronically alcohol-induced liver damage in rats. Journal of Agricultural and Food Chemistry, 58(5): 3191-3196.

Huang R, Zhang Y, Shen S Y, et al. 2020. Antioxidant and pancreatic lipase inhibitory effects of flavonoids from different citrus peel extracts: an in vitro study. Food Chemistry, 326: 126785.

Jalaja R, Leela S G, Valmiki P K, et al. 2018. Discovery of natural product derived labdane appended triazoles as potent pancreatic lipase inhibitors. Acs Medicinal Chemistry Letters, 9(7): 662-666.

Jing P, Giusti M M. 2011. Contribution of berry anthocyanins to their chemopreventive properties//Seeram N P, Stoner G D. Berries and Cancer Prevention. New York: Springer: 3-40.

Jou C. 2014. The biology and genetics of obesity-a century of inquiries. The New England Journal of Medicine, 370(20): 1874-1877.

Kawakami W, Oshima A, Yanase E. 2018. Structural characterization of proanthocyanidins from adzuki seed coat. Food Chemistry, 239: 1110-1116.

Kim H K, Kim J N, Han S N, et al. 2012. Black soybean anthocyanins inhibit adipocyte differentiation in 3T3-L1 cells. Nutrition Research, 32(10): 770-777.

Kirakosyan A, Seymour E M, Noon K R, et al. 2010. Interactions of antioxidants isolated from tart cherry (*Prunus cerasus*) fruits. Food Chemistry, 122(1): 78-83.

Kocic B, Filipovic S, Nikolic M, et al. 2010. Effects of anthocyanins and anthocyanin-rich extracts on the risk for cancers of the gastrointestinal tract. Journal of BUON, 16(4): 602-608.

Lee J H, Lim J D, Choung M G. 2013. Studies on the anthocyanin profile and biological properties from the fruits of *Acanthopanax senticosus* (Siberian Ginseng). Journal of Functional Foods, 5(1): 380-388.

Lefterova M I, Lazar M A. 2009. New developments in adipogenesis. Trends in Endocrinology & Metabolism, 20(3): 107-114.

Li W, Bao Y, Wang Z. 2011. Morphological observation of apoptotic human colon cancer cells HT29 induced by anthocyanins from lonicera edulis. Acta Nutrimenta Sinica, 6: 017.

Lim S, Xu J, Kim J, et al. 2013. Role of anthocyanin-enriched purple-fleshed sweet potato p40 in colorectal cancer prevention. Molecular Nutrition & Food Research, 57(11): 1908-1917.

Lindholm C R, Ertel R L, Bauwens J D, et al. 2013. A high-fat diet decreases AMPK activity in multiple tissues in the absence of hyperglycemia or systemic inflammation in rats. Journal of Physiology and Biochemistry, 69: 165-175.

Ling W H, Cheng Q X, Ma J, et al. 2001. Red and black rice decrease atherosclerotic plaque formation and increase antioxidant status in rabbits. The Journal of Nutrition, 131(5): 1421-1426.

Liu H L, Jiang W B, Xie M X. 2010. Flavonoids: recent advances as anticancer drugs. Recent Patents on Anti-cancer Drug Discovery, 5(2): 152-164.

Liu Q, Wang C Y, Liu Z, et al. 2014. Hydroxysafflor yellow A suppresses liver fibrosis induced by carbon tetrachloride with high-fat diet by regulating PPAR-γ/p38 MAPK signaling. Pharmaceutical Biology, 52(9): 1085-1093.

Liu R, Xu B J. 2015. Inhibitory effects of phenolics and saponins from commonly consumed food legumes in china against digestive enzymes pancreatic lipase and α-glycosidase. International Journal of Food Properties, 18(10): 2246-2255.

Meireles M, Rodriguez-Alcala L M, Marques C,et al. 2016. Effect of chronic consumption of blackberry extract on high-fat induced obesity in rats and its correlation with metabolic and brain outcomes. Food & Function, 7(1): 127-139.

Micallef M A, Garg M L. 2009. Beyond blood lipids: phytosterols, statins and omega-3 polyunsaturated fatty acid therapy for hyperlipidemia. Journal of Nutritional Biochemistry, 20(12): 927-939.

Mittendorfer B, Ostlund, Jr R E, et al. 2001. Orlistat inhibits dietary cholesterol absorption. Obesity Research, 9(10): 599-604.

Moreno-Navarrete J M, Serino M, Blasco-Baque V, et al. 2018. Gut microbiota interacts with markers of adipose tissue browning, insulin action and plasma acetate in morbid obesity. Molecular Nutrition & Food Research, 62(3): 1700721.

Nakamura K, Fuster J J, Walsh K. 2014. Adipokines: a link between obesity and cardiovascular disease. Journal of cardiology, 63(4): 250-259.

Noorolahi Z, Sahari M A, Barzegar M, et al. 2020. Tannin fraction of pistachio green hull extract with pancreatic lipase inhibitory and antioxidant activity. Journal of Food Biochemistry, 44(6): e13208.

Orellana D, Morella I, Indrigo M, et al. 2012. The extracellular signal-regulated kinase (ERK) cascade in neuronal cell signaling//Mukai H. Protein Kinase Technologies, 68. Totowa: Humana Press: 133-152.

Oussaada S M, Van Galen K A, Cooiman M I, et al. 2019. The pathogenesis of obesity. Metabolism, 92: 26-36.

Park A. 2019. Pathophysiology and aetiology and medical consequences of obesity. Medicine, 47(3): 169-174.

Qin Y, Xia M, Ma J, et al. 2009. Anthocyanin supplementation improves serum LDL-and HDL-cholesterol concentrations associated with the inhibition of cholesteryl ester transfer protein in dyslipidemic subjects. The American Journal of Clinical Nutrition, 90(3): 485-492.

Rosen E D, Spiegelman B M. 2014. What we talk about when we talk about fat. Cell, 156(1-2): 20-44.

Rotondo F, Ho-Palma A C, Remesar X, et al. 2017. Glycerol is synthesized and secreted by adipocytes to dispose of excess glucose, via glycerogenesis and increased acyl-glycerol turnover. Scientific Reports, 7(1): 8983-8996.

Róvero Costa M, Leite Garcia J, Cristina Vágula de Almeida Silva C, et al. 2019. Lycopene modulates pathophysiological processes of non-alcoholic fatty liver disease in obese rats. Antioxidants (Basel), 8(8): 276.

Rugină D, Sconţa Z, Leopold L, et al. 2012. Antioxidant activities of chokeberry extracts and the cytotoxic action of their anthocyanin fraction on HeLa human cervical tumor cells. Journal of Medicinal Food, 15(8): 700-706.

Scazzocchio B, Varì R, Filesi C, et al. 2011. Cyanidin-3-*O*-β-glucoside and protocatechuic acid exert insulin-like effects by upregulating PPARγ activity in human omental adipocytes. Diabetes, 60(9): 2234-2244.

Seale P, Bjork B, Yang W, et al. 2008. PRDM16 controls a brown fat/skeletal muscle switch. Nature,

454(7207): 961-967.
Silvester A J, Aseer K R, Yun J W. 2018. Dietary polyphenols and their roles in fat browning. The Journal of Nutritional Biochemistry, 64: 1-12.
Smith B K, Marcinko K, Desjardins E M, et al. 2016. Treatment of nonalcoholic fatty liver disease: role of AMPK. American Journal of Physiology-Endocrinology and Metabolism, 311(4): E730-E740.
Soehnlein O, Swirski F K. 2013. Hypercholesterolemia links hematopoiesis with atherosclerosis. Trends in Endocrinology & Metabolism, 24(3): 129-136.
Sultana R, Alashi A M, Islam K, et al. 2020. Inhibitory activities of polyphenolic extracts of Bangladeshi vegetables against α-amylase, α-glucosidase, pancreatic lipase, renin, and angiotensin-converting enzyme. Foods, 9(7): 844.
Sun Z, Gong J, Wu H, et al. 2013. Perilipin1 promotes unilocular lipid dropletformation through the activation of Fsp27 in adipocytes. Nature Communications, 4: 1594.
Tai E S, Ordovas J M. 2007. The role of perilipin in human obesity and insulin resistance. Current Opinion in Lipidology, 18(2): 152-156.
Tsuda H, Kunitake H, Kawasaki-Takaki R, et al. 2013. Antioxidant activities and anti-cancer cell proliferation properties of natsuhaze (*Vaccinium oldhamii* Miq.), Shashanbo (*V. bracteatum* Thunb.) and blueberry cultivars. Plants, 2(1): 57-71.
Tung Y C, Hsieh P H, Pan M H, et al. 2017. Cellular models for the evaluation of the antiobesity effect of selected phytochemicals from food and herbs. Journal of Food and Drug Analysis, 25(1): 100-110.
Van Der Klaauw A A, Farooqi I S. 2015. The hunger genes: pathways to obesity. Cell, 161(1): 119-132.
Vijayaraj P, Nakagawa H, Yamaki K. 2019. Cyanidin and cyanidin-3-glucoside derived from *Vigna unguiculata* act as noncompetitive inhibitors of pancreatic lipase. Journal of Food Biochemistry, 43(3): e12774.
Wang R, Huang W, Liang X. 2012. Involvement of mitogen-activated protein kinases and peroxisome proliferator-activated receptor γ in monosodium urate crystal-induced vascular cell adhesion molecule 1 expression in human rheumatoid arthritis synovial fibroblasts. International Journal of Molecular Medicine, 29(5): 877-882.
Wang Z B, Xin S S, Ding L N, et al. 2019. The potential role of probiotics in controlling overweight/obesity and associated metabolic parameters in adults: a systematic review and meta-analysis. Evidence-based Complementary and Alternative Medicine, 2019: 3862971.
Wang Z W, Li S S, Wang R F, et al. 2020. The protective effects of the β3 adrenergic receptor agonist BRL37344 against liver steatosis and inflammation in a rat model of high-fat diet-induced nonalcoholic fatty liver disease (NAFLD). Molecular MedicineMol Med, 26(1): 54.
Weisel T, Baum M, Eisenbrand G, et al. 2006. An anthocyanin/polyphenolic-rich fruit juice reduces oxidative DNA damage and increases glutathione level in healthy probands. Biotechnology Journal, 1(4): 388-397.
WHO. 2021. Obesity and Over Weight. https: //www.who.int/news-room/fact-sheets/detail/obesity-and-overweight[2022-10-8].
Wu T, Yang L, Guo X,et al. 2018. Raspberry anthocyanin consumption prevents diet-induced obesity by alleviating oxidative stress and modulating hepatic lipid metabolism. Food & Function, 9(4): 2112-2120.
Xia M, Ling W H, Ma J, et al. 2003. Supplementation of diets with the black rice pigment fraction attenuates atherosclerotic plaque formation in apolipoprotein e deficient mice. The Journal of Nutrition, 133(3): 744-751.
Yang J, Maika S, Craddock L, et al. 2013. Chronic activation of AMP-activated protein kinase-alpha1 in liver leads to decreased adiposity in mice. Biochemical & Biophysical Research Communications, 370(2): 248-253.
Yang J Y, Della-Fera M A, Rayalam S, et al. 2008. Enhanced inhibition of adipogenesis and induction of apoptosis in 3T3-L1 adipocytes with combinations of resveratrol and quercetin. Life Sciences, 82(19): 1032-1039.
Yang L, Li X, Tang H, et al. 2019. A unique role of carboxylesterase 3 (Ces3) in β-adrenergic signaling-stimulated thermogenesis. Diabetes, 68(6): 1178-1196.

Yang Y, Andrews M C, Hu Y, et al. 2011. Anthocyanin extract from black rice significantly ameliorates platelethyperactivity and hypertriglyceridemia in dyslipidemic rats induced by high fat diets. Journal of Agricultural and Food Chemistry, 59(12): 6759-6764.

Zhang M W, Sun L, Chi J W. 1998. Summary of the nutritional composition and utilization of specialty black cereal and oil crops// Corke H, Lin R F. Proceedings of the 1st International Conference Asian Food Product Development. NewYork: Science Press: 6-12.

Zhao J G, Yan Q Q, Lu L Z, et al. 2013. *In vivo* antioxidant, hypoglycemic, and anti-tumor activities of anthocyanin extracts from purple sweet potato. Nutrition Research and Practice, 7(5): 359-365.

Zhou L K, Yu M, Arshad M, et al. 2018. Coordination among lipid droplets, peroxisomes, and mitochondria regulates energy expenditure through the CIDE-ATGL-PPAR α pathway in adipocytes. Diabetes, 67(10): 1935-1948.

Zhou Q F, Zhou J X, Liu X J, et al. 2020. Digestive enzyme inhibition of different phenolic fractions and main phenolic compounds of ultra-high-pressure-treated palm fruits: interaction and molecular docking analyses. Journal of Food Quality, 2020(e2): 1-10.

Zikri N N. 2008. A Study of the Chemopreventive Effects of Black Raspberry Components in Rat Esophageal Epithelial Cells. Columbus: Ohio State University Master's thesis.

第三章　玉米和杂粮功能因子与糖代谢调控

第一节　糖尿病概述

一、糖尿病分类与形成机制

目前全球范围内的糖尿病（diabetes mellitus，DM）患病率正在快速上升，其对于人体的危害性也趋于严重，它也成为一个值得关注的全球性健康问题。此前已经有数项关于糖尿病患者人数的估计。世界卫生组织（World Health Organization，WHO）利用191个WHO成员国的数据，估计并公布了2000年和2030年的糖尿病病例数。国际糖尿病联合会（International Diabetes Federation，IDF）也作出了其他估计。据估计，到2030年，世界糖尿病患病率将会增至7.7%，达到4.39亿人；到2045年，全球约有7亿糖尿病患者。目前，全球糖尿病发病率仍在上升，并且3/4的糖尿病患者来自中低收入国家，他们负担不起胰岛素或其他基本药物。因而，糖尿病是人类健康和全球经济的严重威胁，被认为是21世纪最大的公共卫生挑战之一。

糖尿病分为以下四种类型。①1型糖尿病，是由胰岛β细胞自身免疫损伤引起的，它的特点是体内存在自身抗体，且好发于青春期。②2型糖尿病，是成年发病的糖尿病，指不同程度的胰岛素分泌障碍和胰岛素抵抗并存的疾病。它的特点是患者多数肥胖，病程进展缓慢或反复加重，血浆中胰岛素含量绝对值不低，但糖刺激后延迟释放。③特殊类型糖尿病，不常见，可能与遗传有关。④妊娠期糖尿病，是妊娠期间的糖尿病，分为两种情况。一种为妊娠期前已确诊患有糖尿病，称为糖尿病合并妊娠；另一种为妊娠前糖代谢正常或有潜在糖耐量减退而妊娠期才出现或确诊的糖尿病，称为妊娠期糖尿病（Shaw et al.，2010）。

糖尿病作为一种典型的代谢疾病，主要是由机体产生胰岛素不足，或是其利用效能发生受到抑制等内分泌损伤所造成的。在糖尿病状态下，糖代谢功能首当其冲受到损伤，发生代谢紊乱，大多数糖尿病的主要特征是长期慢性高血糖，导致脂肪、肌肉和肝脏的糖代谢异常，常伴有皮肤、血管、心脏、眼、肾，以及神经等组织的慢性并发症，并且会导致一些其他相关疾病，如动脉粥样硬化、酮症酸中毒、昏迷，以及其他代谢综合征，对人体健康构成了巨大威胁。

二、2型糖尿病对人体健康的影响

2型糖尿病作为一种慢性代谢性疾病，已经严重威胁人们的身体健康。而胰岛素抵抗作为2型糖尿病的病理基础，会导致脂肪、肌肉或者肝脏等器官的胰岛素敏感度降低，血液中葡萄糖摄取能力受限，进而引起糖代谢异常，并导致高血糖、高胰岛素血症等其他代谢疾病。

第二节　玉米黄素改善高脂饮食诱导肥胖小鼠胰岛素抵抗的作用机制

一、玉米黄素对 HepG2 细胞糖代谢的调控作用

（一）引言

肝脏作为机体重要的器官，其在糖类物质代谢，以及能量代谢方面起到了重要的作用（Titchenell et al.，2017）。肝脏糖代谢主要通过糖异生、葡萄糖摄取，以及糖原的合成分解来实现，并且通过这些途径直接或间接对机体内的葡萄糖代谢稳态产生作用（常松林等，2021；Yang et al.，2018）。胰岛素作为维持机体血糖平衡的一项重要激素，主要作用于肝脏等器官，而肝脏胰岛素抵抗则会导致肝细胞中糖异生增强，对葡萄糖摄取减少，糖原合成减少、分解增加，最终导致糖代谢紊乱。因此，对于肝脏胰岛素抵抗的研究具有十分重要的意义。本研究所使用的 HepG2 细胞来源于人类肝胚细胞瘤，其所含的生物转化代谢酶与人正常肝实质细胞具有同源性，同时也包含了与肝细胞相同的代谢特性，被广泛应用于肝脏相关研究，特别是肝脏胰岛素抵抗的研究。

玉米黄素是一种天然色素，是一种重要的叶黄素类胡萝卜素，存在于绿叶蔬菜和水果中（Prabhu et al.，2013）。玉米黄素的结构中含有 11 个共轭双键，从而具有很强的抗氧化活性，因而，玉米黄素具有预防黄斑衰退、心血管疾病、增强机体免疫力、减缓动脉粥样硬化等功效，和人类健康密切相关（Bonet et al.，2020；Murillo et al.，2016），但其对细胞糖代谢以及胰岛素抵抗的作用却鲜见报道。

本章前三节研究通过构建 HepG2 细胞胰岛素抵抗模型，并利用玉米黄素进行干预，同时测定细胞的葡萄糖消耗量（glucose consumption，GC）、摄取情况，以及糖原合成量、糖异生和糖原合成相关酶表达情况，探究玉米黄素对于肝细胞胰岛素抵抗的影响。

（二）材料与方法

1. 材料和试剂

实验材料和试剂主要有玉米黄素（纯度＞98%）、DMEM 高糖培养基、胎牛血清（FBS）、青霉素-链霉素双抗溶液、0.25%胰酶-乙二胺四乙酸（EDTA）细胞消化液、PBS、二甲基亚砜（DMSO）、无酚红培养基、3-(4,5-二甲基噻唑-2-基)-2,5-二苯基四唑溴化物（MTT）、棕榈酸（palmitic acid，PA）、盐酸二甲双胍（metformin HCl）、葡萄糖含量检测试剂盒、糖原含量检测试剂盒、葡萄糖转运/血糖通道荧光探针 2-NBDG、己糖激酶活性检测试剂盒、丙酮酸羧化酶活性检测试剂盒、葡萄糖-6-磷酸酶活性检测试剂盒、活性氧检测试剂盒、线粒体膜电位检测试剂盒、Trizol 组织/细胞总 RNA 提取液、PrimeScript™ RT reagent Kit with gDNA Eraser（Perfect Real Time）反转录试剂盒、荧光染料 TB Green®Premix Ex *Taq*™Ⅱ、特异性扩增引物、RIPA 裂解液、SDS-PAGE

凝胶制备试剂盒、蛋白酶抑制剂 PMSF、磷酸酶抑制剂、BCA 蛋白浓度测定试剂盒、三色预染 marker、三羟甲基氨基甲烷（Tris）、甘氨酸（glycine）、TBS、牛血清白蛋白（BSA）、兔抗鼠特异性抗体、HRP 标记抗兔 IgG、聚偏二氟乙烯（polyvinylidene fluoride，PVDF）印迹膜、增强型化学发光（ECL）显色试剂盒。

2. 仪器与设备

实验仪器和设备主要有 CO_2 恒温细胞培养箱（德国 Heraeus 公司）、倒置荧光显微镜（德国 Carl Zeiss 公司）、全自动酶标仪（德国 BMG 公司）、液氮罐（美国 Thermo 公司）、PCR 仪（德国 Eppendorf 公司）、Spectro Art 200S 超微量核酸测定仪（美国威泰克公司）、Agilent StrataGene Mx3000P 荧光定量 PCR 仪（美国 Agilent 公司）、Allegra X-30R 高速离心机（美国 Beckman 公司）、Bio-Rad Mini-PROTEAN Tetra Cell 电泳槽（美国伯乐公司）、BIO-RAD 全能型蛋白快速转膜仪（美国伯乐公司），SNAP i.d. Western Blotting 加速器（德国 Merck Millipore 公司）、4℃冰箱（美国 Thermo 公司）、–80℃超低温冰箱（美国 Thermo 公司）、电子分析天平［Sartorius（北京）公司）］、凝胶成像系统［易孛特生命科学（上海）有限公司］。

3. 试剂配制

玉米黄素原液的配制：使用分析天平称取玉米黄素标品粉末，置于避光条件下，利用 DMSO 进行溶解，配制成 10mmol/L 的玉米黄素原液，分装后置于–20℃条件下保存，避免反复冻融。

细胞培养基的配制：DMEM 高糖培养基+1%青霉素-链霉素双抗溶液置于 4℃条件下存放，待使用时加入 10%胎牛血清（FBS）制成 10% FBS-DMEM 完全培养基，37℃预热后使用，完全培养基现用现配。

细胞冻存液的配制：70% DMEM 高糖培养基+20%胎牛血清+10%二甲基亚砜（DMSO）。

MTT 配制：使用分析天平称取 MTT 粉末，置于避光条件下，溶于 PBS 中，配制成为 5mg/ml 的 MTT 溶液，通过 0.22μm 滤膜过滤除菌，分装后置于–20℃条件下保存，避免反复冻融。使用时将其浓度稀释至 0.5mg/ml。

棕榈酸溶液的配制：准确称取棕榈酸，在 70℃条件下溶于 0.1mol/L 的 NaOH 溶液中配制成为 100mmol/L 的棕榈酸，使用 10% BSA 溶液对其进行稀释，使其成为 5mmol/L 的棕榈酸溶液原液，根据需要稀释使用。

4. HepG2 细胞的培养

细胞复苏：提前将水浴锅预热至 37℃，从液氮中取出冻存的 HepG2 细胞，快速置于水浴锅中，并小心摇晃，加速融化，待融化完全后，喷 75%乙醇并移入操作台，完全吸取冻存液加入无菌 EP 管中，再加入 2ml 的 10% FBS-DMEM 完全培养基，1000r/min 离心 5min，弃去培养基，加入 2ml 的 10% FBS-DMEM 完全培养基并吹打均匀后移入 $25cm^2$ 培养瓶中，补加 3ml 的 10% FBS-DMEM 完全培养基，轻轻摇动培养瓶，使细胞均匀分布生长。喷 75%乙醇后，移入 37℃、5%CO_2 培养箱中过夜培养。观察其生长情况，决定是否进行换液或传代操作。

细胞传代：通过镜下观察，待细胞密度达到 80%时即可进行传代操作。将培养基、血清，以及胰酶在 37℃条件下预热 30min。首先弃去培养瓶中原有培养基，用 5ml 的 PBS 进行清洗后舍弃；加入 1ml 胰酶并轻轻摇晃拍打培养瓶，镜下观察，当细胞呈圆形且脱落后，马上加入 3ml 的 10% FBS-DMEM 完全培养基以终止胰酶的消化作用，利用移液枪吹打均匀并移入无菌 EP 管中。1000r/min 离心 5min，弃去培养基，加入 3ml 的 10% FBS-DMEM 完全培养基并吹打均匀，然后以 1∶3 的比例分别移入 25cm^2 培养瓶中，每瓶补加 4ml 的 10% FBS-DMEM 完全培养基，轻轻摇动培养瓶，使细胞均匀分布生长。喷 75%乙醇后，移入 37℃、5% CO_2 培养箱中培养。隔天换液。

细胞冻存：通过镜下观察，待细胞密度达到 80%时即可进行操作。将培养基、血清，以及胰酶在 37℃条件下预热 30min。且提前配制好冻存液。首先弃去培养瓶中原有培养基，用 5ml 的 PBS 进行清洗后舍弃，加入 1ml 胰酶并轻轻摇晃拍打培养瓶；镜下观察，当细胞呈圆形且脱落后，马上加入 3ml 的 10% FBS-DMEM 完全培养基以终止胰酶的消化作用，利用移液枪吹打均匀并移入无菌 EP 管中。1000r/min 离心 5min，弃去培养基，加入 1ml 冻存液并吹打均匀，移入冻存管中，标记好细胞名称、细胞代数，以及冻存日期，置于–80℃冰箱中保存，第 2 天移入液氮。

5. 玉米黄素对 HepG2 细胞的毒性试验

将细胞以 2×10^3 个/孔接种于 96 孔板中，加入无血清培养基，饥饿过夜培养。舍弃原有培养基，分别加入含有不同浓度玉米黄素的培养基（0～40μmol/L，5μmol/L 梯度间隔），或加入含有不同浓度棕榈酸的培养基（0.1～0.4mmol/L，0.05mmol/L 梯度间隔），每组设置 5 个复孔，继续培养 48h。培养结束后，弃去培养基，利用 PBS 清洗 2 次，每孔加入 100μl 提前利用 DMEM 培养基稀释好的 MTT 溶液，37℃避光孵育 4h。孵育结束后弃去培养基，使用 PBS 慢慢清洗，然后每孔加入 100μl DMSO 溶液，37℃振荡 20min，使结晶甲臜充分溶解，利用酶标仪在 570nm 处检测吸光度，以此计算细胞活力。

6. HepG2 细胞胰岛素抵抗模型的建立

将细胞以 4×10^5 个/孔接种于 6 孔板中，过夜培养。弃去原培养基，换用含有不同浓度棕榈酸的 FBS-DMEM 完全培养基，分别作用 12h、24h、36h、48h，随后换用含有 200nmol/L 胰岛素的无酚红 DMEM 培养基作用 20min。取出培养基，测定培养基中剩余葡萄糖浓度，并计算葡萄糖消耗量，以确定利用胰岛素构建 HepG2 细胞胰岛素抵抗模型的作用剂量及作用时间。

7. 细胞分组

设置对照（None）组、模型（Mod）组、玉米黄素（Zea）组及阳性药（Met）组，并分别对各组细胞进行处理。

对照组：使用 10% FBS-DMEM 完全培养基。

模型组：构建 HepG2 细胞胰岛素抵抗模型，后换用 10% FBS-DMEM 完全培养基。

玉米黄素组：构建 HepG2 细胞胰岛素抵抗模型，后使用含有玉米黄素的 10% FBS-DMEM 完全培养基处理胰岛素抵抗的 HepG2 细胞。

阳性药组：构建 HepG2 细胞胰岛素抵抗模型，后使用含有 1mmol/L 盐酸二甲双胍的 10% FBS-DMEM 完全培养基处理胰岛素抵抗的 HepG2 细胞。

8. 葡萄糖消耗检测

将细胞以 4×10^5 个/孔接种于 6 孔板中，过夜培养。按 7.细胞分组的方法进行分组处理。每组设置 3 个复孔，共处理 24h，然后各组均换用无酚红 DMEM 培养基，培养 6h，然后取培养基按试剂盒说明书利用葡萄糖氧化酶-过氧化物酶法（GOD-POD）检测培养基中葡萄糖剩余量，并以此计算培养基中葡萄糖的消耗情况。

9. HepG2 细胞葡萄糖转运检测

将细胞以 4×10^5 个/孔接种于 6 孔板中，过夜培养。细胞分组如 7.细胞分组所示待处理 24h 后，弃去培养基，使用 PBS 慢慢清洗 3 次；然后每孔加入 100μmol/L 的 2-NBDG，避光条件下 37℃孵育 30min，待孵育完成后，去除 2-NBDG 溶液，并使用 PBS 清洗 2 次，以去除残留。使用荧光显微镜观察并获取照片，使用 Image J 软件进行分析。

10. HepG2 细胞糖原含量检测

将细胞以 4×10^5 个/孔接种于 6 孔板中，过夜培养。待处理 24h 后，弃去培养基，加入 PBS 轻轻清洗，使用细胞刮刀将细胞刮下，并利用 PBS 进行收集。4℃条件下 10 000*g* 离心 3min，弃上清液，然后根据每 5×10^7 个细胞加入 0.75ml 的比例加入提取液。按功率 200W，超声 3s，间隔 10s，共进行 30 次的条件进行细胞超声破碎。所得溶液转移至 10ml EP 管中，盖紧，置于沸水中 20min，其间每 5min 晃动一次 EP 管，使其充分混合。待 EP 管冷却至室温后，加入蒸馏水定容至 5ml，混合均匀，在 25℃、8000*g* 条件下离心 10min，取上清液进行检测。同时测定上清液中的总蛋白质含量，以此对糖原检测结果进行计算。

11. 玉米黄素对糖类代谢相关关键酶活性的影响

按照相关试剂盒说明书中规定的方法进行操作并检测酶活性。

12. 活性氧（ROS）染色

预先使用无血清培养基将 2,7-二氯荧光素二乙酸酯（DCFH-DA）探针稀释终浓度达到 10μmol/L 备用。弃去培养基并利用 PBS 清洗 2 次，每孔加入 1ml 染液，避光孵育 20min，而后弃去染液并利用 PBS 清洗 2 次，每孔加入 1ml PBS，置于倒置荧光显微镜下观察并获取图像，并对荧光强度进行检测分析。

13. 线粒体膜电位（MMP）测定

预先按说明书用缓冲液将 JC-1 稀释 200 倍，配制成 JC-1 工作液。弃去培养基并用 PBS 清洗 2 次，每孔加入 1ml JC-1 工作液，以及 1ml 无血清培养基，37℃条件下避光孵育 20min，而后弃去工作液并利用缓冲液清洗 2 次，每孔加入 1ml 无血清培养基，置于倒置荧光显微镜下观察并获取图像，以 JC-1 多聚体（红色）与 JC-1 单体（绿色）的比率表示细胞线粒体膜电位变化。

14. 实时荧光定量 PCR

（1）细胞中总 RNA 的提取

操作中所有使用的耗材均需灭酶处理，同时操作环境使用专用灭酶试剂擦拭。

1）取出细胞培养板，弃掉培养基，使用 PBS 清洗。然后，每孔加入 1ml Trizol 试剂，利用细胞刮刀将细胞刮下，同时使用移液枪吹打均匀，帮助细胞完全裂解，待裂解完全后，收集溶液，转移至灭酶 EP 管中，并进行标记。

2）加入 1/5 体积的氯仿，剧烈摇晃振荡形成乳浊液，冰上静置 5min，在 4℃、12 000*g* 的条件下离心 15min。

3）小心吸取上层清液 400μl 置于新的灭酶 EP 管中，做好标记，加入等量异丙醇，上下颠倒混匀，冰上静置 10min，在 4℃、12 000*g* 的条件下离心 10min。

完全弃去上清液，使用由 DEPC 水配制的 75%乙醇对沉淀进行清洗，尽量使沉淀漂浮于液体中，冰上静置 5min，在 4℃、12 000*g* 的条件下离心 5min。

4）仔细弃去上清液，将 EP 管倒扣于清洁干燥的滤纸上，待乙醇完全挥发且沉淀干燥后，用 20μl 的 RNA-free 水将沉淀溶解。

5）取少量样品，利用超微量核酸测定仪对样品的浓度以及纯度进行检测，其 $OD_{260/280}$ 值在 1.8～2.0 时，视为纯度符合标准。利用琼脂糖凝胶电泳对样品 RNA 的完整度进行检测。

（2）RNA 反转录为 cDNA

1）去除 DNA 反应：按照表 3-1 所示反应体系于冰上配制反应液，先依照样品总量配制反应液，再分装成为单独的反应管。42℃金属浴精确反应 2min，然后马上置于冰上降温。

表 3-1　反应体系

反应试剂	使用量
5×gDNA Eraser Buffer	2.0μl
gDNA Eraser	1.0μl
总 RNA	1.0μg
RNase Free ddH_2O	补充至 10.0μl

2）反转录为 cDNA：按照表 3-2 所示反应体系于冰上配制反应液，先依照样品总量配制反应液，再分装成为单独的反应管。在 PCR 反转录仪中按预先设定好的程序进行反应，完成后存放于–20℃冰箱备用。

表 3-2　反应体系

反应试剂	使用量（μl）
步骤 1）的反应液	10.0
PrimeScript RT Enzyme Mix Ⅰ	1.0
RT Primer Mix	1.0
5×PrimeScript Buffer 2（for Real Time）	4.0
RNase Free ddH_2O	4.0
总体积	20.0

（3）PCR 扩增

按照表 3-3 所示扩增体系于冰上配制反应液，先依照样品总量配制反应液，再分装成为单独的反应管，最后逐管加入 cDNA，混匀后进入荧光定量 PCR 仪中，依照表 3-4 所示程序进行反应。

表 3-3　扩增体系

反应试剂	使用量（μl）
ROX Reference Dye Ⅱ	0.2
PCR 上游引物（10μmol/L）	0.4
PCR 下游引物（10μmol/L）	0.4
DNA 模板	1.0
RNase Free ddH_2O	8.0
总体积	10.0

表 3-4　扩增程序

反应历程	循环数	温度（℃）	时间（s）
预变性	1	95	30
循环反应	40	95	10
		60	30
		72	30
熔解曲线	1	95	60
		55	30
		95	30

以 *β-actin* 作为内参基因，根据 $2^{-\Delta\Delta CT}$ 方法计算基因相对表达情况，引物序列如表 3-5 所示。

15. 蛋白质免疫印迹分析

（1）细胞蛋白质的提取

提前配制好蛋白质裂解液，以 100∶1∶1 的比例在 RIPA 裂解液中加入蛋白酶抑制剂 PMSF，以及磷酸酶抑制剂，置于 4℃条件下备用。

表 3-5 引物序列

基因	上游引物（5′→3′）	下游引物（5′→3′）
G6Pase（*Homo*）	AGGGAAAGATAAAGCCGACC	AGCAAGGTAGATTCGTGACAG
PEPCK（*Homo*）	GCCATCATGCCGTAGCATC	AGCCTCAGTTCCATCACAGAT
GSK3β（*Homo*）	GGTCTATCTTAATCTGGTGCTGG	TGGATATAGGCTAAACTTCGGAAC
GS（*Homo*）	GTCTTCAAATACAACCGCCAG	ACACCATATCCATAATCCGCC
β-actin（*Homo*）	AGCAATTTCCTGACAACGAAAG	GCCTTTGTGACTCTTCCTCTG

注：*Homo* 表示基因来自人类种族亚种学基因系统

1）取出细胞培养板，弃掉培养基，使用 PBS 清洗。然后，每孔加入 200μl 蛋白质裂解液，利用细胞刮刀将细胞刮下，同时使用移液枪进行吹打均匀，收集溶液，转移至清洁 EP 管中，并进行标记。

2）冰浴条件下低速振荡 30min 以使细胞充分裂解。

3）振荡结束后，在 4℃、12 000*g* 条件下离心 10min。

4）小心吸取上清，转移至新的清洁 EP 管中，即为蛋白质样品。

5)取少量蛋白质样品进行 BCA 蛋白浓度测定,剩余样品以 4∶1 的比例与 5×loading buffer 均匀混合，沸水煮 5min，置于–20℃条件下储存备用。

6）蛋白质定量：配制 BCA 工作液，在 96 孔板中每孔加入 20μl 蛋白质样品，以及 200μl 的 BCA 工作液，37℃孵育 30min，在 562nm 条件下测定 OD 值，通过预先绘制的标准曲线计算样品蛋白质浓度。

（2）SDS-PAGE

提前配制好 5×电泳缓冲液，使用时稀释成为 1×电泳缓冲液。

1）清洗好制胶玻璃板，并夹紧于制胶夹中，确保玻璃板底端水平，置于制胶架上。

2）根据分子量的大小选择配制合适浓度的分离胶，在 EP 管中配制混匀，灌入制胶玻璃板中，并以蒸馏水水封，检查是否出现漏液现象。大约 40min 后分离胶凝固，与水层出现明显分界。

3）倒出并吸净蒸馏水，加入配制混匀的浓缩胶，并缓慢插入梳子，尽量避免产生气泡。大约 20min 后浓缩胶凝固，小心取下梳子，蒸馏水冲洗制胶板外侧。将胶板置于电泳槽中，并加入稀释好的电泳缓冲液。

4）将蛋白质样品取出，复煮 5min，备用。第一泳道加入预染 marker，其余泳道依据测定的蛋白质浓度，以 25μg 为标准计算出的样品上样体积加入样品。未使用的泳道加入 1×loading buffer 填充。

5）接通电源，使用 80V 电压跑大约 20min，待溴酚蓝蓝色条带指示样品浓缩胶与分离胶接缝处时，调整电压至 120V，大约 90min 后，待指示条带跑出胶板最下端时，关闭电源，电泳结束。

（3）免疫印迹

提前配制好 TBST 和转膜缓冲液，现用现配。

1）准备两片滤纸，以及一张大于滤纸的 PVDF 膜，将 PVDF 膜置于甲醇中活化 10s。小心从玻璃板中取出凝胶，在转膜缓冲液中按如下顺序放置，制成“三明治”结构：滤纸、凝胶、PVDF 膜、滤纸，并驱赶气泡。将“三明治”结构倒扣置于转印槽中，放入快速转膜仪，在 0.75A 的电流下，根据蛋白质分子量大小确定转膜时间，通常为 10～15min。

2）转膜完成后，取出 PVDF 膜，于 TBST 中裁剪出所需目的蛋白质区域条带，置于抗体孵育夹膜中，放入 SNAP i.d. Western Blotting 加速器，抽真空吸紧。

3）用以 TBST 溶解配制的 5%牛血清白蛋白（BSA）20ml，在室温条件下进行封闭 20min，结束后利用真空泵将 BSA 溶液吸走。

4）加入 3ml 以 3% BSA 配制的一抗溶液（1∶1000），孵育 10min。

5）使用真空泵吸走一抗溶液，并利用 TBST 溶液清洗 4 次，每次使用 15ml。

6）加入 3ml 以 3% BSA 配制的二抗溶液（1∶2000），孵育 10min。

7）用真空泵吸走二抗溶液，并利用 TBST 溶液清洗 4 次，每次使用 15ml。

8）取出蛋白质条带，置于 TBST 溶液中。

9）在蛋白质条带上均匀涂抹 ECL 发光液，避光孵育，在成像系统中获取蛋白质条带，并利用 Image J 图像分析系统对条带灰度值进行计算分析。

（三）结果与分析

1. 玉米黄素对 HepG2 细胞活力的影响

为了探究玉米黄素剂量与细胞毒性的关系并筛选出适宜应用于后续实验的玉米黄素的浓度，进行 MTT 实验对细胞活力进行检测。结果如图 3-1 所示，当玉米黄素浓度不高于 20μmol/L 时，细胞的活力并未出现显著变化。当玉米黄素浓度达到 25μmol/L 时，HepG2 细胞的活力出现显著下降（$P<0.01$），表现出明显的细胞毒性。因此，选择不大于 20μmol/L 玉米黄素进行后续实验。

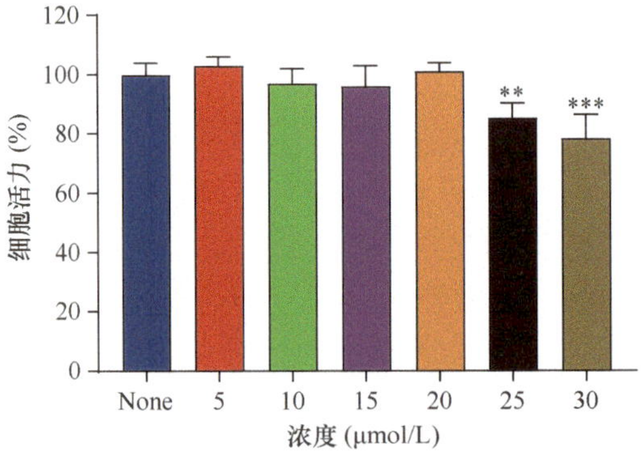

图 3-1　玉米黄素对 HepG2 细胞活力的影响

None 组仅使用 10% FBS-DMEM 培养基。样本数 n=6，与 None 组相比，$^{**}P<0.01$，$^{***}P<0.001$

2. 胰岛素抵抗模型的构建浓度

本研究利用不同浓度的棕榈酸对 HepG2 细胞作用不同时间，通过检测葡萄糖消耗量及糖原合成量，以确定构建 HepG2 细胞胰岛素抵抗模型的条件。如图 3-2a 所示，当棕榈酸浓度不大于 0.3mmol/L 时细胞活力未发生显著变化，表明这一浓度范围内棕榈酸并不会对 HepG2 细胞产生细胞毒性。对不同浓度棕榈酸构建 HepG2 细胞胰岛素抵抗模型时的葡萄糖消耗量进行检测，结果如图 3-2b 所示，当棕榈酸浓度不大于 0.25mmol/L 时，HepG2 胰岛素抵抗细胞的葡萄糖消耗量与棕榈酸浓度呈现剂量依赖性降低，当棕榈酸浓度达到 0.3mmol/L 时，细胞对于葡萄糖的消耗量相较于 0.25mmol/L 时有所升高。同时，如图 3-2c 所示，棕榈酸可以剂量依赖性抑制细胞中糖原的合成。此外，如图 3-2d 所示，棕榈酸作用 24h，与对照组相比，HepG2 胰岛素抵抗细胞的葡萄糖消耗量下降了 24.61%，而棕榈酸处理 36h 时，葡萄糖消耗量仅下降了 18.97%，处理 24h 条件下葡萄糖消耗量降低最为显著。因此，本研究选用 0.25mmol/L 棕榈酸孵育处理 24h，以构建 HepG2 细胞胰岛素抵抗模型。

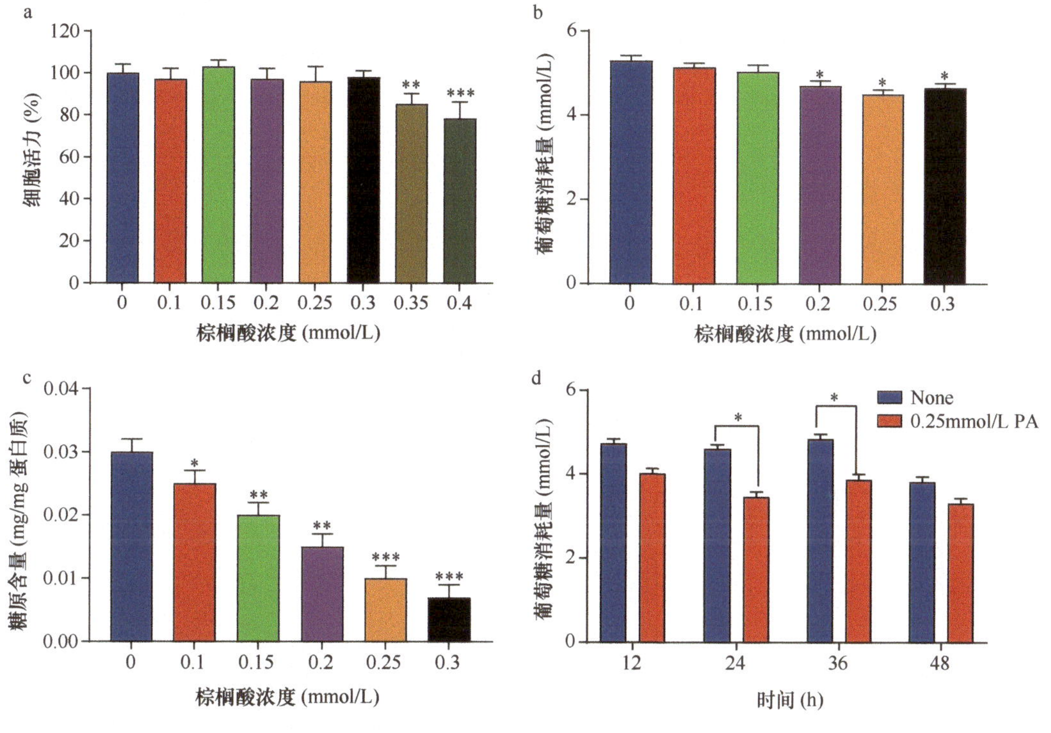

图 3-2 HepG2 细胞胰岛素抵抗模型的构建

a. 不同浓度棕榈酸对 HepG2 细胞活力的影响；b. 不同浓度棕榈酸对 HepG2 细胞葡萄糖消耗量的影响；c. 不同浓度棕榈酸对 HepG2 细胞糖原含量的影响；d. 棕榈酸处理不同时间对 HepG2 细胞葡萄糖消耗量的影响。0mmol/L 组仅使用 10% FBS-DMEM 培养基。样本数 n=3，与 0mmol/L 组相比，*P<0.05，**P<0.01，***P<0.001

3. 玉米黄素作用剂量的筛选

为了探究玉米黄素对于胰岛素抵抗改善作用的最佳剂量。本研究分别选取 5μmol/L、10μmol/L、15μmol/L、20μmol/L 的玉米黄素对胰岛素抵抗的 HepG2 细胞进行干预，并对葡萄糖消耗量及糖原含量进行了检测。如图 3-3a 所示，与模型组相比，玉米黄素处理可以显著（P<0.01）增加细胞对葡萄糖的消耗量，且呈现剂量依赖性增长。如图 3-3b 所示，玉米黄素也可以显著（P<0.01）提升细胞中糖原含量，

同样呈现剂量依赖性。因此，本研究采用 20μmol/L 玉米黄素作为后续实验中的作用剂量。

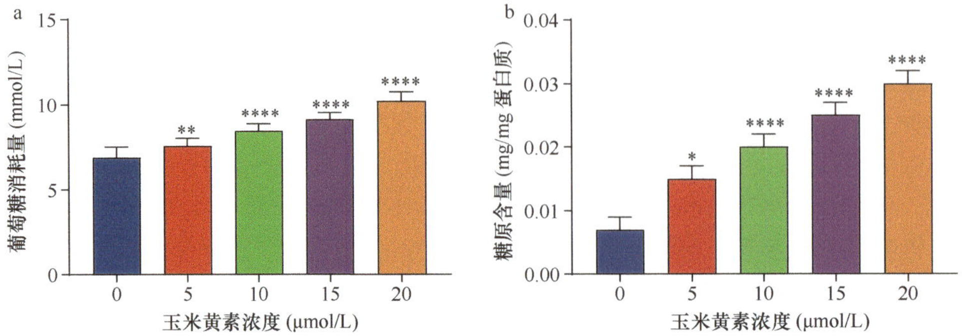

图 3-3　玉米黄素剂量筛选

a. 不同浓度玉米黄素对 HepG2 细胞胰岛素抵抗模型葡萄糖消耗量的影响；b. 不同浓度玉米黄素对 HepG2 细胞胰岛素抵抗模型糖原含量的影响。0mmol/L 组仅使用 10% FBS-DMEM 培养基。样本数 n=3，与 0mmol/L 组相比，*P<0.05，**P<0.01，****P<0.001

4. 玉米黄素对葡萄糖消耗的影响

正常情况下，胰岛素作用于机体细胞，促进消耗血液中的葡萄糖，并以此为机体提供能量。在胰岛素抵抗状态下，细胞对胰岛素并不敏感，致使细胞对葡萄糖消耗被抑制。为了探究玉米黄素对于细胞胰岛素抵抗状态下对葡萄糖消耗的影响，本研究使用玉米黄素对胰岛素抵抗状态下的 HepG2 细胞进行干预，结果如图 3-4 所示。与对照（None）组相比，胰岛素抵抗 HepG2 细胞的葡萄糖消耗量显著（P<0.01）降低；而与模型（Mod）组相比，使用玉米黄素干预后的细胞葡萄糖消耗量显著（P<0.05）增加。这说明玉米黄素可以显著促进 HepG2 细胞胰岛素抵抗模型对于葡萄糖的消耗。

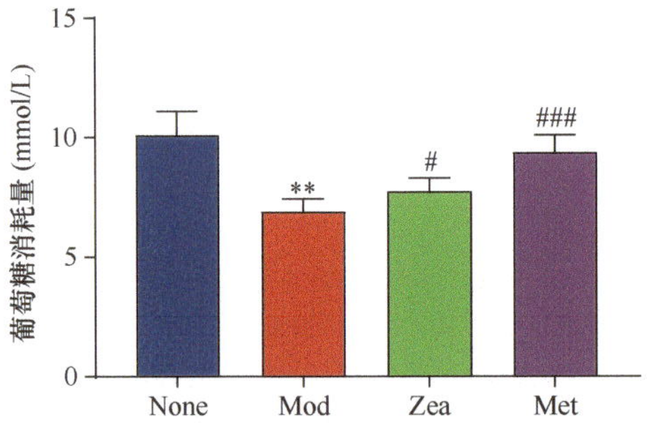

图 3-4　玉米黄素对 HepG2 细胞胰岛素抵抗模型葡萄糖消耗的影响

None 组仅使用 10% FBS-DMEM 培养基。样本数 n=3，与 None 组相比，**P<0.01；与 Mod 组相比，#P<0.05，###P<0.001

5. 玉米黄素对葡萄糖摄取的影响

葡萄糖作为机体的主要供能物质，被细胞摄取利用，而在胰岛素抵抗状态下，细胞对葡萄糖的摄取受到抑制。2-NBDG 作为一种脱氧葡萄糖类似物的荧光素，被用来检测细胞对葡萄糖的摄取情况。本研究通过对 2-NBDG 的荧光强度进行检测，探究玉米黄素对胰岛素抵抗的 HepG2 细胞葡萄糖摄取的改善作用。如图 3-5 所示，与对照组相比，胰岛素抵抗 HepG2 细胞对于葡萄糖的摄取显著减少（$P<0.01$）；而与之相比，在玉米黄素干预后，其荧光强度显著增加，说明细胞对葡萄糖的摄取显著增加（$P<0.05$）。这表明玉米黄素可以显著改善胰岛素抵抗 HepG2 细胞对于葡萄糖的摄取能力。

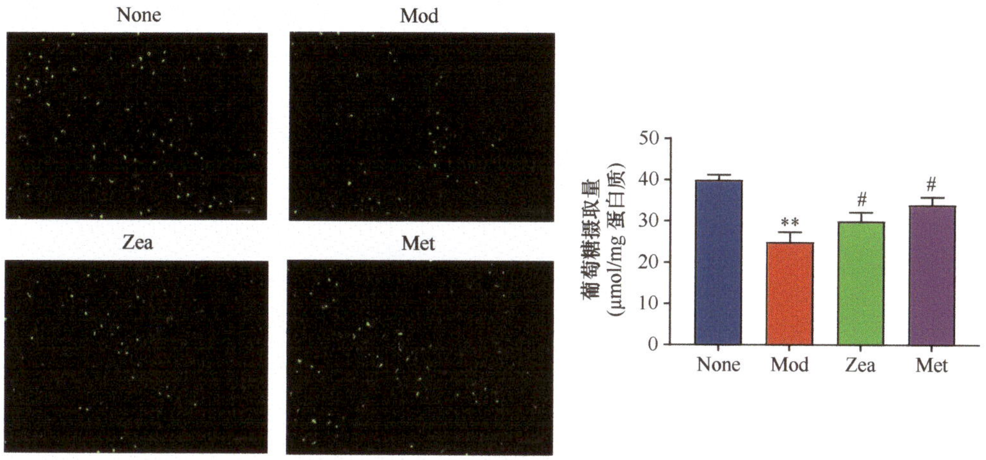

图 3-5　玉米黄素对 HepG2 细胞胰岛素抵抗模型葡萄糖摄取的影响

样本数 n=3（比例尺：100μm），与 None 组相比，**$P<0.01$；与 Mod 组相比，#$P<0.05$

6. 玉米黄素对糖原含量的影响

糖原作为机体内一种重要的储能物质，其合成与分解在调节糖代谢及改善胰岛素抵抗过程中起着重要作用。本研究对不同情况下的糖原含量进行了检测，结果如图 3-6 所示，与对照组相比，胰岛素抵抗 HepG2 细胞中的糖原含量显著降低（$P<0.01$），而与模型组细胞相比，玉米黄素可以显著提高（$P<0.01$）细胞的糖原含量。这表明玉米黄素可以显著改善胰岛素抵抗 HepG2 细胞的糖原合成能力。

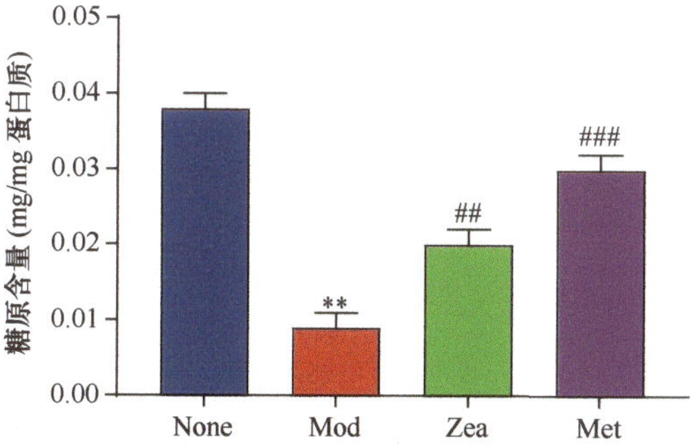

图 3-6　玉米黄素对 HepG2 细胞胰岛素抵抗模型糖原含量的影响

None 组仅使用 10% FBS-DMEM 培养基。样本数 n=3，与 None 组相比，**$P<0.01$；与 Mod 组相比，##$P<0.01$，###$P<0.001$

7. 玉米黄素对糖代谢相关酶活性的影响

本研究对糖异生及糖原合成过程中关键酶的酶活进行了检测，以探究玉米黄素对糖代谢酶的活性造成的影响。丙酮酸羧化酶（pyruvate carboxylase，PC）和葡萄糖-6-磷酸酶（glucose-6-phosphatase，G6Pase）是糖异生的关键限速酶。如图 3-7a、b 所示，与对照组相比，HepG2 细胞胰岛素抵抗模型中这两种酶的酶活性显著增高（$P<0.01$），说明在胰岛素抵抗状态下糖异生的作用得到了显著增强；而与模型组相比，利用玉米黄素处理的细胞中这两种酶的活性显著降低（$P<0.05$），说明其糖异生受到了显著的抑制作用。己糖激酶（hexokinase，HK）是糖原合成过程的一种限速酶。如图 3-7c 所示，与对照组相比，胰岛素抵抗 HepG2 细胞中己糖激酶的活性受到了显著（$P<0.01$）抑制，糖原合成受到显著的抑制。而与模型组相比，玉米黄素可以显著（$P<0.05$）逆转这一趋势，显著改善糖原合成受到的损伤。

以上这些均表明，玉米黄素可以通过对糖代谢关键酶的活性产生影响，抑制糖异生，促进糖原合成，进而影响机体糖代谢，维持血糖平衡。

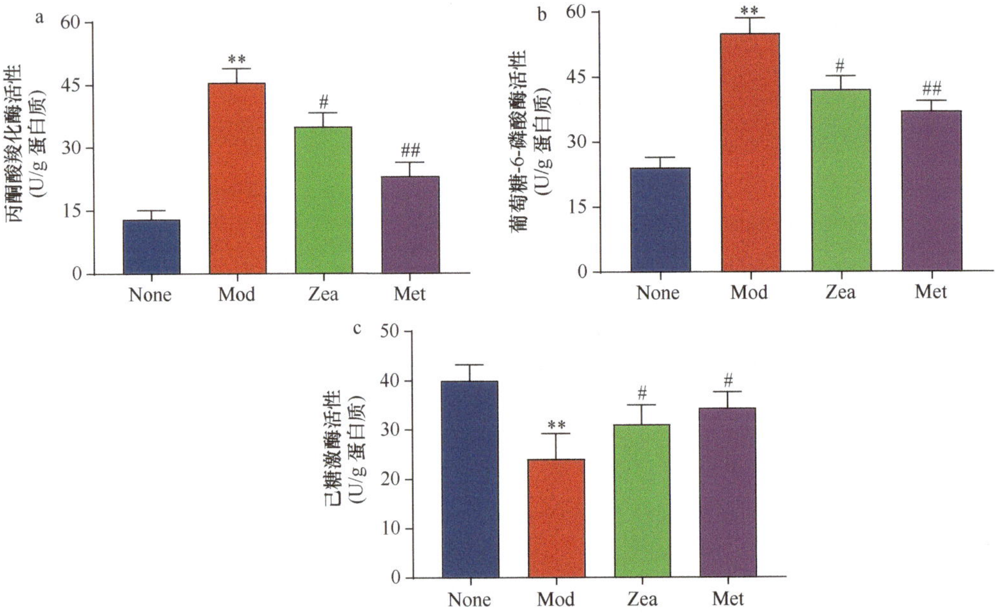

图 3-7　玉米黄素对糖代谢相关酶活性的影响

a. 玉米黄素对丙酮酸羧化酶活性的影响；b. 玉米黄素对葡萄糖-6-磷酸酶活性的影响；c. 玉米黄素对己糖激酶活性的影响。样本数 n=3，与 None 组相比，**$P<0.01$；与 Mod 组相比，#$P<0.05$，##$P<0.01$

8. 玉米黄素对 HepG2 细胞胰岛素抵抗模型线粒体膜电位的影响

作为机体能量代谢过程中的一种重要细胞器，线粒体功能正常被视为代谢水平正常的重要依据，线粒体功能异常也是胰岛素抵抗的一项重要诱因。而线粒体膜电位（mitochondrial membrane potential，MMP）保持正常状态则是线粒体状态及功能正常的一项重要前提条件。为了探究玉米黄素对 HepG2 细胞胰岛素抵抗模型中线粒体膜电位的影响，本研究利用 JC-1 染色液对线粒体膜电位进行了探究。结果如图 3-8 所示，与对照组相比，模型组细胞染色呈现绿色荧光，表现出较低的膜电位。而利用玉米黄素干预后，红色荧光显著增加（$P<0.05$），表明线粒体膜电位增强。这些结果表明，胰岛素抵

抗会使线粒体膜电位降低，进而造成线粒体功能受到损伤，而玉米黄素可以有效改善这一情况。

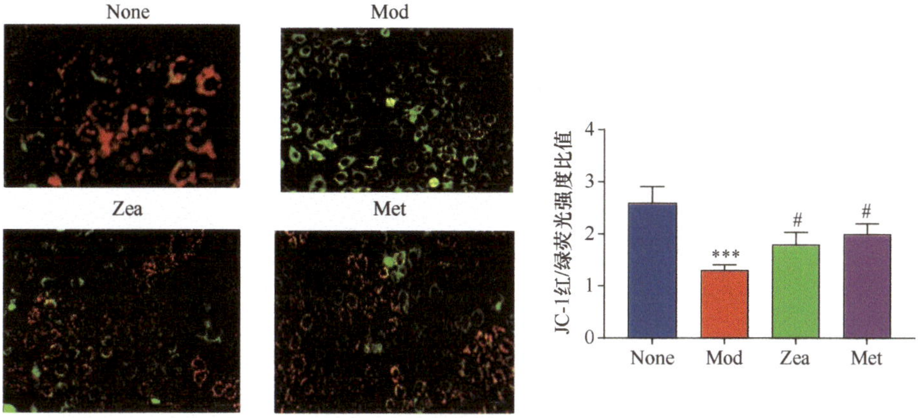

图 3-8　玉米黄素对 HepG2 细胞胰岛素抵抗模型线粒体膜电位的影响

样本数 n=3（比例尺：50μm），与 None 组相比，***P<0.001；与 Mod 组相比，#P<0.05

9. 玉米黄素对 HepG2 细胞胰岛素抵抗模型 ROS 水平的影响

细胞内 ROS 的水平与胰岛素抵抗密切相关。本研究利用 DCFH-DA 探针对 HepG2 细胞中 ROS 的生成量进行了探究。结果如图 3-9 所示，与 None 组相比，模型组细胞中荧光增强，表明细胞中 ROS 显著积累（P<0.05）。而使用玉米黄素干预后，绿色荧光强度显著降低（P<0.05），表明 HepG2 细胞胰岛素抵抗模型中的 ROS 得到了清除。这表明，玉米黄素可以清除 HepG2 细胞胰岛素抵抗模型中过量的 ROS。

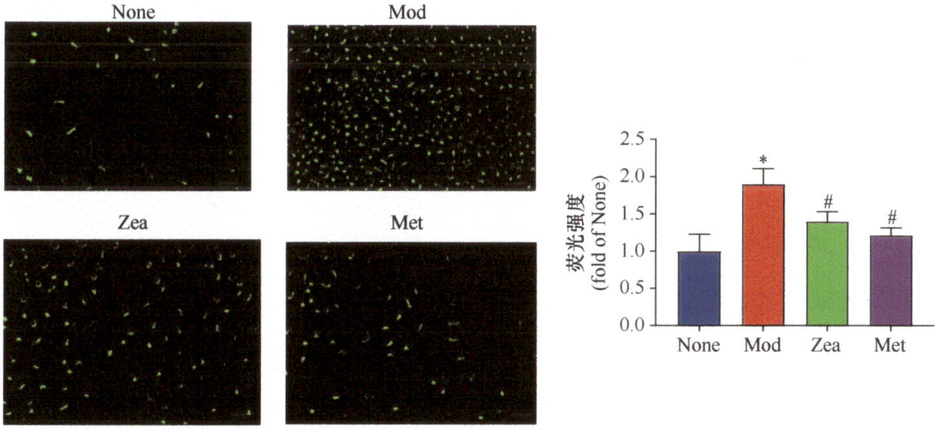

图 3-9　玉米黄素对 HepG2 细胞胰岛素抵抗模型 ROS 水平的影响

样本数 n=3（比例尺：100μm）。与 None 组相比，*P<0.05；与 Mod 组相比，#P<0.05

10. 玉米黄素对糖代谢关键因子 mRNA 表达水平的影响

为了进一步探究玉米黄素对糖代谢及胰岛素抵抗的改善的分子机制，本研究对代谢相关因子基因表达进行了检测。如图 3-10a、b 所示，与对照组相比，模型组中糖异生关键因子磷酸烯醇式丙酮酸羧激酶（phospho-enolpyruvate carboxykinase，PEPCK）及葡萄糖-6-磷酸酶（G6Pase）mRNA 的表达显著增高（$P<0.01$），而利用玉米黄素干预后，*PEPCK* 的表达显著降低（$P<0.05$），同时 *G6Pase* 的表达也受到了抑制。如图 3-10c、d 所示，与对照组相比，模型组细胞中糖原合成酶激酶 3β（glycogen synthase kinase3β，GSK3β）的 mRNA 表达水平显著增加（$P<0.01$），而糖原合酶（glycogen synthase，GS）的 mRNA 表达水平则显著降低（$P<0.01$）；玉米黄素干预后，*GSK3β* 的 mRNA 表达水平降低，而 *GS* 的 mRNA 表达水平显著增强（$P<0.05$）。这些结果表明，玉米黄素可以通过对糖异生及糖原合成关键因子的 mRNA 的表达产生影响，进而影响机体内糖类代谢平衡。

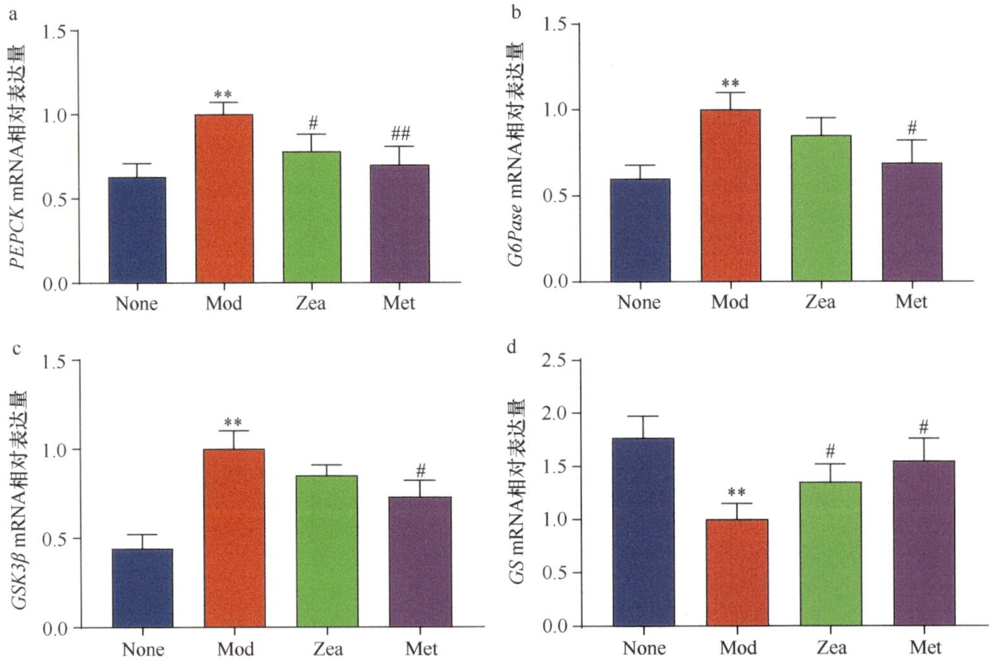

图 3-10　玉米黄素对糖代谢关键因子 mRNA 表达水平的影响

a. *PEPCK* 的 mRNA 表达水平；b. *G6Pase* 的 mRNA 表达水平；c. *GSK3β* 的 mRNA 表达水平；d. *GS* 的 mRNA 表达水平。样本数 n=3，与 None 组相比，**$P<0.01$，与 Mod 组相比，#$P<0.05$，##$P<0.01$

11. 玉米黄素对糖代谢关键因子蛋白质表达水平的影响

本研究对葡萄糖代谢及转运关键因子蛋白质表达情况进行了检测。结果如图 3-11b、c 所示，与对照组相比，模型组细胞中 PEPCK 及 G6Pase 的蛋白质表达量显著增高（$P<0.05$），而玉米黄素可以显著抑制（$P<0.05$）PEPCK 和 G6Pase 的蛋白质表达。同时，如图 3-11d、e 所示，与对照组相比，胰岛素抵抗的 HepG2 细胞中 GSK3β 的磷酸化程度显著降低（$P<0.01$），而 GS 的磷酸化则显著增高（$P<0.001$），这意味着 GSK3β 被激活造成了 GS 受到抑制，进而抑制了糖原的合成。与模型组相比，玉米黄素干预显著（$P<0.05$）促进了 GSK3β 的磷酸化使其失活，同时显著（$P<0.05$）抑制了 GS 的磷酸化，促进了糖原的合成。另外，如图 3-11f 所示，与对照组相比，HepG2 胰岛素抵抗细胞中

的葡萄糖转运蛋白 2（glucose transporter 2，GLUT2）的表达受到了显著抑制（$P<0.001$），说明细胞对葡萄糖的摄取受到抑制，而与模型组相比，玉米黄素处理可以显著改善这一情况（$P<0.01$），加强细胞对葡萄糖的摄取转运能力。

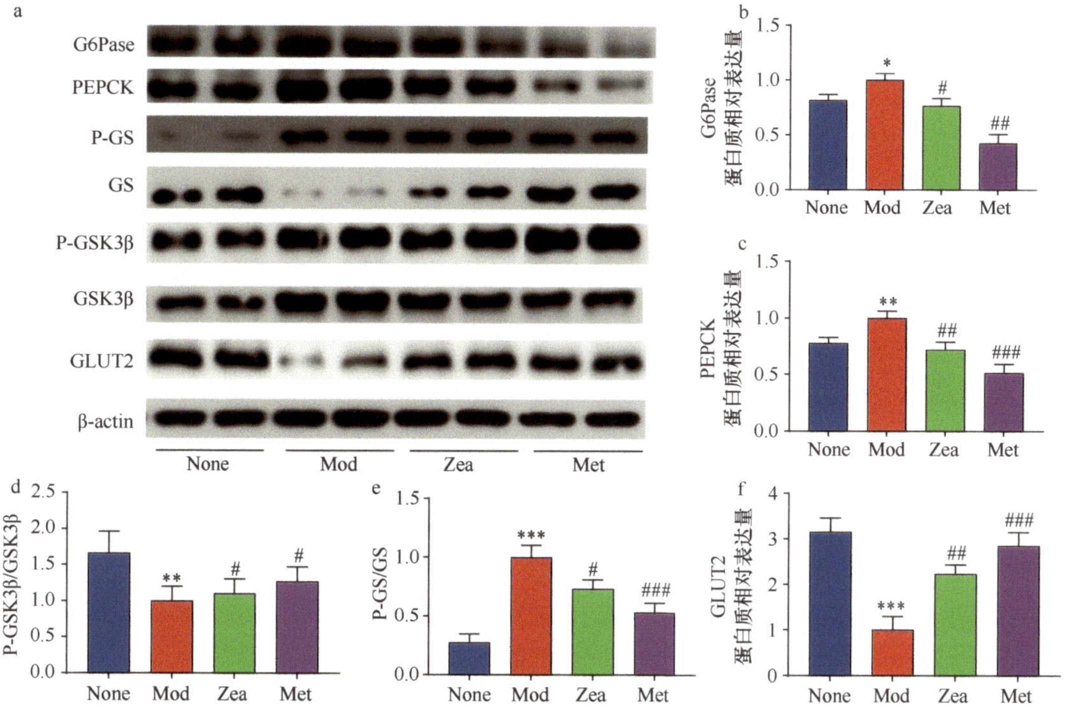

图 3-11　玉米黄素对糖代谢关键因子蛋白质表达水平的影响

a. 免疫印迹蛋白质条带；b. G6Pase 蛋白质相对表达量；c. PEPCK 蛋白质相对表达量；d. GSK3β 蛋白质磷酸化表达量；e. GS 蛋白质磷酸化表达量；f. GLUT2 蛋白质相对表达量。样本数 $n=3$。与 None 组相比，$^*P<0.05$，$^{**}P<0.01$，$^{***}P<0.001$；与 Mod 组相比，#$P<0.05$，##$P<0.01$，###$P<0.001$

（四）小结

本小节研究主要通过建立 HepG2 细胞胰岛素抵抗模型，利用玉米黄素进行干预，并检测其中葡萄糖的摄取利用，以及糖原的合成情况，以探究玉米黄素对胰岛素抵抗的影响，结果如下。

1）0.25mmol/L 棕榈酸处理 24h，构建 HepG2 细胞胰岛素抵抗模型。玉米黄素在 0～20μmol/L 时作用 HepG2 细胞无毒性，且葡萄糖消耗及糖原合成呈剂量依赖性，因此，选用 20μmol/L 玉米黄素用于后续实验。

2）玉米黄素可以显著改善 HepG2 细胞胰岛素抵抗模型的葡萄糖摄取、减少糖异生，抑制丙酮酸羧化酶和葡萄糖-6-磷酸酶这两种糖异生关键限速酶的活性，同时增加糖原的含量，增强己糖激酶这一糖原合成酶的活性，有效提高线粒体膜电位，并清除细胞内过量 ROS。

3）玉米黄素显著抑制 PEPCK、G6Pase 的 mRNA 和蛋白质的表达；抑制 GSK3β 的 mRNA 表达并促进蛋白质磷酸化；增加 GS 的 mRNA 表达并抑制蛋白质磷酸化，并促进 GLUT2 蛋白质的表达。

二、玉米黄素对胰岛素抵抗小鼠糖代谢的影响

（一）引言

糖尿病（DM）目前已成为全球重要的公共卫生问题之一（Shaw et al.，2010）。据估计，到 2045 年全球将有大约 7 亿糖尿病患者，目前全球的糖尿病发病率仍在上升（Williams et al.，2020）。大部分糖尿病患者会出现脂肪、肌肉和肝脏的糖代谢异常，并导致长期高血糖（Lacroix and Li-Chan，2014）。2 型糖尿病常伴随着胰岛素抵抗，以及高胰岛素血症等代谢紊乱的发生。而胰岛素抵抗和 β 细胞功能障碍也是 2 型糖尿病发病的两个主要原因（Michael et al.，2006；Lewis et al.，2002）。肥胖引起的肝脏胰岛素抵抗是导致空腹高血糖的重要因素（Halter et al.，1985）。因此，有效改善胰岛素敏感性和糖脂代谢是预防和治疗 2 型糖尿病发生发展的主要途径。目前，多项研究表明，天然产物具有抗糖尿病活性和对相关并发症的辅助治疗作用（Salehi et al.，2019），同时也具备低成本、安全高效等特点，因此天然化合物成为潜在的降血糖药物。

同时，实验室前期研究表明，玉米黄素可以显著促进白色脂肪细胞的棕色化，并且显著抑制高脂饮食喂养小鼠的肥胖（Xie et al.，2021；Liu et al.，2019，2017）。而玉米黄素在人体和动物机体中无法合成，必须以食物形式获得（Johnson，2005）。因此，本小节通过高脂饮食构建肥胖诱导的胰岛素抵抗小鼠模型，并利用玉米黄素进行干预，检测其血糖、体重、葡萄糖耐量、胰岛素抵抗指数、血清指数，以及脏器的糖原含量等生理生化指标，以探究玉米黄素对胰岛素抵抗的影响。

（二）材料与方法

1. 实验动物

4 周龄 SPF 级 C57BL/6J 雄性小鼠 60 只购买自维通利华实验动物技术有限公司，小鼠饲养于吉林省中医药科学院。所有实验动物的使用及实验程序经由吉林省中医药科学院实验动物伦理委员会审核批准（许可证号：JLSZKYDWLL2019-019）。

2. 实验材料和试剂

实验材料和试剂主要有玉米黄素（纯度 75%）、盐酸二甲双胍片、小鼠标准饲料 D12450B、小鼠高脂饲料 D12492、羧甲基纤维素钠（sodium carboxymethyl cellulose，CMC-Na）、葡萄糖溶液、基因重组人胰岛素（诺和灵 R）、10%水合氯醛、4%多聚甲醛固定液；苏木精-伊红染色（HE）试剂盒、甘油三酯测定试剂盒、总胆固醇测定试剂盒、高密度脂蛋白测定试剂盒、低密度脂蛋白测定试剂盒、糖化血清蛋白测定试剂盒、天冬氨酸转氨酶测定试剂盒、丙氨酸转氨酶测定试剂盒、葡萄糖测定试剂盒、胰岛素测定 ELISA 试剂盒、瘦素测定 ELISA 试剂盒、脂联素测定 ELISA 试剂盒。

3. 实验仪器与设备

实验仪器与设备主要有血糖仪（美国罗氏公司）、4℃离心机（美国 Thermo 公司）、

全自动酶标仪（德国 BMG 公司）、光学倒置显微镜（德国 Carl Zeiss 公司）、切片机（美国 Thermo 公司）、液氮罐（美国 Thermo 公司）、Allegra X-30R 低温高速离心机（美国 Beckman Coulter 公司）、4℃冰箱（美国 Thermo 公司）、–80℃超低温冰箱（美国 Thermo 公司）、电子分析天平［Sartorius（北京）公司］。

4. 受试物配制

依据联合国粮食及农业组织/世界卫生组织食品添加剂专家委员会（Joint Food and Agriculture Organization of the United Nations/World Health Organization Expert Committee on Food Additives，JECFA）的评估，人体每日对玉米黄素的最大摄入剂量为 2mg/kg BW（Sajilata et al.，2008）；在动物实验中，小鼠的受试剂量采用了 10 倍于人体最大摄入剂量 20mg/kg BW。同时选取 250mg/kg BW 盐酸二甲双胍作为阳性对照。依据药理学方法，确定动物的给药体积为 10ml/kg BW。

使用分析天平精确称量玉米黄素及二甲双胍，溶解于 0.5%的羧甲基纤维素钠（CMC-Na）中，置于试剂瓶，在 4℃的条件下保存备用。

5. 实验动物的分组及模型建立

实验前，对体重(18±2)g 的雄性 C57BL/6J 小鼠进行适应性饲养一周，以适应环境，其间小鼠单笼饲养，并且给予小鼠自由饮食及饮水，饲养条件为(21±2)℃、45%相对湿度、12h/12h 的昼夜交替环境。

适应性饲养结束后，淘汰产生不良反应的小鼠，进入正式实验。将小鼠随机分为采用标准饮食（standard diet，STD）D12450B 进行饲养及采用高脂饮食（high fat diet，HFD）D12492 进行饲养的两组。4 周后，对小鼠进行称重，测定空腹血糖及胰岛素敏感性，以确定模型是否建立成功。成功建模后，分别对喂食两种饲料小鼠进行随机分组，共分为 5 组，每组 12 只小鼠，具体分组如下。

标准饮食（STD）组：标准饮食+0.5%羧甲基纤维素钠。

标准饮食+玉米黄素（STDZEA）组：标准饮食+20mg/kg BW 玉米黄素。

高脂饮食（HFD）组：高脂饮食+0.5%羧甲基纤维素钠。

高脂饮食+玉米黄素（HFDZEA）组：高脂饮食+20mg/kg BW 玉米黄素。

阳性药（MET）组：高脂饮食+250mg/kg BW 二甲双胍。

每日灌胃，共进行 18 周，实验共 22 周，小鼠饲料成分见表 3-6。

表 3-6　动物饲料组成和成分

饲料营养成分组成	标准饮食		高脂饮食	
	质量（g）	热量占比（%）	质量（g）	热量占比（%）
蛋白质	19	20	26	20
碳水化合物	67	70	26	20
脂肪	4	10	35	60
总计	—	100	—	100
每克饲料所含的热量（kcal/g）	3.8		5.2	

续表

饲料成分	标准饮食		高脂饮食	
	质量（g）	热量（kcal）	质量（g）	热量（kcal）
酪蛋白粉（80 目）	200	800	200	800
L-胱氨酸	3	12	3	12
玉米淀粉	315	1260	—	—
麦芽糊精 10	35	140	125	500
蔗糖	350	1400	68.8	272
纤维素，BW200	50	—	50	—
豆油	25	225	25	225
猪油	20	180	245	2205
复合矿物质 S10026	10	—	10	—
磷酸氢钙	13	—	13	—
碳酸钙	5.5	—	5.5	—
柠檬酸钾（$1H_2O$）	16.5	—	16.5	—
复合维生素 V10001	10	40	10	40
重酒石酸氢胆碱	2	—	2	2
食用色素黄色 5 号	0.05	—	—	—
食用色素蓝色 1 号	—	—	0.05	—
总计	1055.05	4057	773.85	4056

注：“—”表述无内容，后同

6. 小鼠体重、摄食量以及空腹血糖的测定

实验开始后，每周对小鼠体重进行测量，并记录小鼠摄食量（小鼠摄食量=饲料放置量–饲料剩余量）。玉米黄素开始干预后每周检测小鼠空腹血糖，测量前对小鼠禁食 6h，采用尾静脉取血法，对小鼠空腹血糖进行测量。

7. 小鼠葡萄糖耐量试验及胰岛素耐量试验

在第 20 周进行小鼠葡萄糖耐量试验。试验前对小鼠禁食 6h，灌胃 2g/kg BW 葡萄糖，然后分别在 0min、30min、60min、90min、120min 时采用尾静脉取血的方法对小鼠血糖进行测量，并计算曲线下面积。

在第 21 周进行小鼠胰岛素耐量试验。试验前对小鼠禁食 6h，腹腔注射 0.75U/kg BW 胰岛素，然后分别在 0min、30min、60min、90min、120min 时采用尾静脉取血的方法对小鼠血糖进行测量，并计算曲线下面积。

8. 血清、组织及肠道菌群样本的采集

实验结束后，小鼠断食 12h 后处死。

1）称重，并对小鼠身体形态进行拍照记录。

2）进行眼眶静脉丛取血，血样静置 1h 后进行离心（4000r/min，10min，4℃），利用移液枪吸取上层血清转移至冻存管中，置于–80℃冰箱保存，避免反复冻融。

3）取心脏、肝脏、肾脏，以及胰腺等脏器，并进行称重。

4）取部分肝脏及胰腺置于4%多聚甲醛中固定，准备用于制作病理切片。

5）取盲肠内容物置于无菌EP管中，用于后续肠道菌群的检测。

9. 血清指标的检测

利用试剂盒，依据其中说明书的方法对小鼠血清中的甘油三酯（TG）、总胆固醇（TC）、高密度脂蛋白（HDL）、低密度脂蛋白（LDL）等血脂指标含量及丙氨酸转氨酶（ALT）和天冬氨酸转氨酶（AST）等肝功能指标含量进行检测，同时依据试剂盒规定方法对血清中血糖（blood glucose，BG）和糖化血清蛋白（glycosylated serum protein，GSP）含量进行检测。另外，使用酶联免疫吸附试验（ELISA）对血清中的胰岛素（insulin）、瘦素（leptin）、脂联素（adiponectin，ADPN）的含量进行测定。

10. 肝脏糖原含量的检测

取0.2g组织样本，置于EP管中，加入0.75ml提取液，沸水浴20min（盖紧，防止水分散失），其间每5min摇晃一次EP管，使充分混匀；待组织全部溶解后，取出EP管冷却，然后用蒸馏水定容到5ml，混匀，在25℃、8000g条件下，离心10min，取上清液待测糖原含量。

11. 组织形态化学染色

选取新鲜的小块肝脏及胰腺组织置于4%多聚甲醛中固定，然后进行乙醇脱水，二甲苯透明，石蜡包埋后制作成切片，对切片进行HE染色，利用显微镜进行观察。

HE染色方法如下。

1）脱蜡：将组织切片浸入二甲苯中浸泡，更换二甲苯后再次浸泡。

2）进行梯度乙醇（100%、95%、90%、80%）水化，然后使用自来水进行冲洗。

3）苏木精染色：水化后的切片放入苏木精染液中，待细胞核染成紫蓝色，用自来水进行冲洗。

4）1%盐酸乙醇分化，然后使用自来水冲洗。

5）使用弱碱性水溶液返蓝，自来水充分冲洗。

6）伊红染色：充分水化后的切片直接放入伊红染色液中，细胞质染成粉红色后，进行乙醇梯度（90%、95%、100%）脱水。

7）使用二甲苯透明，并进行中性树胶封片。

利用光学显微镜对切片进行观察，观察其组织形态。

（三）结果与分析

1. 玉米黄素对小鼠体态、体重及摄食量的影响

肥胖可以诱导胰岛素抵抗的发生，抑制肥胖可以有效地缓解小鼠的胰岛素抵抗。为了探究玉米黄素对肥胖诱导的胰岛素抵抗的影响，本研究建立了高脂饮食诱导肥胖的胰岛素抵抗小鼠模型，并对小鼠的体重及摄食量进行记录。

实验开始时，各组小鼠的初始体重无显著差异，22 周后，与 STD 组小鼠相比，STDZEA 组体重未出现显著变化，两组小鼠体态较为均匀，较为好动且行动较为灵敏，这表明玉米黄素并不会影响标准饮食喂食小鼠的体重变化及运动状态；HFD 组小鼠体重显著增加，行动较为迟缓。与 HFD 组相比，HFDZEA 组小鼠体重出现了显著（P<0.05）降低，且体型减小，表现出较好的精神状态；HFDZEA 和 MET 组之间的体重没有显著差异，两组小鼠运动状态良好。这表明玉米黄素可以抑制高脂饮食造成的小鼠体重增加，起到抑制肥胖的作用。另外，如图 3-12b 所示，各组小鼠的食物摄入量并未出现显著差异，这表明小鼠的体重变化并不受食物摄入量影响，同时也证明了玉米黄素可以减轻小鼠的肥胖。

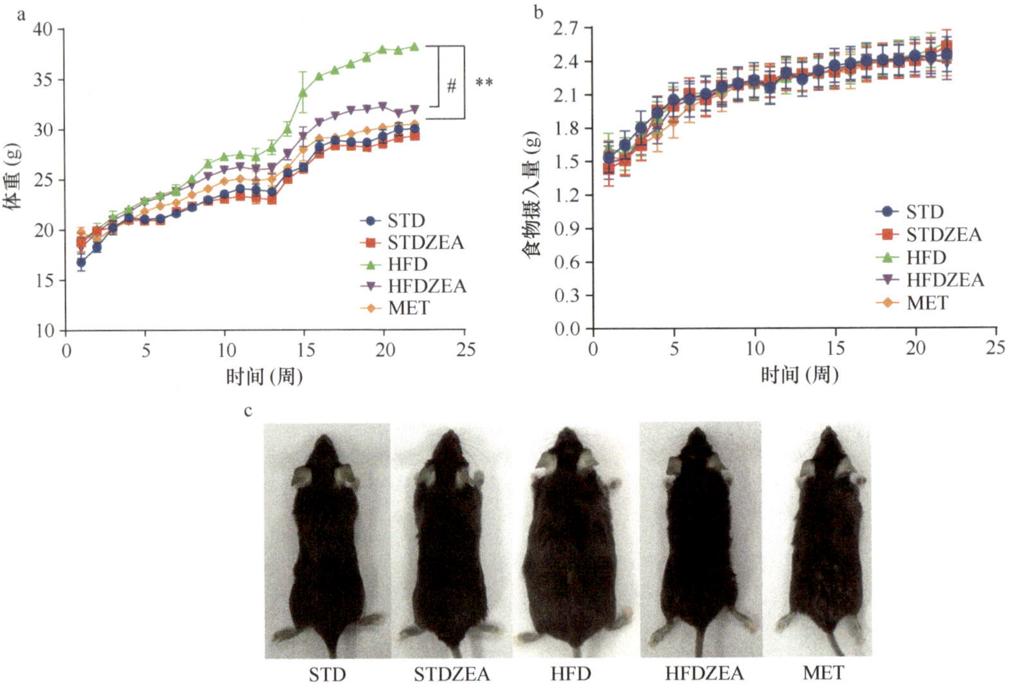

图 3-12 玉米黄素对高脂饮食胰岛素抵抗小鼠体重、食物摄入量及体态的影响

a. 玉米黄素对胰岛素抵抗小鼠体重的影响；b. 玉米黄素对胰岛素抵抗小鼠食物摄入量的影响；c. 玉米黄素对胰岛素抵抗小鼠体态的影响。STD 组：标准饮食+0.5% CMC-Na；STDZEA 组：标准饮食+玉米黄素；HFD 组：高脂饮食+0.5% CMC-Na；HFDZEA 组：高脂饮食+玉米黄素；MET 组：高脂饮食+二甲双胍。样本数 n=10。STDZEA 组、HFD 组与 STD 组相比，**P<0.01；HFDZEA 组、MET 组与 HFD 组相比，#P<0.05

2. 玉米黄素对小鼠血糖的影响

胰岛素抵抗会破坏体内葡萄糖稳态，产生高血糖症状。为了探究玉米黄素对小鼠血糖造成的影响，在开始玉米黄素灌胃后，每周对小鼠血糖进行了检测。如图 3-13 所示，建模完成时，与喂食标准饮食小鼠相比，喂食高脂饮食的小鼠的血糖值显著升高（P<0.05）。在玉米黄素干预后，与 STD 组相比较，STDZEA 组小鼠的血糖并未发生显著变化，表明玉米黄素并不会对标准饮食小鼠血糖产生影响。而与 HFD 组小鼠相比，HFDZEA 组，以及 MET 组小鼠的血糖值均显著降低（P<0.05）。表明玉米黄素可以改善肥胖诱导的胰岛素抵抗小鼠的高血糖。

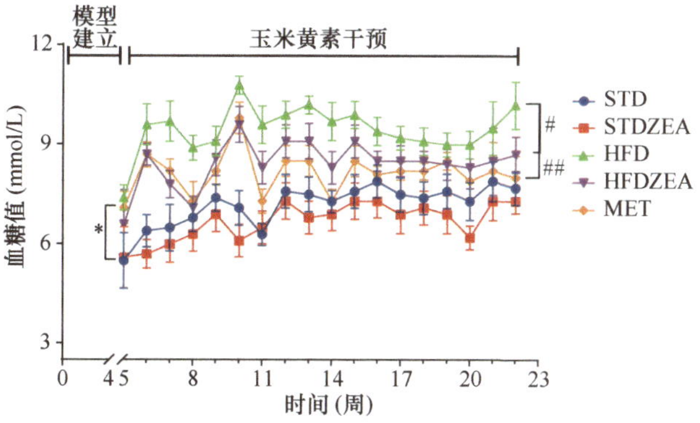

图 3-13　玉米黄素对高脂饮食胰岛素抵抗小鼠血糖的影响

样本数 n=10。STDZEA 组、HFD 组与 STD 组相比，*P<0.05；HFDZEA 组、MET 组与 HFD 组相比，#P<0.05，##P<0.01

3. 玉米黄素对血清胰岛素含量的影响

胰岛素抵抗会使机体对胰岛素的敏感性降低，机体会代偿性地分泌出多于正常值的胰岛素，所以，血清中胰岛素含量被视为胰岛素抵抗的判定依据。如图 3-14a 所示，与 STD 组相比，STDZEA 组小鼠血清中的胰岛素含量基本没有变化，而 HFD 组小鼠血清中的胰岛素含量显著升高（P<0.01）。与 HFD 组相比，HFDZEA 组及 MET 组小鼠血清中的胰岛素含量均显著下降（P<0.01）。这表明玉米黄素可以缓解由胰岛素抵抗造成的胰岛素分泌过量。

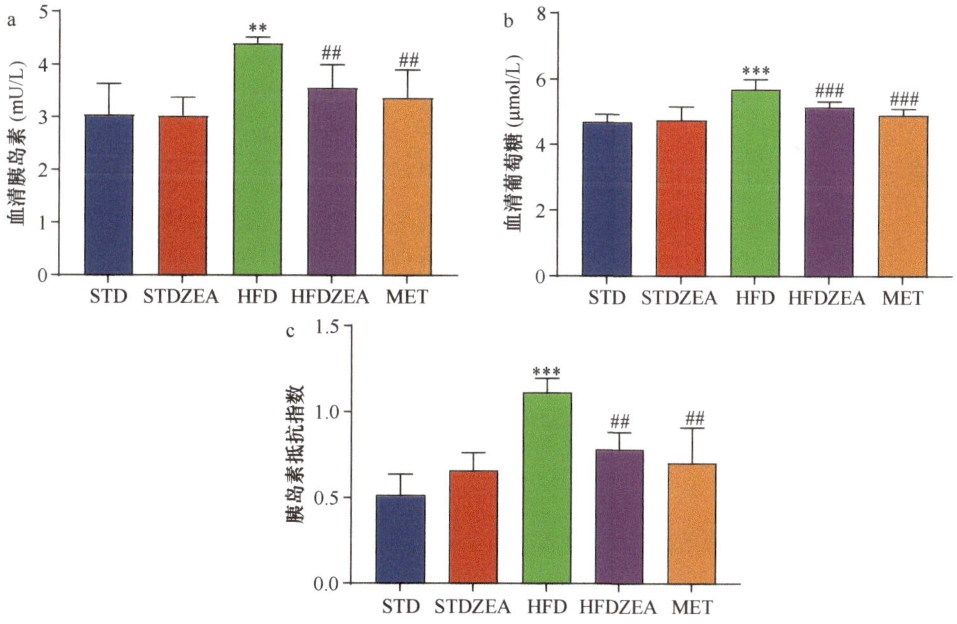

图 3-14　玉米黄素对高脂饮食胰岛素抵抗小鼠血清胰岛素的影响

a. 玉米黄素对胰岛素抵抗小鼠血清胰岛素含量的影响；b. 玉米黄素对胰岛素抵抗小鼠血清葡萄糖含量的影响；c. 玉米黄素对胰岛素抵抗小鼠胰岛素抵抗指数的影响。样本数 n=10。STDZEA 组、HFD 组与 STD 组相比，**P<0.01，***P<0.001；HFDZEA 组、MET 组与 HFD 组相比，##P<0.01，###P<0.001

同时，根据胰岛素含量及血清葡萄糖含量进一步对小鼠的稳态模型胰岛素抵抗指数（homeostasis model assessment-IR）进行了分析计算，结果如图 3-14c 所示。与 STD 组相比，STDZEA 组小鼠的胰岛素抵抗指数并没有发生显著变化，而 HFD 组小鼠的胰岛素抵抗指数显著增大（$P<0.001$）。与 HFD 组小鼠相比，HFDZEA 及 MET 小鼠的胰岛素抵抗指数均显著下降（$P<0.01$）。由此可以说明，玉米黄素可以缓解肥胖造成的胰岛素抵抗。

4. 玉米黄素对小鼠胰岛素敏感性的影响

在胰岛素抵抗状态下，机体对于胰岛素作用并不敏感，因此，本研究通过胰岛素耐量试验（insulin tolerance test，ITT）探究玉米黄素对胰岛素敏感性的影响。如图 3-15a 所示，在腹腔注射胰岛素 30min 后，各组小鼠血糖值均有所下降，其中 STD 组小鼠的血糖值下降至初始血糖值的 48.31%，而 HFD 组小鼠的血糖值仅下降至对照组初始血糖值的 70%；120min 后，STD 组小鼠血糖值仅恢复至对照组初始血糖值的 73.03%，高脂饮食喂养的 HFD 组小鼠的血糖值则恢复至初始血糖值的 90%，与对照组初始血糖值大致相同。在 30min 时，HFDZEA 组小鼠的血糖值下降到初始血糖值的 57.42%，在 120min 时恢复到初始血糖值的 76.23%。同时，HFDZEA 组小鼠及 MET 组小鼠的血糖值，在每个时间点上均低于 HFD 组小鼠的血糖值。如图 3-15b 所示，与 STD 组相比，HFD 组胰岛素耐量曲线下面积显著增加（$P<0.001$），而与 HFD 组相比，HFDZEA 组及 MET 组小鼠胰岛素耐量试验曲线下面积显著降低（$P<0.01$）。这表明玉米黄素可以有效地改善肥胖诱导的胰岛素抵抗所造成的胰岛素敏感度降低。

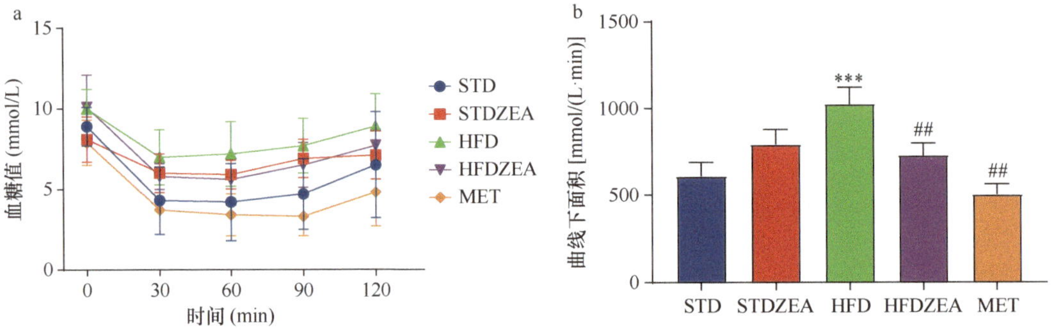

图 3-15 玉米黄素对高脂饮食胰岛素抵抗小鼠胰岛素敏感性的影响

a. 玉米黄素对胰岛素抵抗小鼠胰岛素敏感性的影响；b. 曲线下面积。样本数 n=10。STDZEA 组、HFD 组与 STD 组相比，***$P<0.001$；HFDZEA 组、MET 组与 HFD 组相比，##$P<0.01$

5. 玉米黄素对小鼠葡萄糖耐受的影响

除了对胰岛素敏感性降低，胰岛素抵抗还会使机体糖耐量受到损伤。因此，本研究进行了葡萄糖耐量试验（glucose tolerance test，GTT），用以评价玉米黄素对糖耐量损伤的影响。如图 3-16a 所示，在喂食葡萄糖 30min 后，HFD 组小鼠的血糖浓度迅速由 9.8mmol/L 升高至 14mmol/L，在 120min 检测时，其血糖值依旧高于初始血糖值，而 STD 组小鼠的血糖值在 30min 时仅由 7.8mmol/L 上升至 9.6mmol/L，在 120min 时间点检测血糖浓度时，其血糖浓度降至 7.5mmol/L。在 30min 时，HFDZEA 组及 MET 组小鼠的血糖值分别达到 12.2mmol/L 和 11mmol/L，均低于 HFD 组小鼠，在 120min 时，这两组小鼠的血糖值基本趋近于初始血糖值。同时，如图 3-16b 所示，与 STD 组相比，HFD 组小鼠的葡萄糖耐量曲线下面积显著增大（$P<0.01$），而与 HFD 组相比，HFDZEA 组及 MET 组小鼠葡萄糖耐量试验曲线下面积显著降低（$P<0.05$）。这表明玉米黄素可以有效地改善肥胖诱导胰岛素抵抗所造成的葡萄糖耐量的损伤。

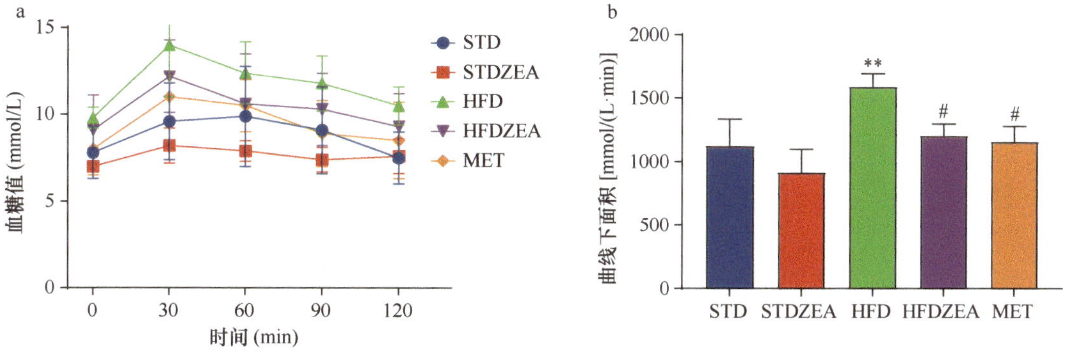

图 3-16　玉米黄素对高脂饮食胰岛素抵抗小鼠葡萄糖耐量的影响

a. 玉米黄素对胰岛素抵抗小鼠葡萄糖耐量的影响；b. 曲线下面积。样本数 n=10。STDZEA 组、HFD 组与 STD 组相比，**$P<0.01$；HFDZEA 组、MET 组与 HFD 组相比，#$P<0.05$

6. 玉米黄素对小鼠血脂水平的影响

胰岛素抵抗引起的高胰岛素血症和高血糖也会导致血脂代谢异常，进一步加重胰岛素抵抗。为了探究玉米黄素对血脂代谢异常的影响，本研究对小鼠血清中血脂指标进行了检测。如图 3-17 所示，与 STD 组相比，STDZEA 组的各项血清指数均没有显著变化，而 HFD 组小鼠的甘油三酯、总胆固醇和低密度脂蛋白水平均显著升高（$P<0.05$），高密度脂蛋白水平显著降低（$P<0.01$）。而与 HFD 组相比，HFDZEA 组及 MET 组血清中的甘油三酯、总胆固醇和低密度脂蛋白水平均显著降低（$P<0.05$），而高密度脂蛋白水平显著升高（$P<0.05$）。这些均可以表明，玉米黄素可以有效地改善肥胖诱导的胰岛素抵抗所造成的血脂代谢异常。

7. 玉米黄素对小鼠肝脏代谢水平的影响

肝脏作为机体代谢的主要器官，在胰岛素抵抗状态下，肝脏出现代谢异常，会使肝脏功能受到损伤。作为评价肝脏功能的重要指标，本研究对小鼠血清中的丙氨酸转氨酶和天冬氨酸转氨酶的活性进行了检测。结果如图 3-18 所示，与 STD 组相比，STDZEA 组两种酶的活性并没有发生显著变化，而 HFD 组小鼠血清中两种酶的活性显著升高（$P<0.01$），这表明本应在肝脏中发挥作用的丙氨酸转氨酶和天冬氨酸转氨酶大量地进入血液，这也是肝脏细胞功能受到损伤的一个重要标志。与 HFD 组相比，HFDZEA 组及 MET 组小鼠血清中两种酶的活性均显著降低（$P<0.05$）。这表明玉米黄素可以有效地改善肥胖诱导的胰岛素抵抗所造成的肝脏代谢异常。

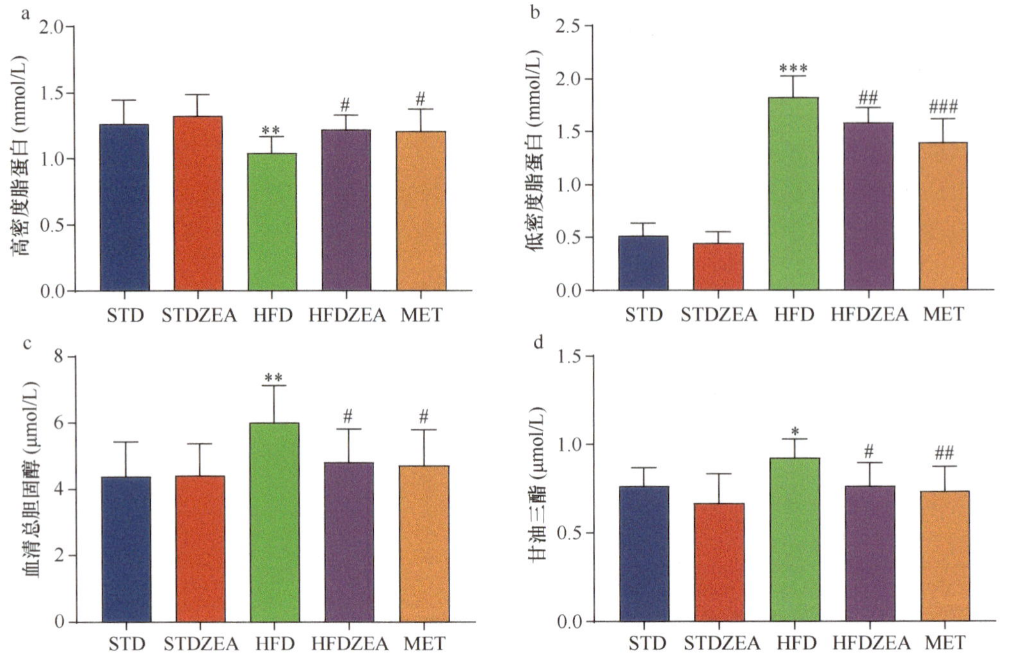

图 3-17　玉米黄素对高脂饮食胰岛素抵抗小鼠血脂水平的影响

a. 玉米黄素对胰岛素抵抗小鼠血清高密度脂蛋白含量的影响；b. 玉米黄素对胰岛素抵抗小鼠血清低密度脂蛋白含量的影响；c. 玉米黄素对胰岛素抵抗小鼠血清总胆固醇含量的影响；d. 玉米黄素对胰岛素抵抗小鼠甘油三酯含量的影响。样本数 n=10。STDZEA 组、HFD 组与 STD 组相比，*P＜0.05，**P＜0.01，***P＜0.001；HFDZEA 组、MET 组与 HFD 组相比，#P＜0.05，##P＜0.01，###P＜0.001

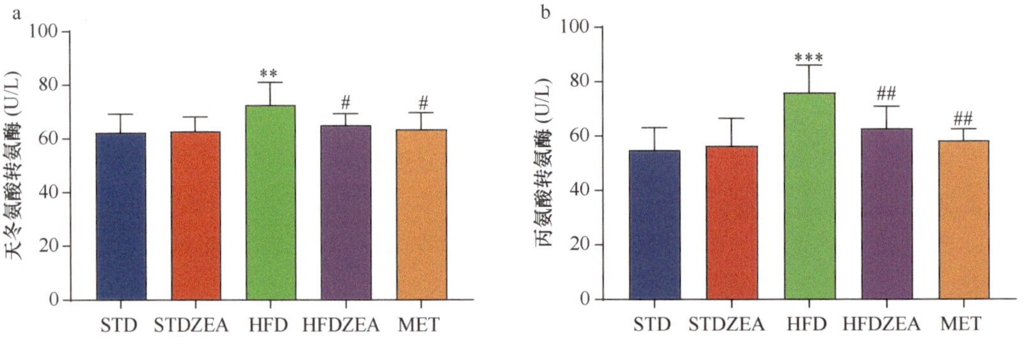

图 3-18　玉米黄素对高脂饮食胰岛素抵抗小鼠肝脏代谢水平的影响

a. 玉米黄素对胰岛素抵抗小鼠血清天冬氨酸转氨酶含量的影响；b. 玉米黄素对胰岛素抵抗小鼠血清丙氨酸转氨酶含量的影响。样本数 n=10。STDZEA 组、HFD 组与 STD 组相比，**P＜0.01，***P＜0.001；HFDZEA 组、MET 组与 HFD 组相比，#P＜0.05，##P＜0.01

8. 玉米黄素对糖化血清蛋白和血糖代谢相关激素含量的影响

糖化血清蛋白是一种体现糖尿病患者治疗水平及健康监测的指标，本研究对小鼠血清中的糖化血清蛋白含量进行了检测。结果如图 3-19a 所示，与 STD 组相比，HFD 组小鼠血清中糖化血清蛋白含量极显著升高（P＜0.001），这说明高脂饮食会持续破坏机体正常的血糖平衡。与 HFD 组相比，HFDZEA 组及 MET 组小鼠血清中糖化血清蛋白的含量均显著下降（$P<0.01$）。这说明玉米黄素可以恢复胰岛素抵抗引起的血糖代谢异常。

脂联素具有增加胰岛素敏感度的作用。如图 3-19b 所示，相较 STD 组小鼠，HFD 组小鼠血清中脂联素的含量显著下降（$P<0.01$），而与 HFD 组相比，玉米黄素干预的 HFDZEA 组及 MET 组小鼠血清中脂联素的含量显著升高（$P<0.05$）。

如图 3-19c 所示，与 STD 组小鼠相比，HFD 组小鼠的血清中瘦素含量显著增加（$P<0.05$），而与 HFD 组相比，HFDZEA 组及 MET 组小鼠血清中的瘦素含量显著下降（$P<0.05$）。这表明玉米黄素可以改善肥胖诱导的胰岛素抵抗小鼠所造成的激素分泌异常。

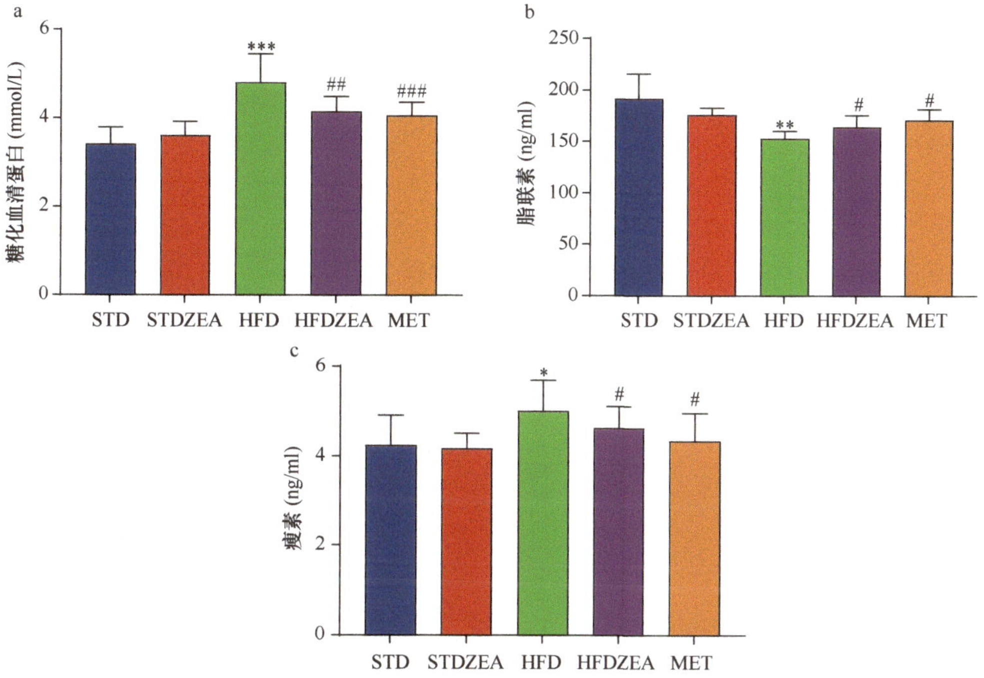

图 3-19　玉米黄素对高脂饮食胰岛素抵抗小鼠糖化血清蛋白及血糖代谢相关激素含量的影响

a. 玉米黄素对胰岛素抵抗小鼠糖化血清蛋白含量的影响；b. 玉米黄素对胰岛素抵抗小鼠血清脂联素含量的影响；c. 玉米黄素对胰岛素抵抗小鼠血清瘦素含量的影响。样本数 n=10。STDZEA 组、HFD 组与 STD 组相比，*$P<0.05$，**$P<0.01$，***$P<0.001$；HFDZEA 组、MET 组与 HFD 组相比，#$P<0.05$，##$P<0.01$，###$P<0.001$

9. 玉米黄素对小鼠肝糖原含量的影响

为了明确玉米黄素对小鼠肝糖原合成功能的影响，本研究对小鼠肝糖原含量进行了检测。如图 3-20 所示，与 STD 组相比，HFD 组小鼠肝脏中的糖原含量显著降低（$P<0.01$），表明肥胖诱导的胰岛素抵抗小鼠肝糖原合成与存储受到了抑制。而与 HFD 组相比，HFDZEA 组及 MET 组小鼠的肝糖原含量均显著增加（$P<0.05$）。这表明玉米黄素可以促进肝糖原的生成，同时改善胰岛素抵抗所造成的肝糖原代谢异常。

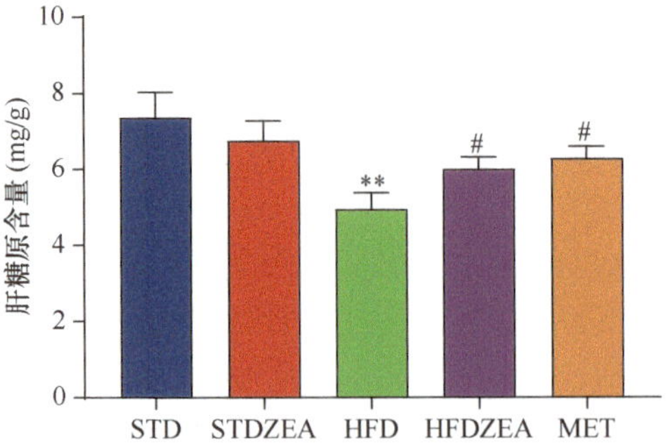

图 3-20 玉米黄素对高脂饮食胰岛素抵抗小鼠肝糖原含量的影响

样本数 n=10。STDZEA 组、HFD 组与 STD 组相比，$^{**}P<0.01$；HFDZEA 组、MET 组与 HFD 组相比，$^{\#}P<0.05$

10. 玉米黄素对脏器形态及质量的影响

高脂饮食诱导的肥胖会使肝脏出现脂肪积累，造成肝脏结构的损伤。研究人员通过 HE 染色可以对肝脏结构进行观察，如图 3-21 所示，与 STD 组相比，HFD 组小鼠的肝脏出现了明显的脂肪堆积，并且出现了较多较大的脂肪空泡，利用玉米黄素干预后，可以观察到脂肪空泡的数量减少且明显减小。同时，如表 3-7 所示，STD 组与 STDZEA 组小鼠的肝脏质量并没有发生显著变化；但与 STD 组相比，HFD 组小鼠的肝脏质量则显著增加（$P<0.05$）。而与 HFD 组相比，HFDZEA 组及 MET 组小鼠的肝脏质量降低。这些结果说明玉米黄素可以保护肝脏结构的完整，并抑制肝脏的脂肪积累。

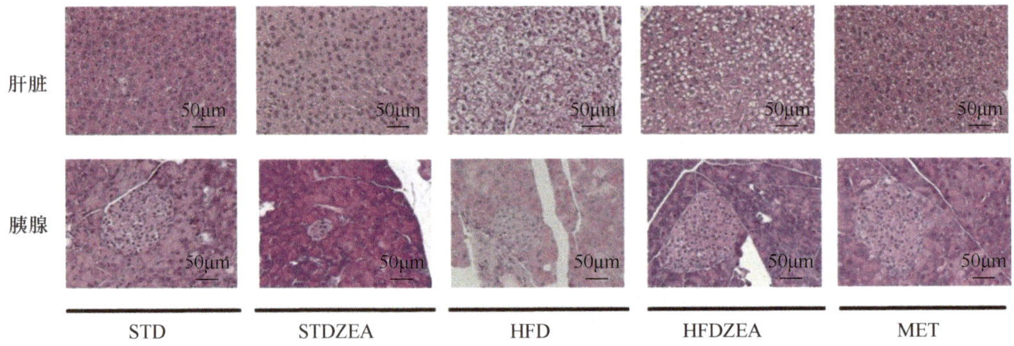

图 3-21 玉米黄素对高脂饮食胰岛素抵抗小鼠肝脏及胰腺组织形态的影响

比例尺：50μm。样本数 n=3

表 3-7 玉米黄素对肥胖小鼠心脏、肝脏、肾脏、胰腺质量的影响

	STD	STDZEA	HFD	HFDZEA	MET
心脏	0.131±0.017	0.137±0.012	0.154±0.012	0.147±0.030	0.135±0.022
肝脏	1.093±0.131	1.142±0.255	1.306±0.154*	1.265±0.134	1.274±0.253
肾脏	0.330±0.105	0.338±0.120	0.373±0.129	0.397±0.135	0.387±0.116
胰腺	0.021±0.017	0.033±0.025	0.065±0.032	0.056±0.030	0.053±0.019

注：样本数 n=10。STDZEA 组、HFD 组与 STD 组相比，$^{*}P<0.05$

高血糖可能使胰腺出现空泡等结构损伤，同时，也会对胰岛结构造成影响。如图 3-21 所示，胰腺 HE 染色分析结果表明，喂食标准饮食的小鼠的胰腺结构较为清晰完整，并且边界清晰；与之相比，HFD 组小鼠的胰岛组织出现形态变异，结构较为分散，出现空泡，且胰腺组织出现自溶现象。而与 HFD 组小鼠相比较，HFDZEA 组及 MET 组小鼠的胰岛组织结构形态变化较为轻微，且边缘结构相对较为清晰完整。同时，如表 3-7 所示，高脂饮食还会增加胰腺的质量，而玉米黄素可以缓解这一情况。

如表 3-7 所示，与 STD 组相比，STDZEA 组小鼠的心脏以及肾脏的质量均未发生显著变化，高脂饮食则会增加其质量，对于心脏而言，喂食玉米黄素可以减轻其质量的增加，但玉米黄素及二甲双胍并不能够显著抑制由高脂饮食所带来的肾脏质量的增加。

以上结果均表明，玉米黄素可以保护肝脏结构的完整，抑制肝脏的脂肪积累，并且可以保护胰腺的结构与功能的完整性；同时，玉米黄素可以减轻高脂饮食造成的肝脏质量增加，但对心脏、肾脏以及胰腺的作用并不明显。

（四）小结

本研究构建高脂饮食诱导肥胖的胰岛素抵抗小鼠模型，利用玉米黄素进行灌胃，检测其血糖、体重、葡萄糖耐量、胰岛素抵抗指数、血清指数，以及脏器结构和质量，以此评价玉米黄素对胰岛素抵抗的影响。

1）玉米黄素可有效降低胰岛素抵抗小鼠血糖水平，缓解高脂饮食诱导的体重增加。玉米黄素可以显著降低血清中胰岛素水平及胰岛素抵抗指数，显著提高小鼠胰岛素敏感性及葡萄糖耐量。

2）玉米黄素可以显著降低胰岛素抵抗小鼠血清中甘油三酯、总胆固醇和低密度脂蛋白水平，以及糖化血清蛋白和瘦素含量，提高高密度脂蛋白水平和脂联素含量，显著改善肥胖诱导的胰岛素抵抗所造成的血脂代谢异常和葡萄糖代谢失衡。

3）胰岛素抵抗小鼠肝糖原含量降低，肝脏脂质累积导致肝重增加，血清中丙氨酸转氨酶和天冬氨酸转氨酶活性升高，玉米黄素可显著逆转上述改变，对肝脏功能起到一定的保护作用。此外，玉米黄素还可以改善肥胖小鼠胰腺结构及功能损伤。

三、玉米黄素基于 PI3K/Akt 通路改善胰岛素抵抗小鼠糖代谢紊乱的机制

（一）引言

胰岛素作为机体内仅有的可以降低血糖的激素，在血糖调节过程中扮演了十分重要的角色。当胰岛素在机体中发挥作用时，首先需要与靶细胞表面胰岛素受体相结合，并通过细胞内胰岛素信号通路进行传导，发挥作用，而胰岛素代谢通路受损则会导致机体发生胰岛素抵抗（Vinayagam et al.，2018）。PI3K/Akt 信号通路是一个经典的胰岛素代谢通路，在胰岛素作用于受体后，可以作用于这一信号通路，并将胰岛素信号向下传导（Nie et al.，2016）。同时，多项研究显示，PI3K/Akt 信号通路当中的多个关键位点在降低血糖，以及改善缓解胰岛素抵抗中起到十分重要的作用（Wang et al.，2019）。PI3K/Akt

信号通路是调节葡萄糖代谢的关键通路，有研究表明，抑制这一通路的转导会引起糖原合成的减少及糖异生的增加，进而引起血糖升高（Xia et al.，2021；Yan et al.，2018；Chellappan et al.，2018；Stahel et al.，2017）。同时，这也会给细胞对葡萄糖的摄取造成影响，而这也是对葡萄糖代谢调控的关键环节（Kang et al.，2017）。另外，长时间的胰岛素抵抗及高血糖会导致机体出现氧化应激，产生过量的 ROS，这会在一定程度上使胰岛素受体发生降解，并破坏 PI3K/Akt 信号通路的转导，造成胰岛素敏感度下降（Yano et al.，2018）。因此，激活并促进 PI3K/Akt 信号通路及其关键因子的表达，可以有效地缓解葡萄糖代谢异常，降低血糖，并可以改善胰岛素抵抗。

前面的研究已经证实，玉米黄素可以有效地促进 HepG2 细胞胰岛素抵抗模型中糖原的合成，以及葡萄糖的摄取利用，同时也可以缓解细胞的氧化应激。而玉米黄素也可以降低肥胖诱导的胰岛素抵抗小鼠的血糖，并改善葡萄糖耐量及胰岛素敏感性。这些均表明玉米黄素可以改善胰岛素抵抗。本小节研究将利用抑制剂验证玉米黄素可以通过 PI3K/Akt 信号通路改善胰岛素抵抗，并探究这一作用的分子机制。

（二）材料与方法

1. 实验材料和试剂

实验材料和试剂主要有玉米黄素（纯度＞98%）、DMEM 高糖培养基、胎牛血清（FBS）、兔抗鼠特异性抗体、HRP 标记抗兔 IgG、PVDF 印迹膜、ECL 化学发光显色试剂盒、青霉素-链霉素双抗溶液、0.25%胰酶-EDTA 细胞消化液、PBS、二甲基亚砜（DMSO）、棕榈酸、盐酸二甲双胍、通路抑制剂 Triciribine、葡萄糖含量检测试剂盒、糖原含量检测试剂盒、2-NBDG、活性氧检测试剂盒、线粒体膜电位检测试剂盒、Trizol 组织/细胞总 RNA 提取液、反转录试剂盒 PrimeScript™ reagent Kit with gDNA Eraser（Perfect Real Time）、荧光染料 TB Green™ Premix Ex *Taq*™ Ⅱ、特异性扩增引物、RIPA 裂解液、SDS-PAGE 凝胶制备试剂盒、蛋白酶抑制剂 PMSF、磷酸酶抑制剂、BCA 蛋白浓度测定试剂盒、三色预染 marker、三羟甲基氨基甲烷（Tris）、甘氨酸（glycine）、TBS、牛血清白蛋白。

2. 实验仪器与设备

同本章第二节二、（二）材料与方法的 3. 实验仪器与设备。

3. HepG2 细胞培养

细胞复苏：提前将水浴锅预热至 37℃，从液氮中取出冻存的 HepG2 细胞，快速置于水浴锅中，并小心摇晃，加速融化，待融化完全后，喷 75%乙醇并移入操作台，完全吸取冻存液加入无菌 EP 管，再加入 2ml 的 10% FBS-DMEM 完全培养基，1000r/min 离心 5min，弃去培养基，加入 2ml 的 10% FBS-DMEM 完全培养基并吹打均匀后移入 25cm^2 培养瓶中，补加 3ml 的 10% FBS-DMEM 完全培养基，轻轻摇动培养瓶，使细胞均匀分布。喷 75%乙醇后，移入 37℃、5% CO_2 培养箱中过夜培养。观察其生长情况，决定是否进行换液或传代操作。

细胞传代：通过镜下观察，待细胞密度达到80%时即可进行传代操作。将培养基、血清以及胰酶在37℃条件下预热30min。首先弃去培养瓶中原有培养基，用5ml的PBS进行清洗后舍弃，加入1ml胰酶并轻轻摇晃拍打培养瓶，镜下观察，当细胞呈圆形且脱落后，马上加入3ml的10% FBS-DMEM完全培养基以终止胰酶的消化作用，利用移液枪吹打均匀并移入无菌EP管。1000r/min离心5min，弃去培养基，加入3ml的10% FBS-DMEM完全培养基并吹打均匀，然后以1∶3的比例分别移入25cm^{2}培养瓶中，每瓶补加4ml的10% FBS-DMEM完全培养基，轻轻摇动培养瓶，使细胞均匀分布。喷75%乙醇后，移入37℃、5% CO_2培养箱中培养。隔天换液。

细胞冻存：通过镜下观察，待细胞密度达到80%时即可进行传代操作。将培养基、血清以及胰酶在37℃条件下预热30min。提前配制好冻存液。首先弃去培养瓶中原有培养基，用5ml的PBS进行清洗后舍弃，然后加入1ml胰酶并轻轻摇晃拍打培养瓶，镜下观察，当细胞呈圆形且脱落后，马上加入3ml的10% FBS-DMEM完全培养基以终止胰酶的消化作用，再利用移液枪吹打均匀并移入无菌EP管。1000r/min离心5min，弃去培养基，加入1ml冻存液并吹打均匀，移入冻存管中，标记好细胞名称、细胞代数，以及冻存日期，置于–80℃冰箱中保存，第二天移入液氮。

4. HepG2细胞分组及处理

依据实验确定的玉米黄素对HepG2细胞的作用计量浓度，本研究共设置对照（None）组、模型（Mod）组、玉米黄素（Zea）组、抑制剂（Tri）组、玉米黄素和抑制剂同时干预（Zea+Tri）组，以及阳性药（Met）组，并分别对各组细胞进行处理。

对照组：使用10% FBS-DMEM完全培养基。

模型组：构建HepG2细胞胰岛素抵抗模型，后换用10% FBS-DMEM完全培养基。

玉米黄素组：构建HepG2细胞胰岛素抵抗模型，后用含有20μmol/L玉米黄素的10% FBS-DMEM完全培养基处理胰岛素抵抗的HepG2细胞。

抑制剂组：构建HepG2细胞胰岛素抵抗模型，使用含有10mmol/L抑制剂的10% FBS-DMEM完全培养基对细胞处理6h，然后换用10% FBS-DMEM完全培养基继续处理胰岛素抵抗的HepG2细胞。

玉米黄素+抑制剂组：构建HepG2细胞胰岛素抵抗模型，使用含有10mmol/L抑制剂，以及20μmol/L玉米黄素的10% FBS-DMEM完全培养基对细胞处理6h，然后换用含有20μmol/L玉米黄素的10% FBS-DMEM完全培养基继续处理胰岛素抵抗的HepG2细胞。

阳性药组：构建HepG2细胞胰岛素抵抗模型，使用含有1mmol/L二甲双胍的10% FBS-DMEM完全培养基处理胰岛素抵抗的HepG2细胞。

5. HepG2细胞葡萄糖消耗检测

将细胞以4×10^5个/孔接种于6孔板中，过夜培养进行分组处理；每组设置3个复孔，共处理24h，然后各组均换用无酚红DMEM培养基，培养6h；随后取培养基按试剂盒说明书利用GOD-POD方法检测培养基中葡萄糖剩余量，并以此计算培养基中葡萄糖的消耗情况。

6. HepG2 细胞葡萄糖摄取检测

将细胞以 $4×10^5$ 个/孔接种于 6 孔板中，过夜培养，待处理 24h 后，弃去培养基，使用 PBS 慢慢清洗 3 次，然后每孔加入 100μmol/L 2-NBDG，避光条件下 37℃孵育 30min，待孵育完成后，去除 2-NBDG 溶液，并使用 PBS 清洗 2 次，以去除残留。使用荧光显微镜观察并获取照片，使用 Image J 软件进行分析。

7. HepG2 细胞糖原含量检测

将细胞以 $4×10^5$ 个/孔接种于 6 孔板中，过夜培养。待处理 24h 后，弃去培养基，加入 PBS 轻轻清洗，使用细胞刮刀将细胞刮下，并利用 PBS 进行收集。在 4℃条件下 10 000*g* 离心 3min，弃上清，然后根据每 $5×10^7$ 个细胞加入 0.75ml 的比例加入提取液。按功率 200W、超声 3s、间隔 10s、共进行 30 次的条件进行细胞超声破碎。所得溶液转移至 10ml EP 管中，盖紧，置于沸水中 20min，其间每 5min 晃动一次 EP 管，使其充分混合。待 EP 管冷却至室温后，加入蒸馏水定容至 5ml，混合均匀，在 25℃、8000*g* 条件下离心 10min，取上清进行检测。同时测定上清中的总蛋白质含量，以此对糖原检测结果进行计算。

8. 实时荧光定量 PCR

（1）肝脏中总 RNA 的提取

操作中所有使用的耗材均需灭酶处理，同时操作环境使用专用灭酶试剂擦拭。

1）提前用液氮对研磨机进行预冷，取约 20mg 肝脏组织，置于灭酶 EP 管中，加入研磨磁珠并加入 1ml Trizol 试剂，做好标记。置于全自动组织研磨机中研磨，研磨 5～7 次，每次研磨 30s、停 15s，避免机器过热。待研磨完全后，吸取裂解液，转移至新的灭酶 EP 管中，并做好标记。

2）加入 1/5 体积的氯仿，剧烈摇晃振荡形成乳浊液，冰上静置 5min，在 4℃、12 000*g* 的条件下离心 15min。

3）小心吸取上层清液 400μl 置于新的灭酶 EP 管中，做好标记，加入等量异丙醇，上下颠倒混匀，冰上静置 10min，在 4℃、12 000*g* 的条件下离心 10min。

4）完全弃去上清液，使用由 DEPC 水配制的 75%乙醇对沉淀进行清洗，尽量使沉淀漂浮于液体中，冰上静置 5min，在 4℃、12 000*g* 的条件下离心 5min。

5）仔细弃去上清液，将 EP 管倒扣于清洁干燥的滤纸上，待乙醇完全挥发且沉淀干燥后，使用 50μl 的 RNA-free 水将沉淀溶解。

6）取少量样品，利用超微量核酸测定仪对样品的浓度及纯度进行检测，其 $OD_{260/280}$ 为 1.8～2.0 时，视为纯度符合标准。利用琼脂糖凝胶电泳对样品 RNA 的完整度进行检测。

（2）RNA 反转录为 cDNA

1）去除 DNA 反应：按照表 3-8 所示反应体系于冰上配制反应液，先依照样品总量配制反应液，再分装成单独的反应管。42℃金属浴精确反应 2min，然后马上置于冰上降温。

表 3-8　反应体系（1）

反应试剂	使用量
5×gDNA Eraser Buffer	2.0μl
gDNA Eraser	1.0μl
总 RNA	1.0μg
RNase Free ddH_2O	补充至 10.0μl

2）反转录为 cDNA：按照表 3-9 所示反应体系于冰上配制反应液，先依照样品总量配制反应液，再分装成单独的反应管。在 PCR 反转录仪中按预先设定好的程序进行反应，完成后存放于–20℃冰箱备用。

表 3-9　反应体系（2）

反应试剂	使用量（μl）
步骤 1）的反应液	10.0
PrimeScript RT Enzyme Mix Ⅰ	1.0
RT Primer Mix	1.0
5×PrimeScript Buffer 2（for Real Time）	4.0
RNase Free ddH_2O	4.0
总体积	20.0

（3）PCR 扩增

按照表 3-10 所示反应体系于冰上配制反应液，先依照样品总量配制反应液，再分装成单独的反应管，最后逐管加入 cDNA，混匀后放入荧光定量 PCR 仪中，依照表 3-11 所示程序进行反应。

表 3-10　扩增体系

反应试剂	使用量（μl）
ROX Reference Dye Ⅱ	0.2
PCR 上游引物（10μmol/L）	0.4
PCR 下游引物（10μmol/L）	0.4
DNA 模板	1.0
RNase Free ddH_2O	8.0
总体积	10.0

表 3-11　扩增程序

反应历程	循环数	温度（℃）	时间（s）
预变性	1	95	30
循环反应	40	95	10
		60	30
		72	30

续表

反应历程	循环数	温度（℃）	时间（s）
熔解曲线	1	95	60
		55	30
		95	30

以 *β-actin* 作为内参基因，根据 $2^{-\Delta\Delta Ct}$ 方法计算基因相对表达情况，引物序列如表 3-12 和表 3-13 所示。

表 3-12　人属基因引物序列

基因	上游引物（5′→3′）	下游引物（5′→3′）
G6Pase（*Homo*）	AGGGAAAGATAAAGCCGACC	AGCAAGGTAGATTCGTGACAG
PEPCK（*Homo*）	GCCATCATGCCGTAGCATC	AGCCTCAGTTCCATCACAGAT
GSK3β（*Homo*）	GGTCTATCTTAATCTGGTGCTGG	TGGATATAGGCTAAACTTCGGAAC
GS（*Homo*）	GTCTTCAAATACAACCGCCAG	ACACCATATCCATAATCCGCC
β-actin（*Homo*）	AGCAATTTCCTGACAACGAAAG	GCCTTTGTGACTCTTCCTCTG
IRS1（*Homo*）	CAGCATCAGTTTCCAGAAGC	TGAGGTCCTAGTTGTGAATCAT
PI3K（*Homo*）	TGGAGAACCTGGAAGACAAAC	AGTGAGGCGTTTCTGGATTG
Akt（*Homo*）	TCTATGGCGCTGAGATTGTG	TCTTAATGTGCCCGTCCTTG
FOXO1（*Homo*）	AGACAACGACACATAGCTGG	AGGGAGTTGGTGAAAGACATC

表 3-13　鼠属基因引物序列

基因	上游引物（5′→3′）	下游引物（5′→3′）
IRS1（*Mus*）	ATAGCGTAACTGGACATCACAG	GCATCGTACCATCTACTGAAGAG
PI3K（*Mus*）	GTGTAGCCTCTTATGTCCTTGG	GTACTCGTTCCCTTTTAATGCC
Akt（*Mus*）	GCCCTCAAGTACTCATTCCAG	ACACAATCTCCGCACCATAG
GSK3β（*Mus*）	CACCTGCACTCTTCAACTTTAC	CACGGTCTCCAGCATTAGTATC
GS（*Mus*）	ACTGGAATGGTGCTGGTTG	ATAGGTGCGGATGTGATAGT
FOXO1（*Mus*）	CTACGAGTGATGGTGAAGAG	TGTGAAGGGACAGATTGTGG
G6Pase（*Mus*）	TGTCACGAATCTACCTTGCTG	TGAACAGGAAGCAGGTGATG
PEPCK（*Mus*）	GCTGGAAGGTGGAGTGTG	GTTGGTTTTGCTGGAGGTTC
β-actin（*Mus*）	ACCTTCTACAATGAGCTGCG	CTGGATGCTACGTACATGG

9. 蛋白质免疫印迹分析

（1）肝脏蛋白质的提取

提前配制好蛋白质裂解液，以 100∶1∶1 的比例在 RIPA 裂解液中加入蛋白酶抑制剂 PMSF，以及磷酸酶抑制剂，置于 4℃条件下备用。

1）提前使用液氮对研磨机进行预冷，取约 20mg 肝脏组织，置于清洁 EP 管中，加入研磨磁珠并加入 1ml RIPA 蛋白质裂解液，做好标记。置于全自动组织研磨机中研磨，研磨 5～7 次，每次研磨 30s、停 15s，避免机器过热。待研磨完全后，吸取裂解液，转移至新的清洁 EP 管中，并做好标记。

2）冰浴条件下低速振荡 30min 以使细胞充分裂解。

3）振荡结束后，在 4℃、12 000*g* 条件下离心 10min。

4）小心吸取上清，转移至新的清洁 EP 管中，即为蛋白质样品。

5)取少量蛋白质样品进行 BCA 蛋白浓度测定,剩余样品以 4∶1 的比例与 5×loading buffer 均匀混合，沸水煮制 5min，置于–20℃条件下储存备用。

6）蛋白质定量：配制 BCA 工作液，在 96 孔板中每孔加入 20μl 蛋白质样品及 200μl 的 BCA 工作液，37℃孵育 30min，在 562nm 条件下测定 OD 值，通过预先绘制的标准曲线计算样品蛋白质的浓度。

（2）细胞核与细胞质的蛋白质提取

严格依照细胞核蛋白质与细胞质蛋白质提取试剂盒说明书，对细胞核及细胞质中的蛋白质进行提取。

（3）SDS-PAGE

提前配制好 5×电泳缓冲液，待使用时稀释成 1×电泳缓冲液。

1）清洗好制胶玻璃板，并将其夹紧于制胶夹中，确保玻璃板底端水平，置于制胶架上。

2）根据分子量的大小选择配制合适浓度的分离胶，EP 管中配制混匀，灌入制胶玻璃板中，并以蒸馏水水封，检查是否出现漏液现象；大约 40min 后分离胶凝固，与水层出现明显分界。

3）倒出并吸净蒸馏水，加入配制混匀的浓缩胶，并缓慢插入梳子，尽量避免产生气泡；大约 20min 后浓缩胶凝固，小心取下梳子，蒸馏水冲洗制胶板外侧。将胶板置于电泳槽中，并加入稀释好的电泳缓冲液。

4）将蛋白质样品取出，复煮 5min，备用。第一泳道加入预染 marker，其余泳道依据测定的蛋白质浓度，以 25μg 为标准计算出的样品上样体积加入样品。未使用的泳道加入 1×loading buffer 填充。

5）接通电源，用 80V 电压跑大约 20min，待溴酚蓝蓝色条带指示样品浓缩胶与分离胶接缝处时调整电压至 120V，大约 90min 后，待指示条带跑出胶板最下端时，关闭电源，电泳结束。

（4）免疫印迹

提前配制好 TBST 及转膜缓冲液，现用现配。

1）准备两片滤纸和一张大于滤纸的 PVDF 膜，且 PVDF 膜置于甲醇中活化 10s。小心从玻璃板中取出凝胶，在转膜缓冲液中按如下顺序放置制成“三明治”结构：滤纸、凝胶、PVDF 膜、滤纸，并驱赶气泡。将“三明治”结构倒扣置于转印槽中，放入快速转膜仪，在 0.75A 的电流下，根据蛋白质分子量大小确定转膜时间，通常为 10～15min。

2）转膜完成后，取出 PVDF 膜，于 TBST 中裁剪出所需目的蛋白质区域条带，置于抗体孵育夹膜中，放入 SNAP i.d. Western Blotting 加速器，抽真空吸紧。

3）用以 TBST 溶解配制的 5%牛血清白蛋白（BSA）20ml 在室温条件下封闭 20min。结束后用真空泵将 BSA 溶液吸走。

4）加入 3ml 以 3% BSA 配制的一抗溶液（1∶1000），孵育 10min。

5）使用真空泵吸走一抗溶液，并用 TBST 溶液清洗 4 次，每次使用 15ml。

6）加入 3ml 以 3% BSA 配制的二抗溶液（1∶2000），孵育 10min。

7）使用真空泵吸走二抗溶液，并用 TBST 溶液清洗 4 次，每次使用 15ml。

8）取出蛋白质条带，置于 TBST 溶液中。

9）在蛋白质条带上均匀涂抹 ECL 发光液，避光孵育，在成像系统中获取蛋白质条带，并利用 Image J 图像分析系统对条带灰度值进行计算分析。

（三）结果与分析

1. 玉米黄素对胰岛素抵抗小鼠 PI3K/Akt 通路的影响

肝脏作为机体能量代谢的重要器官，也是胰岛素的主要靶器官，因此会成为发生胰岛素抵抗的主要靶点，而胰岛素抵抗通常伴随着胰岛素通路的损伤。为了明确玉米黄素通过 PI3K/Akt 通路对高脂饮食诱导的小鼠胰岛素抵抗起到改善作用，本研究对通路相关位点的 mRNA 及蛋白质表达情况进行了检测。

如图 3-22a～e 所示，与 STD 组相比，HFD 组小鼠肝脏中 *IRS1*、*PI3K*、*Akt* 及 *GS* 的 mRNA 表达均受到显著抑制（$P<0.05$ 或 $P<0.01$），而 *GSK3β* 的 mRNA 表达则显著（$P<0.001$）上升。与 HFD 组相比，HFDZEA 组中，*IRS1*、*PI3K* 和 *Akt* 的 mRNA 表达均显著增高（$P<0.05$），*GS* 的 mRNA 表达也有所增高，同时，*GSK3β* 的 mRNA 表达受到显著抑制（$P<0.05$）。

如图 3-22g～k 所示，与 STD 组相比，STDZEA 组小鼠肝脏蛋白质中的 IRS1（Tyr632）的磷酸化程度未发生显著变化，而 HFD 组中 IRS1（Tyr632）的磷酸化则显著降低（$P<0.01$）。与 HFD 组相比，HFDZEA 及 MET 组小鼠肝脏蛋白质中 IRS1（Tyr632）的磷酸化程度得到了显著改善（$P<0.05$）。同时，与 STD 组相比，HFD 组小鼠肝脏中 *PI3K* 蛋白及 Akt（Ser473）的蛋白磷酸化也显著降低（$P<0.01$），表明 PI3K/Akt 通路受到了抑制。与 HFD 组相比，HFDZEA 组及 MET 组小鼠肝脏中 PI3K 蛋白及 Akt（Ser473）的蛋白磷酸化均显著增加（$P<0.05$）。此外，与 STD 组相比，HFD 组小鼠肝脏蛋白质中的 GSK3β（Ser9）的磷酸化程度显著降低（$P<0.001$），GS 蛋白的磷酸化显著升高（$P<0.001$），表明 GSK3β 被激活进而抑制了 GS 的作用。而玉米黄素的干预显著促进了 GSK3β（Ser9）的磷酸化（$P<0.05$），同时显著促进了 GS 蛋白的去磷酸化（$P<0.05$），使其活性得到增强。

以上结果可以表明，高脂饮食诱导的胰岛素抵抗小鼠肝脏中 PI3K/Akt 信号通路的传递受到了抑制，玉米黄素可以通过激活 PI3K/Akt 信号通路对机体胰岛素抵抗进行改善。

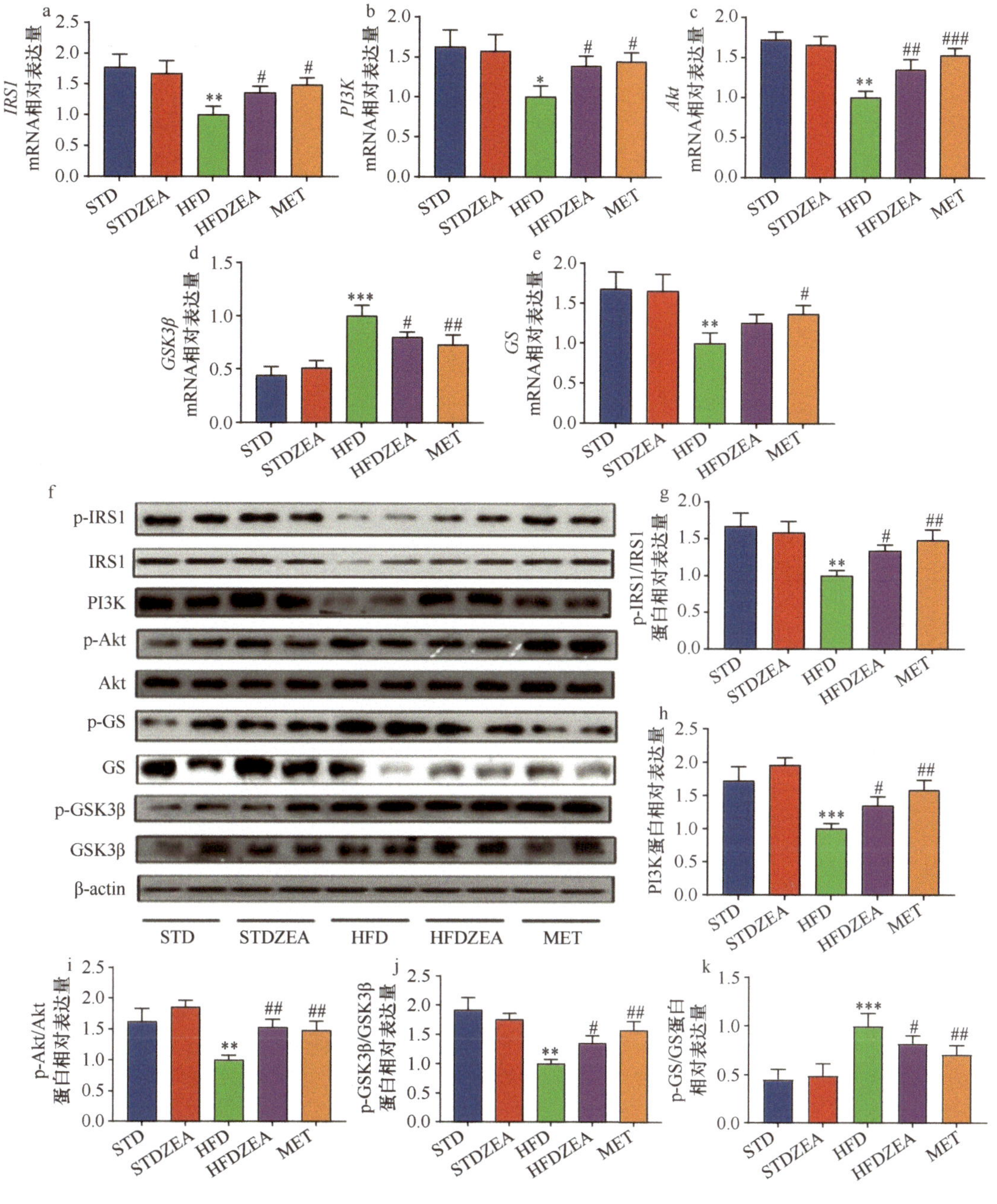

图 3-22　玉米黄素对胰岛素抵抗小鼠 PI3K/Akt 通路的影响

a. *IRS1* 的 mRNA 表达水平；b. *PI3K* 的 mRNA 表达水平；c. *Akt* 的 mRNA 表达水平；d. *GSK3β* 的 mRNA 表达水平；e. *GS* 的 mRNA 表达水平；f. 免疫印迹蛋白质条带；g. IRS1 蛋白磷酸化表达量；h. PI3K 蛋白相对表达量；i. Akt 蛋白磷酸化表达量；j. GSK3β 蛋白磷酸化表达量；k. GS 蛋白磷酸化表达量。样本数 n=3。与 STD 组相比，*P<0.05，**P<0.01，***P<0.001；与 HFD 组相比，#P<0.05，##P<0.01，###<P<0.001

2. 玉米黄素对胰岛素抵抗小鼠糖异生的影响

胰岛素抵抗往往伴随着糖异生的增加，FOXO1 可以对 PEPCK 及 G6Pase 进行调控，从而调节糖异生。

如图 3-23a～c 所示，与 STD 组相比，HFD 组小鼠肝脏中 *FOXO1*、*PEPCK* 及 *G6Pase* 的 mRNA 表达均显著增加（$P<0.01$）。与 HFD 组相比，HFDZEA 组中 *FOXO1*、*PEPCK* 及 *G6Pase* 的 mRNA 表达均受到显著抑制（$P<0.05$）。

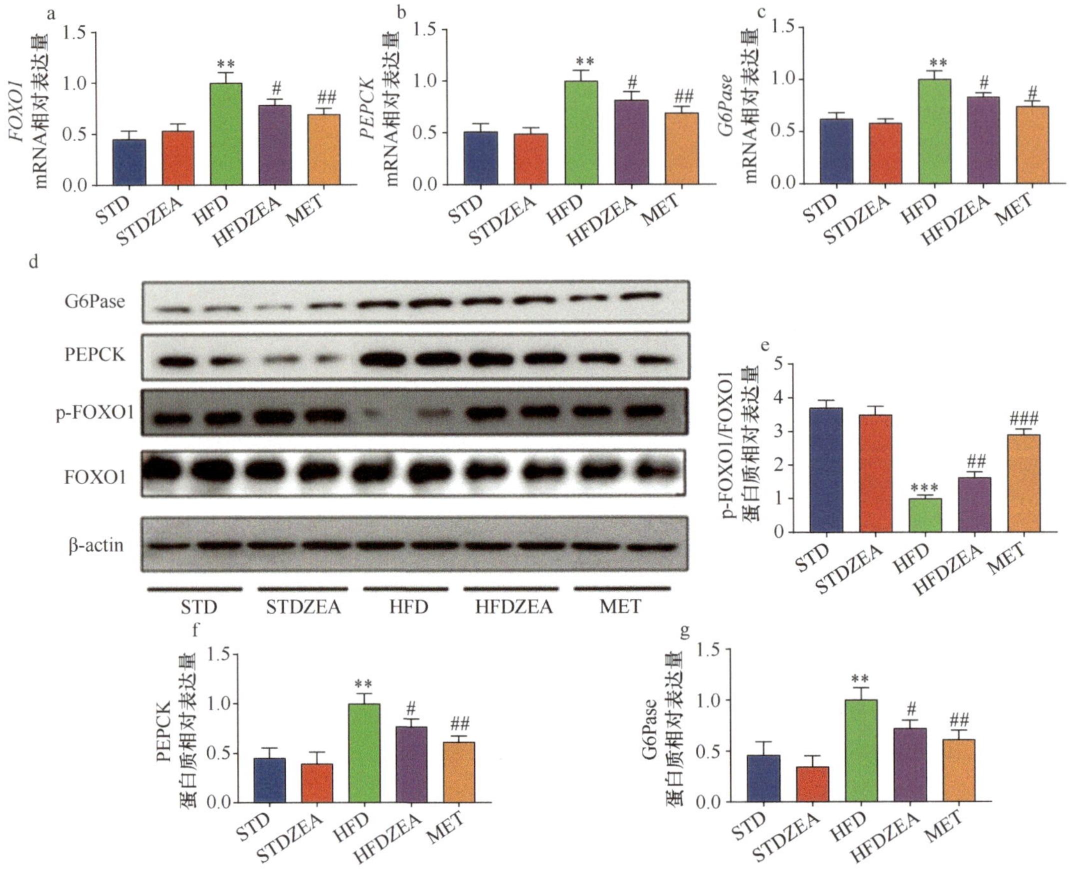

图 3-23　玉米黄素对胰岛素抵抗小鼠糖异生的影响

a. *FOXO1* 的 mRNA 表达水平；b. *PEPCK* 的 mRNA 表达水平；c. *G6Pase* 的 mRNA 表达水平；d. 免疫印迹蛋白质条带；e. FOXO1 蛋白质磷酸化表达量；f. PEPCK 蛋白质相对表达量；g. G6Pase 蛋白质相对表达量。样本数 n=3。与 STD 组相比，**$P<0.01$，***$P<0.001$；与 HFD 组相比，#$P<0.05$，##$P<0.01$，###$P<0.001$

在蛋白质水平上，如图 3-23e～g 所示，与 STD 组相比，HFD 组小鼠肝脏蛋白质中的 FOXO1 的磷酸化显著降低（$P<0.001$），而 PEPCK 及 G6Pase 的蛋白质表达量显著增高（$P<0.01$），表明糖异生受到了促进作用。而玉米黄素可以显著抑制 PEPCK 和 G6Pase 的蛋白质表达（$P<0.05$），并显著促进 FOXO1 的磷酸化（$P<0.01$），抑制糖异生。

以上结果可以表明，高脂饮食诱导的胰岛素抵抗小鼠肝脏会由 FOXO1 介导使 PEPCK 及 G6Pase 的表达增加，促进肝脏糖异生，而玉米黄素可以显著抑制胰岛素抵抗小鼠肝脏的糖异生的过度增加，维持肝脏糖代谢平衡。

3. 玉米黄素对胰岛素抵抗小鼠 HepG2 细胞 FOXO1 核转运的影响

FOXO1 蛋白具备可以在细胞核-细胞质间转运穿梭的能力，这在多项代谢功能中发挥重要作用。为了探究玉米黄素对 FOXO1 蛋白核转运能力的影响，本研究利用试剂盒分别提取了细胞核及细胞质中的 FOXO1 蛋白，并对其表达情况进行了检测。结果如图 3-24 所示，在细胞核中，与对照组相比，模型组细胞中的 FOXO1 蛋白表达量显著增加（$P<0.05$），而与模型组相比，玉米黄素组中 FOXO1 蛋白表达量显著降低（$P<0.05$）。在所得到的细胞质蛋白质中，与对照组相比，模型组细胞中的 FOXO1 蛋白表达量显著降低（$P<0.01$），而与模型组相比，玉米黄素组中 FOXO1 蛋白表达量显著增加（$P<0.05$）。这些均表明，胰岛素抵抗会抑制 FOXO1 蛋白由细胞核转移至细胞质中，而玉米黄素可以促进 FOXO1 蛋白的核转运。

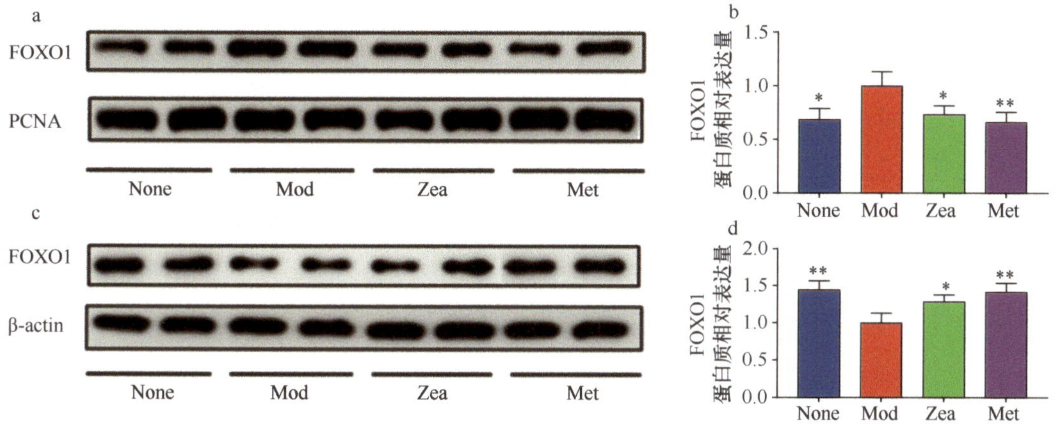

图 3-24　玉米黄素对 HepG2 细胞 FOXO1 蛋白核转运的影响

a. 细胞核中 FOXO1 免疫印迹蛋白质条带；b. 细胞核中 FOXO1 蛋白相对表达量；c. 细胞质中 FOXO1 免疫印迹蛋白质条带；d. 细胞质中 FOXO1 蛋白相对表达量。样本数 n=3。PCNA 为增殖细胞核抗原。与 Mod 组相比，*$P<0.05$，**$P<0.01$

4. 玉米黄素基于 PI3K/Akt 通路对胰岛素抵抗小鼠 HepG2 细胞的影响

本节第二小节研究已经证明玉米黄素可以改善 HepG2 细胞的糖代谢紊乱。本研究通过利用抑制剂 Triciribine 对 PI3K/Akt 信号通路进行抑制，以验证玉米黄素是通过该通路发挥作用。

在转录水平上，如图 3-25a、b 所示，与对照组相比，模型组细胞中的 *IRS1* 及 *PI3K* 的 mRNA 表达均显著降低（$P<0.01$），而与模型组相比，玉米黄素组中 *IRS1* 及 *PI3K* 的 mRNA 表达均显著提升（$P<0.05$），在使用抑制剂预处理条件下未发生显著变化。如图 3-25c 所示，与对照组相比，模型组细胞中的 *Akt* 的 mRNA 表达显著降低（$P<0.001$），与模型组相比，玉米黄素组中 *Akt* 的 mRNA 表达显著提升至模型组的 1.61 倍（$P<0.01$），且与使用抑制剂预处理并利用玉米黄素干预的细胞中 *Akt* 的 mRNA 表达存在显著差异（$P<0.05$）。另外，与模型组相比，玉米黄素干预可以显著降低 *GSK3β* 的 mRNA 表达（$P<0.01$），且显著提升 *GS* 的 mRNA 表达（$P<0.001$）。而预先使用抑制剂处理并利用玉米黄素进行干预的细胞中 *GSK3β* 的 mRNA 表达与玉米黄素组相比并未发生显著变化，而 *GS* 的 mRNA 表达显著降低（$P<0.01$）。

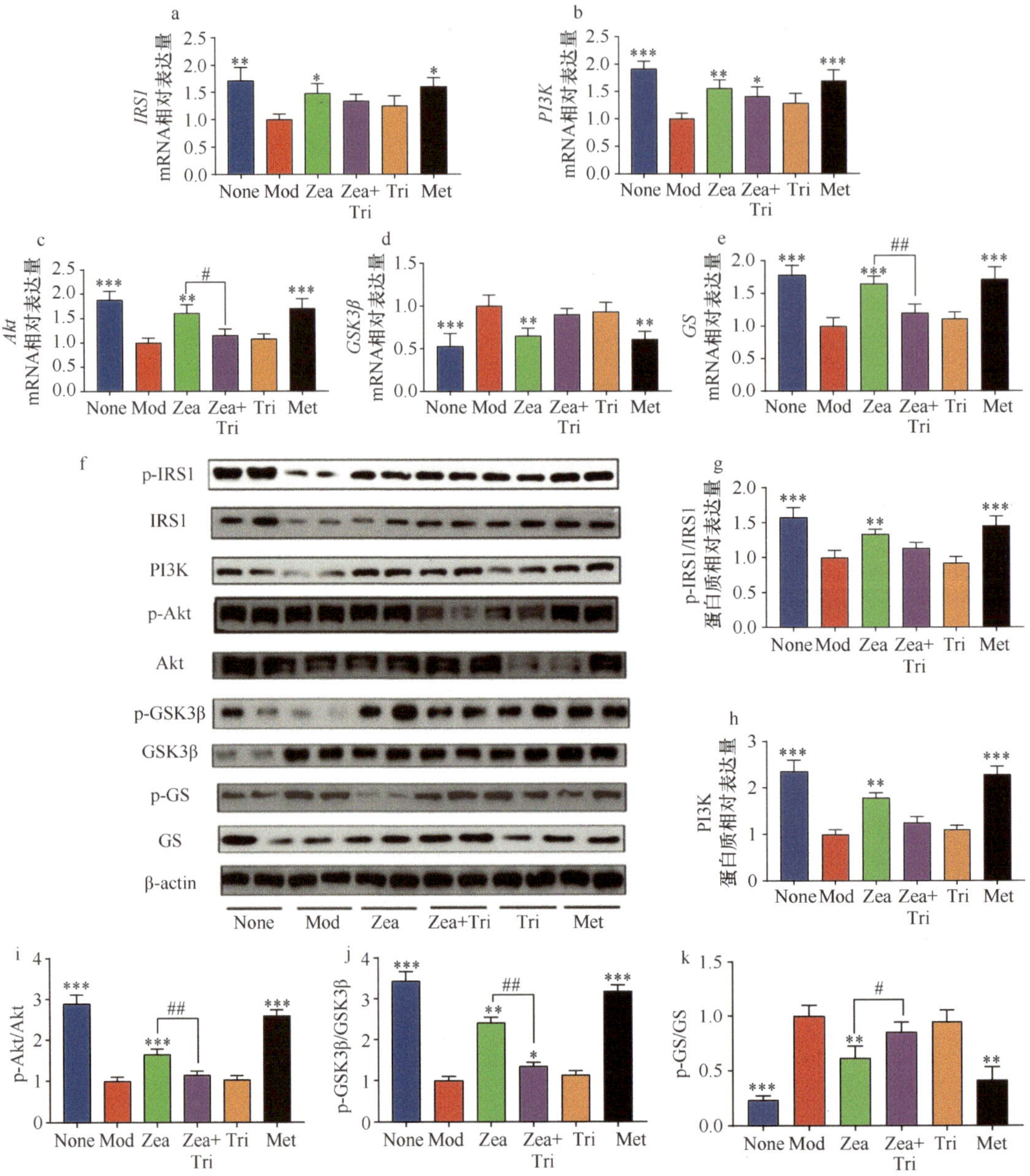

图 3-25 抑制剂干预下玉米黄素基于 PI3K/Akt 通路对胰岛素抵抗 HepG2 细胞的影响

a. *IRS1* 的 mRNA 表达水平；b. *PI3K* 的 mRNA 表达水平；c. *Akt* 的 mRNA 表达水平；d. *GSK3β* 的 mRNA 表达水平；e. *GS* 的 mRNA 表达水平；f. 免疫印迹蛋白质条带；g. IRS1 蛋白质磷酸化表达量；h. PI3K 蛋白质相对表达量；i. Akt 蛋白质磷酸化表达量；j. GSK3β 蛋白质磷酸化表达量；k. GS 蛋白质磷酸化表达量。样本数 n=3。与 Mod 组相比，*P<0.05，**P<0.01，***P<0.001；与 Zea 组相比，#P<0.05，##P<0.01

在蛋白质水平上，如图 3-25i 所示，模型组中 Akt（Ser473）的磷酸化程度显著（P<0.001）下降至对照组的 35%。玉米黄素组细胞中 Akt（Ser473）磷酸化程度显著（P<0.001）提升至模型组的 166%，而使用 Akt 抑制剂预处理并使用玉米黄素干预的细胞中 Akt（Ser473）磷酸化与模型组之间未发生显著变化，同时，其表达程度与玉米黄素组

中 Akt（Ser473）的磷酸化程度表现出显著性差异（$P<0.01$），表明其受到了抑制。如图 3-25g、h 所示，模型组当中 IRS1（Tyr632）的磷酸化程度显著（$P<0.001$）降低至对照组的 63%，PI3K 的蛋白质表达显著降低（$P<0.001$）至对照组的 45%；玉米黄素组细胞中 IRS1（Tyr632）的磷酸化程度显著提升（$P<0.01$）至模型组的 132%，PI3K 的蛋白质表达量显著提升（$P<0.01$）至模型组的 173%，而使用 Akt 抑制剂预处理并利用玉米黄素干预的细胞中二者表达则仅仅分别提升至模型组的 110%和 125%。同时，如图 3-25i～k 所示，模型组中 GSK3β 磷酸化程度受到了显著抑制（$P<0.001$），GS 的蛋白的磷酸化程度显著提高（$P<0.001$），玉米黄素组中 GSK3β 的磷酸化程度显著提高（$P<0.01$）至模型组的 238%，而 GS 蛋白的磷酸化则显著（$P<0.01$）降低至模型组的 85%。利用 Akt 抑制剂预处理并利用玉米黄素干预的 HepG2 细胞胰岛素抵抗模型中，GSK3β 的磷酸化程度显著下降（$P<0.01$），而 GS 蛋白的磷酸化程度得到显著增强（$P<0.05$）。

由此可知，玉米黄素基于 PI3K/Akt 通路对 HepG2 细胞胰岛素抵抗进行改善，同时对糖代谢进行调节。

5. 玉米黄素基于 PI3K/Akt 通路对胰岛素抵抗 HepG2 细胞糖原含量的影响

为了探究玉米黄素基于 PI3K/Akt 通路对糖原含量的影响，本研究对不同情况下细胞中糖原含量进行了检测。结果如图 3-26 所示，玉米黄素组细胞的糖原含量显著（$P<0.01$）提升至模型组的 253%，而使用 Akt 抑制剂预处理并使用玉米黄素干预的 HepG2 胰岛素抵抗细胞中糖原含量则仅提升至模型组的 121%，与玉米黄素组糖原含量相比差异显著（$P<0.01$）。以上结果表明，玉米黄素可以基于 PI3K/Akt 通路增加 HepG2 细胞糖原的含量，并改善胰岛素抵抗。

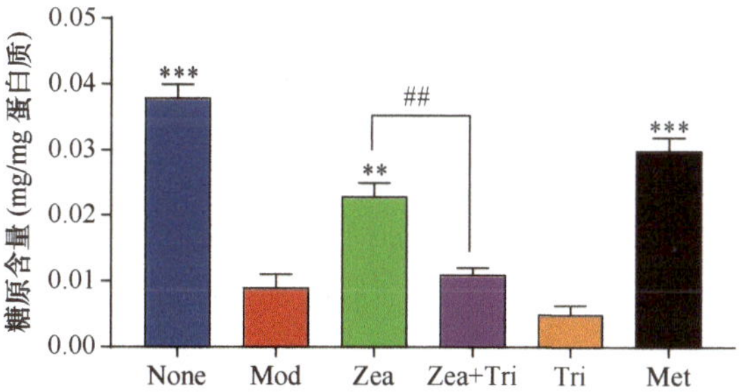

图 3-26　抑制剂干预下玉米黄素对胰岛素抵抗 HepG2 细胞糖原含量的影响

样本数 n=3。与 Mod 组相比，$^{**}P<0.01$，$^{***}P<0.001$；与 Zea 组相比，$^{\#\#}P<0.01$

6. 玉米黄素基于 PI3K/Akt 通路对胰岛素抵抗 HepG2 细胞糖异生的影响

糖异生在胰岛素抵抗的过程中起到了极其关键的作用，本研究利用抑制剂 Triciribine 探究玉米黄素基于 PI3K/Akt 通路对 HepG2 胰岛素抵抗细胞糖异生造成的影响。

在转录水平上，如图 3-27a～c 所示，模型组中 *FOXO1*、*PEPCK* 和 *G6Pase* 的 mRNA 表达分别提升至对照组的 231%、172%及 164%，具有显著性差异（$P<0.01$）。与模型组相比，玉米黄素可以显著降低 *FOXO1*、*PEPCK* 和 *G6Pase* 的 mRNA 表达（$P<0.01$），使用 Akt 抑制剂预先处理并玉米黄素干预后，它们的 mRNA 表达与玉米黄素组存在显

著差异（$P<0.05$），表明其基因表达得到提升。

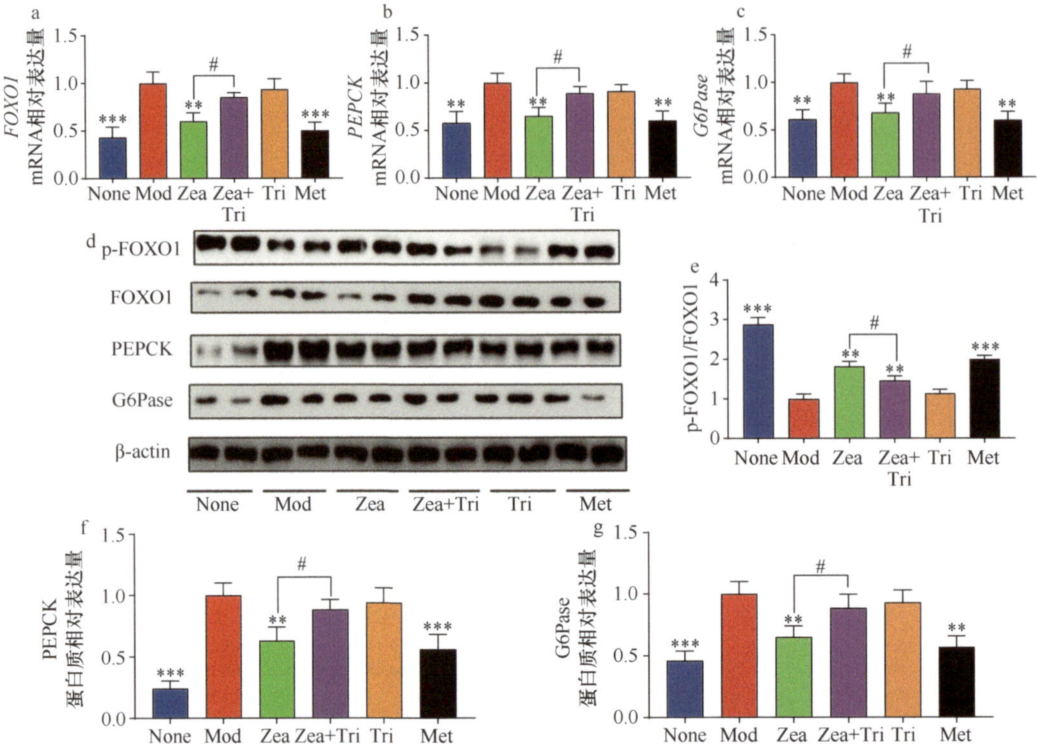

图 3-27　抑制剂干预下玉米黄素对于胰岛素抵抗 HepG2 细胞糖异生的影响

a. *FOXO1* 的 mRNA 表达水平；b. *PEPCK* 的 mRNA 表达水平；c. *G6Pase* 的 mRNA 表达水平；d. 免疫印迹蛋白质条带；e .FOXO1 蛋白质磷酸化表达量；f. PEPCK 蛋白质相对表达量；g. G6Pase 蛋白质相对表达量。样本数 n=3。与 Mod 组相比，**$P<0.01$，***$P<0.001$；与 Zea 组相比，#$P<0.05$

如图 3-27e～g 所示，与对照组相比，模型组中 FOXO1 的磷酸化程度显著下降（$P<0.001$），而 PEPCK 和 G6Pase 的蛋白表达显著增加（$P<0.001$）。玉米黄素组中 FOXO1 的磷酸化程度显著提升（$P<0.01$）至模型组的 183%，而利用 Akt 抑制剂预先处理并使用玉米黄素干预后 FOXO1 的磷酸化程度仅仅提升至模型组的 135%，受到了显著抑制（$P<0.05$）。同时，玉米黄素组中 PEPCK 和 G6Pase 的蛋白表达显著降低（$P<0.01$）为模型组的 63%和 65%；利用 Akt 抑制剂预先处理并使用玉米黄素干预细胞中 PEPCK 和 G6Pase 的蛋白表达与玉米黄素组相比显著提升（$P<0.05$）。

以上这些结果表明，玉米黄素可以基于 PI3K/Akt 通路调控糖异生。

7. 玉米黄素基于 PI3K/Akt 通路对胰岛素抵抗 HepG2 细胞葡萄糖消耗的影响

为了探究玉米黄素基于 PI3K/Akt 通路对葡萄糖消耗量的影响，本研究对细胞中葡萄糖消耗量进行了检测。结果如图 3-28 所示，玉米黄素组的葡萄糖消耗量显著提升（$P<0.01$）至模型组的 147%，而使用 Akt 抑制剂预处理并使用玉米黄素干预的 HepG2 胰岛素抵抗细胞葡萄糖消耗量仅提升至模型组的 121%，显著低于玉米黄素组（$P<0.05$）。以上结果表明，玉米黄素基于 PI3K/Akt 通路增加 HepG2 细胞葡萄糖消耗量，改善胰岛素抵抗。

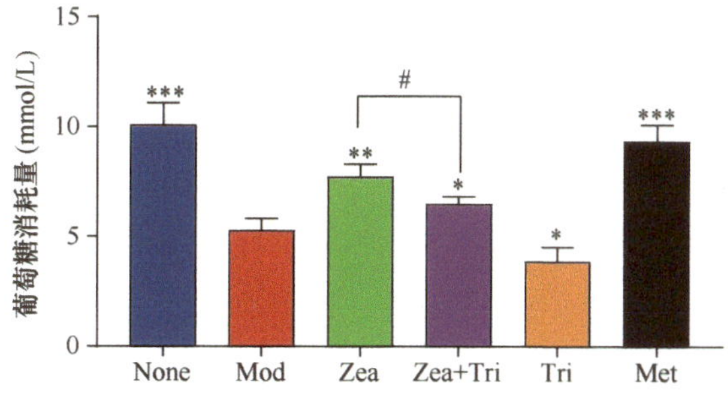

图 3-28　抑制剂干预下玉米黄素对胰岛素抵抗 HepG2 细胞葡萄糖消耗量的影响

样本数 n=3。与 Mod 组相比，*P<0.05，**P<0.01，***P<0.001；与 Zea 组相比，#P<0.05

8. 玉米黄素基于 PI3K/Akt 通路对胰岛素抵抗 HepG2 细胞葡萄糖摄取转运的影响

细胞对葡萄糖的摄取转运能力被视为糖代谢能力的关键因素，因此，本研究利用抑制剂探究玉米黄素基于 PI3K/Akt 通路对 HepG2 胰岛素抵抗细胞葡萄糖转运的影响。结果如图 3-29b 所示，玉米黄素组 HepG2 细胞中 GLUT2 的蛋白质表达量显著增高（P<0.05），而利用 Akt 抑制剂预先处理并使用玉米黄素干预的 HepG2 胰岛素抵抗细胞中 GLUT2 的蛋白质表达则提升至模型组的 123%，显著低于玉米黄素组（P<0.05）。同时，如图 3-29c、d 所示，与模型组相比，玉米黄素可以显著改善 HepG2 胰岛素抵抗细胞对于葡萄糖的摄取（P<0.05），而在利用抑制剂预处理的细胞中，绿色荧光明显减弱，细胞对葡萄糖的转运能力受到了显著抑制（P<0.05）。这表明玉米黄素可以基于 PI3K/Akt 通路改善 HepG2 胰岛素抵抗细胞的葡萄糖摄取转运能力。

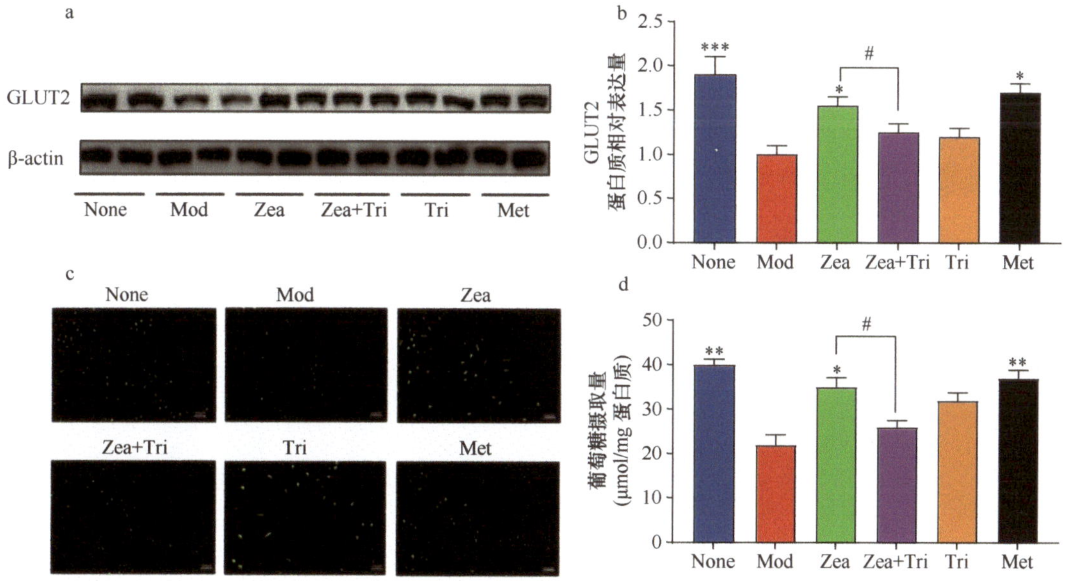

图 3-29　抑制剂干预下玉米黄素对胰岛素抵抗 HepG2 细胞葡萄糖摄取水平的影响

a. GLUT2 免疫印迹蛋白质条带；b. GLUT2 蛋白质相对表达量；c. 荧光显微镜下观察 2-NBDG；d. 相对荧光强度（即葡萄糖摄取量测定）；样本数 n=3（比例尺：100μm）。与 Mod 组相比，*P<0.05，**P<0.01，***P<0.001；与 Zea 组相比，#P<0.05

9. 玉米黄素基于 PI3K/Akt 通路对胰岛素抵抗 HepG2 细胞线粒体膜电位的影响

为了探究玉米黄素基于 PI3K/Akt 通路对线粒体膜电位的影响，本研究对细胞中线粒体膜电位进行了检测。结果如图 3-30 所示，与模型组相比，玉米黄素组中的线粒体膜电位显著提升（$P<0.01$），而使用 Akt 抑制剂预处理并使用玉米黄素干预的 HepG2 胰岛素抵抗细胞的线粒体膜电位没有发生显著变化，但与玉米黄素组存在显著差异（$P<0.01$）。以上结果表明，玉米黄素基于 PI3K/Akt 通路提升 HepG2 细胞中线粒体膜电位，缓解线粒体功能损伤。

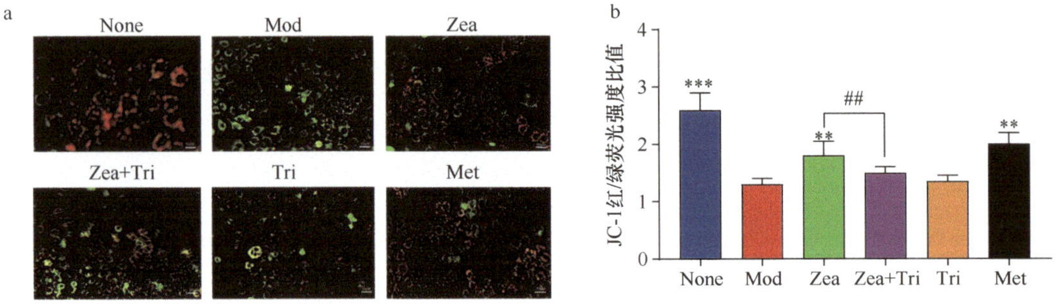

图 3-30 抑制剂干预下玉米黄素对胰岛素抵抗 HepG2 细胞线粒体膜电位的影响

样本数 n=3（比例尺：100μm）。与 None 组相比，**$P<0.01$，***$P<0.001$；与 Zea 组相比，##$P<0.01$

10. 玉米黄素基于 PI3K/Akt 通路对胰岛素抵抗 HepG2 细胞 ROS 水平的影响

为了探究玉米黄素基于 PI3K/Akt 通路对 ROS 水平的影响，本研究对不同处理组细胞中 ROS 水平进行了检测。结果如图 3-31 所示，与模型组相比，玉米黄素组中的 ROS 水平显著降低（$P<0.05$），而使用 Akt 抑制剂预处理并使用玉米黄素干预的 HepG2 胰岛素抵抗细胞中 ROS 水平则未发生显著变化，但与玉米黄素组存在显著差异（$P<0.05$）。以上结果表明，玉米黄素可以基于 PI3K/Akt 通路改善胰岛素抵抗，并清除由此带来的 HepG2 细胞中过量的 ROS。

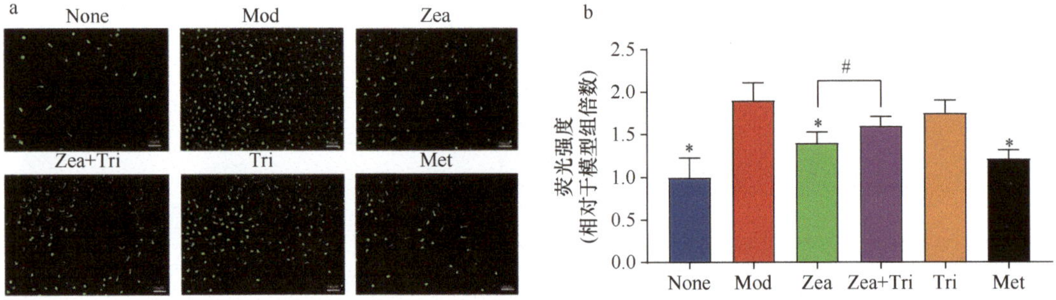

图 3-31 抑制剂干预下玉米黄素对胰岛素抵抗 HepG2 细胞 ROS 水平的影响

样本数 n=3（比例尺：100μm）。与 None 组相比，*$P<0.05$；与 Zea 组相比，#$P<0.05$

（四）小结

本章通过检测胰岛素抵抗小鼠糖代谢相关因子表达水平，探究玉米黄素对小鼠胰岛素抵抗的改善作用。利用 Akt 抑制剂 Triciribine 阻断 HepG2 胰岛素抵抗细胞 PI3K/Akt 通路，检测 PI3K/Akt 通路中关键位点，以及糖代谢相关因子表达水平，糖原含量、葡萄糖消耗量、葡萄糖转运，以及氧化应激相关指标，得到如下结论。

1）玉米黄素可激活 PI3K/Akt 通路改善肥胖小鼠胰岛素抵抗作用。

2）玉米黄素可基于 PI3K/Akt 通路改善 HepG2 胰岛素抵抗细胞的糖代谢紊乱状态、促进 FOXO1 蛋白的核转运、清除过量 ROS 并改善胰岛素抵抗造成的线粒体损伤。

四、玉米黄素对胰岛素抵抗小鼠肠道菌群的影响

（一）引言

肠道微生物群是生活在人类和动物胃肠道中的复杂微生物群落，其所构成的复杂的生态系统在人类的健康中发挥着至关重要的作用。多项研究表明，与健康人相比，代谢异常患者肠道菌群种类会发生显著变化。糖脂代谢异常会对肠道菌群产生破坏性影响，高血糖一般伴有肠道菌群失调，肠壁通透性增加导致大量肠道细菌易位分布，造成益生菌群减少，条件致病菌群增加，进而引起胰岛素抵抗。越来越多的证据表明，肠道菌群、HFD 饮食和胰岛素抵抗之间存在关联，肠道菌群的异常与代谢异常关系密切，尤其是在肥胖、胰岛素抵抗和 2 型糖尿病等代谢性疾病的发生、发展中起重要作用，维护肠道菌群健康可能是缓解胰岛素抵抗及其诱导的代谢综合征的潜在靶点。

目前，虾青素对肠道菌群的调节作用已经被报道，但基于玉米黄素对肠道菌群的调节并改善胰岛素抵抗的研究鲜见报道。本研究通过 16S rRNA 测序技术对小鼠摄入玉米黄素后肠道菌群的影响进行分析。探究高脂饮食诱导的胰岛素抵抗小鼠，以及经玉米黄素干预后小鼠肠道菌群的组成结构及多样性的变化，并通过相关性分析，将菌群丰度与生理生化指标相关联，评价玉米黄素对高脂饮食诱导的胰岛素抵抗小鼠的改善机制。

（二）材料与方法

1. 实验材料与试剂

实验材料与试剂主要包括 DNA SPIN 提取试剂盒、TruSeq DNA LT 样品制备试剂盒。

2. 实验设备与仪器

实验设备与仪器主要包括 NanoDrop 超微量分光光度计（美国 Thermo Fisher Scientific 公司）。

3. 肠道微生物提取及测序分析

（1）肠道内容物总 DNA 的提取及浓度和纯度的检测

每组选取 5 只小鼠进行分组，收集其盲肠内容物，进行总 DNA 的提取及测序分析。

按照 DNA SPIN 提取试剂盒说明书从盲肠内容物样本中提取总 DNA，并利用 NanoDrop 超微量分光光度计对所提取 DNA 的浓度和纯度进行检测，随后对其完整性进行检测。

（2）肠道菌群 16S rRNA 扩增

以“ACTCCTACGGGAGGCAGCA”序列作为上游引物，以“GGACTACHVGGGTWTCTAAT”序列作为下游引物，对 16S rRNA 的 V3～V4 区进行 PCR 扩增，其扩增反应体系如表 3-14 所示，反应过程如表 3-15 所示。

表 3-14　反应体系

试剂	使用量（μl）
2×*Taq* Master Mix	25
PCR 上游引物（10μmol/L）	1
PCR 下游引物（10μmol/L）	1
DNA 模板	1
RNase Free ddH_2O	22
总体积	50

表 3-15　扩增程序

<table>
<tr><th>反应历程</th><th>循环数</th><th>温度（℃）</th><th>时间</th></tr>
<tr><td>预变性</td><td>1</td><td>95</td><td>5min</td></tr>
<tr><td rowspan="3">循环反应</td><td rowspan="3">40</td><td>95</td><td>30s</td></tr>
<tr><td>55</td><td>30s</td></tr>
<tr><td>72</td><td>30s</td></tr>
<tr><td rowspan="3">终延伸</td><td rowspan="3">1</td><td>72</td><td>7min</td></tr>
<tr><td>12</td><td>10min</td></tr>
<tr><td>4</td><td>10min</td></tr>
</table>

（3）测序分析

计算扩增后 PCR 产物检测上样量，根据 TruSeq DNA LT 试剂盒进行标准文库构建。采用 QIIME2-2019.4（https://docs.qiime2.org/2019.4/tutorials/）对序列数据质量进行检测、对重复序列进行排除，并组建 ASV 表格。将基因文库汇集并归一化，使用 MiSeq Reagent Kit v3 基因测序试剂盒进行 2×300bp 配对末端测序。

（4）测序结果分析

用 QIIME2 分析所得到的结果，绘制各组样本的稀疏曲线，并计算各组的 α 多样性指数。采用 UniFrac 距离，以及主坐标分析（PCoA）和非加权组平均法（UPGMA）进行的聚类分析进行 β 多样性分析。利用 LEfSe（LDA effect size）分析各组间差异的标志菌群。用代谢元枢（Metastat）统计分析对不同分类的群丰度进行统计比较，进行显著性差异分析。使用 Spearman 相关性分析（Spearman correlation analysis）进行关联性分析。基于生物信息学软件 PICRUSt2 进行宏基因组测序及功能预测，并利用京都基因和基因组数据库（Kyoto Encyclopedia of Genes and Genomes，KEGG）进行注释。

（三）结果与分析

1. 玉米黄素对胰岛素抵抗小鼠肠道菌群结构的影响

肥胖诱导的胰岛素抵抗会对小鼠肠道菌群的结构造成破坏，产生不良影响，玉米黄素干预可以对高脂饮食诱导胰岛素抵抗小鼠的肠道菌群的结构进行改善。如图 3-32a、b 所示，各组的稀疏曲线逐渐趋于平缓，表明测序样本已经足够反映小鼠肠道菌群的多样性，并且运算分类单元（operational taxonomic unit，OTU）数目也足够充足。同时，丰度等级曲线也趋于平缓，证明各组样本的均匀性处于良好的范围内，说明被检测的样本量足够且均匀性及测序深度均处于合理的范围内。

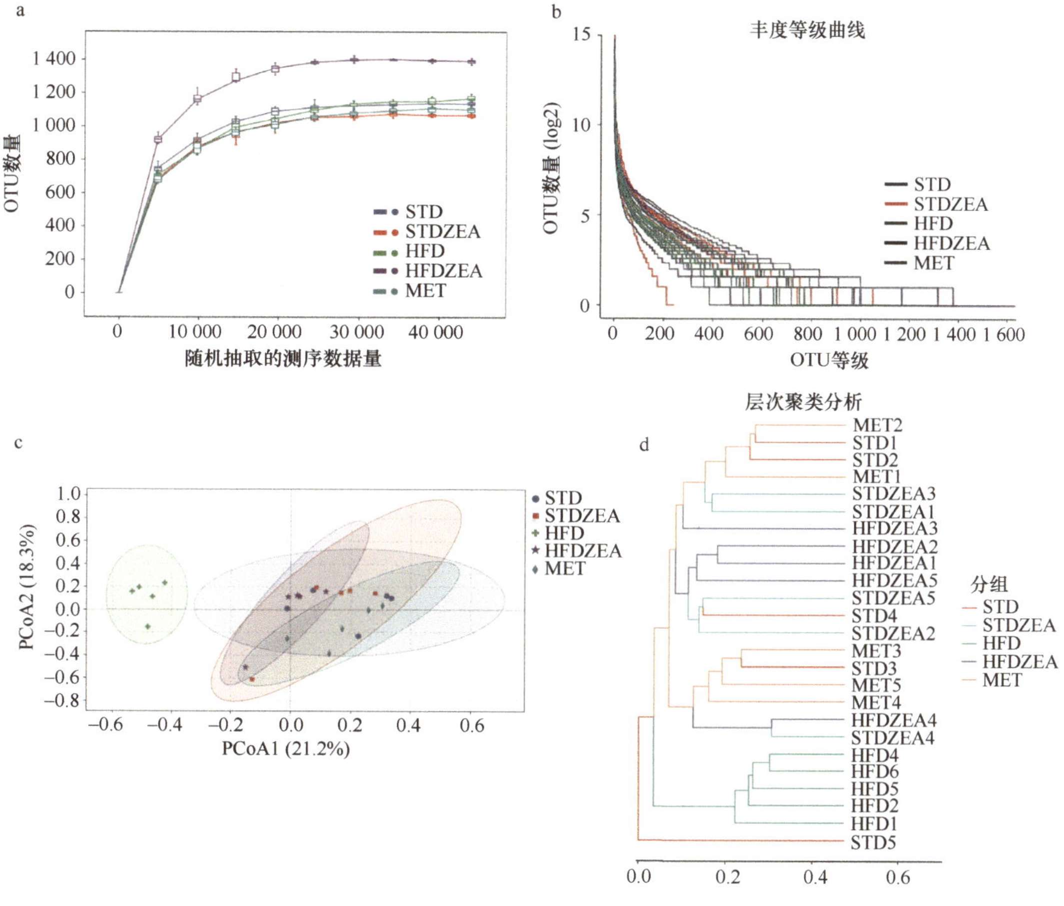

图 3-32　玉米黄素对高脂饮食胰岛素抵抗小鼠肠道菌群结构的影响

a. 稀疏曲线；b. 丰度等级曲线；c. 距离矩阵与 PCoA 分析；d. 层次聚类分析。样本数 n=5

PCoA 分析结果作为 β 多样性的一个重要指标，主要用于分析各组不同样本间微生物组成的相似性或差异性。如图 3-32c 所示，各组样本均呈现出各自聚类。同时，HFD 组与其他组的微生物群落组成完全分离，说明高脂饮食对小鼠肠道菌群的组成具有显著影响，且肠道菌群组成与 HFD 组和其他组存在差异。而 STD 组与 STDZEA 组间未出现明显分离，表明摄入玉米黄素并不会影响喂食标准饮食的小鼠肠道菌群的组成。同时，HFD 组与 HFDZEA 组间出现了明显的分离，且 HFDZEA 组与 STD 组间未出现显著分离，这说明玉米黄素可以改善由高脂饮食所带来的小鼠肠道菌群的组成变化。如图 3-32d 所示，层次聚类分析也表明 STD 组、STDZEA 组、HFDZEA 组，以及 MET 组小鼠的肠道菌群结构并没有发生显著的分离。

2. 玉米黄素对胰岛素抵抗小鼠肠道菌群丰富度及多样性的影响

在各组小鼠肠道菌群中，共得到了 12 120 个运算分类单元（OTU），利用韦恩图可以有效地表现出各组 OTU 的数量及各组间相同的 OTU 数量，同时，也可以清晰地反映出各组样本的数量变化。如图 3-33a 所示，在全部所得到的 OTU 中，共有 248 个为组间共享。STD 组中独有 2237 个 OTU。玉米黄素干预后，HFDZEA 组小鼠的肠道菌群中独有的 OTU 数量为 3026 个，比 HFD 组增加了 29.04%，表明玉米黄素干预可以增加高脂饮食小鼠的 OTU 数量，提升小鼠肠道菌群的丰富度。

α 多样性指数中的 Chao1 指数、Simpson 指数和 Shannon 指数分别被用于分析特定环境下的物种丰富度、多样性和均匀度。如图 3-33b～d 所示，与 STD 组相比，HFD 组小鼠的 Chao1 指数、Simpson 指数和 Shannon 指数均略有降低，表明高脂饮食会降低小鼠肠道菌群的丰富度、多样性及均匀度。与 HFD 组相比，HFDZEA 组小鼠的 Chao1 指数、Simpson 指数和 Shannon 指数均有所增加，表明玉米黄素的干预可以使小鼠肠道菌群的丰富度、多样性和均匀度得到改善。

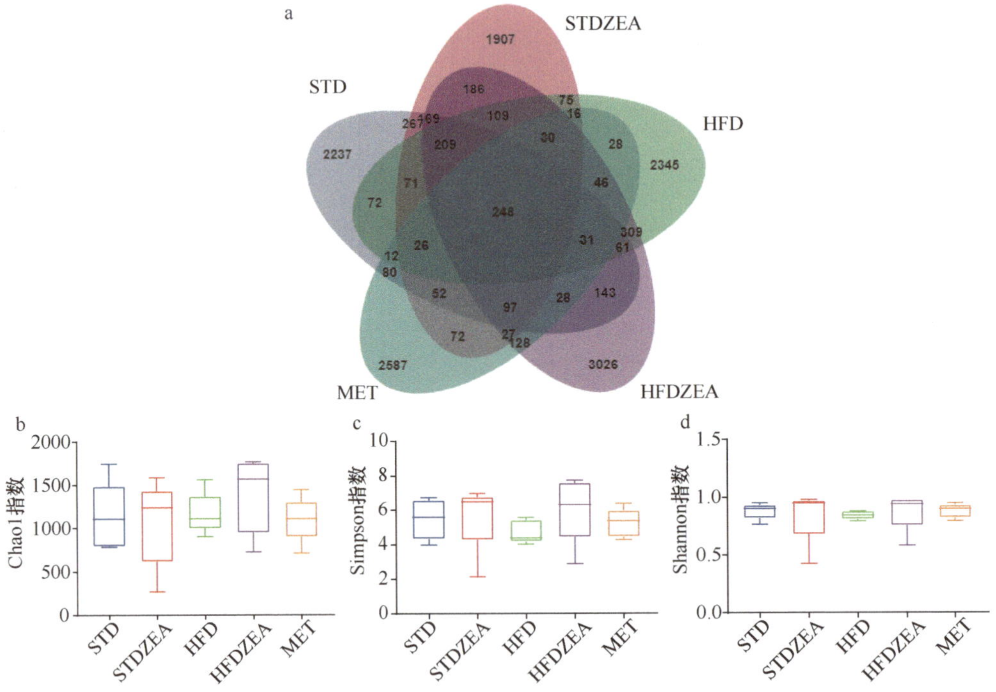

图 3-33 玉米黄素对高脂饮食胰岛素抵抗小鼠肠道菌群丰富度和多样性的影响

a. 物种差异与标志物种分析韦恩图；b. Chao1 指数；c. Simpson 指数；d. Shannon 指数。样本数 n=5

3. 玉米黄素对胰岛素抵抗小鼠肠道菌群门水平差异的影响

本研究检测了 10 个菌门，分类学分析表明，5 个相对丰度最高的菌门分别是厚壁菌门（Firmicutes）、变形菌门（Proteobacteria）、疣微菌门（Verrucomicrobia）、拟杆菌门（Bacteroidetes）及放线菌门（Actinobacteria）。如图 3-34 所示，与 STD 组相比，HFD 组小鼠肠道微生物中厚壁菌门的相对丰度显著降低（$P<0.05$），同时，高脂饮食还会导致厚壁菌门/拟杆菌门的值降低。利用玉米黄素干预后，HFDZEA 组小鼠肠道菌群中的厚壁菌门丰度及厚壁菌门/拟杆菌门的值均显著增加（$P<0.05$）。而与 STD 组相比，变形菌门的丰度在 HFD 组显著升高（$P<0.001$），玉米黄素及二甲双胍的干预可以显著降低其丰度（$P<0.001$），使其恢复正常。这些均表明，在门水平上，玉米黄素可以增加益生菌丰度，降低致病菌丰度，同时对菌门组成加以改善。

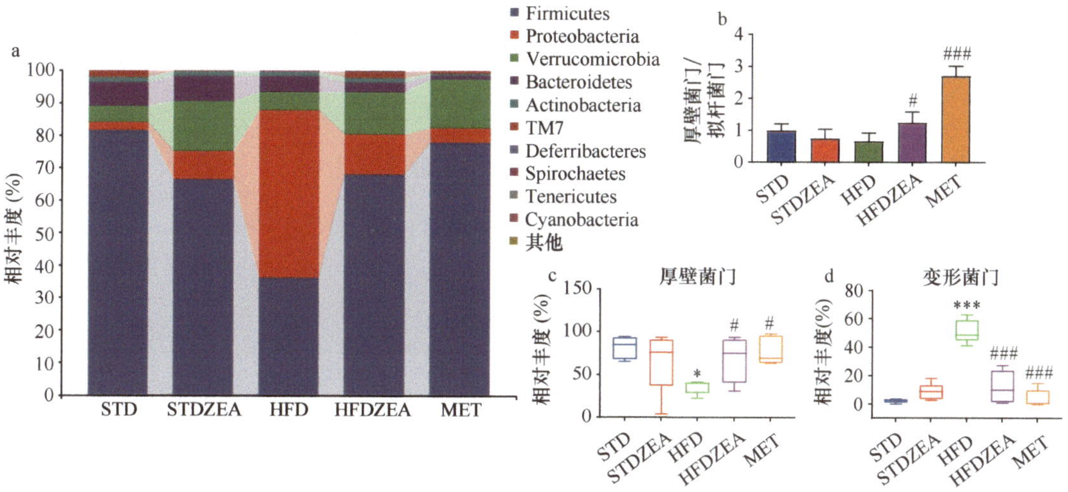

图 3-34　玉米黄素对高脂饮食胰岛素抵抗小鼠肠道菌群门水平差异物种的影响

a. 门水平物种组成分析；b. 厚壁菌门和拟杆菌门相对比值；c. 厚壁菌门菌群相对丰度；d.变形菌门菌群相对丰度。样本数 $n=5$。STDZEA 组、HFD 组与 STD 组相比，$^*P<0.05$，$^{***}P<0.001$；HFDZEA 组、MET 组与 HFD 组相比，$^{\#}P<0.05$，$^{\#\#\#}P<0.001$

4. 玉米黄素对胰岛素抵抗小鼠肠道菌群纲水平差异的影响

如图 3-35 所示，在纲水平上，与 STD 组相比，STDZEA 组的梭菌纲（Clostridia）丰度有所增加，芽孢杆菌纲（Bacilli）的丰度有所降低，而 HFD 组小鼠肠道菌群的梭菌纲及芽孢杆菌纲丰度均显著降低（$P<0.05$）。与 HFD 组相比，使用玉米黄素干预后，两种菌的丰度均显著增高（$P<0.05$）。另外，与喂食标准饮食的 STD 组相比，高脂饮食诱导的胰岛素抵抗小鼠肠道菌群中德尔塔变形菌纲（Deltaproteobacteria）丰度显著增加（$P<0.001$），与之相比，HFDZEA 组及 MET 组小鼠肠道菌群中的德尔塔变形菌纲的丰度显著降低（$P<0.001$）。这些均表明，玉米黄素可以在纲水平上促进有益菌生长，抑制致病菌数量。

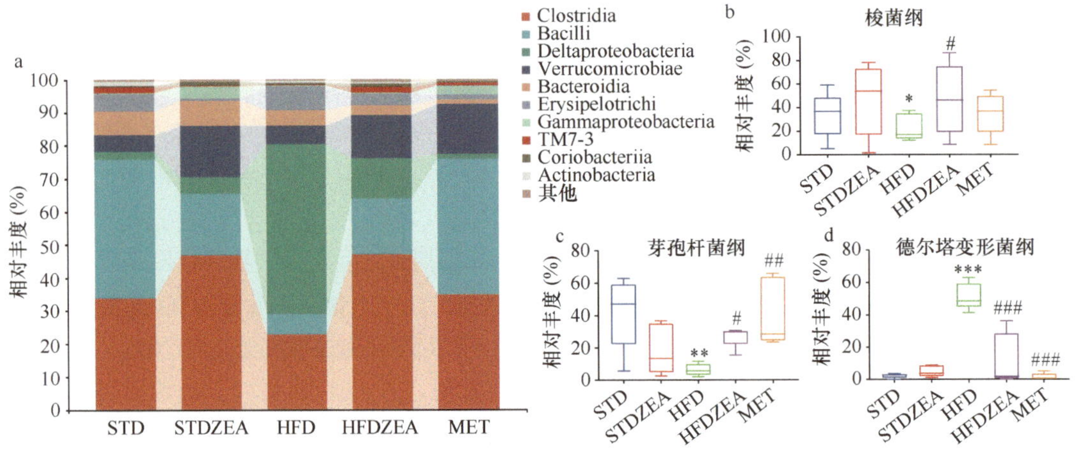

图 3-35　玉米黄素对高脂饮食胰岛素抵抗小鼠肠道菌群纲水平差异物种的影响

a. 纲水平物种组成分析；b. 梭菌纲菌群相对丰度；c. 芽孢杆菌纲菌群相对丰度；d. 德尔塔变形菌纲菌群相对丰度。样本数 $n=5$。STDZEA 组、HFD 组与 STD 组相比，$*P<0.05$，$**P<0.01$，$***P<0.001$；HFDZEA 组、MET 组与 HFD 组相比，$\#P<0.05$，$\#\#P<0.01$，$\#\#\#P<0.001$

5. 玉米黄素对胰岛素抵抗小鼠肠道菌群属水平差异的影响

如图 3-36 所示，在属水平上，相对丰度前 5 位的分别是乳杆菌属（*Lactobacillus*）、脱硫弧菌属（*Desulfovibrio*）、阿克曼氏菌属（*Akkermansia*）、异芽孢杆菌属（*Allobaculum*）和苏黎世杆菌属（*Turicibacter*）。作为益生菌，与 STD 组相比，高脂饮食导致小鼠肠道菌群的乳杆菌属丰度显著降低（$P<0.001$），而与 HFD 组相比，HFDZEA 组及 MET 组中乳杆菌属丰度均显著增高（$P<0.05$）。与喂食标准饮食的小鼠相比，高脂饮食喂养可以显著增加小鼠肠道菌群中脱硫弧菌属的含量（$P<0.001$），而玉米黄素及二甲双胍的干预可以显著缓解这一趋势（$P<0.001$）。作为一种新兴的益生菌，玉米黄素可以显著

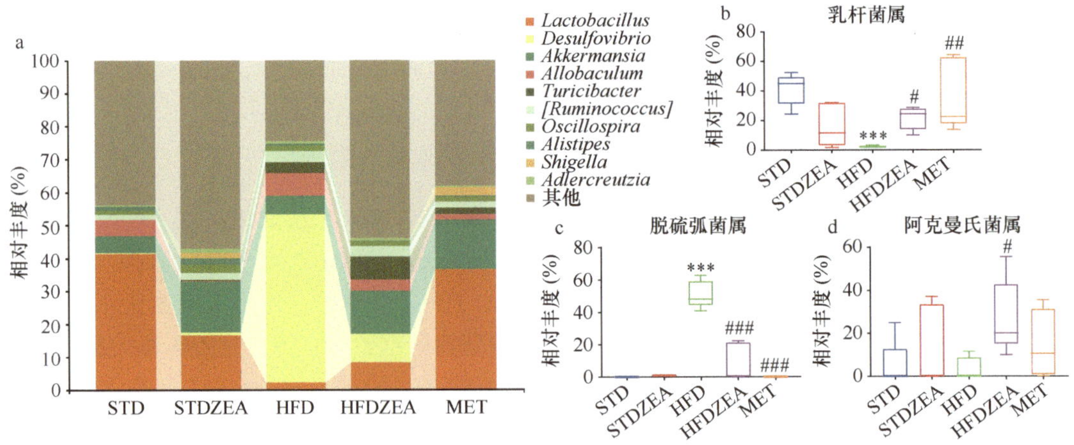

图 3-36　玉米黄素对高脂饮食胰岛素抵抗小鼠肠道菌群差异物种属水平的影响

a. 属水平物种组成分析；b. 乳杆菌属菌群相对丰度；c. 脱硫弧菌属菌群相对丰度；d. 阿克曼氏菌属（*Akkermansia*）菌群相对丰度。样本数 $n=5$。STDZEA 组、HFD 组与 STD 组相比，$***P<0.001$；HFDZEA 组、MET 组与 HFD 组相比，$\#P<0.05$，$\#\#P<0.01$，$\#\#\#P<0.001$

增加阿克曼氏菌属的丰度（$P<0.05$）。这些均表明，玉米黄素可以在属水平上改变小鼠肠道菌群的组成，维持胃肠道稳态。

6. 玉米黄素对胰岛素抵抗小鼠肠道菌群物种差异与标志物种的影响

为了鉴别不同处理条件下的特定细菌类群及其特异性改变的表征，本研究采用元基因组学分析方法（LEfSe）和线性判别分析（linear discriminant analysis，LDA）鉴定 STD、HFD 和 HFDZEA 组中的优势菌群及具有的统计学差异对菌群丰度的影响。不同组之间肠道微生物群的结构成分显示出显著差异。如图 3-37 所示，在 STD 组中，

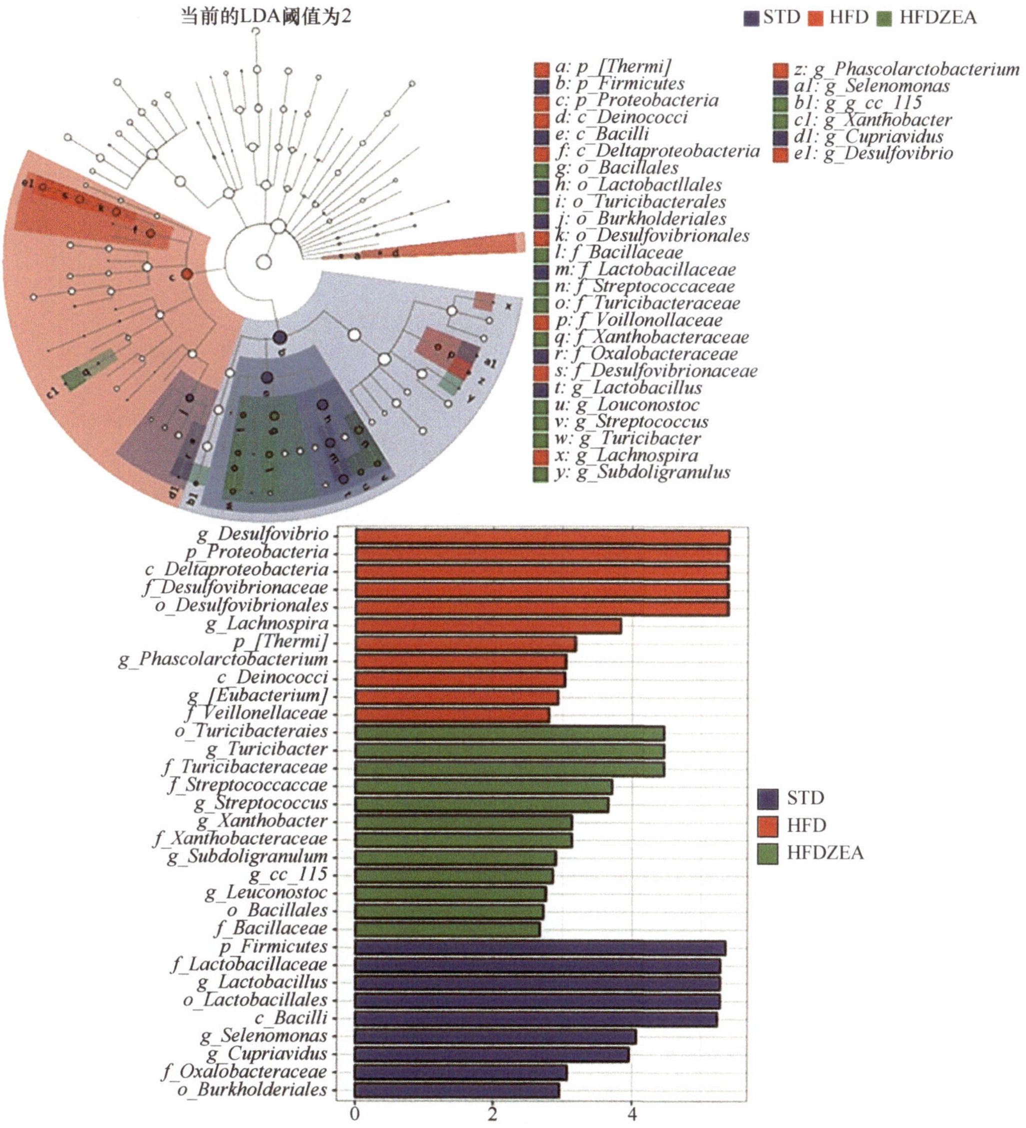

图 3-37 玉米黄素对高脂饮食胰岛素抵抗小鼠肠道菌群物种差异与标志物种 LEfSe 和 LDA 分析
样本数 n=5

拟杆菌门（Firmicutes）、乳杆菌科（Lactobacillaceae）、乳杆菌属（*Lactobacillus*）为主要优势菌群。在 HFD 组中，脱硫弧菌属（*Desulfovibrio*）、变形菌门（Proteobacteria）及德尔塔变形菌纲（Deltaproteobacteria）为主要优势菌群。而在 HFDZEA 组中，苏黎世杆菌目（Turicibacterales）、苏黎世杆菌属（*Turicibacter*）、链球菌科（Streptococcaceae）为主要优势菌群。结果表明，与喂食标准饮食的小鼠相比，高脂饮食诱导的胰岛素抵抗小鼠的肠道菌群中的致病菌丰度增加，而喂食了玉米黄素后，小鼠肠道菌群的紊乱得到改善，从而维持了胃肠道稳态。

7. 玉米黄素对胰岛素抵抗小鼠肠道菌群代谢相关性的影响

为了探究肠道菌群中优势菌与小鼠代谢相关性，本研究采用 Spearman 分析法对相关性进行了探究。如图 3-38 所示，在门水平上，厚壁菌门与小鼠血糖含量（$P<0.05$）、

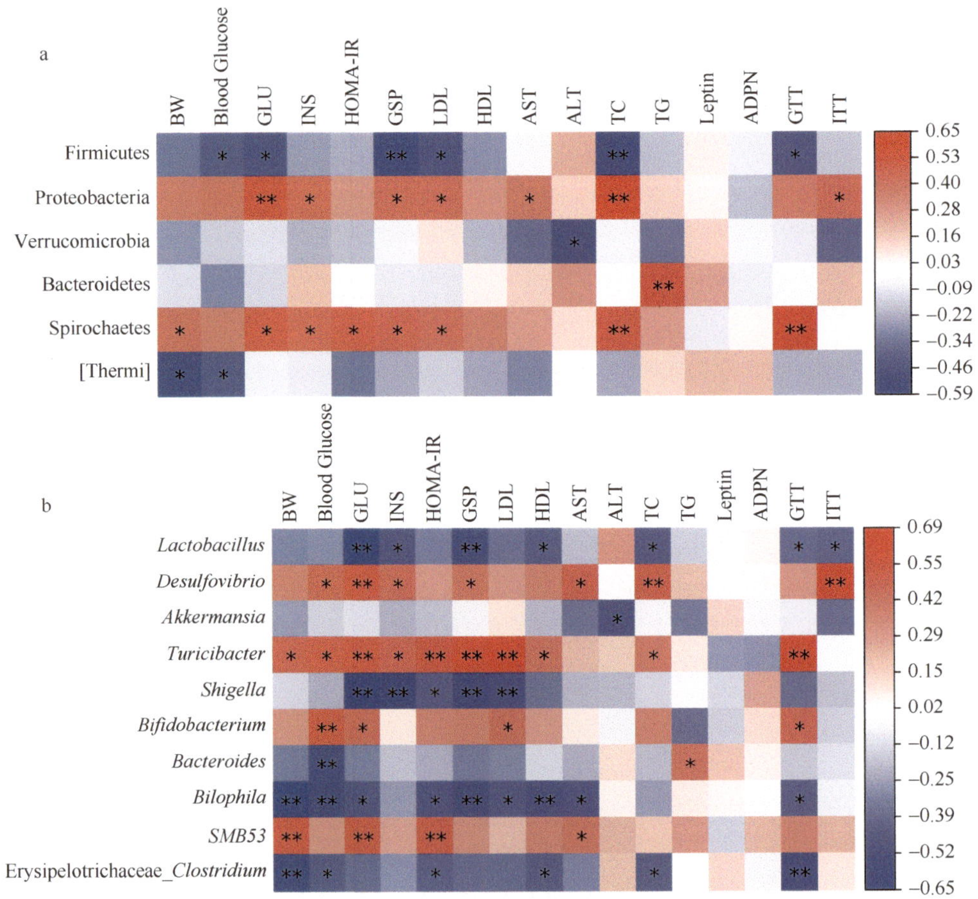

图 3-38　玉米黄素作用高脂饮食胰岛素抵抗小鼠葡萄糖代谢相关指标变化与肠道菌群 Spearman 相关性分析

a. 门水平关联分析；b. 属水平关联分析。样本数 n=5。BW. 体重；Blood Glucose. 血糖；GLU. 血清中葡萄糖；INS. 血清胰岛素；HOMA-IR. 胰岛素抵抗指数；GSP. 糖化血清蛋白；LDL. 血清低密度脂蛋白；HDL. 血清高密度脂蛋白；AST. 天冬氨酸转氨酶；ALT. 丙氨酸转氨酶；TC. 血清总胆固醇；TG. 血清甘油三酯；Leptin. 瘦素；ADPN. 脂联素；GTT. 葡萄糖耐受；ITT. 胰岛素耐受，*表示显著相关（$P<0.05$），**表示极显著相关（$P<0.01$）

血清中葡萄糖含量（$P<0.05$）、糖化血清蛋白含量（$P<0.01$）、血清低密度脂蛋白含量（$P<0.05$）、血清总胆固醇含量（$P<0.01$），以及葡萄糖耐受量（$P<0.05$）呈负相关；变形菌门与小鼠血清中葡萄糖含量（$P<0.01$）、血清胰岛素含量（$P<0.05$）、糖化血清蛋白含量（$P<0.05$）、血清低密度脂蛋白含量（$P<0.05$）、天冬氨酸转氨酶含量（$P<0.05$）、血清总胆固醇含量（$P<0.01$），以及胰岛素耐受量（$P<0.05$）呈正相关；疣微菌门与丙氨酸转氨酶含量（$P<0.05$）呈负相关；拟杆菌门与血清甘油三酯含量（$P<0.01$）呈正相关；而螺旋体门与小鼠体重（$P<0.05$）、血清葡萄糖含量（$P<0.05$）、血清胰岛素含量（$P<0.05$）、胰岛素抵抗指数（HOMA-IR）（$P<0.05$）、糖化血清蛋白含量（$P<0.05$）、血清低密度脂蛋白含量（$P<0.05$）、血清总胆固醇含量（$P<0.01$），以及葡萄糖耐受量（$P<0.01$）呈正相关。

在属水平上，乳杆菌属与血清葡萄糖含量（$P<0.01$）、血清胰岛素含量（$P<0.05$）、糖化血清蛋白含量（$P<0.01$）、血清高密度脂蛋白含量（$P<0.05$）、血清总胆固醇含量（$P<0.05$）以及葡萄糖耐受量（$P<0.05$）和胰岛素耐受量（$P<0.05$）呈负相关；脱硫弧菌属与小鼠血糖含量（$P<0.05$）、血清中葡萄糖含量（$P<0.01$）、血清胰岛素含量（$P<0.05$）、糖化血清蛋白含量（$P<0.05$）、天冬氨酸转氨酶（$P<0.05$）、血清总胆固醇含量（$P<0.01$），以及胰岛素耐受量（$P<0.01$）呈正相关；阿克曼氏菌属与小鼠血清丙氨酸转氨酶含量（$P<0.05$）呈负相关；苏黎世杆菌属与小鼠体重（$P<0.05$）、血糖含量（$P<0.05$）、血清中葡萄糖含量（$P<0.01$）、血清胰岛素含量（$P<0.05$）、胰岛素抵抗指数（$P<0.01$）、糖化血清蛋白含量（$P<0.01$）、血清低密度脂蛋白含量（$P<0.01$）、血清高密度脂蛋白含量（$P<0.05$）、血清总胆固醇含量（$P<0.05$），以及葡萄糖耐受量（$P<0.01$）呈正相关。

以上数据表明，利用玉米黄素干预处理的胰岛素抵抗小鼠的肠道菌群丰度变化与代谢相关，而菌群丰度的变化也会对小鼠胰岛素抵抗的情况加以改善。

8. 玉米黄素对胰岛素抵抗小鼠肠道菌群代谢通路的影响

为了探究玉米黄素对高脂饮食诱导的胰岛素抵抗小鼠肠道菌群对代谢作用可能的影响，本研究采用 PICRUSt 分析预测肠道菌群的代谢途径，并通过京都基因和基因组数据库（KEGG）通路分析对功能变化进行量化。如图 3-39 所示，与 HFD 组相比，共有 19 条通路在 HFDZEA 组中发生改变，共有 9 条通路上调，10 条通路下调。HFDZEA 组中的亚油酸代谢、初级胆汁酸生物合成、次级胆汁酸生物合成等与糖代谢相关的代谢途径均被显著上调。同时，代谢通路统计中关于碳水化合物的代谢通路丰度也相对较高。这表明玉米黄素可以通过影响肠道菌群进而影响代谢途径，最终对小鼠糖代谢产生影响。

（四）小结

本小节对小鼠肠道菌群进行测序，分析肠道菌群的结构，以及不同水平上的菌群丰度，同时与小鼠生理生化指标进行关联，并对代谢通路进行了预测，结果如下。

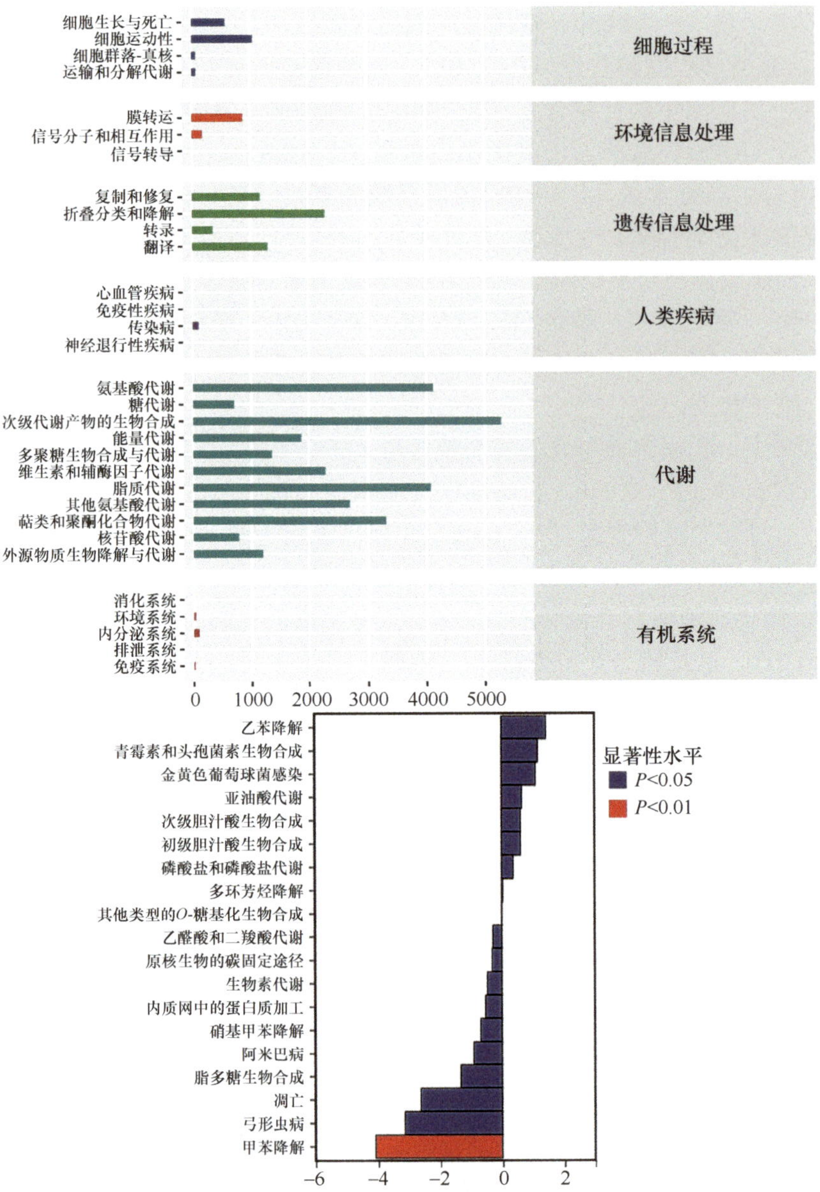

图 3-39 玉米黄素对高脂饮食胰岛素抵抗小鼠肠道菌群的功能潜能分析

样本数 n=5

1）玉米黄素可显著改变胰岛素抵抗小鼠肠道菌群的结构，改善其丰富度、多样性及均匀度；显著增加胰岛素抵抗小鼠厚壁菌门、梭菌纲、芽孢杆菌纲，以及乳杆菌属等益生菌的丰度，显著降低变形菌门和脱硫弧菌属等致病菌的丰度，对肠道微生物组成起到调节作用。

2）玉米黄素对肠道菌群的调节与小鼠体重、空腹血糖、胰岛素抵抗指数及血清中血脂水平和丙氨酸转氨酶和天冬氨酸转氨酶的活性等相关，显著上调与糖代谢相关的代谢途径，包括亚油酸代谢、初级胆汁酸生物合成、次级胆汁酸生物合成等。

第三节　小米黄色素对胰岛素抵抗 HepG2 细胞糖代谢的调控机制

一、小米黄色素对胰岛素抵抗 HepG2 细胞糖代谢的影响

（一）材料与方法

1. 材料与试剂

实验材料与试剂主要包括小米、人肝癌细胞株（HepG2）、胰岛素注射液、二甲基亚砜（DMSO）、DMEM 高糖培养基、胰蛋白酶、双抗（青-链霉素）、胎牛血清、葡萄糖测定试剂盒、MTT。

2. 仪器与设备

实验仪器与设备主要包括高效液相色谱仪（美国 Agilent 公司）、酶标仪（美国 Thermro 公司）、高速冷冻离心机（德国 Hermle Labortechnik GmbH 公司）、旋转蒸发器（上海亚荣生化仪器厂）、–80℃超低温冰箱（美国 Thermo 公司）、电子分析天平（德国 Sartorius 公司）。

3. 实验与方法

（1）小米黄色素的分离提取及活性分析

通过单因素实验和响应面优化实验得到小米黄色素分离提取的最佳工艺，并对其成分及稳定性进行分析。通过测定 1,1-二苯基-2-三硝基苯肼（DPPH 自由基）清除率、羟自由基（•OH）清除率对提取的小米黄色素活性进行分析。

（2）小米黄色素对胰岛素抵抗 HepG2 细胞体外糖代谢的影响

1）胰岛素抵抗细胞模型的建立　用不同浓度胰岛素诱导 HepG2 细胞建立 IR HepG2 细胞模型，建立方法参照传统方法稍作改善。将复苏好的 HepG2 细胞用含有 10%胎牛血清（FBS）、100U/ml 青霉素和 1%链霉素的 DMEM 培养基进行培养，培养箱设置温度条件为 37℃、5%的 CO_2，培养期间 2 天换液 1 次，当细胞处于对数生长期时可进行后续实验。将对数生长期的细胞以 1×10^5 个/ml 的密度接种于 96 孔板，继续置于培养箱中进行培养。待细胞贴壁后，将培养液分别换为新配制的含有 1×10^{-5}mol/L、1×10^{-6}mol/L、1×10^{-7}mol/L、1×10^{-8}mol/L 和 1×10^{-9}mol/L 胰岛素的无 FBS 培养液。在该培养液中培养 12～48h。根据模型的葡萄糖消耗量选取诱导胰岛素抵抗模型的最适胰岛素浓度和孵育时间。

2）小米黄色素对 IR HepG2 细胞生长曲线的影响及毒性分析　将提取的色素用二甲基亚砜（DMSO）作助溶剂溶解（DMSO 在培养基中浓度小于 0.1%），稀释成不同浓度，溶于高糖培养基中，培养胰岛素抵抗细胞，并设置空白对照组及溶媒组，以接种细胞的当天为第 0 天，分别在第 1 天至第 7 天时用胰蛋白酶对每组细胞进行消化，按照常规方法镜下计数，绘制 HepG2 细胞的生长曲线，并进行毒性分析。

3）葡萄糖氧化酶法测定葡萄糖消耗量　将胰岛素抵抗细胞模型进行分组培养用来后续实验，分别设置正常细胞组（Nor）、IR 对照组（Control）及模型组。模型组分为低剂量组（L）、中剂量组（M）和高剂量组（H），分别用 4μg/ml、8μg/ml 和 16μg/ml 小米黄色素作用于细胞，细胞培养 24h 后，测定各组的葡萄糖消耗量。葡萄糖消耗试验后，将剩下的细胞进行细胞毒性试验，向每个孔中加入 20μl MTT 溶液（5mg/ml，溶于磷酸盐缓冲液，pH 7.4），置于 37℃环境中培养 4h。吸弃上清，加入 150μl 二甲基亚砜（DMSO），低速振荡 10min，待细胞充分溶解，测定其 OD_{490} 值。

4）小米黄色素对 IR 细胞模型糖代谢相关酶活性的影响　将细胞进行分组培养，每组设置 4 个复孔。培养 24h 后，用胰酶将细胞消化下来，用 PBS（pH 7.2～7.4）稀释细胞悬液，计数，使细胞浓度达到 1×10^6 个/ml 左右。用超声波细胞破碎仪进行细胞破碎，将破碎后的细胞悬液 3000r/min 离心 20min。离心结束后收集上清，用 ELISA 法对细胞内葡萄糖-6-磷酸酶（G6Pase）、已糖激酶（HK）和丙酮酸脱氢酶（PDH）活性进行检测。

（二）结果与分析

1. 小米黄色素的分离提取及活性分析

响应面分析得到优化后小米黄色素分离提取的工艺参数为超声功率 245W、料液比 1∶15（g/ml）、过 80 目筛、超声时间 40min，按照以上条件进行 3 次重复实验，得到小米黄色素得率平均值与预测值相符，小米黄色素的得率达到最大值为 10.34μg/g。实验得到的最优工艺参数可靠。小米黄色素的稳定性研究结果表明，小米黄色素在避光及碱性条件下较稳定，在酸性及日光直射的条件下稳定性较差；小米黄色素比较耐热，在 60℃以下的环境中损失很小，但在 60℃以上小米黄色素吸光度缓慢降低，因此，长时间保存和使用过程中应尽量避免高温。小米黄色素溶液对 DPPH 和 ·OH 自由基的清除及总还原力的测定结果显示，小米黄色素浓度在 20μg/ml 时对 DPPH 自由基的清除率达到 50%，小米黄色素浓度在 1.6mg/ml 时对 ·OH 自由基的清除率达到 50%，小米黄色素具有较好的抗氧化能力。

2. 小米黄色素对 HepG2 细胞体外糖代谢的影响

（1）胰岛素抵抗细胞模型建立在细胞水平上，当高浓度胰岛素作用到一定程度时，其表面的胰岛素受体数目将减少或者产生缺陷，从而使胰岛素的生理效应降低，影响细胞的正常代谢，产生胰岛素抵抗。HepG2 细胞作为人类肝细胞的细胞培养模型，它们保留了正常肝细胞的形态、生物特性及功能，如葡萄糖摄取、糖原合成酶活性等。因此，该细胞株已被普遍用于研究肝葡萄糖生产和体外胰岛素途径的调节（方飞等，2011）。本实验分别用 1×10^{-5}mol/L、1×10^{-6}mol/L、1×10^{-7}mol/L、1×10^{-8}mol/L 和 1×10^{-9}mol/L 浓度的胰岛素刺激 HepG2 细胞构建胰岛素抵抗细胞模型。如表 3-16 所示，24 小时组，随着 HepG2 细胞在不同浓度胰岛素下孵育，1×10^{-7}mol/L 剂量组葡萄糖消耗量降低最显著（$P<0.05$）。在不同含量胰岛素的 DMEM 培养基中生长的 HepG2 细胞在培养 24h 后出现明显的葡萄糖摄取障碍，葡萄糖的消耗量显著降低（$P<0.05$），且胰岛素抵抗效果稳定。

表 3-16　不同胰岛素浓度及不同时间下葡萄糖的消耗量

时间（h）	胰岛素浓度（mol/L）	葡萄糖消耗量（mmol/L）
12	1×10^{-5}	3.76±0.14[c]
	1×10^{-6}	3.81±0.03[d]
	1×10^{-7}	3.84±0.05[d]
	1×10^{-8}	3.51±0.11[b]
	1×10^{-9}	3.63±0.09[bc]
24	1×10^{-5}	3.51±0.12[b]
	1×10^{-6}	3.47±0.3[b]
	1×10^{-7}	2.97±0.09[a]
	1×10^{-8}	3.53±0.07[b]
	1×10^{-9}	3.37±0.05[ab]
36	1×10^{-5}	3.67±0.05[c]
	1×10^{-6}	3.82±0.13[d]
	1×10^{-7}	3.79±0.22[d]
	1×10^{-8}	3.61±0.18[bc]
	1×10^{-9}	3.82±0.21[d]
48	1×10^{-5}	3.61±0.09[bc]
	1×10^{-6}	3.57±0.03[b]
	1×10^{-7}	3.66±0.05[bc]
	1×10^{-8}	3.72±0.17[cd]
	1×10^{-9}	3.55±0.06[b]

注：不同小写字母之间表示差异显著，$P<0.05$

（2）小米黄色素对 HepG2 细胞生长曲线的影响

图 3-40 为不同浓度小米黄色素作用下细胞的生长情况，分为对照（Control）组、溶媒（Vehicle）组，以及色素处理组。由图可知，32μg/ml 和 64μg/ml 小米黄色素处理的细胞在第 1 天至第 3 天生长增殖速度较快，随着细胞数量的增多，细胞逐渐开始产生接触抑制效应，从第 4 天开始细胞增殖变得缓慢，在第 5 天后抑制作用明显，细胞数出现减少，生长曲线呈下降趋势。

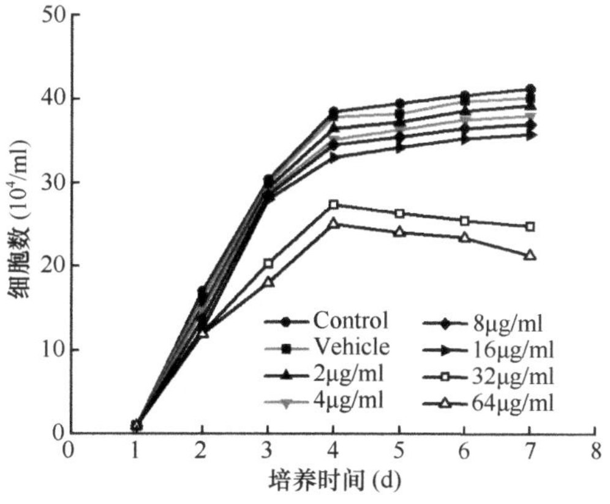

图 3-40　不同浓度小米黄色素对 HepG2 细胞生长曲线的影响

从图 3-41 可看出，不同浓度小米黄色素对 HepG2 细胞生长的影响不同，高浓度时，即 32μg/ml 和 64μg/ml 浓度的小米黄色素对 HepG2 细胞生长具有抑制作用；随着小米黄色素浓度的增加，活细胞数开始出现下降趋势，产生较大的毒性，与 Control 组相比，差异显著（$P<0.01$），低浓度小米黄色素没有明显毒性作用。所以选用低浓度小米黄色素作用量用于后续实验。

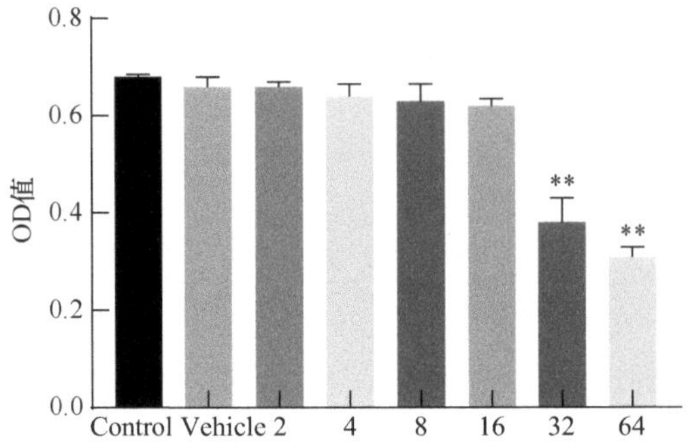

图 3-41　不同浓度小米黄色素的毒性（1）

图中横坐标数值代表不同小米黄色素的浓度，单位为 μg/ml；与 Control 组相比，$^{**}P<0.01$

（3）小米黄色素对 IR HepG2 细胞葡萄糖消耗的影响

如表 3-17 所示，与空白对照（Normal）组相比，所选用的各浓度小米黄色素均对 HepG2 细胞摄取培养液中的葡萄糖起到了促进的作用。由图 3-42 可见，随着小米黄色素作用浓度

表 3-17　小米黄色素对 HepG2 细胞葡萄糖消耗量的影响

组别	小米黄色素作用量（μg/ml）	葡萄糖消耗量（mmol/L）	OD_{570}	葡萄糖消耗量/活性细胞数目	葡萄糖消耗率（%）	活性细胞数目（%）
正常组	—	5.027±0.035**	0.663±0.020	7.582±0.415**	1.39	0.99
对照组	—	3.628±0.251	0.669±0.012	5.423±0.511	1	1
模型组	2	4.765±0.342*	0.654±0.029	7.286±0.482*	1.31	0.98
	4	5.285±0.251**	0.657±0.016	8.044±0.576**	1.46	0.98
	8	5.738±0.335**	0.639±0.035	8.979±0.517**	1.58	0.96
	16	6.452±0.215**	0.622±0.015	10.373±0.324**	1.78	0.93

注：“—”表示不添加小米黄色素；与对照组相比，*表示差异显著，$P<0.05$；**表示差异极显著，$P<0.01$

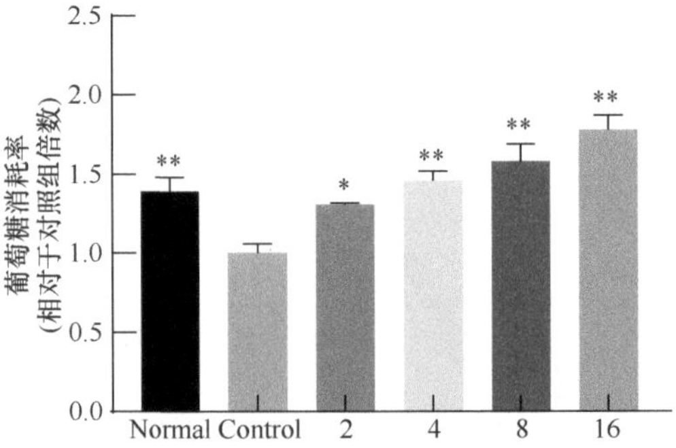

图 3-42　不同浓度小米黄色素的葡萄糖消耗率

图中横坐标数值代表不同小米黄色素的浓度，单位为 μg/ml

与 Control 组相比，*表示差异显著，$P<0.05$；**表示差异极显著，$P<0.01$

的升高，葡萄糖的消耗率呈升高趋势，色素浓度达到 4μg/ml 以上时，葡萄糖的消耗率就已经能够达到正常细胞的葡萄糖摄取水平。用 MTT 数值校正后，单位细胞的葡萄糖消耗量仍显示出不同程度增加，2μg/ml 时的色素作用量增加效果显著，4μg/ml 以上时增加效果极显著。

如图 3-43 所示，MTT 毒性试验表明，低浓度小米黄色素并没有引起 HepG2 细胞存活率的变化，同时其作用不影响细胞生长，表明没有细胞增殖机制的损伤和细胞周期的改变，实验所用小米黄色素浓度毒性较小。

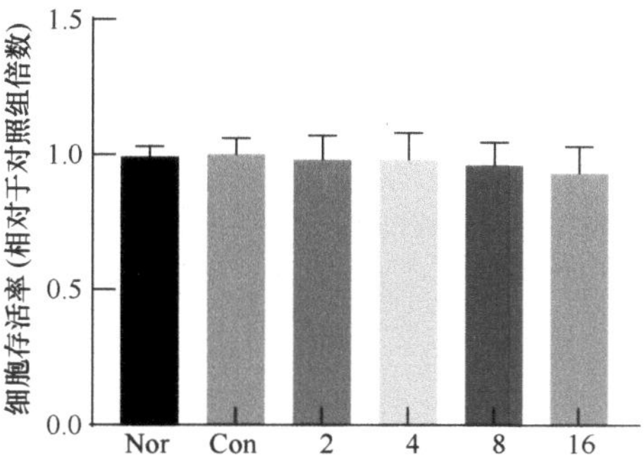

图 3-43　不同浓度小米黄色素的毒性（2）

图中横坐标数值代表不同小米黄色素的浓度，单位为 μg/ml

（4）小米黄色素对 IR HepG2 细胞 G6Pase、HK 和 PDH 活性的影响

葡萄糖-6-磷酸酶（G6Pase）、己糖激酶（HK）和丙酮酸脱氢酶（PDH）是参与机体内葡萄糖代谢的关键酶。其中，糖原合成受葡萄糖-6-磷酸酶等调控，通过水解葡萄糖-6-磷酸释放葡萄糖来控制葡萄糖释放入血的量，从而维持血糖的平衡。HK 受 G6Pase 和腺苷二磷酸（adenosine diphosphate，ADP）的控制。葡萄糖-6-磷酸酶、己糖激酶和丙酮酸脱氢酶是参与糖酵解的关键限速酶，而糖酵解是生物体内糖分解代谢的普遍途径，当肝细胞内己糖激酶和丙酮酸脱氢酶活性下降时，糖原合成与葡萄糖分解就会减少，从而引起糖代谢紊乱，最终导致胰岛素抵抗。

表 3-18 为 HepG2 细胞在不同浓度小米黄色素作用下的酶活变化。结果显示，与对照组比较，随着小米黄色素作用量的增加，HK、G6Pase 及 PDH 的活性也随之增加，使糖代谢作用增强，从而促进葡萄糖的正常吸收与利用。小米黄色素作用量为 4μg/ml 时 PDH 的活性接近正常细胞组，小米黄色素作用量为 8μg/ml 时 HK、G6Pase 活性接近正常细胞组。

表 3-18　小米黄色素对 IR HepG2 细胞 HK、G6Pase 和 PDH 活性的影响

组别	小米黄色素作用量（μg/ml）	HK（mU/ml）	G6Pase（mU/ml）	PDH（mU/ml）
正常组	—	62.23±4.57*	502.61±9.63**	115.44±8.74*
对照组	—	44.05±8.67	301.07±15.67	86.13±9.25
模型组	2	57.68±5.34*	379.59±13.22	103.34±10.36*
	4	60.73±6.87*	425.62±14.52*	131.25±11.01**
	8	67.56±7.45**	526.24±15.37**	142.03±9.93**
	16	88.11±6.1**	547.87±16.61**	168.57±12.1**

注："—"表示不添加小米黄色素；与对照组相比，*表示差异显著，$P<0.05$；**表示差异极显著，$P<0.01$

（三）小结

小米黄色素提高了参与葡萄糖代谢的关键酶 HK、G6Pase 及 PDH 的活性，促进了细胞对葡萄糖的消耗，增加了胰岛素抵抗细胞的葡萄糖利用率。

二、小米黄色素基于 Akt 通路对胰岛素抵抗 HepG2 细胞的调控机制

（一）材料与方法

1. 材料与试剂

实验材料与试剂主要包括反转录 PCR（RT-PCR）试剂盒、PCR 引物、蛋白质提取试剂盒、BCA 蛋白质定量试剂盒、β-actin、IR-β 抗体、Akt 抗体、GLUT4 抗体、山羊抗兔多克隆二抗。

2. 仪器与设备

实验仪器与设备主要包括荧光定量 PCR 仪（美国 Agilent 公司）、PCR 仪（德国 Eppendorf 公司）、凝胶成像分析仪（美国 Bio-rad 公司）、倒置荧光显微镜（德国 Carl Zeiss 公司）、高效液相色谱仪（美国 Agilent 公司）、酶标仪（美国 Thermro 公司）、高速冷冻离心机（德国 Hermle Labortechnik GmbH 公司）、旋转蒸发器（上海亚荣生化仪器厂）、–80℃超低温冰箱（美国 Thermo 公司）、电子分析天平（德国 Sartorius 公司）。

3. 实验方法

（1）实时荧光 PCR 检测 *IR-β*、*Akt* 及 *GLUT4* 的 mRNA 表达水平

（A）Trizol 法提取 HepG2 细胞总 RNA

1）收集细胞，吸弃细胞培养基，向细胞培养板中分别加入 1ml 裂解液，用移液枪反复吹匀后，吸入核糖核酸酶（RNase），在离心管中静置 3～5min；待 RNA 与蛋白质复合物分离，加入 200μl 氯仿，剧烈振荡使其充分混匀，室温静置 3min 后 4℃、12 000r/min 离心 15min。

2）离心结束小心取出离心管，避免振荡出现浑浊，缓慢吸取上清于新的离心管，加入与上清等体积的异丙醇后，室温条件下放置 10min，然后 4℃、12 000r/min 离心 10min。

3）离心后弃去上清，加入 1ml 的 75%乙醇（DEPC 水配制）进行洗涤，洗涤均匀后 4℃、12 000r/min 离心 5min，然后弃去乙醇，静置干燥 3min。

4）加入 20μl DEPC 水将离心管中的白色沉淀进行溶解，完全溶解后的产物即为总 RNA 样本液。

（B）RNA 浓度及纯度的测定

将 RNA 样本液稀释 5 倍，用单滴微萃取（single drop microextraction，SDM）测量得出所提取的总 RNA 浓度，以及 $OD_{260/280}$ 的吸光度比值，若 $OD_{260/280}$ 比值为 1.8～2.0，则所提取的总 RNA 纯度高，可以用于后续的反转录实验。

（C）反转录 PCR

以提取的 RNA 为模板，反转录成 cDNA，使用宝生物公司的反转录试剂盒完成反转录反应，按照表 3-19 反应体系配制去 DNA 变性反应液 11μl，然后置于 65℃保温 5min，冰上迅速冷却后，加入反转录反应体系中（表 3-20），进行反转录。反转录条件为 37℃、15min，85℃、5s。反转录完成后，放至室温冷却，保存于–20℃冰箱用于后续的实时 PCR（real-time PCR）。

表 3-19　变性反应液配制

试剂	用量（μl）
Oligo dT Primer（50μmol/L）	1
dNTP Mixture（10mmol/L）	1
模板 RNA	1
RNase Free ddH_2O	8

表 3-20　反转录反应体系

试剂	用量（μl）
5×PrimeScript Ⅱ Buffer	4
RNase 抑制剂（40U/μl）	0.5
PrimeScript Ⅱ RTase（200U/μl）	1
RNase Free ddH_2O	4.5

（D）PCR 扩增反应

将反转录得到的 cDNA 进行 10 倍稀释后，按表 3-21 配制 PCR 扩增反应液，加入实时 PCR 专用八连管中，离心混合均匀，并去除气泡。如表 3-22 所示，反应条件如

表 3-21　实时 PCR 反应液配制程序表

试剂	用量（μl）
SYBR Premix Ex *Taq* Ⅱ（2×）	10
PCR 上游引物（10μmol/L）	0.4
PCR 下游引物（10μmol/L）	0.4
ROX	0.2
RNase Free ddH_2O	7
cDNA	2

表 3-22　荧光定量实时 PCR 的引物序列及退火温度

基因名称	引物序列（5′→3′）	引物长度（bp）	T_m（℃）
IR-β	F：GCTGAAGCTGCCCTCGAGGA	20	67.5
	R：AFATGGCCTAGGGTCCTCGG	20	64.9
Akt	F：TCCTCCTCAAGAATGATGGCA	21	63
	R：GTGCGTTCGATGACAGTGGT	20	62.2
GLUT4	F：GCCCGAAAGAGTCTAAAGCG	20	61.4
	R：ACTAAGAGCACCGAGACCAA	20	57.5
β-actin	F：GAAGGTGAAGGTCGGAGTC	19	57.2
	R：GAAGATGGTGATGGGATTTC	20	56.8

注：引物的设计与合成由宝生物工程（大连）有限公司完成

下。95℃预变性 30s；以下条件 40 个循环：95℃、10s，相应引物退火温度（melting temperature，T_m）20s，72℃、30s。利用荧光定量 PCR 仪上的配套软件进行相应的分析，采用 $2^{-\Delta\Delta Ct}$ 计算法。

（2）蛋白质印迹法（Western Blotting）检测 IR-β、Akt、GLUT4 蛋白质的表达水平

（A）HepG2 细胞总蛋白质的提取

弃去细胞培养基，用预冷的 PBS 轻轻洗涤细胞，再加入 1ml PBS，用细胞刮将细胞全部刮下，用移液枪移至离心管中，然后 4℃、12 000r/min 离心 5min。离心结束弃掉 PBS，加入含有 1mmol/L PMSF 的 RIPA 裂解液 200μl，置于冰上振荡裂解。充分裂解后，于 4℃、12 000r/min 离心 5min，此时上清就是提取出的细胞总蛋白质。

（B）HepG2 总蛋白质的浓度测定

用 BCA 法测定总蛋白质浓度。根据样品浓度，按 50 体积 BCA 试剂 A 加 1 体积 BCA 试剂 B（50∶1）配制 BCA 工作液，充分混匀。将提取的蛋白质稀释 10 倍后，取 20μl 加入到 96 孔板中，再加入 200μl BCA 工作液，充分混匀后，置于 37℃条件下孵育 45min，用酶标仪测定其在波长 540～595nm 的吸光度值并计算样品的蛋白质浓度。蛋白质样品使用灭菌蒸馏水配制成等浓度等体积的蛋白质样品，按照体积比 4∶1 加入 5×上样缓冲液，于沸水中变性 8min，室温冷却并低速离心 5s 后，–80℃冰箱保存备用。

（C）蛋白质印迹法操作步骤

1）SDS-PAGE　配制浓缩胶和 10%的 PAGE 分离胶，待浓缩胶和分离胶之间出现明显的界线时说明胶已凝固好，将胶放入电泳槽中并加入电泳缓冲液至没过胶，准备上样。使用前将蛋白质样品放置于沸水中煮 5min，然后低速离心 5s，每孔以 25μg 体积进行上样。先以 80V 电压恒压电泳约 25min 直至条带跑完浓缩胶，再换为 120V 电泳 60～80min 跑完全程，注意不要让条带跑出胶外。

2）转膜电泳　结束后将胶小心取出，浸入预冷的转膜缓冲液中。剪取与胶大小相当的 PVDF 膜（孔径 0.45μm），并在左上角剪角作为标记，将膜用甲醇活化 20s，放入缓冲液中平衡。打开转膜仪夹子，制备转膜装置“三明治”结构，自下（负极）而上（正极）依次为：海绵—滤纸—凝胶—PVDF 膜—滤纸—海绵，压实避免每层之间产生气泡。为防止温度过高将电转槽放置于冰中进行低温转膜，转膜条件为电流 220mA，时间 2.5h。

3）免疫反应　转膜结束，取出 PVDF 膜，与胶接触面为正面，将膜用 TBST 漂洗 3 次，每次 10min。配制 5% BSA 封闭液，37℃下封闭 1h。弃去封闭液，用 TBST 漂洗 3 次，每次 10min。加入一抗（5% BSA 封闭液 1∶1000 稀释抗体），于 4℃摇床上（缓慢摇动）孵育过夜。回收一抗，TBST 洗膜 3 次，每次 10min。加入二抗（TBST 配制成 5%的脱脂奶粉），室温孵育 1h。TBST 洗膜 3 次，每次 10min。

4）化学发光显色　使用生物分子成像仪进行显影分析。分析显影条带，以 IR-β、Akt、GLUT4 条带与 β-actin 条带的灰度比值，作为各目的蛋白质的相对表达水平。

（二）结果与分析

1. 实时 PCR 检测 *IR-β*、*Akt* 及 *GLUT4* 的 mRNA 表达水平

（1）*IR-β* mRNA 的表达水平

如表 3-23 及图 3-44 所示，与对照组相比，小米黄色素处理组 *IR-β* mRNA 的表达水平均有上升趋势，且呈剂量依赖性增加。高剂量 H 组 *IR-β* mRNA 的表达水平接近正常细胞组。与对照组相比，L 组 *IR-β* mRNA 的表达水平显著增加（$P<0.05$），中剂量 M 组及高剂量 H 组 *IR-β* mRNA 的表达水平极显著增加（$P<0.01$），差异具有统计学意义。

表 3-23　HepG2 细胞 *IR-β* mRNA 的相对表达水平

	Normal	Control	L	M	H
IR-β	1.93±0.11**	1.02±0.06	1.51±0.2*	1.75±0.13**	1.9±0.24**

注：与对照组相比，*表示差异显著，$P<0.05$；**表示差异极显著，$P<0.01$

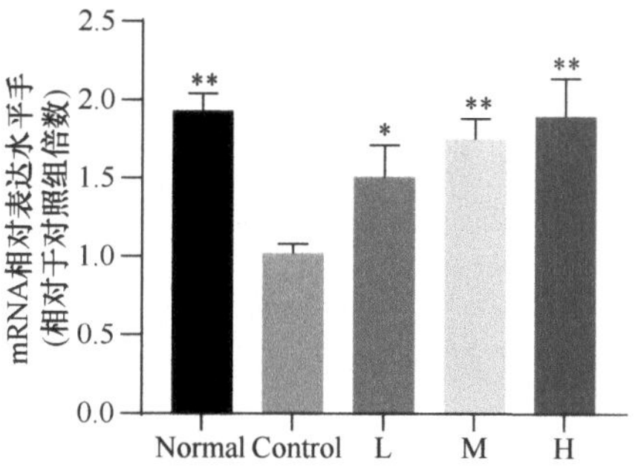

图 3-44　各组 *IR-β* mRNA 的相对表达水平

（2）*Akt* mRNA 的表达水平

如表 3-24 及图 3-45 所示，模型组 *Akt* mRNA 的表达水平均明显高于对照组（$P<0.01$），

表 3-24　HepG2 细胞 *Akt* mRNA 的相对表达水平

	Normal	Control	L	M	H
Akt	1.92±0.06**	1.00±0.14	1.85±0.11**	2.08±0.16**	2.12±0.08**

注：与对照组相比，*表示差异显著，$P<0.05$；**表示差异极显著，$P<0.01$

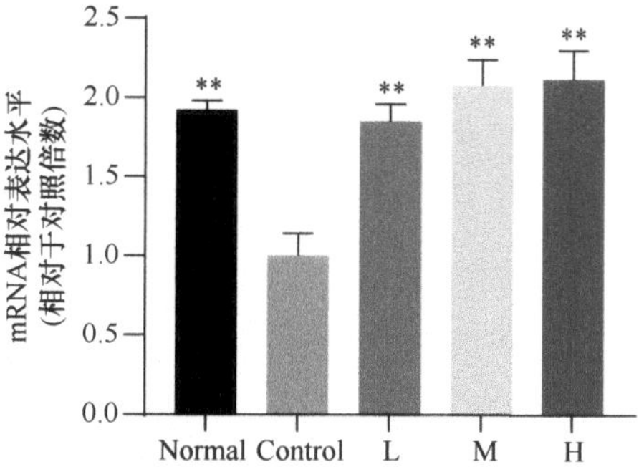

图 3-45　各组 *Akt* mRNA 的相对表达水平

差异具有统计学意义。小米黄色素处理后，各组细胞 *Akt* mRNA 的表达量均接近正常细胞水平。

（3）*GLUT4* mRNA 的表达水平

如表 3-25 及图 3-46 所示，小米黄色素作用组 *GLUT4* mRNA 的表达水平均高于对照组，且随着剂量的增加有上升趋势。L 剂量组及 M 剂量组的 *GLUT4* mRNA 的表达水平增加显著（$P<0.05$），H 剂量组 *GLUT4* mRNA 的表达水平增加极显著（$P<0.01$），差异具有统计学意义。

表 3-25 HepG2 细胞 *GLUT4* mRNA 的相对表达水平

	Normal	Control	L	M	H
GLUT4	1.64±0.09**	1.00±0.12	1.52±0.18*	1.57±0.03*	1.83±0.07**

注：与对照组相比，*表示差异显著，$P<0.05$；**表示差异极显著，$P<0.01$

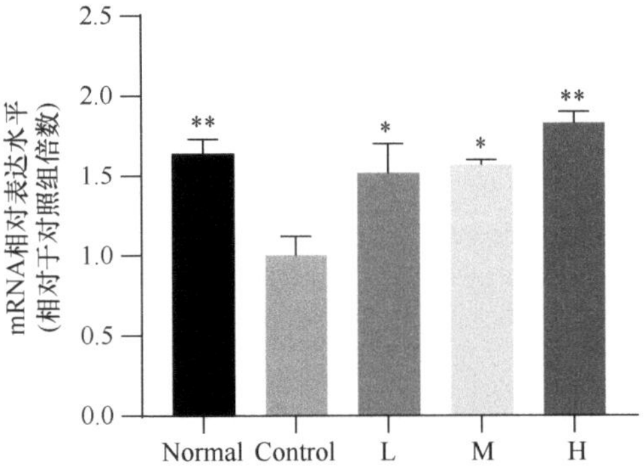

图 3-46 各组 *GLUT4* mRNA 的相对表达水平

2. 蛋白质印迹法检测 IR-β、Akt、GLUT4 蛋白质的表达水平

图 3-47 为 IR-β、Akt、GLUT4 的蛋白质免疫印迹图，与正常细胞组相比，小米黄色素处理组细胞 IR-β、Akt、GLUT4 蛋白质的表达水平均呈现上升趋势。

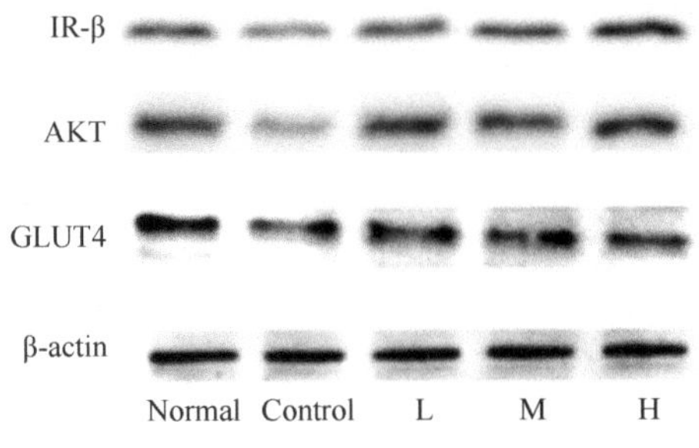

图 3-47 各组 IR-β、Akt、GLUT4 蛋白质免疫印迹图

通过灰度分析，数据结果如图 3-48 所示，IR-β 蛋白质表达水平的升高随着小米黄色素作用量的增加呈现明显的剂量依赖性。H 剂量组 IR-β、Akt 的蛋白质表达量达到正常细胞水平，GLUT4 蛋白质表达水平也显著升高，比较 *P* 值，差异均具有统计学意义。

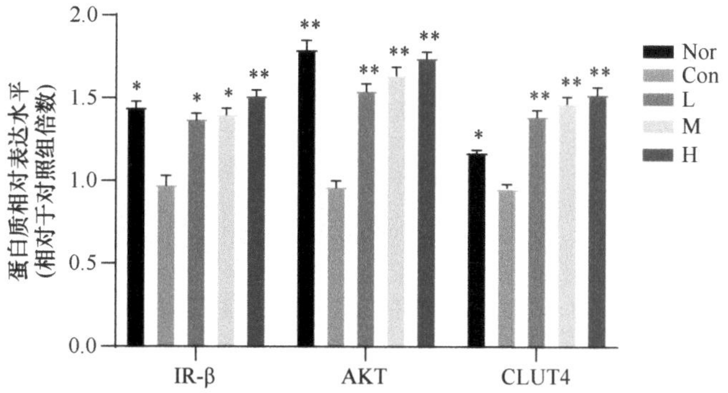

图 3-48　HepG2 细胞 IR-β、Akt、GLUT4 蛋白质相对表达水平

（三）小结

通过对细胞中 IR-β、Akt 及 GLUT4 的 mRNA 及蛋白质表达水平进行分析，实时 PCR 及蛋白质印迹结果表明，小米黄色素通过上调胰岛素抵抗 HepG2 细胞 IR-β、Akt 及 GLUT4 的表达水平，从而改善细胞胰岛素抵抗的效应。

第四节　矢车菊素-3-*O*-葡萄糖苷对 α-淀粉酶和 α-葡萄糖苷酶的作用机制

一、黑米花色苷对 α-淀粉酶和 α-葡萄糖苷酶活性的抑制及其抑制单体的超滤筛选

（一）材料与方法

1. 材料与试剂

实验材料与试剂中的猪胰 α-淀粉酶、玉米淀粉、4-硝基苯基-α-D-吡喃葡萄糖苷（4-nitrophenyl-α-D-glucopyranoside，PNPG）、阿卡波糖、α-葡萄糖苷酶、α-淀粉酶购自上海源叶生物科技有限公司；黑米花色苷（black rice anthocyanin，BRA）和矢车菊素-3-*O*-葡萄糖苷（C3G）购自成都植标化纯生物技术有限公司；其他试剂均为分析纯。

2. 仪器与设备

实验仪器与设备主要包括 Agient 1200 高效液相色谱仪、超速离心机（美国 Beckman 公司）、FLUOstar Omega 多功能酶标仪（德国 BMG Labtech 公司）。

3. 实验方法

（1）α-葡萄糖苷酶和 α-淀粉酶抑制效果测定

采用PNPG法测定BRA对α-葡萄糖苷酶的抑制活性。将25μl的样品溶液与25μl 0.5U/ml 的 α-葡萄糖苷酶溶液混合孵育 15min 后，加入 50μl 1mmol/L 的 PNPG 底物溶液。加入 100μl

0.2mol/L 的碳酸钠溶液终止反应，随后使用多功能酶标仪在 405nm 处测定其吸光度。

采用二硝基水杨酸法（3,5-dinitrosalicylic acid colorimetric method，DNS method）测定 BRA 对 α-淀粉酶的抑制活性。分别将 0.3ml 不同浓度（1mg/ml、3mg/ml、5mg/ml、7mg/ml、9mg/ml）的 BRA 溶液加入 0.3ml 2.5U/ml 的 α-淀粉酶溶液。混合液在 37℃预热 5min，加入预温的 1%淀粉溶液反应 15min。使用多功能酶标仪在 540nm 处测定吸光度。

（2）超滤-高效液相色谱

将 20μl BRA（10mg/ml）、20μl α-淀粉酶（10mg/ml）和 160μl 0.01mol/L 磷酸盐缓冲液（pH 7.0）混合并孵育 30min。置于 10kDa 分子质量的超滤离心管离心 20min 以截留复合物，并洗涤除去未结合的组分。使用体积分数为 50%的甲醇溶液使 α-淀粉酶变性。使用 Ultimate LP-C18 色谱柱（4.6mm×250mm，5μm）。流动相 A 为甲醇，流动相 B 为 0.5%甲酸溶液。洗脱方案如下：A 相浓度在 0～2min 为 90%、2～6min 为 90%～80%、6～10min 为 80%～70%、10～15min 为 70%～65%、15～20min 为 65%～50%、20～24min 为 50%～10%。柱温为 30℃，流速为 1ml/min。结合率按下式计算：

$$结合率=(A_b-A_c)/A_a\times100\% \tag{3-1}$$

式中，A_a 为超滤筛选前各化合物色谱峰面积；A_b 为亲和筛选作用后活性酶结合的各化合物的色谱峰面积；A_c 为与变性酶结合的各化合物的色谱峰面积。

（二）结果与分析

1. BRA 对 α-葡萄糖苷酶和 α-淀粉酶的抑制作用

膳食淀粉可以被 α-淀粉酶消化成还原糖，接着再被 α-葡萄糖苷酶消化为葡萄糖，从而导致 2 型糖尿病患者的餐后血糖水平升高。因此，抑制 α-淀粉酶和 α-葡萄糖苷酶的活性对于延缓碳水化合物降解和葡萄糖吸收至关重要。本研究发现 BRA 对 α-葡萄糖苷酶具有一定的抑制活性，且对 α-葡萄糖苷酶的抑制呈现剂量依赖性。由图 3-49a 可知，当 BRA 质量浓度达到 100μg/ml 时，其抑制率达到了 81.22%。BRA 对 α-淀粉酶/α-葡萄糖苷酶的抑制效果可以通过半抑制浓度（IC_{50}）表示，即 BRA 引起的 α-淀粉酶/α-葡萄糖苷酶活力降低 50%的结果。通过线性拟合计算得出，阿卡波糖（IC_{50}=0.214μg/ml）对 α-葡萄糖苷酶的抑制效果强于 BRA（IC_{50}=13μg/ml）。此外，图 3-49c 和图 3-49d 显示 BRA 对 α-淀粉酶的抑制作用与质量浓度呈正相关，且抑制效果低于阿卡波糖。同时，BRA 对 α-淀粉酶的半抑制浓度（IC_{50}=1.141mg/ml）远大于 α-葡萄糖苷酶，其原因可能是 α-淀粉酶与 BRA 中活性物质的亲和能力比 α-葡萄糖苷酶更弱。总而言之，BRA 对 α-葡萄糖苷酶和 α-淀粉酶具有较好的抑制作用，可能作为潜在的 α-葡萄糖苷酶和 α-淀粉酶抑制剂。

2. BRA 的高效液相色谱分析

对 BRA 进行超滤-高效液相色谱分析，以鉴定出 BRA 中与酶蛋白结合的主要活性成分。如图 3-50a 所示，超滤筛选前 BRA 提取物高效液相色谱图中第 3 个样品峰的出峰时间为 13.250min，与图 3-50b 中 C3G 标准品的出峰时间一致，表明 C3G 是 BRA 的主要组分。此外，由图 3-50c 可知，BRA 中 C3G 与 α-淀粉酶发生特异性结合后，活性酶组所捕获的配体所对应的波峰的强度与面积均大于失活酶组。因此，通过比较波峰面

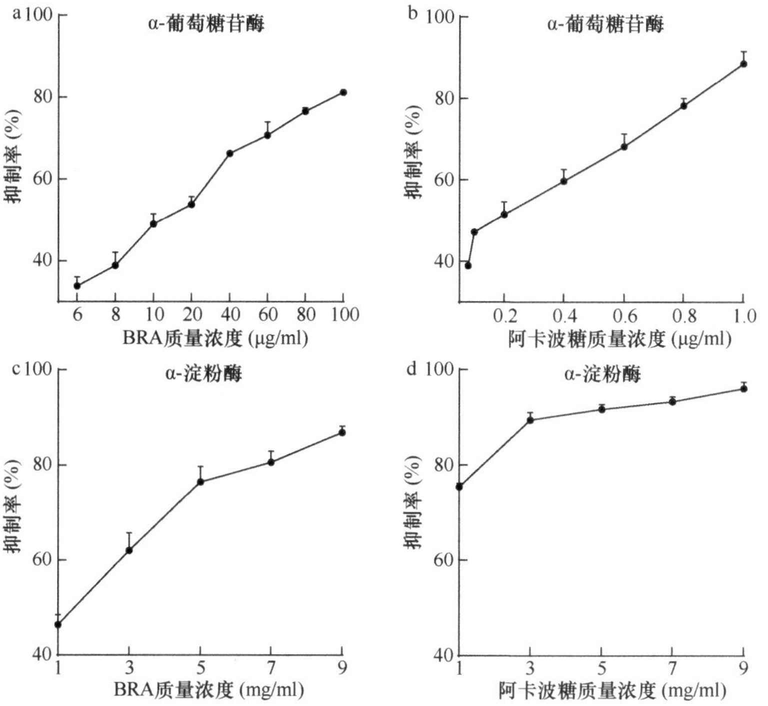

图 3-49　BRA 和阿卡波糖对 α-葡萄糖苷酶（a、b）和 α-淀粉酶（c、d）的抑制作用

积可以比较 C3G 与 α-淀粉酶的结合率。高效液相色谱图数据显示 A_a=3 421.625 49、A_b=353.695 89、A_c=48.329 20，通过式（3-1）计算得出，C3G 与 α-淀粉酶的结合率为 8.9%。由此可知，BRA 中的 C3G 是对 α-淀粉酶发挥抑制作用的主要活性成分。

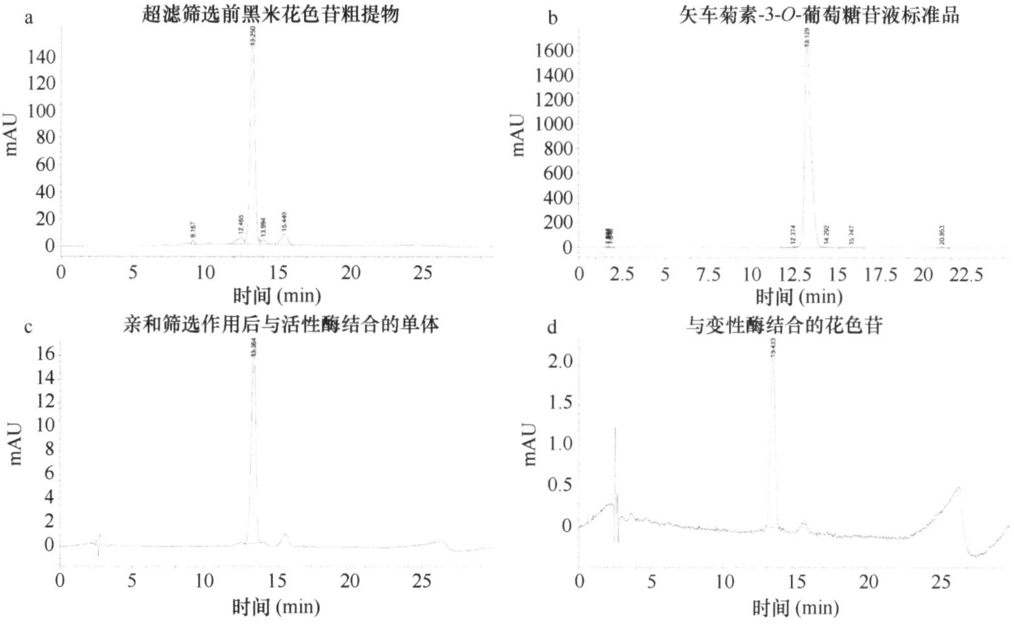

图 3-50　BRA 的高效液相色谱图

二、矢车菊素-3-*O*-葡萄糖苷抑制 α-淀粉酶和 α-葡萄糖苷酶活性的机制

（一）材料与方法

1. 材料与试剂

材料与试剂同上小节。

2. 仪器与设备

实验仪器与设备主要包括 FLUOstar Omega 多功能酶标仪（德国 BMG Labtech 公司）、SQP 电子天平（德国 Sartorius 公司）、Allegra X-30R 高速离心机（美国 Beckman 公司）、LAMBDA365 紫外-可见分光光度计（美国 PerkinElmer 公司）、F7000 荧光分光光度计（日本日立公司）。

3. 实验方法

（1）酶抑制动力学

底物 PNPG 浓度调整为 1mmol/L，设定不同浓度 α-葡萄糖苷酶（0.25U/ml、0.50U/ml、0.75U/ml、1.00U/ml、1.25U/ml），添加不同浓度的 C3G（0.00mg/ml、0.02mg/ml、0.06mg/ml、0.10mg/ml）。根据酶浓度与酶反应速率变化关系图，判断酶促反应是否可逆。在 α-葡萄糖苷酶（0.50U/ml）的条件下，随着 PNPG 浓度（0.25mmol/L、0.50mmol/L、1.00mmol/L、2.00mmol/L）的增加，确定 C3G 对 α-葡萄糖苷酶活性的抑制模式。

α-淀粉酶动力学研究是根据上述 α-葡萄糖苷酶/α-淀粉酶活性测定的反应条件与各种质量浓度（0mg/ml、1mg/ml、3mg/ml、5mg/ml）的抑制剂进行，并且底物的质量浓度范围规定为 0.5g/100ml～1.5g/100ml。同时，以 1/*v* 对不同质量浓度底物的抑制剂质量浓度作图获得 α-淀粉酶和 α-葡萄糖苷酶的抑制剂常数。

（2）紫外吸收光谱测定

C3G 溶液与 α-淀粉酶/α-葡萄糖苷酶的质量浓度比为 0、2∶1、4∶1、6∶1、8∶1、10∶1，振荡摇匀。在室温下反应 15min 后，在 200～400nm 处测定混合液的紫外吸收光谱。

（3）荧光发射光谱学测量

配制成酶-抑制剂混合体系：300μl α-葡萄糖苷酶溶液和 100μl 不同质量浓度的 C3G 溶液（0.02mg/ml、0.04mg/ml、0.06mg/ml、0.08mg/ml、0.10mg/ml、0.12mg/ml）。测量混合体系荧光强度，发射波长为 300～450nm，狭缝宽度为 10nm。α-淀粉酶与 α-葡萄糖苷酶荧光发射光谱测定方法类似，其中 C3G 溶液质量浓度分别为 0.6mg/ml、0.8mg/ml、1.0mg/ml、2.0mg/ml、3.0mg/ml、4.0mg/ml、5.0mg/ml、6.0mg/ml。对照组：磷酸盐缓冲液代替 C3G。结合常数（K_a）、荧光淬灭常数（K_q）和结合位点数（n）按式（3-2）和式（3-3）计算：

$$\frac{F_0}{F} = K_q \tau_0 [Q] + 1 = K_{sv} [Q] + 1 \tag{3-2}$$

$$\lg \frac{F_0 - F}{F} = nlgK_a - n\lg \frac{1}{[Q] - [P_0]\frac{F_0 - F}{F_0}} \tag{3-3}$$

式中，F_0 和 F 分别为 α-葡萄糖苷酶/α-淀粉酶在没有抑制剂和有抑制剂的情况下的荧光强度；K_{sv} 为 Stern-Volmer 淬灭常数；τ_0 为不存在淬灭剂时荧光团的平均寿命（其值约为 10^{-8}s）；[Q]为 C3G 的质量浓度；[P_0]为 α-葡萄糖苷酶/α-淀粉酶的质量浓度（mg/ml）。

（4）分子对接实验

采用 AutoDock 4.2 分子模拟软件进行分子对接，预测 C3G 与两种酶的结合模式和作用力。α-葡萄糖苷酶和 α-淀粉酶的 PDB 蛋白质结构数据库（http://www.rcsb.org/）编号分别为 3WY2、1DHK。酶蛋白结构从 UniProt（https://www.uniprot.org/）获取，C3G 小分子结构从 PubChem（https://pubchem.ncbi. nlm.nih.gov/）获取。结合能被用来评估酶蛋白与小分子的结合亲和力。

（二）数据结果与分析

1. α-淀粉酶与 α-葡萄糖苷酶的抑制动力学分析

对酶抑制剂的 C3G 单体进行动力学研究，以揭示 C3G 对 α-淀粉酶和 α-葡萄糖苷酶的抑制机制。通过 Lineweaver-Burk 和 Dixon 图确定 C3G 对 α-淀粉酶和 α-葡萄糖苷酶的抑制模式。如图 3-51a 和图 3-51c 所示，所有直线都经过原点，并且所有直线的斜率随着 C3G 质量浓度增加而减小，这表明 C3G 作为两种酶蛋白的可逆抑制剂发挥作用。图 3-51b 和图 3-51d 显示，不同反应体系的抑制曲线交点无限收敛于 x 正半轴。此外，v_{max} 持续下降，而 K_m 值几乎没有变化，这表明 C3G 作为两种酶蛋白的非竞争性可逆抑制剂起到了抑制作用（表 3-26 和表 3-27）。对于非竞争性可逆抑制，以 Lineweaver-Burk 方程中 $1/v_{max}$ 对相应的抑制剂浓度 I 进行二次绘图得到直线的横轴截距，可求出抑制常数 K_{iu}。$1/K_{iu}$ 值被用来衡量抑制剂与酶的亲和程度。Dixon 图结果表明，α-葡萄糖苷酶与 C3G（K_{iu}=0.05）间的相互作用比 α-淀粉酶与 C3G（K_{iu}=3.723）间的相互作用更强，这与酶活性抑制的结果保持一致（图 3-51）。因此，C3G 以可逆非竞争性的方式抑制 α-淀粉酶和 α-葡萄糖苷酶的活性，且与两种酶蛋白的亲和程度有差异。

表 3-26　C3G 抑制 α-淀粉酶的 v_{max} 和 K_m 值

抑制剂质量浓度（mg/ml）	双倒数曲线方程	R^2	K_m（mg/ml）	v_{max}（ΔA/min）
0	y=177.7x–8.038	0.9978	22.114 1	0.124 4
1	y=263.9x–11.95	0.9988	22.089 7	0.083 6
3	y=362.7x–16.45	0.9924	22.114 1	0.060 8
5	y=448.5x–20.26	0.9975	22.104 3	0.049 4

表 3-27　C3G 抑制 α-葡萄糖苷酶的 v_{max} 和 K_m 值

抑制剂质量浓度（mg/ml）	双倒数曲线方程	R^2	K_m（mg/ml）	v_{max}（ΔA/min）
0	y=10.69x+1.733	0.9950	6.165 2	0.577 0
0.02	y=18.84x+3.052	0.9937	6.172 8	0.327 7
0.06	y=29.04x+4.697	0.9902	6.184 3	0.212 9
0.10	y=35.85x+5.813	0.9966	6.169 0	0.171 9

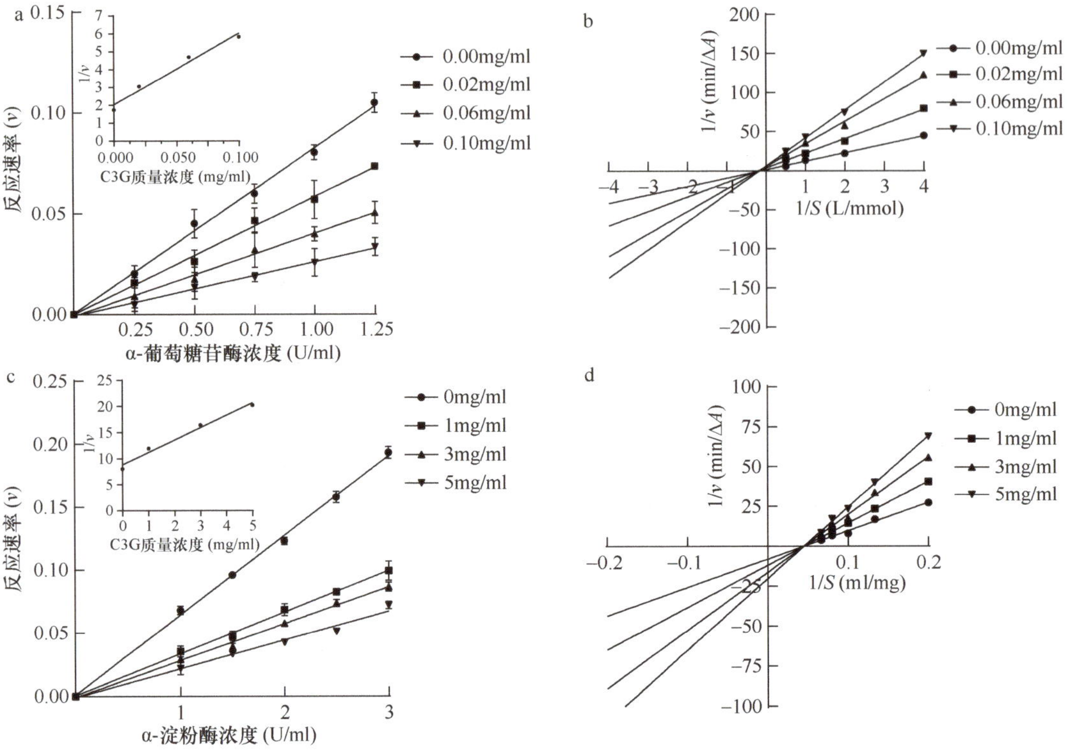

图 3-51　C3G 对 α-葡萄糖苷酶（a）与 α-淀粉酶（c）的可逆抑制作用及对 α-葡萄糖苷酶（b）与 α-淀粉酶（d）的双倒数曲线图

图例中的数值为 C3G 的质量浓度

2. α-淀粉酶与 α-葡萄糖苷酶的紫外吸收光谱分析

如图 3-52 所示，复合物体系在 295nm 处有吸收峰且发生红移现象（295～305nm）。此外，固定 α-淀粉酶/α-葡萄糖苷酶浓度，吸光度随着 C3G 溶液质量浓度的增大而增大。这表明 C3G 与 α-淀粉酶和 α-葡萄糖苷酶相互作用，使 α-淀粉酶和 α-葡萄糖苷酶的肽键 C═O 基团的 π-π 发生跃迁，导致酶的能量与活性降低。

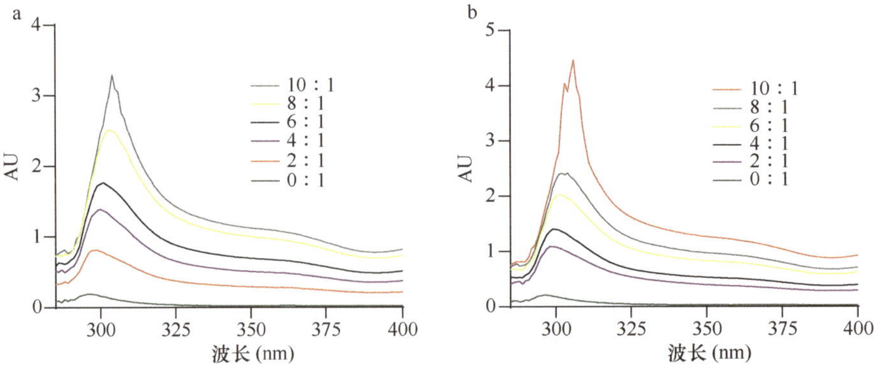

图 3-52　不同质量浓度的 C3G 对 α-淀粉酶（a）和 α-葡萄糖苷酶（b）紫外吸收光谱的影响

图例中的比值为 C3G 溶液与 α-淀粉酶溶液/α-葡萄糖苷酶溶液的质量浓度比

3. C3G 对 α-淀粉酶与 α-葡萄糖苷酶的荧光淬灭效应

通过测量荧光强度和最大发射波长的变化监测 α-葡萄糖苷酶/α-淀粉酶中色氨酸残基的微环境变化。如图 3-53a 所示，随着 C3G 质量浓度增大，α-淀粉酶中色氨酸残基的荧光强度显著降低，荧光发射光谱发生明显淬灭现象。在添加不同质量浓度 C3G 的过程中，最大发射波长出现明显的蓝移现象（375～350nm），这意味着 C3G 与 α-淀粉酶的结合引起了色氨酸残基周围的疏水性变化。同样地，C3G 质量浓度增大导致 α-葡萄糖苷酶荧光强度呈规律性降低。此外，明显的红移（339～390nm）现象表明，C3G 会引起 α-葡萄糖苷酶疏水键的断裂，导致色氨酸等非极性氨基酸残基暴露于极性环境中。

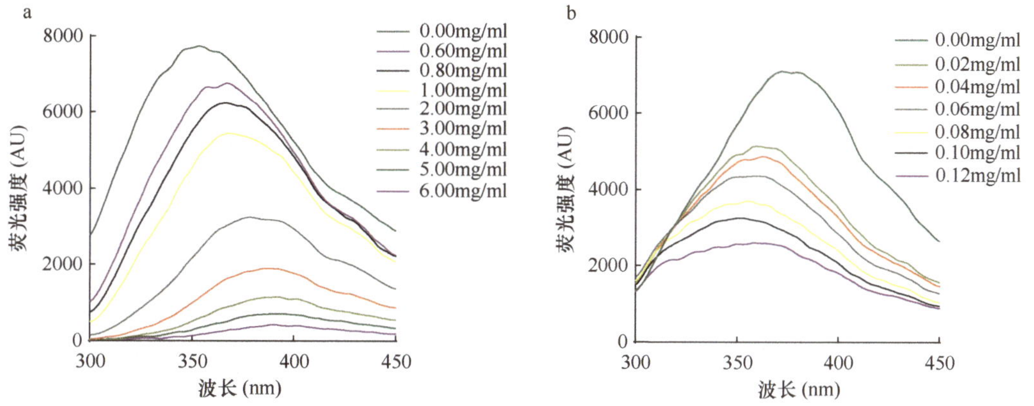

图 3-53　不同质量浓度的 C3G 对 α-淀粉酶（a）和 α-葡萄糖苷酶（b）荧光淬灭强度的影响

因此，C3G 是 α-淀粉酶/α-葡萄糖苷酶荧光的淬灭剂，并改变了 α-淀粉酶/α-葡萄糖苷酶的特定结构变化，这与高效液相色谱得出的结果一致。利用荧光色谱数据进一步分析得出，α-葡萄糖苷酶的荧光淬灭常数 $K_q=1.3\times10^{12}$L/(mol·s)，α-淀粉酶的荧光淬灭常数 $K_q=3.8\times10^{11}$L/(mol·s)。此外，两种糖苷酶的荧光淬灭常数 K_q 均大于 2×10^{10}L/(mol·s)，进一步得出 C3G 荧光淬灭 α-淀粉酶/α-葡萄糖苷酶的过程不是由分子扩散和动态碰撞引起的动态淬灭，而是形成复合物的静态淬灭过程。总而言之，C3G 在疏水作用力驱动下可与两种酶结合生成复合物，从而引起酶的结构发生变化，导致酶的活性降低。

4. 分子对接分析

分子对接被应用于通过非共价键形成双分子复合物的分析，主要包括疏水作用力和氢键。通过该分析方法，获得化合物与蛋白质相互作用的结合亲和力和氨基酸残基。经线性拟合计算后，发现 C3G 与 α-淀粉酶/α-葡萄糖苷酶可能存在 1 个最佳结合位点（表 3-28）。结合能（E_b）表示测试化合物对酶蛋白的结合亲和力。由表 3-28 可知，C3G 与 α-淀粉酶的 E_b 为–7.8kcal/mol，而与 α-葡萄糖苷酶的 E_b 为–9.8kcal/mol。此外，C3G 与 α-葡萄糖苷酶之间的结合亲和力比 α-淀粉酶高，这与荧光淬灭常数 K_q 和抑制常数 K_{iu} 得到的结果一致。E_b 值均为负值，表明 C3G-淀粉酶结合的相互作用是一个放热过程。

分子对接结果预测 C3G 与位于 α-淀粉酶/α-葡萄糖苷酶非催化位点的氨基酸残基相互作用，可能扰乱蛋白质结构，并以非竞争方式抑制酶活性，进而改变酶活力。如图 3-54e

表 3-28　α-葡萄糖苷酶和 α-淀粉酶的荧光参数

酶类型	K_q [L/(mol·s)]	K_a[10^4(mol·L)$^{-1}$]	n	E_b（kcal/mol）
α-葡萄糖苷酶	1.3×10^{12}	1.320 3	1.004	−9.8
α-淀粉酶	3.8×10^{11}	0.379 9	1.569	−7.8

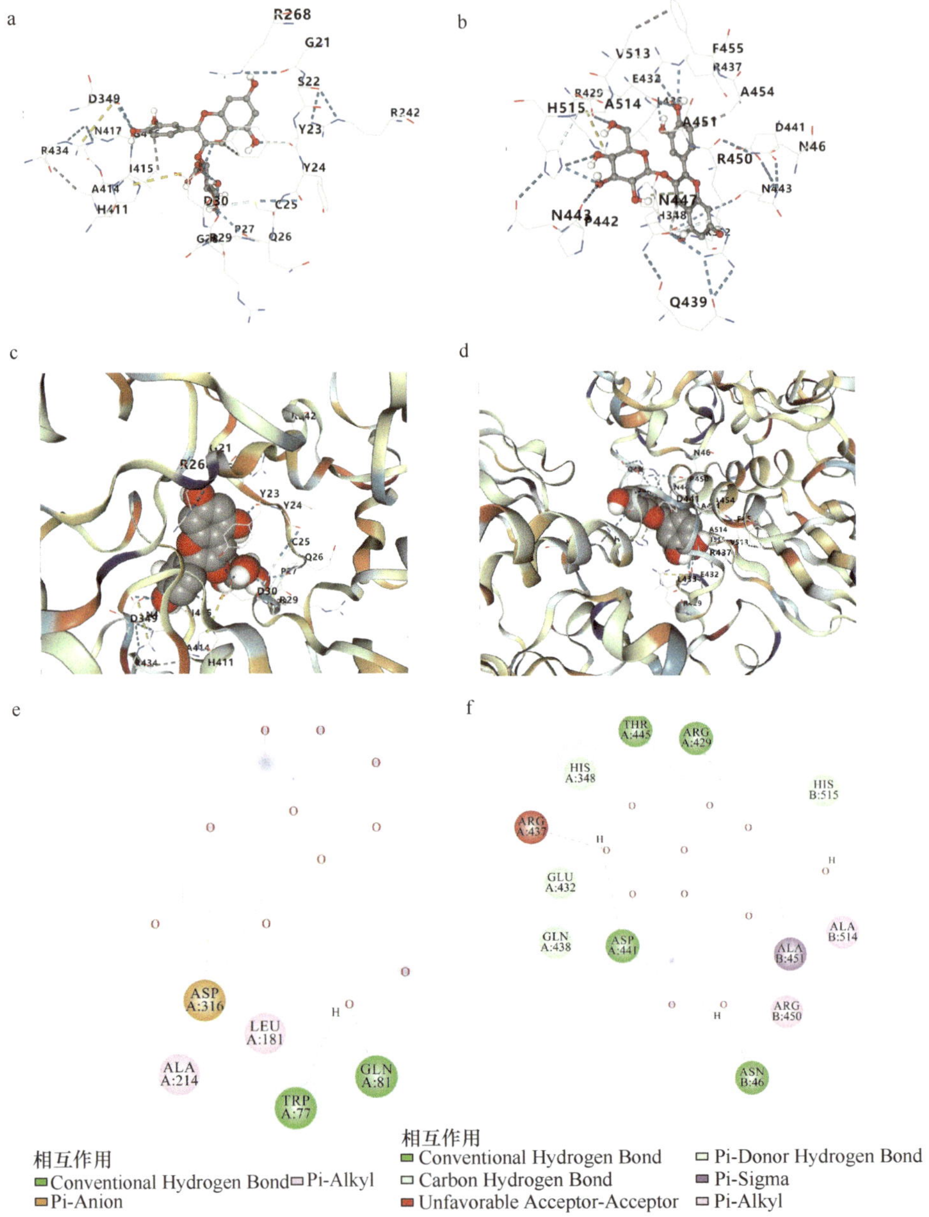

图 3-54　C3G 与 α-淀粉酶（a、c、e）和 α-葡萄糖苷酶（b、d、f）的分子对接结果

a. α-淀粉酶与矢车菊素-3-*O*-葡萄糖苷分子对接模式图；b. α-葡萄糖苷酶与矢车菊素-3-*O*-葡萄糖苷分子对接模式图；c. α-淀粉酶与矢车菊素-3-*O*-葡萄糖苷结合模式图；d. α-葡萄糖苷酶与矢车菊素-3-*O*-葡萄糖苷结合模式图；e. α-淀粉酶与矢车菊素-3-*O*-葡萄糖苷相互作用图；f. α-葡萄糖苷酶与矢车菊素-3-*O*-葡萄糖苷相互作用图。Conventional Hydrogen Bond.常规氢键；Pi-A1ky1. π 键；Pi-Anion. π-阴离子；Carbon Hydrogen Bond. 碳氢键；Unfavorable Acceptor-Acceptor.不利的受体-受体相互作用；Pi-Donor Hydrogen Bond. π 供体氢键；Pi-Sigma. π-σ 键；Pi-A1ky1. π 键

所示，C3G 与 α-淀粉酶结合位点附近结合作用较大的氨基酸残基为 ASP316、LEU181、ALA214、TRP77 和 GLN81。与此同时，C3G 和 α-葡萄糖苷酶之间形成了 4 个氢键（THR445、ARG429、ASP441、ASN46）相互作用。图 3-54f 显示，当与 α-葡萄糖苷酶结合时，C3G 主要被氨基酸残基 HIS348、THR445、ARG429、HIS515、ASN46、GLU432、GLN438 和 ASP441 包围。此外，这些氨基酸残基增加了抑制剂-酶复合物的稳定性。总而言之，C3G 可能是 α-淀粉酶和 α-葡萄糖苷酶的潜在配体，通过非共价力与关键氨基酸残基相互作用，发挥其对 α-淀粉酶和 α-葡萄糖苷酶的抑制作用。

（三）结论

本研究揭示了 BRA 中的 C3G 对 α-葡萄糖苷酶和 α-淀粉酶的抑制机制。结果表明，C3G 与两种酶的结合过程是自发 的，生成酶-抑制剂复合物，导致 α-葡萄糖苷酶和 α-淀粉酶的内在荧光淬灭。此外，该抑制作用属于非竞争性可逆抑制。C3G 与 ASP441、TRP77 等残基以氢键结合，并与周围众多的疏水残基存在疏水作用，共同维持复合物的稳定结构。本研究对于开发新型的食源性 α-淀粉酶/α-葡萄糖苷酶抑制剂，推动 C3G 在功能性食品领域的应用具有一定的参考价值。

参 考 文 献

常松林, 高晓余, 柳双凤, 等. 2021. α-亚麻酸对高脂饮食和链脲佐菌素诱导II型糖尿病模型小鼠的降血糖作用. 中国食品学报, 21(10): 86-94.

方飞, 吴新荣, 罗明俐, 等. 2011. 桑叶有效部位对胰岛素抵抗 HepG2 细胞体外糖代谢的影响. 广东药学院学报, 27(6): 637-639, 657.

Bonet M L, Ribot J, Galmés S, et al. 2020. Carotenoids and carotenoid conversion products in adipose tissue biology and obesity: pre-clinical and human studies. Biochimica et Biophysica Acta-Molecular and Cell Biology of Lipids, 1865(11): 158676.

Chellappan D K, Yap W S, Bt Ahmad Suhaimi N A, et al. 2018. Current therapies and targets for type 2 diabetes mellitus. Panminerva Medica, 60(3): 117-131.

Halter J B, Ward W K, Porte D, et al. 1985. Glucose regulation in non-insulin-dependent diabetes mellitus: interaction between pancreatic islets and the liver. American Journal of Medicine, 79(2B): 6-12.

Johnson E J. 2005. Obesity, lutein metabolism, and age-related macular degeneration: a web of connections. Nutrition Reviews, 63(1): 9-15.

Kang O H, Shon M Y, Kong R, et al. 2017. Anti-diabetic effect of black ginseng extract by augmentation of AMPK protein activity and upregulation of GLUT2 and GLUT4 expression in db/db mice. BMC Complementary and Alternative Medicine, 17(1): 341.

Lacroix I M E, Li-Chan E C Y. 2014. Overview of food products and dietary constituents with antidiabetic properties and their putative mechanisms of action: a natural approach to complement pharmacotherapy in the management of diabetes. Molecular Nutrition & Food Research, 58(1): 61-78.

Lewis G F, Carpentier A, Adeli K, et al. 2002. Disordered fat storage and mobilization in the pathogenesis of insulin resistance and type 2 diabetes. Endocrine Reviews, 23(2): 201-229.

Liu M H, Liu H M, Xie J H, et al. 2017. Anti-obesity effects of zeaxanthin on 3T3-L1 preadipocyte and high fat induced obese mice. Food & Function, 8(9): 3327-3338.

Liu M, Zheng M, Cai D, et al. 2019. Zeaxanthin promotes mitochondrial biogenesis and adipocyte browning via AMPKα1 activation. Food & Function, 10(4): 2221-2233.

Michael D J, Ritzel R A, Haataja L, et al. 2006. Pancreatic β-cells secrete insulin in fast-and slow-release forms. Diabetes, 55(3): 600-607.

Murillo A G, Dimarco D M, Fernandez M L. 2016. The potential of non-provitamin A carotenoids for the prevention and treatment of non-alcoholic fatty liver disease. Biology, 5(4): 42.

Nie X Q, Chen H H, Zhang J Y, et al. 2016. Rutaecarpine ameliorates hyperlipidemia and hyperglycemia in fat-fed, streptozotocin-treated rats via regulating the IRS-1/PI3K/Akt and AMPK/ACC2 signaling pathways. Acta Pharmacologica Sinica, 37(4): 483-496.

Prabhu S, Rekha P D, Young C C, et al. 2013. Zeaxanthin production by novel marine isolates from coastal sand of India and its antioxidant properties. Applied Biochemistry and Biotechnology, 171(4): 817-831.

Sajilata M G, Singhal R S, Kamat M Y. 2008. The carotenoid pigment zeaxanthin—a review. Comprehensive Reviews in Food Science and Food Safety, 46(2): 185-196.

Salehi B, Ata A, Anil N, et al. 2019. Antidiabetic potential of medicinal plants and their active components. Biomolecules, 9(10): 551.

Shaw J E, Sicree R A, Zimmet P Z. 2010. Global estimates of the prevalence of diabetes for 2010 and 2030. Diabetes Research and Clinical Practice, 87(1): 4-14.

Stahel P, Kim J J, Cieslar S R L, et al. 2017. Supranutritional selenium intake from enriched milk casein impairs hepatic insulin sensitivity via attenuated IRS/PI3K/AKT signaling and decreased PGC-1α expression in male Sprague-Dawley rats. The Journal of Nutritional Biochemistry, 41: 142-150.

Titchenell P M, Lazar M A, Birnbaum M J. 2017. Unraveling the regulation of hepatic metabolism by insulin. Trends in Endocrinology & Metabolism, 28(7): 497-505.

Vinayagam R, Jayachandran M, Chung S S M, et al. 2018. Guava leaf inhibits hepatic gluconeogenesis and increases glycogen synthesis via AMPK/ACC signaling pathways in streptozotocin-induced diabetic rats. Biomedicine & Pharmacotherapy, 103: 1012-1017.

Wang H Y, Li Q M, Yu N J, et al. 2019. *Dendrobium huoshanense* polysaccharide regulates hepatic glucose homeostasis and pancreatic β-cell function in type 2 diabetic mice. Carbohydrate Polymers, 211: 39-48.

Williams R, Karuranga S, Malanda B, et al. 2020. Global and regional estimates and projections of diabetes-related health expenditure: results from the International Diabetes Federation Diabetes Atlas, 9th edition. Diabetes Research and Clinical Practice, 162(5): 108072.

Xia T, Duan W H, Zhang Z J, et al. 2021. Polyphenol-rich extract of Zhenjiang aromatic vinegar ameliorates high glucose-induced insulin resistance by regulating JNK-IRS-1 and PI3K/Akt signaling pathways. Food Chemistry, 335: 127513.

Xie J H, Liu M H, Liu H M, et al. 2021. Zeaxanthin ameliorates obesity by activating the β3-adrenergic receptor to stimulate inguinal fat thermogenesis and modulating the gut microbiota. Food & Function, 12(24): 12734-12750.

Yan J T, Wang C Y, Jin Y, et al. 2018. Catalpol ameliorates hepatic insulin resistance in type 2 diabetes through acting on AMPK/NOX4/PI3K/AKT pathway. Pharmacological Research, 130: 466-480.

Yang Q, Vijayakumar A, Kahn B B. 2018. Metabolites as regulators of insulin sensitivity and metabolism. Nature Reviews Molecular Cell Biology, 19(10): 654-672.

Yano H, Sakai M, Matsukawa T, et al. 2018. PHD3 regulates glucose metabolism by suppressing stress-induced signalling and optimising gluconeogenesis and insulin signalling in hepatocytes. Scientific Reports, 8(1): 14290.

第四章　玉米和杂粮功能因子改善氧化应激和炎症反应

第一节　概　　述

一、自由基与氧化损伤

现代都市人群因生活节奏快、工作压力大、饮食不合理、作息不规律、缺乏运动等诸多因素，导致其长期情绪不良，机体代谢紊乱，越来越多人处于亚健康状态。一些环境因素，如水、空气和各类噪声污染以及电磁波辐射等也会成为亚健康的诱因。亚健康状态使机体产生过剩的活性氧自由基，超出机体负荷，最终导致氧化与抗氧化之间失衡的病态生理现象被称为氧化应激。机体内的组织细胞被氧化会导致脂质、糖类、蛋白质、DNA 和 RNA 等生物大分子变形、交联、断裂等，最终造成氧化损伤，引发各种疾病。

二、慢性炎症反应与人体健康

过去几十年来，肥胖人群的比例在世界上以惊人的速度增长，如今肥胖在发达国家已成为一种普遍现象，在发展中国家，肥胖人群的比例还在持续增加。肥胖已经成为重大的全球性公共卫生问题，它的特征在于大脑饱腹感中枢功能障碍，脂肪细胞体积增大、数量增生而引起的白色脂肪组织（WAT）中脂肪量的过度积累，是能量摄入和消耗的不平衡以及遗传等因素综合影响的结果。肥胖症发展期间脂肪组织的扩张通常伴随着脂肪组织功能障碍，引起代谢和内分泌紊乱。它可以激活体内一系列炎症应激反应通路，导致机体慢性低度炎症的病理状态。脂肪组织慢性炎症是对炎性刺激的长期反应，其特征是由于持续的炎症反应而伴随脂肪组织中单核白细胞的募集。单核细胞、巨噬细胞和炎症介质之间的相互作用在肥胖的发病机制中起关键作用，进一步促进许多其他慢性疾病的发展。这些慢性疾病包括胰岛素抵抗、2 型糖尿病、动脉粥样硬化、高脂血症、慢性肾功能衰竭、某些癌症和内分泌异常等，影响人体健康。

第二节　红豆皮多酚提取纯化及其对 HepG2 细胞氧化应激损伤的保护作用

一、红豆皮多酚提取纯化与鉴定

（一）材料与方法

1. 材料与试剂

实验材料与试剂主要包括红豆（小麦和玉米深加工国家工程研究中心），Folin-

Ciocalteu 显色剂，无水碳酸钠，乙醇，S-8 型、HPD600 型、AB-8 型、X-5 型大孔树脂，以及没食子酸、芦丁、儿茶素、表儿茶素、绿原酸、原花青素 B_2、阿魏酸、异牡荆素、牡荆素、异鼠李素、金丝桃苷、山柰酚、槲皮素、甲醇、冰醋酸、超纯水，1,1-二苯基-2-三硝基苯肼（DPPH）、2,2'-联氮-双(3-乙基苯并噻唑啉-6-磺酸)二铵盐（ABTS）、超氧阴离子自由基检测试剂盒、羟自由基清除能力检测试剂盒。

2. 仪器与设备

实验仪器与设备主要包括高速万能粉碎机（北京市永光明医疗仪器有限公司）、全自动酶标仪（德国 BMG 公司）、101A-1ET 电热恒温鼓风干燥箱（上海实验仪器厂有限公司）、SHB-Ⅲ循环水式真空泵（郑州长城科工贸有限公司）、RE-52AA 旋转蒸发器（上海亚荣生化仪器厂）、电子分析天平（德国 Sartorius 公司）、Allegra X-30R 高速离心机（美国 Beckman 公司）、2-16 LSC 冷冻干燥仪（德国 Ghrist 公司）、玻璃层析柱（1.8cm×30cm）、恒流泵 HL-2、自动部分收集器 BSZ-100（上海青浦沪西仪器厂）、1200 型高效液相色谱仪、ZORBAX SB-C18 色谱柱（美国 Agilent 公司）、无菌注射器、0.45μm 微孔滤膜（天津市津腾实验设备有限公司）。

3. 实验方法

（1）红豆皮多酚提取工艺的研究

1）红豆皮粉的制备　将红豆用蒸馏水快速冲洗 3 次，在 25℃条件下浸泡 24h，手工剥皮，将收集的红豆皮在 40℃条件下烘干 10h 至质量恒定，用粉碎机将干燥的红豆皮粉碎，过 80 目筛，备用。

2）没食子酸标准曲线的绘制　准确称取 5mg 没食子酸标准品于 5ml 双蒸水中，定容，配制成 1mg/ml 的标准液，分别稀释得到质量浓度分别为 10μg/ml、20μg/ml、30μg/ml、40μg/ml、50μg/ml、60μg/ml 的标准溶液，双蒸水作空白对照。精确吸取上述标准溶液各 50μl，依次加入 200μl 双蒸水和 250μl 福林酚工作液（1ml 福林酚用 8ml 双蒸水稀释），室温下避光静置 5min，再加入 250μl 10% Na_2CO_3 溶液，于 30℃水浴锅中避光反应 1h，酶标仪在 765nm 波长处测定吸光度值。没食子酸浓度为横坐标，吸光度值为纵坐标绘制标准曲线，求得标准曲线，线性回归方程为：$y=0.0032x+0.0015$，$R^2=0.9993$。

3）红豆皮多酚含量的测定　准确称取红豆皮粉末 2.000g，置于 200ml 烧杯中，采用一定料液比加入一定体积分数的乙醇溶液，用玻璃棒搅拌均匀；接着在室温条件下，按照一定功率的超声波分别处理一定时间，样液取出后立即离心 20min（4000r/min），取上清液，45℃旋转蒸发浓缩样品，蒸馏水定容至 50ml。精确吸取已制备好的红豆皮多酚溶液 50μl，测定方法同标准曲线。通过标准曲线方程计算出溶液中多酚的质量浓度（μg/ml），每组做 3 个平行样。红豆皮多酚提取量根据式（4-1）计算：

$$\text{红豆皮多酚提取量（mg/g）}=\frac{C\times V\times N\times 1000}{M} \tag{4-1}$$

式中，C 为红豆皮多酚的质量浓度（μg/ml）；V 为提取液体积（ml）；N 为稀释倍数；M 为红豆皮粉的质量（g）。

4）单因素实验设计　称取红豆皮粉末 2.000g，按照料液比 1∶50 加入一定体积分数的乙醇溶液，在超声波功率 350W 条件下超声 20min，测定红豆皮多酚提取量。固定其他条件，分别考察乙醇体积分数、超声功率、提取时间、料液比对多酚提取量的影响。

5）响应面实验设计　根据效应面法（Box-Behnken）实验设计原理，以单因素实验为基础，选取乙醇体积分数、超声功率、超声时间和料液比 4 个因素，采用四因素三水平的响应面分析方法。每个因素的三个水平分别以–1、0、1 进行编码，以红豆皮多酚提取量为响应值。响应面实验因素与水平见表 4-1。

表 4-1　响应面实验因素与水平设计

因素	水平		
	–1	0	1
A 乙醇体积分数（%）	50	60	70
B 超声功率（W）	250	350	450
C 超声时间（min）	20	30	40
D 料液比（g/ml）	1∶30	1∶40	1∶50

（2）红豆皮多酚纯化工艺的研究

（A）材料

根据方法（1）中最优提取工艺提取的红豆皮多酚粗提液，经过 45℃旋转蒸发浓缩后，冷冻干燥制成粉末状，置于–20℃冰箱储存备用。

（B）大孔树脂预处理

称取大孔树脂→乙醇浸泡 24h→乙醇淋洗至无白色浑浊→蒸馏水洗至无醇味→5%盐酸浸泡 6h→蒸馏水洗至中性→5%氢氧化钠浸泡 6h→蒸馏水洗至中性。

（C）大孔树脂的筛选

不同型号的大孔树脂结构和性能不同，因此需要选择对红豆皮多酚吸附能力最强的树脂进行纯化实验。

准确称取 S-8、HPD600、AB-8、X-5 四种经过预处理的大孔树脂各 1g，分别装入 100ml 三角瓶中，各倒入 20ml 多酚粗提液，置于 25℃摇床中以 160r/min 的转速振荡，6h 后过滤，测定滤液中多酚浓度。根据式（4-2）计算吸附量、式（4-3）计算吸附率。过滤后的树脂用蒸馏水冲洗后再加入 20ml 60%乙醇溶液，同样条件下振荡 6h，测定解吸液中多酚浓度。根据式（4-4）计算解吸率。

$$\text{吸附量(mg/g)}=(C_0-C_1)\ V_1/m \tag{4-2}$$

$$\text{吸附率(\%)}=(C_0-C_1)\times 100\%/C_0 \tag{4-3}$$

$$\text{解吸率(\%)}=(C_2\times V_2)\times 100\%/W \tag{4-4}$$

式中，C_0 为多酚粗提液浓度；C_1 为滤液中多酚浓度；C_2 为解吸液中多酚浓度；V_1 为多酚粗提液体积；V_2 为乙醇体积；m 为大孔树脂湿重；W 为吸附量。

（D）静态吸附动力学测定

准确称取 1.0g AB-8 型树脂于 100ml 锥形瓶中，添加 20ml 多酚粗提液，放置于 25℃摇床中以 160r/min 的转速充分振荡 8h，每隔 1h 取上清液，根据公式（4-3）测定大孔树脂的吸附率。

（E）AB-8 型大孔树脂静态吸附和解吸实验

1）最佳上样浓度的确定　准确称取 6 份 1.0g AB-8 型树脂于 100ml 锥形瓶中，分别添加 6 种不同浓度（0.5mg/ml、1.0mg/ml、1.5mg/ml、2.0mg/ml、2.5mg/ml、3.0mg/ml）的多酚粗提液 20ml，于 25℃摇床中以 160r/min 的转速充分振荡一段时间，根据式（4-2）测定大孔树脂的吸附量。

2）最佳洗脱液浓度的确定　准确称取 6 份 1.0g AB-8 型树脂于 100ml 锥形瓶中，添加 20ml 多酚粗提液，于 25℃摇床中以 160r/min 的转速充分振荡一段时间后过滤，测定滤液中的多酚浓度。将过滤后的树脂用蒸馏水冲洗后再加入 20ml 不同浓度（30%、40%、50%、60%、70%、80%）的乙醇溶液，同样条件下振荡 6h，根据式（4-4）测定解吸率。

（F）AB-8 型大孔树脂动态吸附和解吸实验

1）最佳上样体积的确定　准确称取 25.0g 经过预处理的 AB-8 型树脂湿法装入 1.8cm×30cm 的玻璃层析柱中，以方法（2）（E）中确定的上样浓度进样。蠕动泵的上样流速设为 1ml/min，当吸附后的多酚溶液开始流出后用收集器进行收集，根据每管流出液中多酚的浓度，绘制动态吸附曲线。

2）最佳洗脱液体积的确定　吸附完毕后，采用 1ml/min 的流速上蒸馏水除杂，待洗出液无色时，以方法（2）（E）中确定的洗脱液浓度进行洗脱，洗脱流速设为 1ml/min，根据每管流出液中多酚的浓度，绘制动态洗脱曲线。

（G）红豆皮多酚纯度测定

准确量取一定量多酚粗提液和纯化液，经 45℃旋转蒸发浓缩至 15ml，测定两种样品的多酚浓度。之后真空冷冻干燥成粉末状态，测定粉末质量，根据式（4-5）计算多酚纯度。

$$多酚纯度\ P（\%）=\frac{C_0\times 15}{m}\times 100 \tag{4-5}$$

式中，C_0 为多酚质量浓度（mg/ml）；m 为冷冻干燥后粉末质量（mg）。

（H）红豆皮多酚的高效液相色谱分析

1）材料　方法（2）（G）纯化后的红豆皮多酚纯化液经过 45℃旋转蒸发浓缩后，冷冻干燥制成粉末状，放–20℃冰箱储存备用。

2）色谱条件与洗脱方法　ZORBAX SB-C18 色谱柱（150mm×4.6mm，5μm）；柱箱温度：30℃；检测器：DAD，检测波长 280nm。流动相组成：100%甲醇（流动相 A）和 0.5%冰醋酸（流动相 B）；流速：1.0ml/min；洗脱梯度见表 4-2。

3）标准品的配制　将精确称取的 13 种标准品分别用甲醇溶解，经 0.45μm 滤膜过滤后注入色谱瓶，配制成 1mg/ml 储备液。再各取储备液 100μl 混匀，配制成混合标准液，采用（2）（H）2）方法进样。

4）多酚样品的测定　精确称取纯化后的多酚粉末用甲醇溶解，经 0.45μm 滤膜过滤后注入色谱瓶，配制成 1mg/ml 的多酚溶液，再用甲醇稀释至 100μg/ml，采用方法（2）（H）2）进样。

表 4-2　梯度洗脱表

时间（min）	流动相 A（%）	流动相 B（%）
0	5.0	95.0
8	8.0	92.0
12	8.7	91.3
17	9.7	90.3
20	11.5	88.5
25	15.0	85.0
33	22.0	78.0
52	50.0	50.0
65	60.0	40.0
75	80.0	20.0

（3）红豆皮多酚的体外抗氧化活性研究

1）材料　根据方法（1）中提取的红豆皮多酚粗提液和方法（2）纯化后的红豆皮多酚纯化液，经过45℃旋转蒸发浓缩后，冷冻干燥制成粉末状，放–20℃冰箱储存备用。

2）DPPH 自由基清除率测定　精确配制 0.2mmol/L DPPH 乙醇溶液，避光放置，现用现配。精确配制不同质量浓度样液，按照表 4-3 加入试剂后室温条件下避光放置 30min，于 517nm 波长处测定吸光度，并按式（4-6）计算清除率（裴斐等，2016）。

$$\text{DPPH 自由基清除率（\%）} = \left(1-\frac{A_t - A_b}{A_0}\right)\times 100 \quad (4\text{-}6)$$

表 4-3　DPPH 自由基清除实验加样表

吸光度	反应液
A_t	0.5ml 样品溶液+0.5ml 0.2mmol/L DPPH 乙醇溶液
A_0	0.5ml 无水乙醇+0.5ml 0.2mmol/L DPPH 乙醇溶液
A_b	0.5ml 样品溶液+0.5ml 无水乙醇

3）超氧阴离子自由基清除率测定　精确配制不同质量浓度样液，分别取 0.5ml 加入 1ml 0.05mol/L 的 Tris-HCl 缓冲液（pH 8.2），25℃水浴 10min，加入 50μl 预热好的 0.01mol/L 邻苯三酚溶液，迅速混匀，空白用 10mmol/L 的 HCl 溶液代替。于 320nm 波长处每 30s 测定吸光度一次（王娟等，2016）。邻苯三酚的自氧化速率用吸光度的斜率 A_0 表示，加入样品溶液后的邻苯三酚氧化速率记为 A_1，并按式（4-7）计算清除率。

$$\text{超氧阴离子自由基清除率（\%）} = \frac{A_0 - A_1}{A_0}\times 100 \quad (4\text{-}7)$$

4）羟自由基清除率测定　取 2ml 精确配制的不同质量浓度的样液，分别加入 2.0ml 8mmol/L 硫酸亚铁溶液、2.0ml 8mmol/L 的水杨酸溶液和 2ml 8mmol/L 的过氧化氢溶液混匀，于 37℃水浴 30min，于 510nm 波长处测定吸光度，记为 A_1。蒸馏水代替样液的混合液吸光度记为 A_0，蒸馏水代替水杨酸的混合液吸光度记为 A_2，并按式（4-8）计算清除率：

$$羟自由基清除率（\%）=\frac{A_0-A_1-A_2}{A_0}\times 100 \quad （4-8）$$

5）$ABTS^+$·自由基清除率测定　将 7.4mmol/L ABTS 溶液与 2.6mmol/L 过硫酸钾溶液 1∶1 混匀，室温避光静置 12h，用 pH 7.4 的磷酸缓冲液稀释至在 734nm 处吸光度为（0.7±0.02），记为 A_0，分别取 0.2ml 精确配制的不同质量浓度的样液与 0.8ml ABTS 工作液充分混合，避光静置 6min，于 734nm 处测定吸光度记为 A_1，并按式（4-9）计算清除率：

$$ABTS^+·自由基清除率（\%）=（1-\frac{A_1}{A_0}）\times 100 \quad （4-9）$$

（二）结果与分析

1. 红豆皮多酚提取工艺的确定

（1）单因素实验结果

1）乙醇体积分数对多酚提取量的影响　乙醇是一种无毒无害、价格低廉的多酚提取溶剂。固定超声波功率为 350W、超声时间为 20min、料液比为 1∶50g/ml，考察乙醇体积分数对多酚提取量的影响。由图 4-1 可知，随着乙醇体积分数的增大，红豆皮多酚的提取量逐渐增大，并在体积分数为 60%时达到最大值 135.85mg/g，当体积分数大于 60%时逐渐降低。这可能是由于水相比例较大时，溶出的水溶性杂质较多，抑制了多酚的溶出。当乙醇体积分数为 60%时，多酚溶出量趋于饱和。当乙醇体积分数为 70%时，蛋白质变性，抑制结合酚的溶出。此外，较高的乙醇使脂溶性杂质增多，形成多酚的竞争性抑制剂，导致提取量降低，因此，选择乙醇体积分数为 60%。

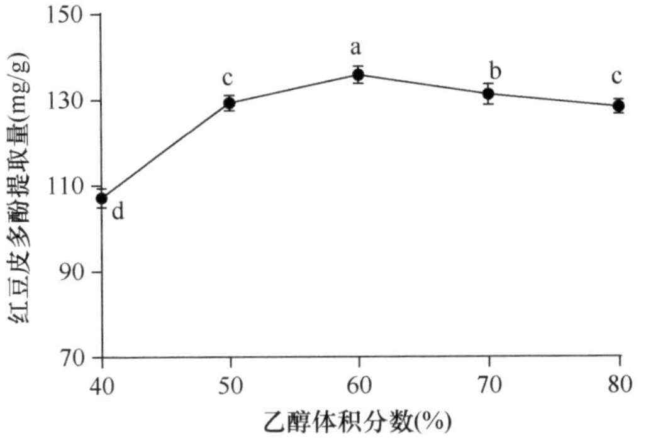

图 4-1　乙醇体积分数对红豆皮多酚提取量的影响

2）超声功率对多酚提取量的影响　固定乙醇体积分数为 60%，超声时间为 20min，料液比为 1∶50g/ml，考察超声功率对多酚提取量的影响。由图 4-2 可知，多酚的提取量随着超声波的增大而逐渐增大，并在 350W 时达到最大值 137.77mg/g。但当超声功率大于 350W 时提取量下降。这可能是过大的超声功率使溶液温度过高，降低了多酚的稳定性，破坏了分子结构，导致提取量降低。因此，选择超声功率为 350W。

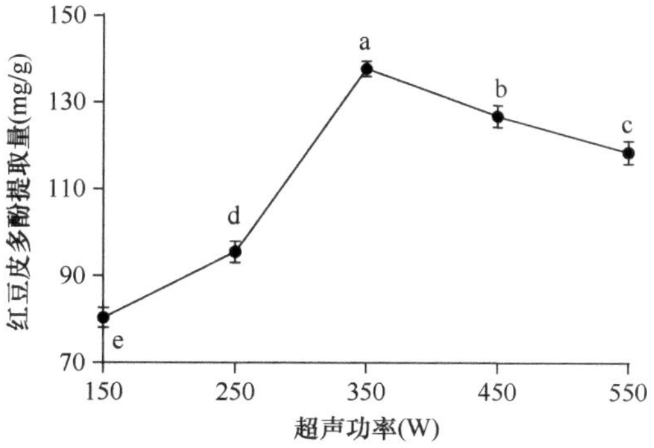

图 4-2　超声功率对红豆皮多酚提取量的影响

3）超声时间对多酚提取量的影响　固定乙醇为体积分数 60%，超声功率为 350W，料液比为 1∶50g/ml，考察超声时间对多酚提取量的影响。由图 4-3 可知，多酚的提取量随着超声时间的延长而逐渐增大，并在 30min 时达到最大值 143.41mg/g。当超声时间在 30min 内时，细胞的破碎程度更加充分，多酚的提取量也逐渐增大，30min 后趋于平稳。这可能是因为红豆皮多酚已被基本提取，继续超声导致溶液温度升高，多酚结构被破坏，发生降解。因此，选择超声波时间为 30min。

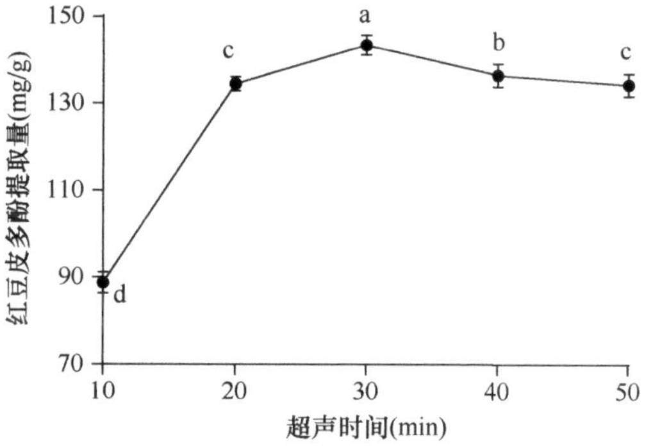

图 4-3　超声时间对红豆皮多酚提取量的影响

4）料液比对多酚提取量的影响　固定乙醇体积分数为 60%，超声功率为 350W，超声时间为 30min，考察料液比对多酚提取量的影响。由图 4-4 可知，当料液比为 1∶30～1∶40g/ml 时，多酚的提取量逐渐增大，并在 1∶40g/ml 时达到最大值 144.59mg/g，但随着料液比增大，提取量逐渐下降。这可能是因为 1∶40g/ml 时酚类物质已达到饱和，提高料液比反而会促进其他杂质溶出，造成提取溶剂的浪费（陈健等，2011），因此，选择料液比为 1∶40g/ml。

（2）响应面分析法优化工艺

1）响应面实验设计及结果　根据响应面分析法中的 Box-Behnken 实验设计方法，以红豆皮多酚提取量为响应值，在单因素实验的基础上进行四因素三水平的工艺优化实验。共设 29 个试验点，包括 24 个析因点和 5 个零点，实验设计结果见表 4-4。

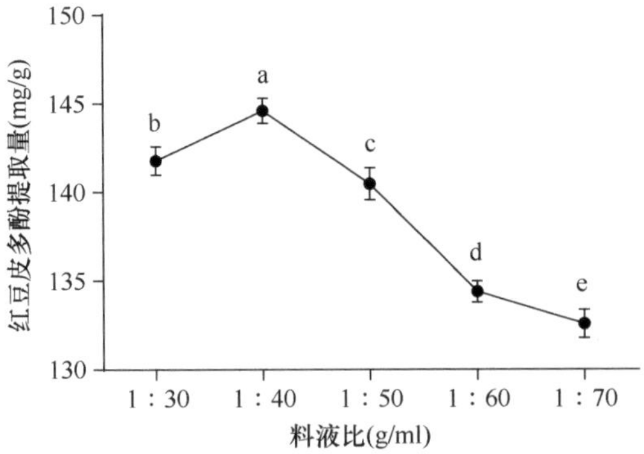

图 4-4 料液比对红豆皮多酚提取量的影响

表 4-4 Box-Behnken 实验设计及结果

实验号	A：乙醇体积分数（%）	B：超声功率（W）	C：超声时间（min）	D：料液比（g/ml）	多酚提取量（mg/g）
1	–1	–1	0	0	120.28
2	1	–1	0	0	117.36
3	–1	1	0	0	120.93
4	1	1	0	0	131.34
5	0	0	–1	–1	137.26
6	0	0	1	–1	135.16
7	0	0	–1	1	137.73
8	0	0	1	1	130.59
9	–1	0	0	–1	136.86
10	1	0	0	–1	134.29
11	–1	0	0	1	131.51
12	1	0	0	1	137.38
13	0	–1	–1	0	119.94
14	0	1	–1	0	125.69
15	0	–1	1	0	121.92
16	0	1	1	0	122.45
17	–1	0	–1	0	133.27
18	1	0	–1	0	123.96
19	–1	0	1	0	116.38
20	1	0	1	0	128.37
21	0	–1	0	–1	129.28
22	0	1	0	–1	135.75
23	0	–1	0	1	129.01
24	0	1	0	1	135.29
25	0	0	0	0	142.08
26	0	0	0	0	143.58
27	0	0	0	0	143.94
28	0	0	0	0	143.26
29	0	0	0	0	145.41

2）回归方程拟合和方差分析　采用 Design-Expert 8.05 软件对实验数据进行多元回归拟合分析得到，红豆皮多酚提取量与各因素变量的二次方程模型为：$Y=143.25+1.12A+2.80B-1.91C-0.59D+3.33AB+5.33AC+2.11AD-1.30BC-0.048BD-1.26CD-8.97A^2-11.81B^2-8.87C^2+0.80D^2$。

从表 4-5 可以看出，该回归方程模型的 $P<0.0001$，表明该二次多项回归模型极度显著；失拟项不显著（$P=0.4169>0.05$），说明模型与实际情况拟合程度较好。由 $R^2=0.9795$，$R^2_{\text{Adj}}=0.9590$，进一步说明模型方程能够很好地反映真实的实验值。各因素对红豆皮多酚提取量的影响大小顺序为：超声功率＞超声时间＞乙醇体积分数＞料液比。

表 4-5　方差分析

来源	平方和	自由度	均方	F 值	P 值	显著性
模型	1936.53	14	138.32	47.8	＜0.0001	***
A：乙醇体积分数	15.12	1	15.12	5.23	0.0384	*
B：超声功率	94.42	1	94.42	32.63	＜0.0001	***
C：超声时间	44.01	1	44.01	15.21	0.0016	**
D：料液比	4.19	1	4.19	1.45	0.2489	
AB	44.42	1	44.42	15.35	0.0015	**
AC	113.42	1	113.42	39.2	＜0.0001	***
AD	17.81	1	17.81	6.15	0.0264	*
BC	6.81	1	6.81	2.35	0.1472	
BD	9.03×10^{-3}	1	9.03×10^{-3}	3.12×10^{-3}	0.9563	
CD	6.35	1	6.35	2.19	0.1607	
A^2	521.8	1	521.8	180.32	＜0.0001	***
B^2	903.99	1	903.99	312.4	＜0.0001	***
C^2	510.38	1	510.38	176.37	＜0.0001	***
D^2	4.19	1	4.19	1.45	0.249	
残差	40.51	14	2.89			
失拟项	31.21	10	3.12	1.34	0.4169	
纯误差	9.3	4	2.32			
总和	1977.04	28				

注：*$P<0.05$，差异显著；**$P<0.01$，***$P<0.001$，差异极显著；空格表示结果无显著差异

方程的一次项中 B 项对红豆皮多酚提取量的影响达到极显著水平（$P<0.0001$），C 项达到了极显著水平（$P<0.01$），A 项达到了显著水平（$P<0.05$），而 D 项不显著（$P>0.05$），说明超声功率和超声时间对红豆皮多酚提取量的影响比较大，乙醇体积分数次之，料液比相对影响较小，因此，在实验中应严格控制超声功率和超声时间。两两交互项中 AC 项极显著（$P<0.0001$），AB 项极显著（$P<0.01$），AD 项显著（$P<0.05$），说明乙醇体积分数和超声功率、乙醇体积分数和超声时间两两因素交互作用对红豆皮多酚提取量的影响比较大，乙醇体积分数和料液比次之。各因素的二次项中，除了因素 D^2 项，其余因素的二次项对红豆皮多酚提取量均有显著影响。

3）响应面分析　响应面图形是响应值针对各实验因素 A、B、C 和 D 所构成的三维空间的曲面图，能够更加形象地描述回归方程，其二维平面的等高线图能够直观地反映出各实验因素，以及两两因素交互作用对响应值的影响（侯学敏等，2013）。由响应面图 4-5 可知，超声功率、超声时间、乙醇体积分数的曲面弯曲程度较大，说明这三个因素对多酚提取量影响显著。由等高线图可知，乙醇体积分数和超声功率、超声时间、料液比之间的交互作用对红豆皮多酚提取量的影响显著，其他因素交互作用则不明显，与方差分析结果一致。

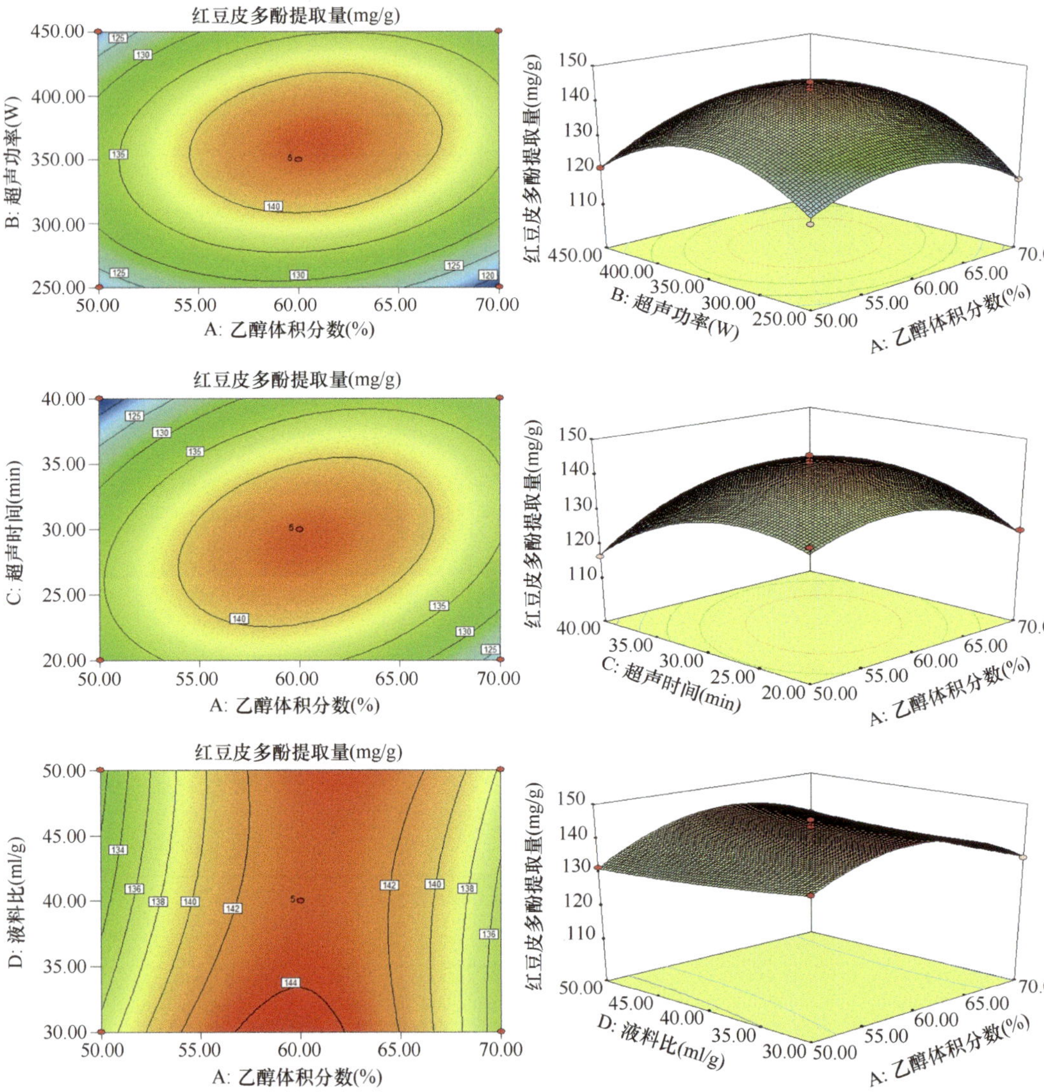

图 4-5　两因素交互作用对红豆皮多酚提取量的响应面和等高线图

利用 Design-Expert 8.05 软件对红豆皮多酚提取工艺进行参数优化，得到的最佳提取条件为乙醇体积分数 59.48%、超声功率 361.64W，超声时间 29.39min、料液比 1：30g/ml，此条件下得出的红豆皮多酚提取量预测值为 145.86mg/g。由于仪器操作的局限，将实际工艺修改为乙醇体积分数 60%、超声功率 360W，超声时间 30min、料液比 1∶30g/ml，通过 3 次平行实验，得出多酚提取量为(145.28±2.21)mg/g，与预测理论值接近，说明实验优化后的工艺参数比较可靠。

2. 红豆皮多酚纯化工艺的确定

（1）大孔树脂的选择

S-8、HPD600、AB-8、X-5 四种大孔树脂对红豆皮多酚的吸附量、吸附率、解吸率如表 4-6 所示。由表可知，S-8 型树脂的吸附率和吸附量最高，AB-8 稍弱，随后是 HPD600 和 X-5，但解吸率 AB-8 最高。因此，综合吸附和解吸情况考虑，纯化实验选择 AB-8 型树脂。

表 4-6　大孔树脂型号、物理参数及吸附、解吸效果

树脂型号	粒径范围（mm）	平均孔径（nm）	极性	吸附量（mg/g）	吸附率（%）	解吸率（%）
S-8	0.3～1.25	28～30	极性	9.14	75.55	37.46
HPD600	0.3～1.25	8	弱极性	8.41	69.73	58.39
AB-8	0.3～1.25	13～14	弱极性	8.82	73.25	68.27
X-5	0.3～1.25	29～30	非极性	6.3	51.56	66.53

（2）AB-8 型大孔树脂静态吸附动力学曲线

考虑在实际生产中对树脂吸附效率的要求，我们需要考察 AB-8 型树脂的吸附动力学曲线。由图 4-6 可知，在 1～4h，AB-8 型树脂的吸附量随着时间的延长而逐渐上升，在 4h 处基本达到平衡，说明 AB-8 型树脂的吸附时间较短，结合吸附率和解吸率的综合比较，本实验选择 AB-8 型树脂进行红豆皮多酚的分离纯化。

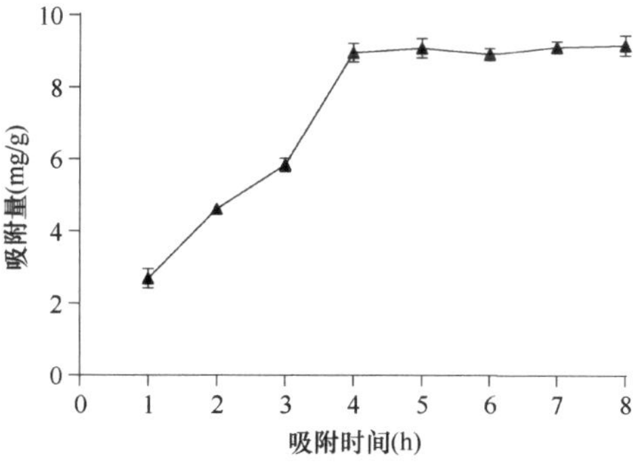

图 4-6　AB-8 型大孔树脂静态吸附动力学曲线

（3）AB-8 型树脂静态吸附和解吸实验

1）上样浓度对 AB-8 型树脂吸附量的影响　采用不同的多酚上样浓度对 AB-8 型树脂吸附 4h。由图 4-7 可知，AB-8 型树脂对多酚的吸附量随着上样浓度的增加而逐渐升高，说明上样浓度的增加使多酚与树脂有更多的接触，而当浓度达到约 2.5mg/ml 时吸附量达到最大值，说明此时吸附量已经趋于饱和。因此，本实验选择的上样浓度为 2.5mg/ml。

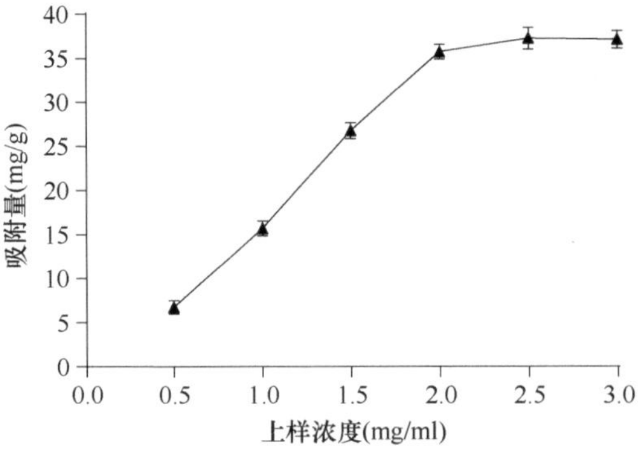

图 4-7 上样浓度对 AB-8 型树脂吸附量的影响

2）洗脱液浓度对 AB-8 型树脂解吸率的影响 一般用来解吸的溶剂主要为醇类、酮类和水等，而本实验采用乙醇作为解吸剂不仅能够有效减弱吸附力从而有效地将多酚溶解，还能够避免毒性的产生。AB-8 型树脂以 2.5mg/ml 的上样浓度吸附 4h 后，采用不同体积分数的乙醇洗脱液进行洗脱。由图 4-8 可知，30%～70%的乙醇随着浓度的升高对多酚的解吸率也增大，当乙醇浓度达到 70%时，解吸率达到最大，而乙醇浓度达到 80%时，解吸率反而下降，这是因为高浓度的溶剂会减弱，甚至抑制对树脂中多酚的溶出作用。

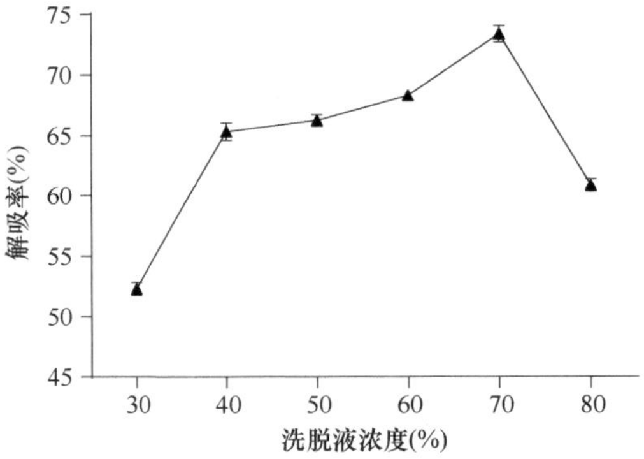

图 4-8 洗脱液浓度对 AB-8 型树脂解吸率的影响

（4）AB-8 型树脂动态吸附和解吸实验

1）AB-8 型树脂动态吸附曲线 采用浓度为 2.5mg/ml 的多酚溶液，以 1ml/min 的流速进行上样。由图 4-9 可知，当多酚的上样量达到 90ml 时，收集器中开始收集经过吸附后的溶液，说明 90ml 为吸附过程的泄漏点；当上样体积达到 330ml 时，检测收集液中多酚浓度接近上样浓度 2.5mg/ml，由此说明树脂已经接近饱和，所以动态吸附实验的上样体积确定为 330ml。

2）AB-8 型树脂动态洗脱曲线 采用浓度为 2.5mg/ml 的多酚溶液，以 1ml/min 的流速进行上样，上样体积为 330ml。吸附完毕后采用 70%乙醇溶液以 1ml/min 的流速进行洗脱。由图 4-10 可知，当洗脱液体积达到 60ml 时，收集器中开始收集经过洗脱后的多酚溶液，说明 60ml 为解吸过程的泄漏点，当洗脱液体积达到 180ml 时，收集液中的多

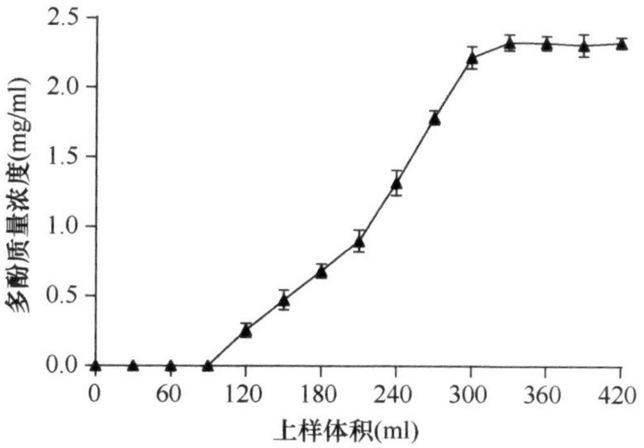

图 4-9　AB-8 型树脂动态吸附曲线

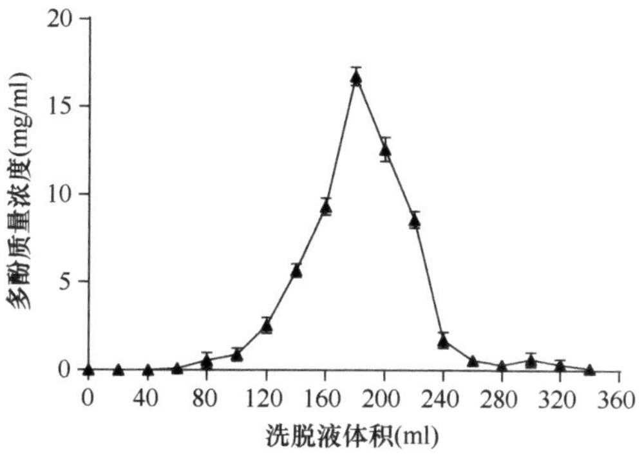

图 4-10　AB-8 型树脂动态洗脱曲线

酚浓度达到最大，当洗脱液体积逐渐增大到 280ml 时，解吸液中的多酚质量浓度不断降低甚至趋于零。因此我们选择洗脱液体积为 280ml，收集 80～280ml 的洗脱液作为红豆皮多酚纯化液。

（5）红豆皮多酚纯度测定

根据式（4-5）计算红豆皮多酚纯度，测得多酚粗提液纯度为 26.48%，纯化液纯度为 86.57%，说明经过 AB-8 型大孔树脂纯化后得到了高纯度的红豆皮多酚物质。

（6）红豆皮多酚高效液相色谱测定结果

高效液相色谱是根据已知标准品的色谱峰保留时间与样品的色谱峰保留时间一致来初步定性分析样品的。首先要考察每个单标的色谱峰保留时间，然后把各个单标混合，制成混合标准品，根据混合标准品与样品的色谱峰保留时间来确定样品中都有哪些成分。如图 4-11 所示，最先被吸脱下来的是溶剂峰，根据上述原理判断出所测样品与混合标准品中有 13 个色谱峰的保留时间一致，因此可以确定样品中含有标准品中的 13 种单体，分别是没食子酸、芦丁、儿茶素、绿原酸、原花青素 B_2、表儿茶素、阿魏酸、异牡荆素、牡荆素、异鼠李素、金丝桃苷、山柰酚、槲皮素。

3. 红豆皮多酚的体外抗氧化活性实验测定结果

（1）红豆皮多酚对 DPPH 自由基的清除能力

DPPH 是评价体外抗氧化实验应用最广泛的自由基，因其含有的孤对电子而在有

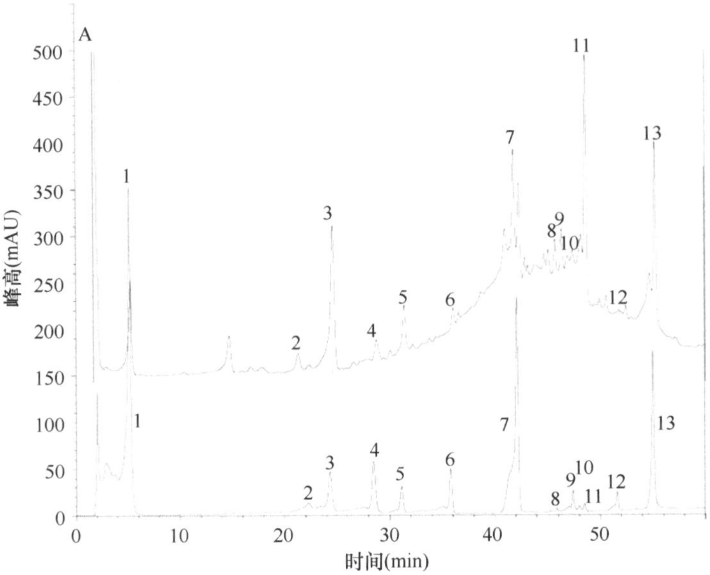

图 4-11　红豆皮多酚样品中 13 种单体酚（A）和标准品混合液（B）的 HPLC 图

1. 没食子酸；2. 芦丁；3. 儿茶素；4. 绿原酸；5. 原花青素 B_2；6. 表儿茶素；7. 阿魏酸；8. 异牡荆素；9. 牡荆素；10. 异鼠李素；11. 金丝桃苷；12. 山柰酚；13. 槲皮素

机溶液中呈深紫色。而当加入清除剂时，清除剂能与孤对电子配对而使溶液褪色。如图 4-12 所示，随着质量浓度的不断增大，多酚粗提物、纯化物和维生素 C（VC）对 DPPH 的清除率先不断增大再趋于平缓，在质量浓度为 150μg/ml 时多酚纯化物与 VC 的清除效果相当，达到最大值(96.53±1.38)%，多酚粗提物的效果最差，最大值为(74.56±2.85)%，说明红豆皮多酚经过纯化后对 DPPH 有较强的清除效果，但稍弱于 VC。

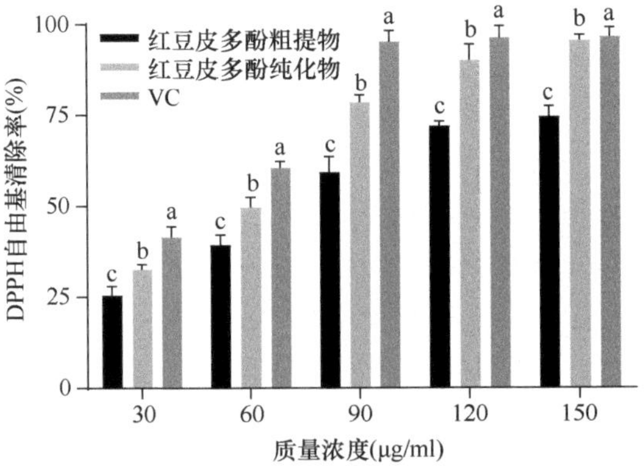

图 4-12　红豆皮多酚对 DPPH 自由基的清除能力

不同小写字母表示同一质量浓度下差异显著（$P<0.05$），下同

（2）红豆皮多酚对超氧阴离子自由基的清除能力

超氧阴离子自由基能够在机体代谢过程中产生，其与羟基结合后会对蛋白质、核酸等生物大分子产生破坏，引起机体衰老和病变，现已得到广泛重视。如图 4-13 所示，不同质量浓度的多酚粗提物、纯化物和 VC 都具有一定的清除超氧阴离子自由基的能力，

在 75μg/ml 之前，多酚纯化物的清除效果最好，VC 次之，多酚粗提物最差。当质量浓度为 125μg/ml 时，多酚纯化物的清除能力达到最大值为(71.85±2.84)%，但稍弱于 VC，显著高于粗提物。

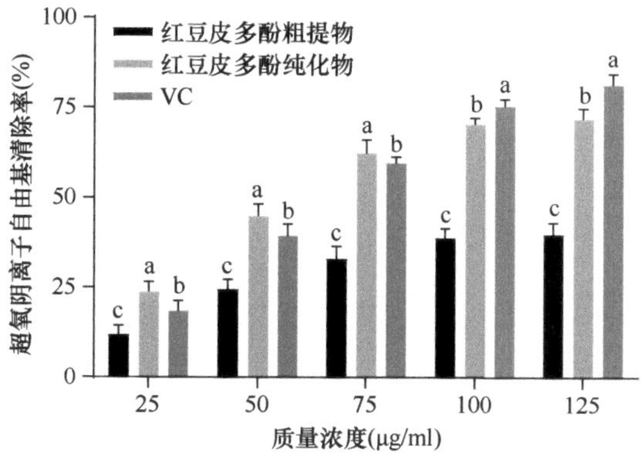

图 4-13　红豆皮多酚对超氧阴离子自由基的清除能力

（3）红豆皮多酚对羟自由基的清除能力

羟自由基具有极强的氧化能力，清除剂通过提供氢离子与之结合从而达到清除自由基的目的。如图 4-14 所示，多酚粗提物、纯化物清除羟自由基的能力随着质量浓度的升高呈上升的趋势。在 100μg/ml 时多酚纯化物对羟自由基清除率达到最大值(89.49±1.76)%，比 VC 高 7%左右，比多酚粗提物高 38%左右，说明经过纯化的多酚对羟自由基的清除能力高于 VC。

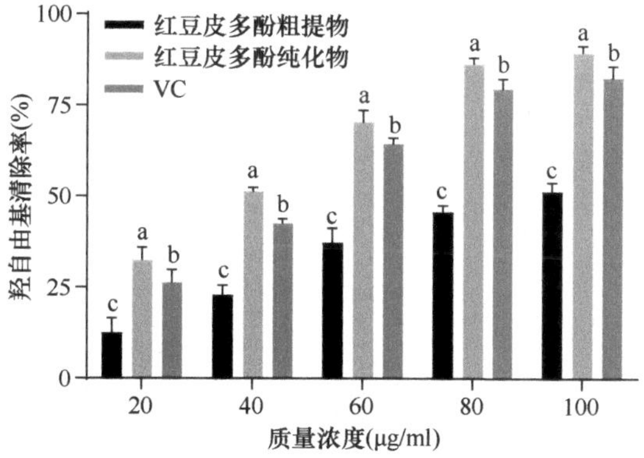

图 4-14　红豆皮多酚对羟自由基的清除能力

（4）红豆皮多酚对 ABTS⁺·自由基的清除能力

ABTS⁺·自由基能溶于水和有机溶剂，因此可以用于水溶性和脂溶性物质清除自由基能力的测定。如图 4-15 所示，在 60μg/ml 质量浓度之前，VC 对 ABTS⁺·自由基的清除率高于多酚纯化物和粗提物。当质量浓度达到 90μg/ml 时，多酚纯化物的清除效果高于 VC 和粗提物，在 150μg/ml 质量浓度时达到最大值(93.97±2.37)%，说明红豆皮多酚经过纯化后清除 ABTS⁺·自由基的效果增强，且高于 VC。

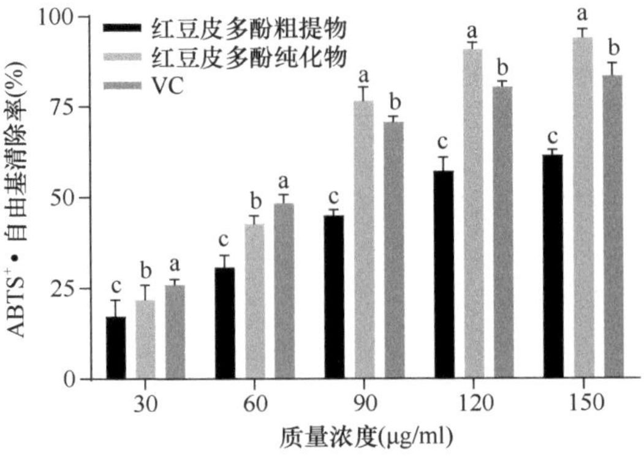

图 4-15 红豆皮多酚对 $ABTS^{+}$·自由基的清除能力

（5）红豆皮多酚的 IC_{50} 值

在抗氧化反应的过程中，IC_{50} 值通常表示样品对自由基清除率达到 50%时所对应的样品浓度。SPSS 软件回归分析得到了多酚粗提物、多酚纯化物和 VC 对上述 4 种自由基的 IC_{50} 值（表 4-7）。

表 4-7 红豆皮多酚及 VC 的 IC_{50} 值

样品	DPPH 自由基 IC_{50}（μg/ml）	超氧阴离子自由基 IC_{50}（μg/ml）	羟自由基 IC_{50}（μg/ml）	$ABTS^{+}$·自由基 IC_{50}（μg/ml）
红豆皮多酚粗提物	79.878	141.006	90.832	110.590
红豆皮多酚纯化物	54.863	65.048	38.140	64.152
VC	40.619	66.817	47.048	64.874

（三）小结

1. 确定了红豆皮多酚的最优提取工艺

本研究通过响应面分析法优化超声辅助提取红豆皮多酚工艺，最优工艺参数为乙醇体积分数 60%、超声功率 360W、超声时间 30min、料液比 1∶30ml/g，在此条件下的多酚提取量为 145.28mg/g，与理论值接近，说明该响应面法优化后的工艺参数可靠。

2. 确定了红豆皮多酚的纯化工艺及 13 种单体成分

本研究通过对 S-8、HPD600、AB-8、X-5 四种大孔树脂的吸附率和解吸率进行比较和分析，确定将 AB-8 型树脂用于红豆皮多酚的分离纯化。通过静态和动态的吸附和解吸实验，确定了 AB-8 型大孔树脂对红豆皮多酚的纯化工艺条件：多酚粗提液上样浓度为 2.5mg/ml，洗脱液为浓度 70%的乙醇，上样和洗脱流速为 1ml/min，多酚粗提液上样体积为 330ml，洗脱液体积为 280ml。经过 AB-8 型大孔树脂纯化后的红豆皮多酚纯度由 26.48%提高至 86.57%，说明该纯化工艺参数可靠。为进一步探究红豆皮中多酚类物质成分，本研究通过高效液相色谱法分析鉴定出 13 种单体成分：没食子酸、芦丁、儿茶素、绿原酸、原花青素 B_2、表儿茶素、阿魏酸、异牡荆素、牡荆素、异鼠李素、金丝桃苷、山柰酚、槲皮素。

3. 测定了红豆皮多酚的体外抗氧化活性

通过体外抗氧化评价实验，研究了红豆皮多酚粗提物、纯化物的抗氧化能力，并以VC 作为对照。实验结果表明，纯化后的红豆皮多酚具有良好的清除 DPPH、超氧阴离子、$ABTS^+$•、羟自由基的作用，且远远高于多酚粗提物，多酚对 4 种自由基清除能力的 IC_{50} 值分别为 54.863μg/ml、65.048μg/ml、64.152μg/ml、38.140μg/ml，初步证明了纯化后的红豆皮多酚具有良好的抗氧化活性。

二、红豆皮多酚对 HepG2 细胞氧化应激损伤的保护效果

（一）材料与方法

1. 材料与试剂

实验材料与试剂主要包括人肝癌细胞株（HepG2），购自美国典型培养物保藏中心（American Type Culture Collection，ATCC），以及叔丁基过氧化氢（t-BHP）、DMEM 高糖培养基、青霉素、链霉素、胰蛋白酶、胎牛血清（FBS）、乙二胺四乙酸（EDTA）、磷酸盐缓冲剂（PBS）、Cell Counting Kit-8（CCK-8）、Trizol、PrimeScript 试剂盒。

2. 仪器与设备

实验仪器与设备主要包括二氧化碳恒温细胞培养箱（德国 Heraeus 公司）、–80℃超低温冰箱（美国 Thermo 公司）、倒置荧光显微镜（德国 Carl Zeiss 公司）、QL-901 漩涡混匀器（江苏海门市其林贝尔仪器制造有限公司）、制冰机（斯科茨曼制冰机有限公司）、Nano-drop 微量分光光度计（上海采邑生物科技有限公司）。

3. 实验方法

（1）红豆皮多酚对 HepG2 细胞氧化应激损伤保护机制的研究

（A）材料

按照上一小节实验方法中的（2）（G）方法纯化后的红豆皮多酚纯化液，经过 45℃旋转蒸发浓缩后，冷冻干燥制成粉末状，放–20℃冰箱储存备用。

（B）样品与培养基的配制

1）样品配制　准确称取 10mg 红豆皮多酚粉末溶于 10ml PBS 中，配成浓度为 1mg/ml 的多酚储备液，分装后置于–20℃冰箱避光保存，每次使用时用 PBS 稀释至所需浓度，现用现配。

2）培养基的配制　将 10%（*V*/*V*）FBS、1%（*V*/*V*）青霉素-链霉素溶液、89%（*V*/*V*）DMEM 高糖培养基混匀后，置于 4℃保存待用。

（C）细胞培养

1）细胞复苏　从液氮罐中取出细胞冻存管，快速放入 37℃水浴锅中融化，之后加入 10%的细胞培养基，1000r/m 离心 5min，弃去上清液，加入 1ml DMEM 吹散细胞，接种到含有 4ml DMEM 培养基的细胞培养瓶中，置于 37℃、5% CO_2 饱和湿度培养箱中，

每 24h 更换新的培养液。

2）细胞传代　通过倒置显微镜每日观察细胞，当贴壁率达到 80%～90%时，进行传代。首先弃去培养基，PBS 清洗一次后加入 1ml 胰蛋白酶消化细胞，轻晃培养瓶使胰酶溶液充分与细胞接触。当细胞质收缩，部分细胞脱壁时加入 4ml DMEM 培养基使消化终止，轻轻吹打后转移至 10ml 离心管中，1000r/min 离心 5min，弃去上清液，细胞沉淀中加入新鲜完全培养基充分吹打，进行传代操作。

（D）实验分组

空白（None）组：DMEM 完全培养基。

对照（Control）组：DMEM 完全培养基+PBS+t-BHP。

红豆皮多酚处理组：DMEM 完全培养基+不同剂量红豆皮多酚溶液+t-BHP。

（E）CCK-8 方法检测细胞存活率

Cell Counting Kit-8（CCK-8）试剂盒，基于 WST-8［2-(2-甲氧基-4-硝基苯基)-3-(4-硝基苯基)-5-(2,4-二磺酸苯)-2H-四唑单钠盐］能够快速检测细胞存活率和细胞毒性，应用广泛，灵敏度高。它的原理是 WST-8 在电子载体的作用下被细胞线粒体中的脱氢酶还原生成橙黄色的甲臜（formazan），颜色的深浅和细胞数目呈线性关系，显色越深表示细胞增殖越快，显色越浅细胞毒性越大。

取对数生长期的 HepG2 细胞，调整到 2×10^4 个/ml 的浓度接种于 96 孔板中，每孔加入 100μl，边缘孔加入无菌 PBS 保湿，培养 24h 后，移除培养液。然后分别进行下述操作。

1）检测多酚对 HepG2 细胞存活率的影响：加入 0～100μg/ml 浓度的红豆皮多酚溶液，培养 24h。

2）氧化应激损伤模型的建立：加入 0～1.4mmol/L 浓度的叔丁基过氧化氢（t-BHP）溶液，孵育 2h。

3）检测多酚对 t-BHP 氧化损伤 HepG2 细胞存活率的影响：红豆皮多酚溶液培养 8h 后加入 1mmol/L 的 t-BHP 孵育 2h。

上述操作分别加入 10μl CCK-8 溶液孵育 30min，使用酶标仪在 450nm 处测吸光度。

（F）红豆皮多酚对氧化应激损伤的 HepG2 细胞 ROS 水平的检测

将 2,7-二氯二氢荧光素二乙酸酯（DCFH-DA）用无血清培养基以 1∶1000 的比例稀释，使其终浓度为 10μmol/L。取对数生长期的 HepG2 细胞，以 2×10^4 个/ml 的浓度接种于 96 孔板中，每孔加入 100μl，边缘孔加入无菌 PBS 保湿，培养 24h 后，移除培养液，然后加入不同浓度的多酚溶液培养 8h，加入 1mmol/L 的 t-BHP 孵育 2h，移除培养液后加入 100μl 用无血清培养基稀释的 DCFH-DA 孵育 0.5h，然后用 PBS 清洗 2 次去除 DCFH-DA 残留。

（G）红豆皮多酚对氧化应激损伤的 HepG2 细胞内氧化应激相关指标的测定

取对数生长期的 HepG2 细胞，调整到 1×10^6 个/ml 的浓度接种于 6 孔板中，每孔中加入 2ml。培养 24h 后，加入不同浓度的多酚溶液培养 8h 后加入 1mmol/L 的 t-BHP 孵育 2h。处理完毕后弃去培养液，用 PBS 清洗 2 遍，置于冰上。分别向各孔中加入 1ml PBS，用移液枪缓慢吹打细胞层后收集到 EP 管中，2000r/min 离心 5min；弃去 PBS，加入新配制的细胞裂解液 100μl，用移液枪缓慢吹打细胞 30s，冰浴振荡 20min。使用 BCA 蛋白试剂盒测定细胞蛋白质浓度。细胞内超氧化物歧化酶（SOD）、过氧化氢酶（catalase，CAT）、还原型谷胱甘肽（GSH）、总抗氧化能力（total antioxidant capacity，T-AOC）及丙二醛（MDA）含量的测定均严格按照相应试剂盒的说明书进行。

（二）结果与分析

1. 红豆皮多酚对 HepG2 细胞氧化应激损伤的保护机制

（1）红豆皮多酚对氧化应激损伤的 HepG2 细胞活力的影响

1）采用 0～100μg/ml 浓度的红豆皮多酚溶液作用于 HepG2 细胞 24h，检测细胞活力。如图 4-16a 所示，5～20μg/ml 浓度范围内的多酚不影响细胞活力，且对细胞活力起到呈梯度的促进作用。而随着浓度的加大，多酚对 HepG2 细胞活性的抑制作用增强。因此，为了排除多酚对细胞活力的影响，后续实验选择 5μg/ml 作为低浓度多酚剂量组的浓度，10μg/ml 作为中浓度多酚剂量组的浓度，20μg/ml 作为高浓度多酚剂量组的浓度。

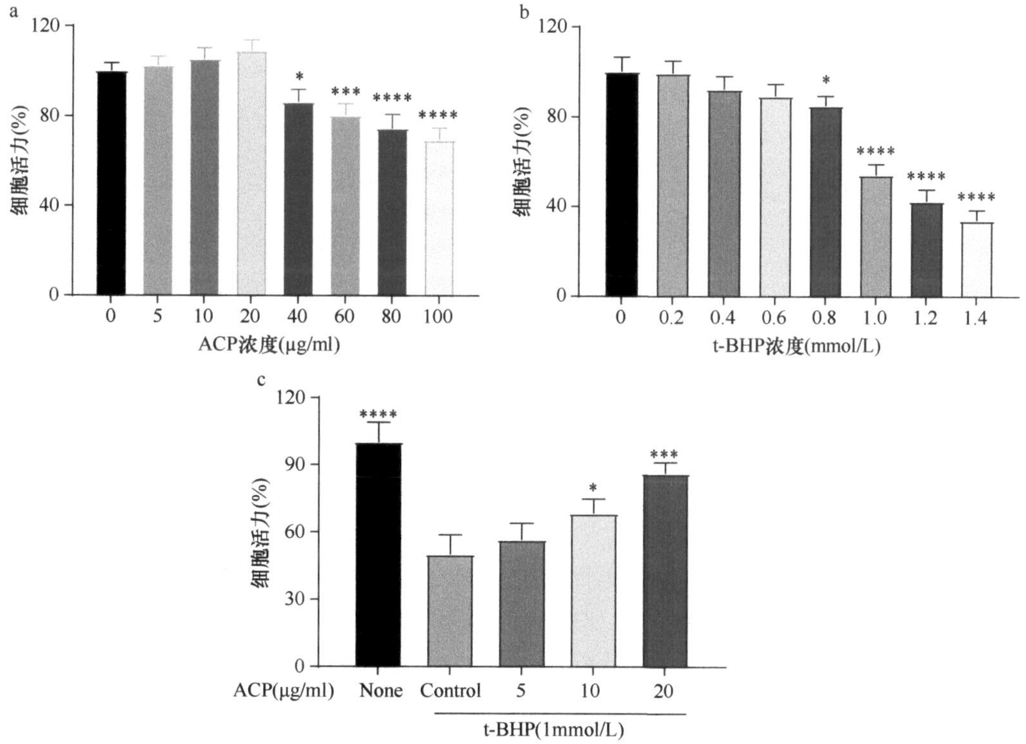

图 4-16　红豆皮多酚对氧化应激损伤的 HepG2 细胞活力的影响

ACP 为红豆皮多酚；a. 不同浓度红豆皮多酚对 HepG2 细胞活力的影响；b. t-BHP 诱导 HepG2 细胞氧化损伤模型的建立；c. 红豆皮多酚对氧化应激损伤的 HepG2 细胞活力的影响。与对照组相比，*P<0.05，差异显著；**P<0.01，***P<0.001，****P<0.0001 差异极显著；样本数 n=3

2）叔丁基过氧化氢（tert-butyl hydroperoxide，t-BHP）能够在细胞内稳定持续地促进 ROS 的生成，被应用于多种细胞氧化应激损伤模型的构建。本实验采用 0～1.4mmol/L 浓度的 t-BHP 溶液孵育 HepG2 细胞 2h，检测细胞活力。如图 4-16b 所示，细胞活力随着 t-BHP 浓度的升高而降低，在 1mmol/L 浓度时细胞活力下降到 50%左右，说明成功地建立了 HepG2 细胞氧化损伤模型，因此后续实验采用 1mmol/L 的 t-BHP 作为造模浓度。

3）在上述实验的基础上进一步检测了低、中、高浓度的多酚对 t-BHP 诱导氧化损伤的 HepG2 细胞活力的保护作用。采用质量浓度分别为 5μg/ml、10μg/ml、20μg/ml 的多酚预先处理 HepG2 细胞 8h，随后 t-BHP（1mmol/L）处理 2h。如图 4-16c 所示，与 Control 组相比，多酚处理组对 t-BHP 诱导 HepG2 细胞产生的细胞活力下降呈剂量依赖性抑制作用，说明多酚能够有效缓解 t-BHP 给细胞造成的氧化应激损伤。

（2）红豆皮多酚对氧化应激损伤的 HepG2 细胞 ROS 水平的影响

我们进一步需要检测多酚是否能够抑制由 t-BHP 诱导氧化应激损伤产生的 ROS 水平的升高。目前很多研究表明，细胞内 ROS 水平与细胞凋亡密切相关。结果如图 4-17 所示，Control 组经过 t-BHP 诱导之后细胞内 ROS 水平显著提高，而多酚处理组以剂量依赖性降低细胞 ROS 产生。

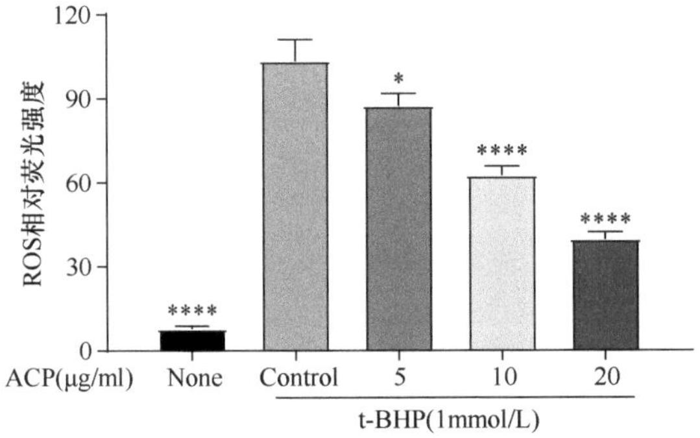

图 4-17　红豆皮多酚对氧化应激损伤的 HepG2 细胞 ROS 水平的影响

与对照组相比，*P<0.05，差异显著；****P<0.0001，差异极显著；样本数 n=3

（3）红豆皮多酚对氧化应激损伤的 HepG2 细胞氧化应激相关指标的影响

机体内源性抗氧化酶（如 SOD、CAT 等）能够清除机体内的 ROS。GSH 的生成能够促进抗氧化酶的活性，在机体内源性非抗氧化酶系统中具有重要的作用。MDA 的含量能够反映机体氧化损伤的程度。T-AOC 能够比较全面地评价细胞抗氧化防御体系能力的高低。经过 5μg/ml、10μg/ml、20μg/ml 的多酚处理 8h，t-BHP 诱导 2h 的 HepG2 细胞，分别使用 SOD、GSH、CAT、MDA、T-AOC 试剂盒进行检测，结果如图 4-18 所示。与 Control 组相比，5μg/ml、10μg/ml、20μg/ml 的多酚处理组能够有效促进 SOD、CAT 的酶活，增加 GSH 的生成量，降低 MDA 生成量，细胞内总抗氧化能力 T-AOC 水平呈剂量依赖性升高。细胞内这些氧化还原相关指标的检测结果说明多酚能够有效提高氧化应激损伤细胞的抗氧化能力。

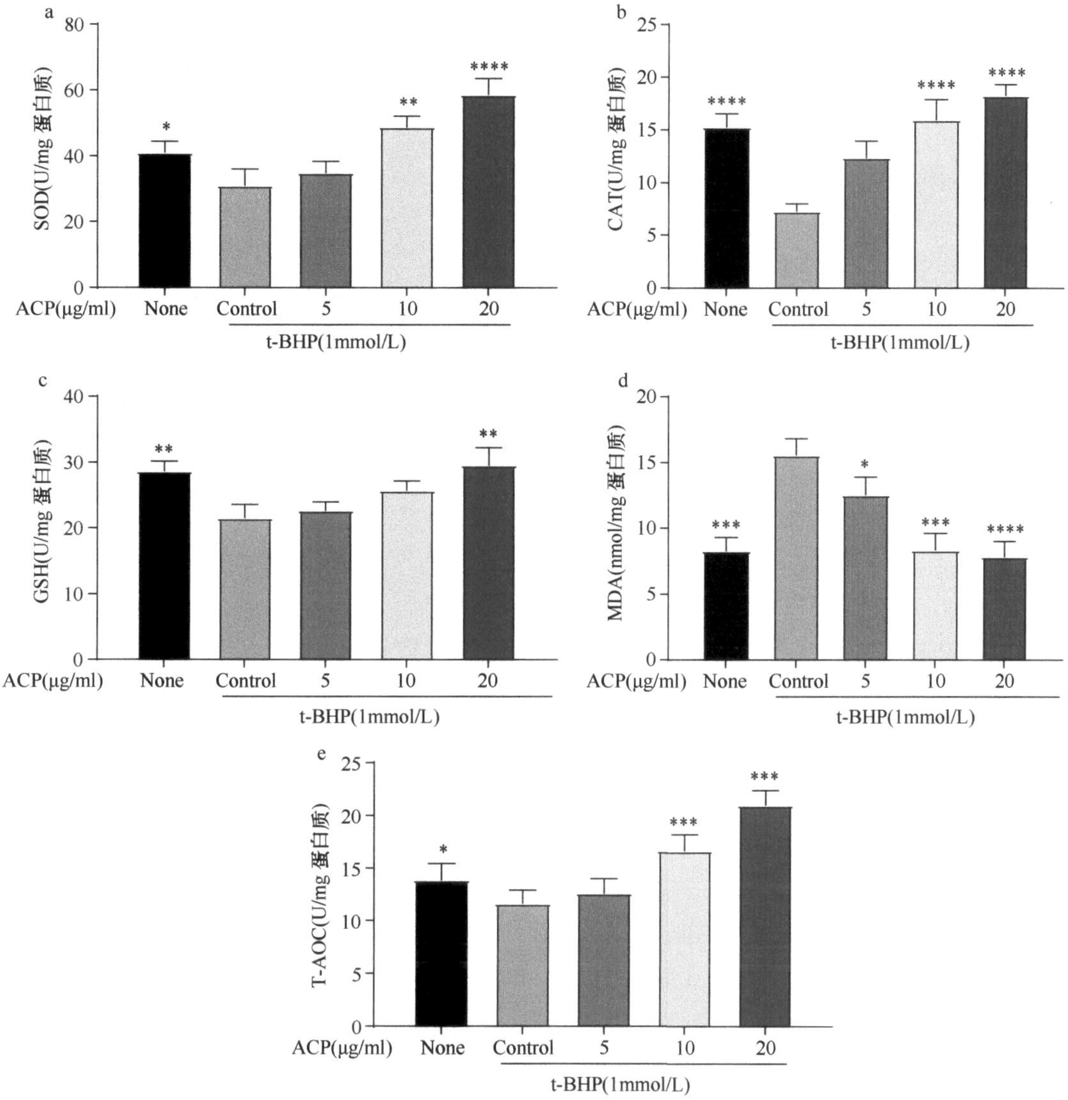

图 4-18　红豆皮多酚对 t-BHP 氧化应激损伤的 HepG2 细胞 SOD、CAT、GSH、MDA 和 T-AOC 的影响

a. 红豆皮多酚对 t-BHP 氧化应激损伤的 HepG2 细胞 SOD 的影响；b. 红豆皮多酚对 t-BHP 氧化应激损伤的 HepG2 细胞 CAT 的影响；c. 红豆皮多酚对 t-BHP 氧化应激损伤的 HepG2 细胞 GSH 的影响；d. 红豆皮多酚对 t-BHP 氧化应激损伤的 HepG2 细胞 MDA 的影响；e. 红豆皮多酚对 t-BHP 氧化应激损伤的 HepG2 细胞 T-AOC 的影响。与对照组相比，*$P<0.05$，差异显著；**$P<0.01$，***$P<0.001$，****$P<0.0001$，差异极显著；样本数 n=3

（三）小结

本研究测定了红豆皮多酚对 HepG2 细胞氧化应激损伤模型的保护作用，利用 t-BHP 诱导 HepG2 细胞的氧化应激模型进一步评价了红豆皮多酚的抗氧化能力。实验结果表明，5μg/ml、10μg/ml、20μg/ml 的多酚处理，不仅能抑制 t-BHP 诱导产生的细胞活力的降低和 ROS 的产生，还能够显著提高细胞中抗氧化酶 SOD 和 CAT 的活力、增加 GSH 含量，抑制 MDA 的生成，提高 T-AOC 水平。

三、红豆皮多酚基于 Nrf2/Keap1 通路改善 HepG2 细胞氧化应激损伤的机制

（一）材料与方法

1. 材料与试剂

人肝癌细胞株（HepG2）购自美国 ATCC 公司。Nrf2、actin、PARP（裂解）单克隆（PARP）抗体；超氧化物歧化酶（SOD）；过氧化氢酶（CAT）、还原型谷胱甘肽（GSH）、丙二醛（MDA）、总抗氧化能力（T-AOC）、蛋白质浓度测定试剂盒（BCA）；*Nrf2*、*Keap1*、*HO-1*、*NQO-1*、*β-actin* 基因引物；SDS-PAGE 凝胶制备试剂盒；Nrf2、β-actin、PARP 抗体；叔丁基过氧化氢（t-BHP）；DMEM 高糖培养基；青霉素、链霉素；胰蛋白酶、胎牛血清（FBS）；乙二胺四乙酸（EDTA）；磷酸盐缓冲剂（PBS）；Cell Counting Kit-8（CCK-8）；Trizol、PrimeScript 试剂盒。

2. 仪器与设备

实验仪器与设备主要包括 PCR 仪（德国 Eppendorf 公司）、电泳仪（美国 Millipore 公司）、ImageQuant LAS 500 生物分子成像仪（美国 GE Healthcare 公司）、Agilent Stratagene Mx3000P 荧光定量 PCR 仪（美国 Agilent 公司）、Nano-drop 微量分光光度计（上海采邑生物科技有限公司）。

3. 实验方法

（1）实时荧光定量 PCR（real-time quantitative polymerase chain reaction，RT-qPCR）检测红豆皮多酚对氧化应激损伤的 HepG2 细胞 Nrf2 通路相关基因的 mRNA 水平

取对数生长期的 HepG2 细胞，以 1×10^6 个/ml 的浓度接种于 6 孔板中，每孔中加入 2ml。培养 24h 后，加入不同浓度的多酚溶液培养 8h，之后加入 1mmol/L t-BHP 溶液处理 2h。处理完毕后弃去培养液，PBS 清洗 2 遍，置于冰上。

使用 Trizol 试剂盒对细胞内总 RNA 进行提取。用 Nano-drop 微量分光光度计对提取出的 RNA 纯度和浓度进行检测，当 $OD_{260/280}$ 为 1.8～2.0 即说明 RNA 的纯度符合实验标准，可进入下一步反转录实验。

根据总 RNA 浓度定量上样体积，采用 PrimeScript 试剂盒进行反转录，并进行实时荧光定量 PCR 反应。PCR 扩增条件为①95℃，30s；②循环 40 次：95℃，10s；60℃，30s；72℃，30s。根据仪器默认程序设定熔解曲线条件（Liu et al.，2017）。mRNA 水平采用 *β-actin* 作为内参并使用 $2^{-\Delta\Delta Ct}$ 方法计算。引物序列见表 4-8。

表 4-8　基因的引物序列

基因名称	上游引物	下游引物
Nrf2	5′-TGGGCCCATTGATGTTTCTG-3′	5′-TGCCACACTGGACTGTGTTA-3′
Keap1	5′-CATCGGCATCGCCAACTTC-3′	5′-ACCAGTTGCAGTGGGACAG-3′
HO-1	5′-TTGCCAGTGCCACCAAGTTC-3′	5′-TCAGCAGCTCCTGCAACTCC-3′
NQO-1	5′-CCTTGCTTTCTATCACCACT-3′	5′-TGCTTGGAGCAAAATAGAGT-3′
β-actin	5′-CATCCGTAAAGACCTCTATGCCAC-3′	5′-ATGGAGCCACCGATCCACA-3′

（2）蛋白质印迹法（Western Blotting）检测红豆皮多酚对氧化应激损伤的 HepG2 细胞内 Nrf2 的蛋白质表达水平的影响

取对数生长期的 HepG2 细胞，调整到 1×10^6 个/ml 的浓度接种于 6 孔板中，每孔中加入 2ml。培养 24h 后，加入不同浓度的多酚溶液培养 8h 后，再加入 1mmol/L 的 t-BHP 孵育 2h。处理完毕后，弃去培养液，PBS 清洗 2 遍，置于冰上。向各孔中分别加入 1ml PBS，用移液枪缓慢吹打细胞层后收集到 EP 管中，2000r/min 离心 5min，弃去 PBS，分别采用细胞质蛋白提取试剂盒和核蛋白提取试剂盒对细胞内 Nrf2 蛋白进行提取（Xing et al.，2015），并用 BCA 蛋白试剂盒测定细胞蛋白质浓度。取 maker、相同质量浓度的已变性蛋白质样品进行电泳实验。电泳完成后将分离胶上的蛋白质样品转至 PVDF 膜上，一抗采用 3% BSA 以 1∶1000 比例稀释过后置于 4℃冰箱过夜孵育，二抗采用 3% BSA 以 1∶2000 比例稀释过后置于 25℃摇床孵育 2h。采用 ImageQuant LAS 500 生物分子成像仪的化学发光成像系统显影，并用 Image J 凝胶分析软件进行灰度分析。

（二）结果与分析

1. 红豆皮多酚对氧化应激损伤的 HepG2 细胞 Nrf2 通路相关基因 mRNA 水平的影响

为了阐明多酚抑制 HepG2 细胞氧化应激模型的分子机制，我们进一步研究了 *Nrf2*、*Keap1*、*HO-1*、*NQO-1* 等细胞内氧化应激相关基因的表达，这些基因通路在调控 HepG2 细胞氧化应激的过程中发挥着重要作用。RT-qPCR 结果显示（图 4-19），与 Control 组相比，5μg/ml、10μg/ml、20μg/ml 的多酚处理组使 *Nrf2* mRNA 表达量显著上调，同时下

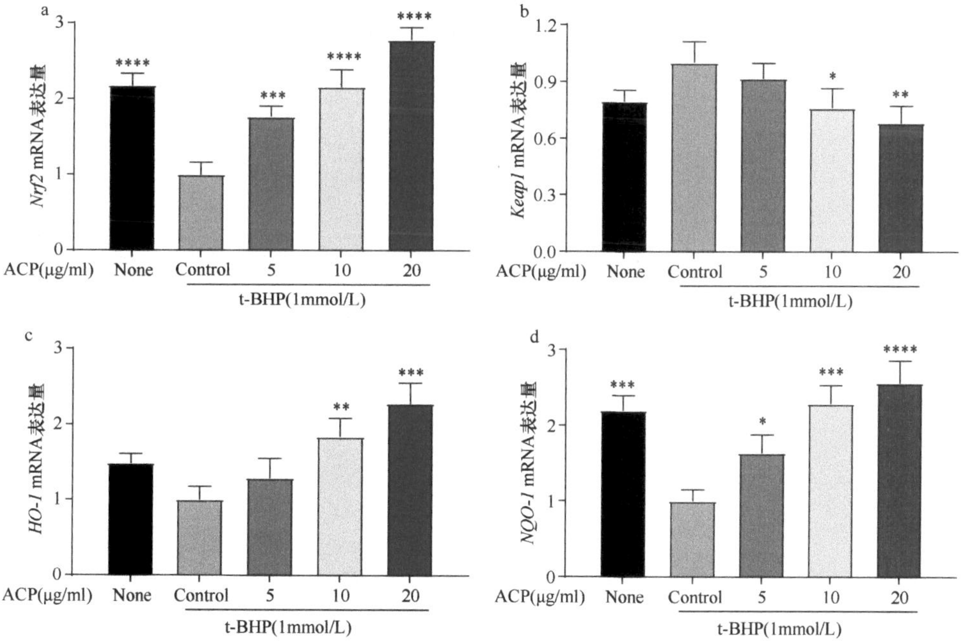

图 4-19　红豆皮多酚对氧化应激损伤的 HepG2 细胞 *Nrf2*、*Keap1*、*HO-1*、*NQO-1* mRNA 表达水平的影响

与 Control 组相比，$^{*}P<0.05$，$^{**}P<0.01$，$^{***}P<0.001$，$^{****}P<0.0001$

调 *Keap1* mRNA 的表达量；之后检测了 *Nrf2* 主要下游靶基因 *HO-1* 和 *NQO-1* 的 mRNA 表达，发现多酚处理组也显著上调了这两种Ⅱ相解毒酶基因的表达量。以上结果从基因水平说明了红豆皮多酚能够对 t-BHP 诱导的 HepG2 细胞氧化应激损伤起到保护作用。

2. 红豆皮多酚对氧化应激损伤的 HepG2 细胞 Nrf2 蛋白质表达水平的影响

Nrf2 是细胞内氧化应激过程中重要的转录因子。当氧化应激发生时，Nrf2 与 Keap1 解偶联，从细胞质中转移进入细胞核，从而调节下游内源性抗氧化酶的表达，在氧化应激过程中发挥着至关重要的作用。为了检测多酚是否能够激活 Nrf2，通过 Western Blotting 检测分别用 5μg/ml、10μg/ml、20μg/ml 的多酚处理 8h 和 t-BHP 诱导 2h 的 HepG2 细胞的 Nrf2 蛋白表达水平，结果如图 4-20 所示。与 Control 组相比，多酚处理组能够显著增加 Nrf2 在 HepG2 细胞核内的蛋白质含量，降低细胞质内的蛋白质含量，说明 Nrf2 发生了核转运，从蛋白质水平上进一步阐明了红豆皮多酚对 t-BHP 诱导的 HepG2 氧化应激损伤的作用机制。

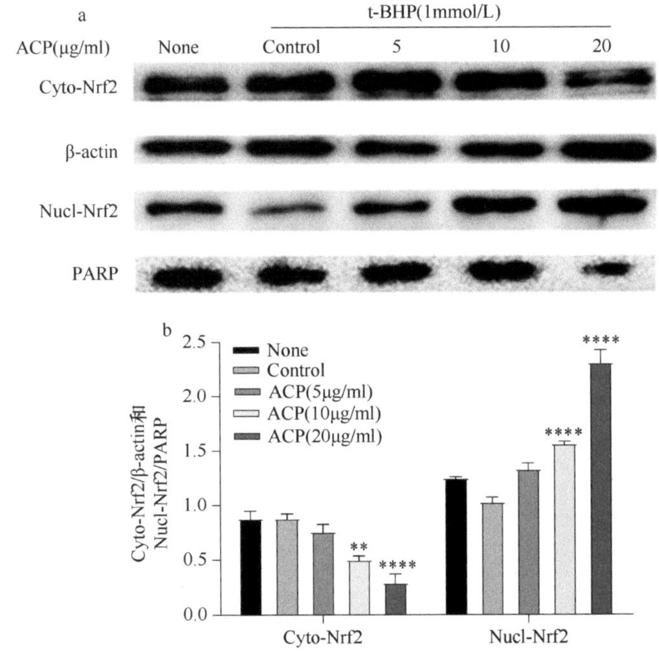

图 4-20 Western Blotting 检测红豆皮多酚对氧化应激损伤的 HepG2 细胞 Nrf2 蛋白质表达量的影响

a. Western Blotting 检测红豆皮多酚对氧化应激损伤的 HepG2 细胞质、细胞核内 Nrf2 蛋白质表达量的影响；b. Cyto-Nrf2/β-actin 和 Nucl-Nrf2/PARP 的蛋白质相对表达量。Cyto-Nrf2. 细胞质内 Nrf2；Nucl- Nrf2. 细胞核内 Nrf2。与对照组相比，$^{**}P<0.01$，$^{****}P<0.0001$，差异极显著；样本数 n=3

（三）小结

RT-qPCR 结果表明，红豆皮多酚能够上调氧化应激相关基因 *Nrf2* mRNA 的表达量，降低 *Keap1* mRNA 的表达量，并且上调下游Ⅱ相解毒酶 *HO-1* 和 *NQO-1* 基因 mRNA 的表达量。Western Blotting 结果显示，Nrf2 在 HepG2 细胞核内的蛋白质含量增加，细胞质内的蛋白质含量降低，表明经多酚处理能够导致 HepG2 细胞质内的 Nrf2 从二聚体解离，进入核内，发挥抗氧化应激作用，进一步揭示了红豆皮多酚是基于对 Nrf2 信号通路的调节，发挥对 t-BHP 诱导 HepG2 细胞氧化应激损伤的保护机制。

第三节 玉米黄素对脂多糖诱导3T3-L1脂肪细胞慢性炎症的影响

一、玉米黄素对脂肪细胞炎症因子的影响

（一）材料与方法

1. 材料与试剂

实验材料与试剂主要包括玉米黄素标准品（纯度≥98%）、胎牛血清（FBS）、小牛血清（NCS）、DMEM 高糖培养基、双抗试剂、0.25%胰酶-EDTA 细胞消化液、磷酸盐缓冲液（PBS）、地塞米松（DEX）、3-异丁基-1-甲基黄嘌呤（IBMX）、胰岛素（insulin）、二甲基亚砜（DMSO）、脂多糖（lipopolysaccharide，LPS）、ELISA 试剂盒、Trizol 试剂。

2. 仪器与设备

仪器与设备主要包括二氧化碳恒温培养箱（德国 Heraeus 公司）、倒置荧光显微镜（德国 Carl Zeiss 公司）、酶标仪（德国 Bmg Labtech 公司）、金属浴（北京卡尤迪生物科技股份有限公司）、电子分析天平［奥豪斯仪器（上海）有限公司］、高速冷冻离心机（美国 Agilent 公司）。

3. 实验方法

（1）3T3-L1 前脂肪细胞的培养

1）3T3-L1 前脂肪细胞的复苏　将保存在液氮中的 3T3-L1 前脂肪细胞取出后立即放入 37℃水浴锅，轻轻摇动使其迅速融化，将融化后的细胞悬液转移至 10ml 离心管中，1000r/min 离心 5min，弃去上清液收集细胞，用 1ml 含 10% NCS 的 DMEM 培养基将收集的细胞吹打混匀，转移至 $25cm^2$ 细胞培养瓶中，补加 3～4ml 含 10% NCS 的 DMEM 培养基，在超净台上水平按“8”字形晃动培养瓶，使细胞均匀分布。将培养瓶放入 37℃、5% CO_2 的恒温恒湿培养箱中进行培养，每日观察细胞生长状态，每 2～3 天换液一次。

2）3T3-L1 前脂肪细胞的传代和铺板　待细胞生长密度达到 70%～80%时进行传代或铺板，首先弃去细胞培养瓶中的培养基，用 PBS 清洗 1～2 次，再向细胞培养瓶中加入 1ml 胰酶进行消化；在显微镜下观察，待细胞变圆松动时，加入 3ml 含 10% NCS 的 DMEM 培养基，轻轻吹打细胞使其完全从壁上脱落并分散均匀；再将细胞悬液全部转移至 10ml 离心管中，1000r/min 离心 5min，弃去上清液收集细胞。

传代：用含 10% NCS 的 DMEM 培养基将收集的细胞吹打混匀，将细胞悬液以 5×10^4 个/瓶细胞数量接种至新的培养瓶中，并补加 3～4ml 含 10% NCS 的 DMEM 培养基，在超净台上水平按“8”字形晃动培养瓶，使细胞均匀分布，将培养瓶放入培养箱中继续培养，每 2～3 天换液一次。

铺板：用含 10% NCS 的 DMEM 培养基将收集的细胞吹打混匀，将细胞悬液以 3×10^4

个/孔细胞均匀接种于 6 孔板内，在接种前 6 孔板每孔各用 2ml PBS 润洗一次，以便于细胞均匀分散。接种完成后将 6 孔板放入培养箱中继续培养，每 2～3 天换液一次。

（2）3T3-L1 前脂肪细胞的诱导分化

待 6 孔板中的细胞生长至融合后，继续培养 2d，使其达到生长抑制，开始进行诱导分化，此时记为诱导分化第 0 天，每孔更换 2ml 含 0.5mmol/L 3-异丁基-1-甲基黄嘌呤、1μmol/L 地塞米松、10μg/ml 胰岛素和 10% FBS 的 DMEM 培养基。在诱导分化第 2 天时，每孔更换 2ml 含 10μg/ml 胰岛素和 10% FBS 的 DMEM 培养基。在诱导分化第 4 天和第 6 天时，每孔更换 2ml 含 10% FBS 的 DMEM 培养基。诱导分化至第 8 天时，3T3-L1 前脂肪细胞基本完全分化为成熟的脂肪细胞，可用于后续实验。

（3）3T3-L1 脂肪细胞的分组处理

待 3T3-L1 前脂肪细胞完全分化为成熟的脂肪细胞后，进行分组处理。有研究表明，玉米黄素在 15μmol/L 浓度内对 3T3-L1 前脂肪细胞无明显毒性（Liu et al.，2017），故设正常组（Normal）、脂多糖组（LPS）、5μmol/L 玉米黄素干预组（ZEA5）、10μmol/L 玉米黄素干预组（ZEA10）和 15μmol/L 玉米黄素干预组（ZEA15）。

正常组（Normal）：更换含 10% FBS 的 DMEM 培养基继续培养 48h。

脂多糖组（LPS）：用含 10ng/ml LPS 和 10% FBS 的 DMEM 培养基刺激 24h 后，更换含 10% FBS 的 DMEM 培养基培养 24h。

5μmol/L 玉米黄素干预组（ZEA5）：用含 10ng/ml LPS 和 10% FBS 的 DMEM 培养基刺激 24h 后，更换含 5μmol/L 玉米黄素和 10% FBS 的 DMEM 培养基培养 24h。

10μmol/L 玉米黄素干预组（ZEA10）：用含 10ng/ml LPS 和 10% FBS 的 DMEM 培养基刺激 24h 后，更换含 10μmol/L 玉米黄素和 10% FBS 的 DMEM 培养基培养 24h。

15μmol/L 玉米黄素干预组（ZEA15）：用含 10ng/ml LPS 和 10% FBS 的 DMEM 培养基刺激 24h 后，更换含 15μmol/L 玉米黄素和 10% FBS 的 DMEM 培养基培养 24h。

（4）3T3-L1 脂肪细胞培养液中炎症因子含量的检测

吸取 1ml 细胞培养液于 1.5ml 无菌离心管中，3000r/min 离心 10min，收集上清液于新的 1.5ml 无菌离心管中。根据 ELISA 试剂盒使用说明书检测 3T3-L1 脂肪细胞培养上清液中各炎症因子含量，使用 ELISA Calc 软件，选择 Logistic 曲线（四参数）进行标准曲线的拟合，并根据标准曲线计算炎症因子含量。

（二）结果与分析

1. 玉米黄素对 3T3-L1 脂肪细胞上清液中炎症因子含量的影响

（1）炎症因子标准曲线绘制

根据本页实验方法（4）中所示方法使用 ELISA 试剂盒测定不同浓度梯度各炎症因子标准品及不同处理组 3T3-L1 脂肪细胞上清液的 OD 值，根据不同浓度梯度各炎症因子标准品 OD 值，使用 ELISA Calc 软件（四参数）拟合出各炎症因子标准曲线（图 4-21），各炎症因子标准曲线的回归方程见表 4-9。根据各炎症因子回归方程计算出不同处理组中各炎症因子含量。

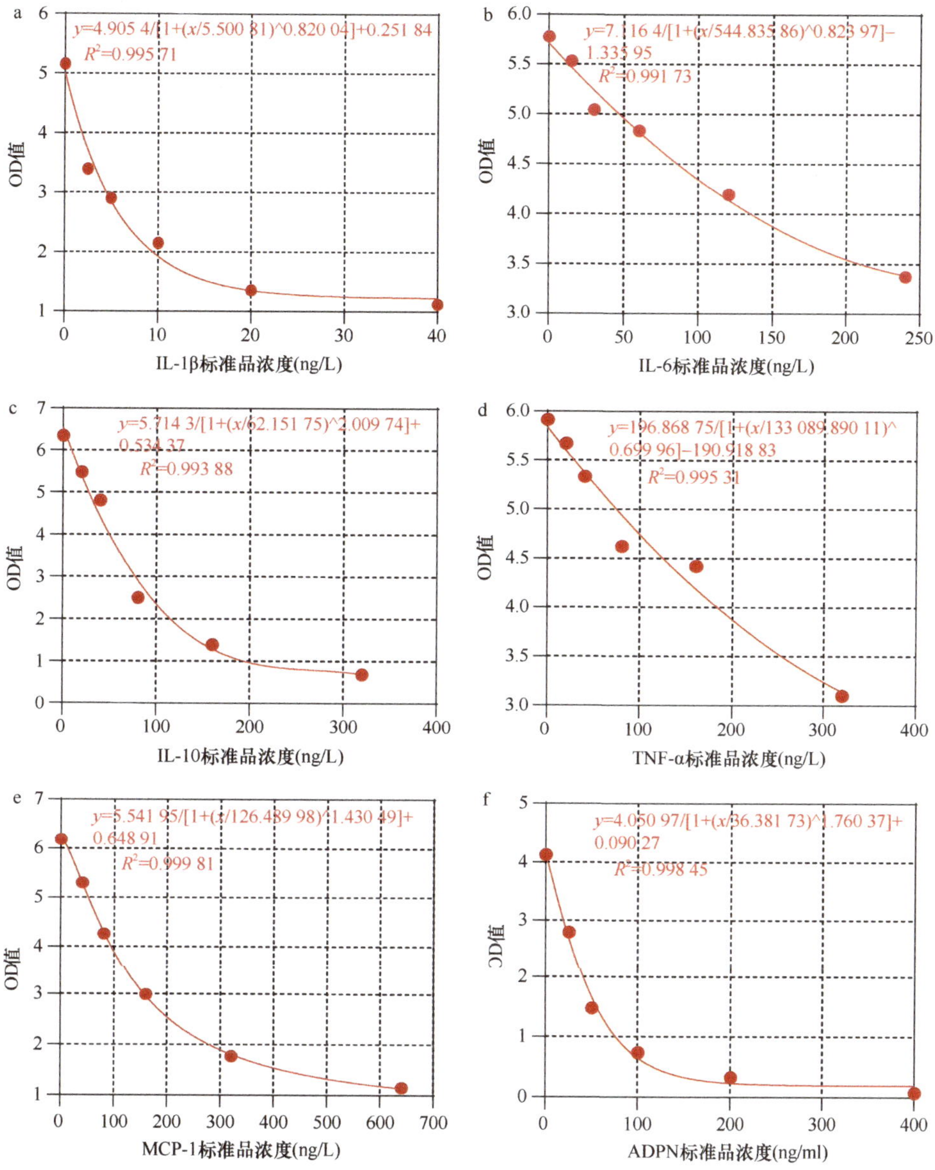

图 4-21　炎症因子标准曲线

a. 炎症因子 IL-1β 标准曲线；b. 炎症因子 IL-6 标准曲线；c. 炎症因子 IL-10 标准曲线；d. 炎症因子 TNF-α 标准曲线；e. 炎症因子 MCP-1 标准曲线；f. 炎症因子 ADPN 标准曲线

表 4-9　炎症因子标准曲线的回归方程

炎症因子	回归方程	R^2
IL-1β	y=4.905 4/[1+(x/5.500 81)$^{0.820\ 04}$]+0.251 84	0.995 71
IL-6	y=7.116 4/[1+(x/544.835 86)$^{0.823\ 97}$]–1.335 95	0.991 73
IL-10	y=5.714 3/[1+(x/62.151 75)$^{2.009\ 74}$]+0.534 37	0.993 88
TNF-α	y=196.868 75/[1+(x/133 089.890 11)$^{0.699\ 96}$]–190.918 83	0.995 31
MCP-1	y=5.541 95/[1+(x/126.489 98)$^{1.430\ 49}$]+0.648 91	0.999 81
ADPN	y=4.05097/[1+(x/36.381 73)$^{1.760\ 37}$]+0.090 27	0.998 45

（2）不同浓度玉米黄素对 3T3-L1 脂肪细胞上清液中 IL-1β 含量的影响

不同处理组 3T3-L1 脂肪细胞上清液中炎症因子 IL-1β 含量的检测结果如图 4-22 所示，从图中可以看出正常组上清液中 IL-1β 的含量较低，LPS 刺激 24h 后，其含量显著上升（$P<0.001$），而 5μmol/L 玉米黄素干预后，其含量显著降低（$P<0.01$），并且随着玉米黄素浓度的增加，其含量降低的趋势更加明显。IL-1β 作为促炎因子，在 3T3-L1 脂肪细胞受到 LPS 的刺激后，分泌量会大量增加，进而促进炎症的发生，而不同浓度玉米黄素干预后其含量发生显著降低，说明玉米黄素对促炎因子 IL-1β 具有显著的抑制效果，并且这种抑制效果与玉米黄素的浓度相关，呈现出一定的剂量效应关系。

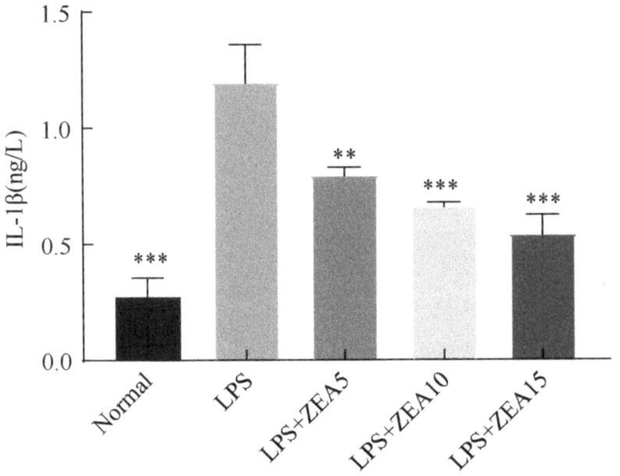

图 4-22　上清液中 IL-1β 的含量

与 LPS 组相比，$^{**}P<0.01$，$^{***}P<0.001$，差异极显著

（3）不同浓度玉米黄素对 3T3-L1 脂肪细胞上清液中 IL-6 含量的影响

不同处理组 3T3-L1 脂肪细胞上清液中炎症因子 IL-6 含量的检测结果如图 4-23 所示。从图中可以发现，正常状态下，3T3-L1 脂肪细胞分泌 IL-6 的含量较低，当 LPS 刺激后，3T3-L1 脂肪细胞分泌 IL-6 的量也会同 IL-1β 一样显著增加（$P<0.001$）。IL-6 作为一种经典的促炎因子，在炎症的发生发展过程中起着至关重要的作用，检测的结果表

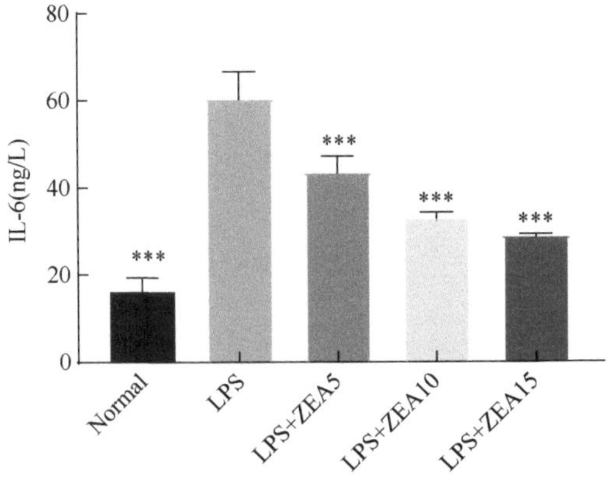

图 4-23　上清液中 IL-6 的含量

与 LPS 组相比，$^{***}P<0.001$

明 IL-6 能响应 LPS 的刺激而显著增加，而玉米黄素干预后，其含量与 LPS 组相比显著降低（$P<0.001$），并且随着玉米黄素浓度的增加，其下降的趋势更加明显。这表明玉米黄素干预可以抑制 LPS 刺激引起的 IL-6 含量增加，玉米黄素对 3T3-L1 脂肪细胞 IL-6 的分泌具有显著的抑制效果，其效果也具有一定的剂量依赖性。

（4）不同浓度玉米黄素对 3T3-L1 脂肪细胞上清液中 IL-10 含量的影响

不同处理组 3T3-L1 脂肪细胞上清液中炎症因子 IL-10 含量的检测结果如图 4-24 所示。正常状态下，3T3-L1 脂肪细胞中 IL-10 的分泌量维持在相对较低的稳定水平。当 LPS 刺激后，脂肪细胞分泌大量的促炎细胞因子引发炎症，而作为关键的抗炎细胞因子，IL-10 的分泌量随之增加，与正常组比较，LPS 刺激后 IL-10 含量的增加比较显著（$P<0.01$），而玉米黄素干预进一步增加了 3T3-L1 脂肪细胞对 IL-10 的分泌，从而发挥其抗炎作用。玉米黄素促进 IL-10 分泌的效果在 5μmol/L 浓度便表现出了显著性差异（$P<0.05$），并且玉米黄素浓度越高，对 IL-10 分泌的促进作用越显著，表现出了一定的剂量依赖性。

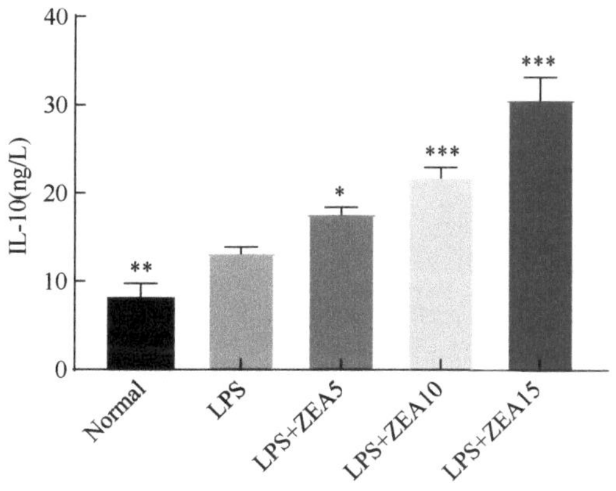

图 4-24　上清液中 IL-10 的含量

与 LPS 组相比，*$P<0.05$，**$P<0.01$，***$P<0.001$，下同

（5）不同浓度玉米黄素对 3T3-L1 脂肪细胞上清液中 TNF-α 含量的影响

不同处理组 3T3-L1 脂肪细胞上清液中炎症因子 TNF-α 含量的检测结果如图 4-25 所示。TNF-α 能激活核因子 κB（nuclear factor kappa-B，NF-κB）通路促进炎症的发生，从图中可以看出，在正常情况下，3T3-L1 脂肪细胞中 TNF-α 的分泌量较低，而 LPS 刺激后，其分泌量会显著增加（$P<0.001$），促进炎症的发展，玉米黄素的干预可以显著地抑制 TNF-α 的分泌（$P<0.001$），从而缓解炎症状态，并且玉米黄素的浓度越大，对 TNF-α 的抑制效果越明显。玉米黄素对 TNF-α 的抑制效果也具有一定的剂量依赖性。

（6）不同浓度玉米黄素对 3T3-L1 脂肪细胞上清液中 MCP-1 含量的影响

不同处理组 3T3-L1 脂肪细胞上清液中炎症因子 MCP-1 含量的检测结果如图 4-26 所示。在机体发生炎症时，MCP-1 能够趋化单核细胞向炎症部位聚集，并且能够响应 IL-1 或 TNF-α 等促炎细胞因子的刺激而快速产生。在正常组中，3T3-L1 脂肪细胞中 MCP-1

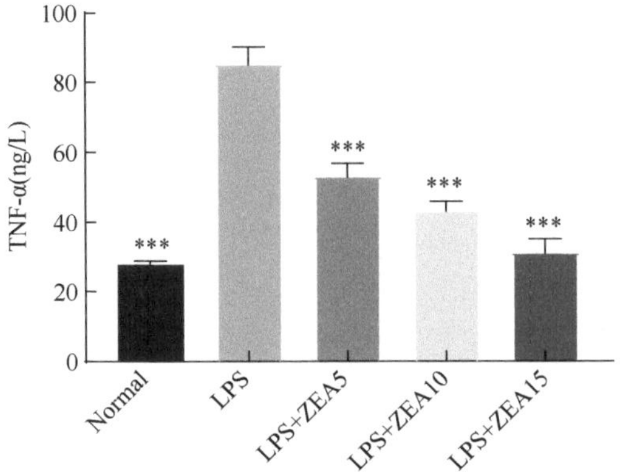

图 4-25　上清液中 TNF-α 的含量

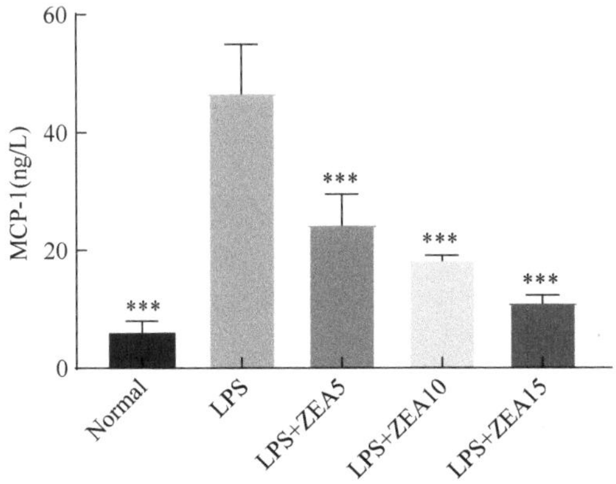

图 4-26　上清液中 MCP-1 的含量

的分泌量相对较低，但当受到 LPS 或其他因素刺激时，其分泌量显著增加（$P<0.001$），玉米黄素的干预有效地抑制了 MCP-1 含量的增加（$P<0.001$），从而降低 MCP-1 对炎性细胞向炎症部位聚集的趋化作用，有效干预炎症的发展过程，并且从图中可以看出，玉米黄素对 MCP-1 的抑制作用随浓度的增加而增强，具有显著的剂量效应关系。

（7）不同浓度玉米黄素对 3T3-L1 脂肪细胞上清液中 ADPN 含量的影响

不同处理组 3T3-L1 脂肪细胞上清液中炎症因子 ADPN 含量的检测结果如图 4-27 所示。ADPN 与 IL-10 一样都具有抗炎作用，是一种仅由脂肪细胞分泌的细胞因子，其含量与炎症标志物呈负相关。在正常组中，3T3-L1 脂肪细胞分泌 ADPN 的量维持在相对较高的水平，当 LPS 刺激后，各促炎细胞因子如 IL-1β、IL-6、TNF-α 的含量显著增加，抑制了 ADPN 的分泌，ADPN 的含量显著降低（$P<0.001$），而玉米黄素的干预可以有效地逆转这样的情况。在玉米黄素干预后，因 LPS 刺激而下降的 ADPN 出现了显著的回升（$P<0.05$），并且玉米黄素的浓度越大，对 ADPN 分泌的促进效果越明显，具有较强的剂量依赖性，表明玉米黄素能够显著促进 ADPN 的分泌，增强其抗炎作用。

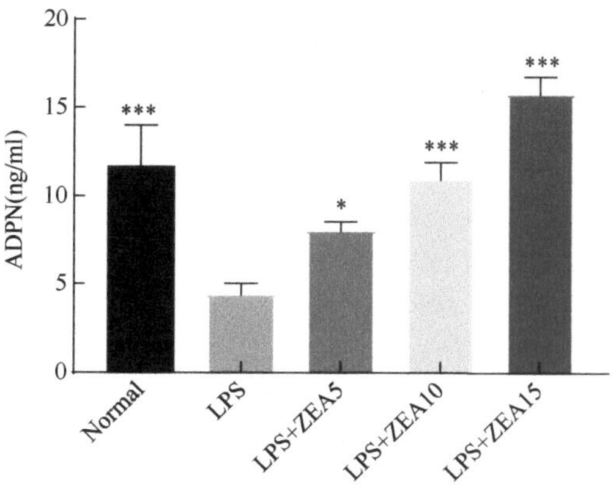

图 4-27 上清液中 ADPN 的含量

2. 玉米黄素对 3T3-L1 脂肪细胞炎症因子 mRNA 表达的影响

（1）不同浓度玉米黄素对 3T3-L1 脂肪细胞 *IL-1β* mRNA 相对表达量的影响

不同处理组 3T3-L1 脂肪细胞 *IL-1β* 的 mRNA 相对表达量的检测结果如图 4-28 所示。从图中可以看出，正常组 *IL-1β* mRNA 相对表达量较低，而 LPS 刺激能够显著上调 *IL-1β* mRNA 的表达（$P<0.001$），从而增加 IL-1β 的分泌量，促进细胞的炎症状态；玉米黄素干预后可以有效地抑制 *IL-1β* mRNA 的表达，玉米黄素对 *IL-1β* mRNA 表达的抑制效果在 5μmol/L 表现出了显著性差异（$P<0.01$），并且随着玉米黄素浓度增加，玉米黄素对 LPS 刺激后 *IL-1β* mRNA 上调表达的抑制效果更加显著，表明玉米黄素能够抑制炎症基因 *IL-1β* 的 mRNA 表达，有效地干预炎症。

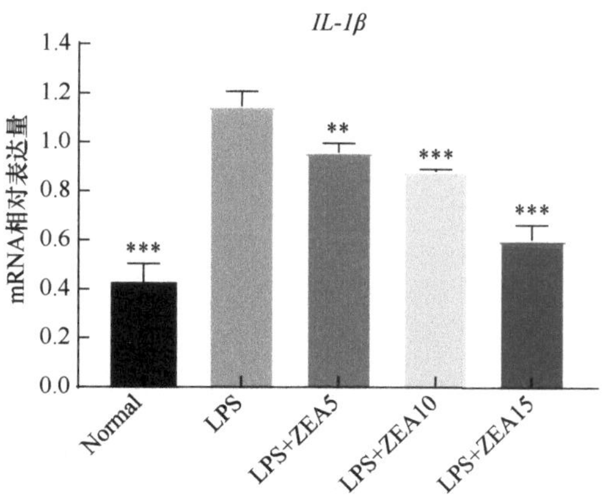

图 4-28 炎症基因 *IL-1β* 的 mRNA 相对表达量

（2）不同浓度玉米黄素对 3T3-L1 脂肪细胞 *IL-6* 的 mRNA 相对表达量的影响

不同处理组 3T3-L1 脂肪细胞 *IL-6* 的 mRNA 相对表达量的检测结果如图 4-29 所示。*IL-6* mRNA 在正常 3T3-L1 脂肪细胞中的表达量相对较低，在 LPS 刺激后 *IL-6* mRNA 大量表达，向脂肪细胞外分泌 IL-6 的量显著增加，从而促进炎症的发生。如图所示，*IL-6* mRNA 在 LPS 刺激后表达量显著上升（$P<0.001$），而玉米黄素干预同样对促炎细胞因

子 *IL-6* mRNA 的表达具有显著的抑制效果。与 LPS 组相比，5μmol/L 浓度的玉米黄素干预表现出了显著性差异（$P<0.05$），并且玉米黄素浓度越大，抑制效果越显著。玉米黄素对 *IL-6* mRNA 表达的抑制效果显示出了较强的剂量依赖性。

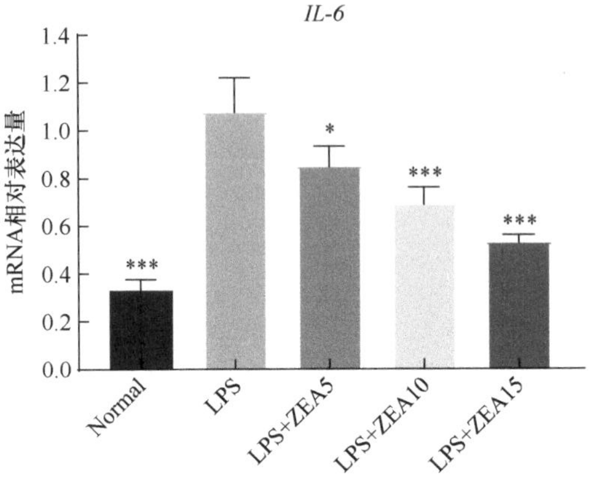

图 4-29　炎症基因 *IL-6* mRNA 相对表达量

（3）不同浓度玉米黄素对 3T3-L1 脂肪细胞 *IL-10* mRNA 相对表达量的影响

不同处理组 3T3-L1 脂肪细胞 *IL-10* mRNA 相对表达量的检测结果如图 4-30 所示。从图中可以看出，抗炎细胞因子 *IL-10* mRNA 在正常 3T3-L1 脂肪细胞中是低表达的，而在 LPS 刺激后，其表达量有显著的升高（$P<0.05$），表明抗炎细胞因子 IL-10 能够在炎症发生时增加其 mRNA 表达量而发挥抗炎作用；玉米黄素干预则可以进一步促进 *IL-10* mRNA 的表达，增强其抗炎作用。与 LPS 组相比，5μmol/L 浓度的玉米黄素干预未显示出显著性差异，而 10μmol/L 浓度的玉米黄素干预则表现出显著性差异（$P<0.05$），并且玉米黄素浓度越大，其效果越显著。这说明玉米黄素促进 *IL-10* mRNA 表达的效果与浓度相关，具有一定的剂量效应关系。

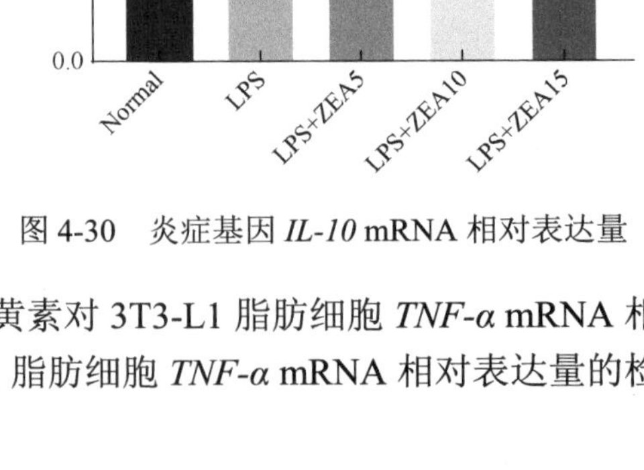

图 4-30　炎症基因 *IL-10* mRNA 相对表达量

（4）不同浓度玉米黄素对 3T3-L1 脂肪细胞 *TNF-α* mRNA 相对表达量的影响

不同处理组 3T3-L1 脂肪细胞 *TNF-α* mRNA 相对表达量的检测结果如图 4-31 所示。

从图中可以看出，*TNF-α* mRNA 在正常组 3T3-L1 脂肪细胞中表达量较低，LPS 刺激后 *TNF-α* mRNA 表达量显著增加（$P<0.001$），*TNF-α* mRNA 表达量的增加会进一步促进并加重炎症的发展；而玉米黄素对因 LPS 刺激表达量显著增加的 *TNF-α* mRNA 具有显著的抑制效果。5μmol/L 浓度的玉米黄素干预对 *TNF-α* mRNA 表达的抑制效果表现出了显著性差异（$P<0.01$），随玉米黄素浓度的增加，*TNF-α* mRNA 的表达量显著降低，表现出了一定的剂量依赖性。

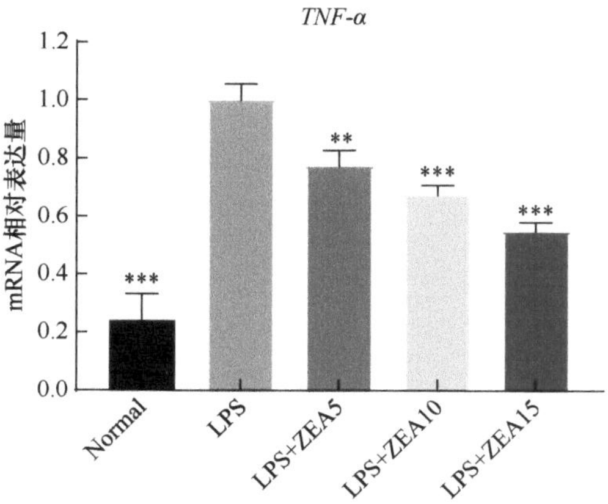

图 4-31 炎症基因 *TNF-α* mRNA 相对表达量

（5）不同浓度玉米黄素对 3T3-L1 脂肪细胞 *Leptin* mRNA 相对表达量的影响

不同处理组 3T3-L1 脂肪细胞 *Leptin* mRNA 相对表达量的检测结果如图 4-32 所示，瘦素（leptin）在机体中能够调节各细胞因子的分泌，与炎症反应密切相关，在正常情况下维持在较低的生理水平。如图 4-32 所示，在正常 3T3-L1 脂肪细胞中，*Leptin* mRNA 的表达量相对较低，但在 LPS 刺激后，其表达量显著增加（$P<0.001$）。*Leptin* mRNA 的表达增加与 *IL-1β*、*IL-6*、*TNF-α* 等促炎因子 mRNA 的表达增加有关。玉米黄素干预后，*Leptin* mRNA 的表达显著下降（$P<0.001$），这与 *IL-1β*、*IL-6* 和 *TNF-α* 等促炎因子

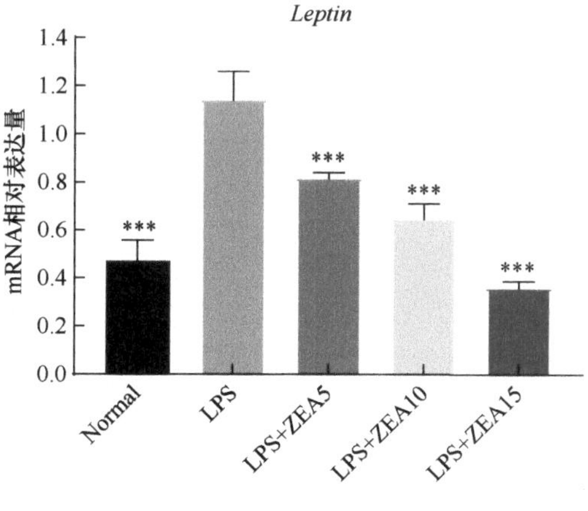

图 4-32 炎症基因 *Leptin* mRNA 相对表达量

mRNA 表达的趋势一致，表明玉米黄素也能够有效抑制 *Leptin* mRNA 表达的增加，从而对炎症的发生起到抑制作用，并且从图中还可以看出玉米黄素对 *Leptin* mRNA 的抑制效果也具有剂量依赖性。

（6）不同浓度玉米黄素对 3T3-L1 脂肪细胞 *Resistin* mRNA 相对表达量的影响

不同处理组 3T3-L1 脂肪细胞抵抗素（*Resistin*）mRNA 相对表达量的检测结果如图 4-33 所示。在炎症的发展过程中，*Resistin* 也起到了至关重要的作用，*Resistin* 在炎症发生时能够介导 *IL-6*、*TNF-α* 和 *MCP-1* 等基因的表达。从图中可以看出，*Resistin* 在正常情况下表达量较低，LPS 刺激后其表达量显著升高（$P<0.001$），玉米黄素对 *Resistin* mRNA 的抑制作用也在 5μmol/L 浓度时表现出了显著性差异（$P<0.05$），并且随玉米黄素浓度的增加，其抑制效果更加显著，显示出了一定的剂量效应关系。

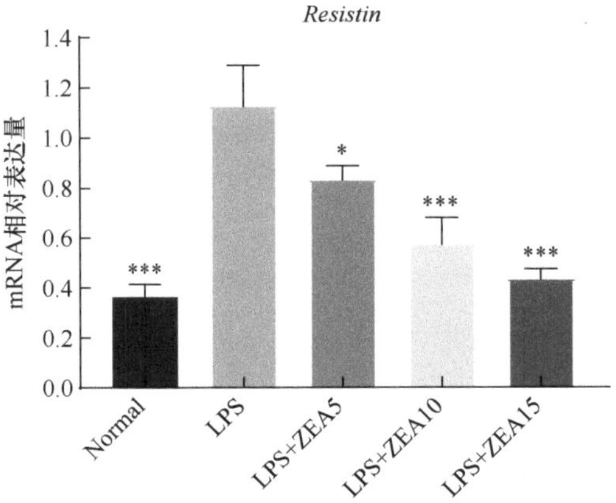

图 4-33　炎症基因 *Resistin* mRNA 相对表达量

（7）不同浓度玉米黄素对 3T3-L1 脂肪细胞 *MCP-1* mRNA 相对表达量的影响

不同处理组 3T3-L1 脂肪细胞 *MCP-1* mRNA 相对表达量的检测结果如图 4-34 所示。*MCP-1* mRNA 在正常组 3T3-L1 脂肪细胞较低表达，LPS 刺激后其表达量显著上升（$P<0.001$），其表达量增加会与其他促炎因子相互作用进一步促进炎症发生，而玉米黄素干预可以显著下调 *MCP-1* mRNA 基因表达（$P<0.001$），有效干预炎症的发展。各剂量组玉米黄素对 *MCP-1* mRNA 基因表达均具有非常显著的抑制效果，且呈现出剂量依赖性。

（8）不同浓度玉米黄素对 3T3-L1 脂肪细胞 *ADPN* mRNA 相对表达量的影响

不同处理组 3T3-L1 脂肪细胞 *ADPN* mRNA 相对表达量的检测结果如图 4-35 所示。正常组 3T3-L1 脂肪细胞 *ADPN* mRNA 相对表达量较高，当 LPS 刺激后，各促炎细胞因子 mRNA 表达量显著增加，分泌的促炎细胞因子含量增多，在各促炎细胞因子的调节下，*ADPN* mRNA 的表达显著降低（$P<0.001$）。在玉米黄素干预后，*ADPN* mRNA 的表达量有所回升，但 5μmol/L 玉米黄素上调 *ADPN* mRNA 表达的效果与 LPS 组相比不显著，10μmol/L 浓度时表现出了显著性差异（$P<0.01$）；玉米黄素浓度越大，上调 *ADPN* mRNA 表达的效果越显著。

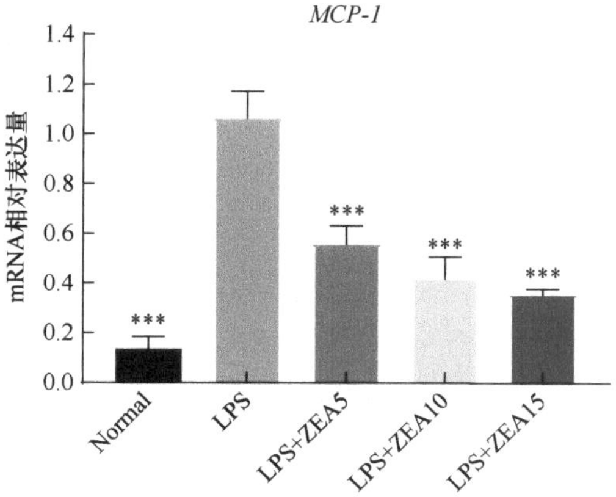

图 4-34　炎症基因 *MCP-1* mRNA 相对表达量

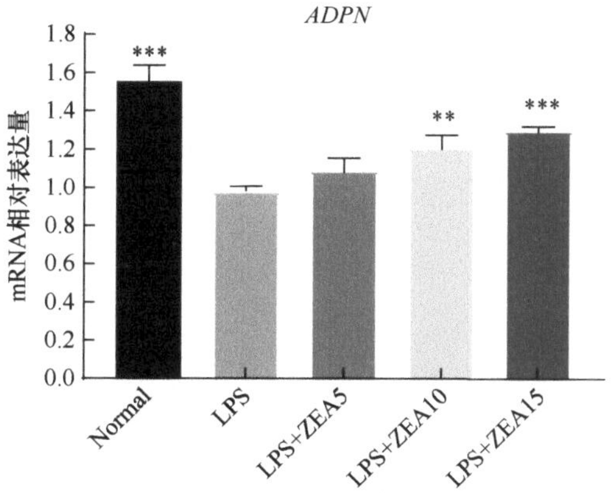

图 4-35　炎症基因 *ADPN* mRNA 相对表达量

（三）小结

1）LPS 能够作用于 3T3-L1 脂肪细胞上的 Toll 样受体 4（Toll-like receptor 4，TLR4），激活 NF-κB 信号通路上的 κB 抑制因子激酶 α（inhibitor of kappa B kinase α，IKKα）和 κB 抑制因子激酶 β（inhibitor of kappa B kinase β，IKKβ），使其磷酸化表达增加，进而激活 IκBα 导致其磷酸化表达发生降解，降低 IκBα 对 NF-κB p65 的抑制活性，NF-κB p65 被释放并易位至细胞核内，调控下游各炎症基因的转录，增加促炎细胞因子 IL-1β、IL-6、TNF-α、MCP-1 的分泌和 mRNA 的表达，同时会降低抗炎细胞因子 ADPN 的分泌和 mRNA 的表达，促进炎症的发生。

2）玉米黄素干预可以显著地抑制 LPS 刺激引起的各促炎细胞因子 IL-1β、IL-6、TNF-α、MCP-1 的分泌和 mRNA 表达，对瘦素和胰岛素蛋白 mRNA 表达增加也具有显著的抑制效果，并且能够提高抗炎细胞因子 IL-10 的分泌和 mRNA 表达，恢复并促进 ADPN 的分泌和 mRNA 表达，能够有效地在基因水平干预炎症的发展，并且对各炎症因子的影响表现出了一定的剂量效应关系。

二、玉米黄素基于 NF-κB 通路改善脂肪细胞慢性炎症的机制

（一）材料与方法

1. 材料与试剂

实验材料与试剂主要包括反转录试剂盒、qPCR 荧光染料、RIPA 裂解液、蛋白酶抑制剂 PMSF、磷酸酶抑制剂、细胞核蛋白与细胞质蛋白抽提试剂盒、BCA 蛋白浓度测定试剂盒、SDS-PAGE 试剂盒、5×SDS 蛋白电泳上样缓冲液、三色预染蛋白 marker、Tris、甘氨酸（glycine）、即溶型 TBS、吐温-20、牛血清白蛋白（BSA），以及 β-actin 抗体、IκBα 抗体、p-IκBα 抗体、IKKα 抗体、IKKβ 抗体、p-IKKα/β 抗体、Lamin B 抗体、NF-κB p65 抗体、HRP 标记羊抗兔二抗 IgG 和 ECL 化学发光显色试剂盒。

2. 仪器与设备

仪器与设备主要包括反转录 PCR 仪（德国 Eppendorf 公司）、荧光定量 PCR 仪（美国 Agilent 公司）、垂直电泳槽（美国 Bio-Rad 公司）、半干转印槽（美国 Bio-Rad 公司）、免疫印迹加速器（德国 Merck Millipore 公司）、化学发光成像系统（美国 GE 公司）、核酸微量定量仪（美国 Wealtec 公司）。

3. 实验方法

（1）RT-qPCR 检测

（A）3T3-L1 脂肪细胞总 RNA 的提取

1）小心吸去细胞培养液，用 4℃预冷的 PBS 洗涤一次。

2）每孔加入 1ml Trizol 试剂，用移液枪反复吹打使细胞裂解，将细胞裂解液转移至 1.5ml 灭酶离心管中。

3）向裂解液中加入 200μl 的氯仿，盖紧离心管盖，剧烈振荡 15s，4℃静置 5min。

4）12 000g、4℃离心 15min。

5）小心吸取 400μl 上层清液至一个新的 1.5ml 灭酶离心管中。

6）向离心管中加入等体积异丙醇，上下颠倒混匀，4℃静置 10min。

7）12 000g、4℃离心 10min。

8）小心弃去上清液，加入 1ml 用 DEPC 水配制的 75%乙醇，充分洗涤管盖和管壁，轻弹管底，使沉淀悬浮起来，静置 5min。

9）12 000g、4℃离心 5min，仔细吸去上清液，使残留乙醇挥发。

10）加入适当的 RNase Free ddH_2O 溶解沉淀；取 4μl RNA 溶液用核酸微量定量仪检测总 RNA 浓度和纯度，以 $OD_{260/280}$ 值判断 RNA 纯度，$OD_{260/280}$ 值在 1.8～2.0 时，视为纯度符合标准。

（B）RNA 的反转录

1）根据表 4-10 配制去除基因组 DNA 反应混合液，配制过程在冰上进行，配制完成后于 42℃金属浴保温 2min。

表 4-10　去除基因组 DNA 反应混合液的配制

试剂	使用量
5×gDNA Eraser Buffer	2.0μl
gDNA Eraser	1.0μl
总 RNA	1.0μg
RNase Free ddH$_2$O	6.0μl
总体积	10.0μl

2）根据表 4-11 配制反转录反应混合液，配制过程在冰上进行，配制完成后按 37℃、15min，85℃、5s，最终温度 4℃的程序进行 RNA 反转录。

表 4-11　反转录反应混合液的配制

试剂	使用量（μl）
1）中去除基因组 DNA 的反应混合液	10.0
PrimeScript RT Enzyme Mix Ⅰ	1.0
RT Primer Mix	1.0
5×PrimeScript Buffer 2（for Real Time）	4.0
RNase Free ddH$_2$O	4.0
总体积	20.0

（C）RT-qPCR

根据表 4-12 配制 RT-qPCR 反应混合液，配制过程在冰上进行；根据表 4-13 的程序进行实时荧光定量 PCR 反应，各基因引物序列如表 4-14 所示。

（D）mRNA 相对表达量的计算

以 LPS 组作为对照组，用 β-actin mRNA 标准化，按 $2^{-\Delta\Delta Ct}$ 方法计算各基因 mRNA 的相对表达量。

（2）Western Blotting 蛋白质检测

（A）3T3-L1 脂肪细胞总蛋白质的提取

1）小心吸去细胞培养液，用 4℃预冷的 PBS 洗涤一次。

2）每孔加 1ml 4℃预冷的 PBS，反复吹打使细胞从壁上脱落，形成细胞悬液，转移至 1.5ml 无菌离心管中。

表 4-12　RT-qPCR 反应混合液的配制

试剂	使用量（μl）
2×TB Green Premix Ex *Taq* Ⅱ（Tli RNaseH Plus）	10.0
上游引物	0.4
下游引物	0.4
50×ROX Reference Dye Ⅱ	0.2
DNA 模板	2.0
RNase Free ddH$_2$O	7.0
总体积	20.0

表 4-13　RT-qPCR 反应程序

阶段	循环数	温度（℃）	时间（s）
预变性	1	95	30
PCR 反应	40	95	10
		60	30
		72	30
熔解曲线	1	95	15
		60	60
		95	15

表 4-14　基因引物序列

基因	引物序列	T_m值（℃）	片段长度（kbp）
IL-1β	F：5′-GTCGCTCAGGGTCACAAGAA-3′	59.97	155
	R：5′-GTGCTGCCTAATGTCCCCTT-3′	60.03	
IL-6	F：5′-TGCTTCCCCATCTCTCATGC-3′	59.82	74
	R：5′-TGTCTGGAAAAAGTGCCGCT-3′	60.47	
IL-10	F：5′-TCCCTTCAAGTCAAGCGTCT-3′	58.95	143
	R：5′-TTGTCCGTCTGCTTTGGGAA-3′	59.82	
TNF-α	F：5′-AACTGTAAGCGGGGCAATCA-3′	59.96	128
	R：5′-TGAGGGTCTGGGCCATAGAA-3′	59.96	
MCP-1	F：5′-TGTGAGTTACATACCCCGGC-3′	59.46	169
	R：5′-GCCTGAACAGCAGCCATAGA-3′	60.11	
Leptin	F：5′-GAAAATGTGCTGGAGACCCCT-3′	60.27	164
	R：5′-CCCATGAGACTCCTACCGTGT-3′	60.96	
Resistin	F：5′-TTTGACACCTCTGACCAGTGC-3′	60.48	70
	R：5′-GGAATGTTTGTATCTAAATGTGGGT-3′	57.60	
Adiponectin	F：5′-GGGCAGAAACGACACAGGTA-3′	59.97	121
	R：5′-GGGCCATGCTCTCAACTCTT-3′	60.03	
IκBα	F：5′-GAGGCCAGCGTCTGACATTA-3′	59.82	188
	R：5′-CAGCCGAATCACCCCAGTAA-3′	59.75	
IKKα	F：5′-ACCATAATGAATTGTGTTGTGTGC-3′	58.77	228
	R：5′-TCAGAACTTGGATTCTGAGACTGT-3′	59.41	
IKKβ	F：5′-AGCTCCTGGTTGTTTGGTTCT-3′	59.78	113
	R：5′-ACCCTGTGCCTACCTCTAGT-3′	59.29	
NF-κB p65	F：5′-GCTTGGCAAGTGGTGTTGAG-3′	59.97	82
	R：5′-ACCCAAACTGCAACCTGGAA-3′	60.03	
TLR4	F：5′-TTCACGGGACGAAAGCATGA-3′	59.97	91
	R：5′-AAGCTGAGTGGCCAGAGTTC-3′	59.96	
β-actin	F：5′-CATCCGTAAAGACCTCTATGCCAAC-3′	62.00	171
	R：5′-ATGGAGCCACCGATCCACA-3′	59.70	

3）12 000*g*、4℃离心 30s，小心弃去上清液收集细胞。

4）向离心管中加入 150μl 含 1mmol/L 蛋白酶抑制剂和 1mmol/L 磷酸酶抑制剂的 RIPA 裂解液，剧烈涡旋 10s，冰上低温振荡 20min。

5）待细胞充分裂解后，12 000*g*、4℃离心 5min，上清液即为细胞总蛋白质溶液，吸取上清液于新的无菌离心管中，部分留用浓度检测，其余加入上样缓冲液，煮沸变性，低温储存备用。

（B）3T3-L1 脂肪细胞细胞质蛋白和细胞核蛋白的提取

使用碧云天细胞核蛋白与细胞质蛋白抽提试剂盒（货号：P0027）提取 3T3-L1 脂肪细胞细胞质蛋白和细胞核蛋白。

1）小心吸去细胞培养液，用 4℃预冷的 PBS 洗涤一次。

2）每孔加 1ml 4℃预冷的 PBS，反复吹打使细胞从壁上脱落，形成细胞悬液，转移至 1.5ml 无菌离心管中。

3）12 000*g*、4℃离心 30s，小心弃去上清液收集细胞。

4）向离心管中加入 200μl 含 1mmol/L 蛋白酶抑制剂和 1mmol/L 磷酸酶抑制剂的细胞质蛋白抽提试剂 A，剧烈涡旋 10s，冰浴 15min。

5）加入 10μl 细胞质蛋白抽提试剂 B，剧烈涡旋 10s，冰浴 1min。

6）12 000*g*、4℃离心 5min，上清液即为细胞质蛋白溶液，吸取上清液于新的无菌离心管中，部分留用浓度检测，其余加入上样缓冲液，煮沸变性，低温储存备用。

7）仔细吸去沉淀残留的上清液，加入 50μl 含 1mmol/L 蛋白酶抑制剂和 1mmol/L 磷酸酶抑制剂的细胞核蛋白抽提试剂，剧烈涡旋 10s，每隔 1～2min 涡旋一次，共 30min。

8）12 000*g*、4℃离心 5min，上清液即为细胞核蛋白溶液，吸取上清液于新的无菌离心管中，部分留用浓度检测，其余加入上样缓冲液，煮沸变性，低温储存备用。

（C）蛋白质浓度的测定

根据碧云天 BCA 蛋白浓度测定试剂盒（货号：P0010）使用说明书测定所提取蛋白质的浓度。

（D）Western Blotting 实验

1）清洗凝胶板并烘干；根据 SDS-PAGE 试剂盒（北京鼎国昌盛生物技术有限责任公司，货号：WB-0201）使用说明书配制浓缩胶和 10%分离胶；将分离胶注入凝胶板，水封，待分离胶凝结后将水倒出并用滤纸吸干，灌入浓缩胶，垂直插入梳子，待浓缩胶凝结后拔出梳子，用蒸馏水将凝胶板冲洗一遍。

2）将凝胶板放入电泳槽中，在凝胶孔道加入样品和预染蛋白 marker，根据蛋白质浓度计算上样体积，并用 1×SDS 蛋白电泳上样缓冲液将各孔道体积补至一致，空白孔道加等体积的 1×SDS 蛋白电泳上样缓冲液；80V 电压跑浓缩胶，待条带进入分离胶后，增大电压至 120V。

3）按照 5.8g Tris、2.9g 甘氨酸、200ml 甲醇、800ml 蒸馏水的体系配制 1L 小分子蛋白质湿转液。

4）电泳完毕后用刮刀切除浓缩胶，将分离胶浸泡于湿转液中；剪取约 7.5cm×8.5cm 的转印滤纸和约 8.5cm×9cm 的 PVDF 膜，将 PVDF 膜在甲醇中活化 15s 后与转印滤纸一同浸泡于湿转液中，并按照转印滤纸、凝胶、PVDF 膜、转印滤纸的顺序叠放，叠放好后反置于半干转印槽中；70mA 电流转膜 70min。

5）按照 12.195g 即溶型 TBS、1ml 吐温-20、1L 蒸馏水的体系配制 TBST 溶液；转膜完成后将 PVDF 膜浸泡于 TBST 溶液中，根据目的蛋白质分子量大小，将 PVDF 膜剪成长条，并在左上角剪出缺口以标记正反面。

6）配制含 3%和 5% BSA 的 TBST 溶液；将 PVDF 膜置于加速器中，用含 5% BSA 的 TBST 溶液封闭 20min，真空抽滤；用含 3% BSA 的 TBST 溶液按 1∶1000 配制一抗溶液，并将一抗溶液加入加速器中，孵育 10min，真空抽滤，用 TBST 溶液清洗 4 次；用含 3% BSA 的 TBST 溶液按 1∶2000 配制二抗溶液，并将二抗溶液加入加速器中，孵育 10min，真空抽滤，用 TBST 溶液清洗 4 次。

7）配制 ECL 化学发光显色试剂，避光保存，将孵育完抗体的 PVDF 膜置于保鲜膜上，在 PVDF 膜表面均匀滴加 ECL 化学发光显色试剂，再用保鲜膜覆盖，避光反应 1min，于化学发光成像系统中曝光成像。

8）用 Image J 软件分析蛋白质条带灰度值。

（二）结果与分析

1. 不同浓度玉米黄素对 3T3-L1 脂肪细胞 *TLR4* mRNA 相对表达量的影响

不同处理组 3T3-L1 脂肪细胞 *TLR4* mRNA 相对表达量的检测结果如图 4-36 所示。*TLR4* 是 LPS 的主要受体之一，是细胞感受 LPS 刺激的起始，在无外界刺激的正常组脂肪细胞中，*TLR4* mRNA 的表达量相对较低，而当 LPS 刺激后，LPS 会与 TLR4 受体结合，继而激活细胞内的各种信号通路，其 mRNA 表达量显著增加（$P<0.001$）；而玉米黄素干预能作用于 *TLR4*，下调其 mRNA 的表达，10μmol/L 浓度的玉米黄素显著抑制了 *TLR4* mRNA 表达（$P<0.001$），并且随玉米黄素浓度的增加，抑制作用增强。这表明玉米黄素能通过干预 *TLR4* mRNA 的表达，起到一定的抗炎效果。

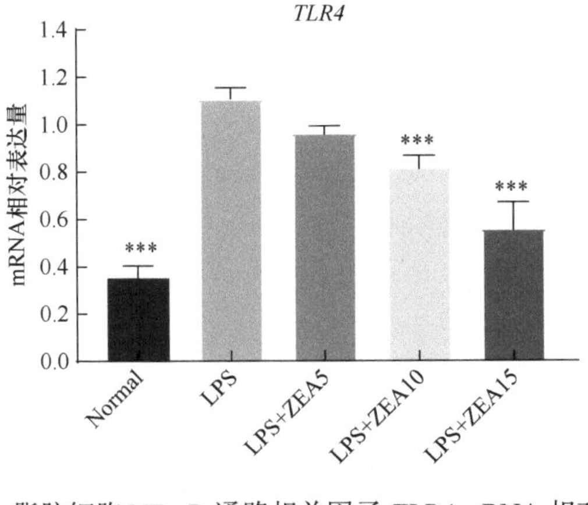

图 4-36　脂肪细胞 NF-κB 通路相关因子 *TLR4* mRNA 相对表达量

2. 不同浓度玉米黄素对 3T3-L1 脂肪细胞 *IKKα* 和 *IKKβ* mRNA 相对表达量的影响

不同处理组 3T3-L1 脂肪细胞 *IKKα* 和 *IKKβ* mRNA 相对表达量的检测结果如图 4-37 所示。IKKα 和 IKKβ 是 IκB 激酶 IKK 的两个亚基，在 NF-κB 信号通路上发挥着至关重要的作用。IKKα 和 IKKβ 能够激活 IκBα，使其降解，进而激活 NF-κB 信号通路。在正常组脂肪细胞中，*IKKα* 和 *IKKβ* mRNA 相对表达量较低，当 LPS 刺激后，*IKKα* 和 *IKKβ* mRNA 的表达量均显著增加（$P<0.001$）。在 IKKα 和 IKKβ 的作用下，NF-κB 信号通路被激活，进而促进炎症的发生，而玉米黄素干预有效抑制了 *IKKα* 和 *IKKβ* mRNA 的表达，虽然 5μmol/L 浓度的玉米黄素对 *IKKα* mRNA 的抑制效果与 LPS 组相比未见显著性差异，但能显著抑制 *IKKβ* mRNA 表达（$P<0.01$），并且随玉米黄素浓度增加，*IKKα* 和 *IKKβ* mRNA 的表达均有更加显著的降低。这表明玉米黄素能够通过抑制 NF-κB 信号通路上 *IKKα* 和 *IKKβ* mRNA 的表达起到抗炎作用，且其对 *IKKα* 和 *IKKβ* mRNA 的抑制效果呈剂量依赖性。

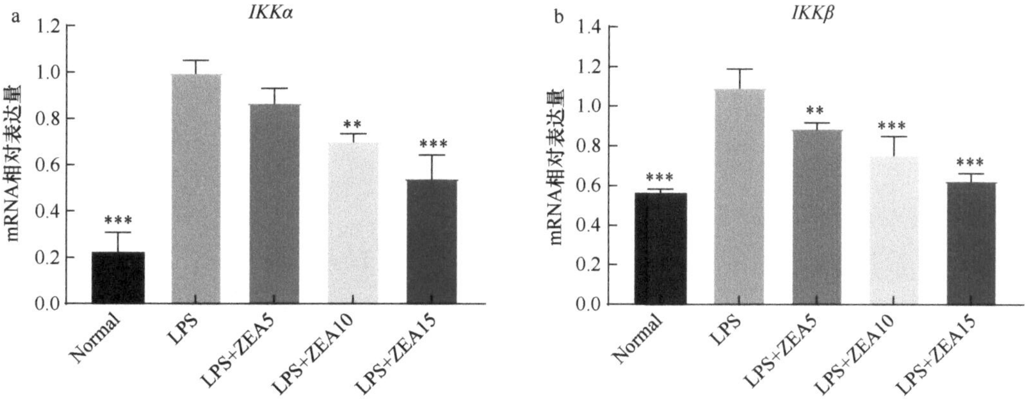

图 4-37　脂肪细胞 NF-κB 通路相关因子 *IKKα* 和 *IKKβ* mRNA 相对表达量

a. *IKKα* mRNA 相对表达量检测结果；b. *IKKβ* mRNA 相对表达量检测结果

3. 不同浓度玉米黄素对 3T3-L1 脂肪细胞 *IκBα* mRNA 相对表达量的影响

不同处理组 3T3-L1 脂肪细胞 *IκBα* mRNA 相对表达量的检测结果如图 4-38 所示。IκBα 是 NF-κB 信号通路上的关键因子之一，能够与 NF-κB p65 结合而抑制其活性，从而使细胞维持正常的生理状态。在正常组 3T3-L1 脂肪细胞中 *IκBα* mRNA 具有相对较高的表达量，当脂肪细胞受到 LPS 刺激后，*IκBα* mRNA 的表达发生显著下调（$P<0.01$）。细胞中 *IκBα* 的表达量降低，会使其对 NF-κB p65 的抑制活性减弱，进而促进炎症的发生，而玉米黄素干预能够显著恢复 *IκBα* mRNA 的表达（$P<0.001$），恢复其对 NF-κB p65 的抑制活性，阻止炎症继续发展。结果表明，与 LPS 组相比，玉米黄素在 5μmol/L 浓度时 *IκBα* mRNA 表达量具有显著性差异，并随浓度的增加，呈现出一定的剂量依赖性。

4. 不同浓度玉米黄素对 3T3-L1 脂肪细胞 *NF-κB p65* mRNA 相对表达量的影响

不同处理组 3T3-L1 脂肪细胞 *NF-κB p65* mRNA 相对表达量的检测结果如图 4-39 所示。NF-κB p65 是 NF-κB 信号通路上主要的转录因子，是 NF-κB 信号通路的关键成分，

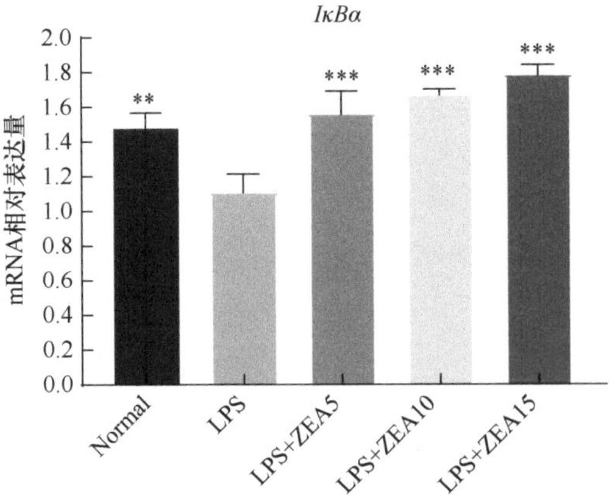

图 4-38　脂肪细胞 NF-κB 通路相关因子 *IκBα* mRNA 相对表达量

正常状态会与 IκBα 结合，受到 IκBα 的抑制而处于非活化状态。正常组中 *NF-κB p65* mRNA 维持在低表达的状态，但当脂肪细胞受到 LPS 的刺激后，*IKKα* 和 *IKKβ* mRNA 的表达量显著增加，*IκBα* mRNA 的表达被下调，使 IκBα 对 NF-κB p65 的抑制活性减弱，NF-κB p65 被活化，其 mRNA 表达量显著增加（$P<0.001$），导致其控制合成的 NF-κB p65 相应增加并向细胞核内易位，控制下游炎症基因的转录，因此各促炎细胞因子的 mRNA 表达也会显著增加。而玉米黄素干预后，*NF-κB p65* mRNA 的表达发生显著降低（$P<0.05$），并且随玉米黄素浓度的增加，*NF-κB p65* mRNA 表达量降低得更加显著（$P<0.001$）。这表明玉米黄素能够通过抑制 NF-κB 信号通路发挥抗炎作用，并且抗炎效果呈剂量依赖性。

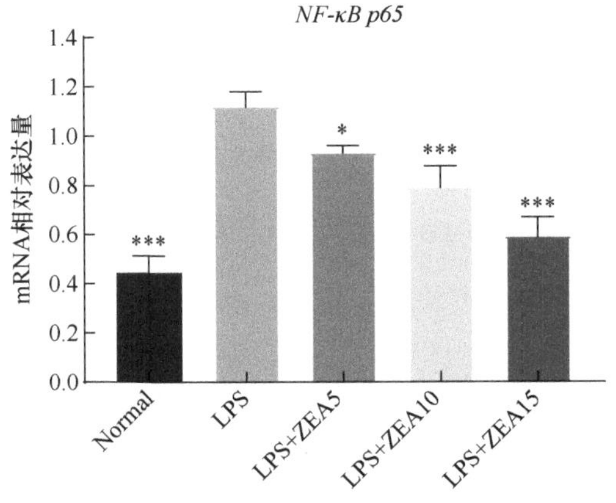

图 4-39　脂肪细胞 **NF-κB** 通路相关因子 ***NF-κB p65*** **mRNA** 相对表达量

5. 不同浓度玉米黄素对 3T3-L1 脂肪细胞 IKKα、IKKβ 蛋白及其磷酸化表达的影响

不同处理组 3T3-L1 脂肪细胞 IKKα、IKKβ 蛋白及其磷酸化表达的检测结果如图 4-40 所示。正常组脂肪细胞中，IKKα、IKKβ 及其磷酸化的表达量均相对较低，在 LPS 刺激后，IKKα、IKKβ 被激活，其表达量显著增加（$P<0.001$），同时其磷酸化表达量也显著增加（$P<0.05$）。玉米黄素干预后，IKKα、IKKβ 蛋白及其磷酸化表达均显著降低，5μmol/L

浓度的玉米黄素对 IKKα 和 IKKβ 蛋白表达的抑制效果与 LPS 组相比表现出了显著性差异（$P<0.001$），对 p-IKKα/β 蛋白表达的抑制效果未见显著性差异，但随着浓度的增加，玉米黄素对 p-IKKα/β 蛋白表达的抑制效果也表现出了显著性差异（$P<0.001$）。玉米黄素对 IKKα 和 IKKβ 蛋白表达的抑制作用与对 *IKKα* 和 *IKKβ* mRNA 表达的抑制效果基本一致，表明玉米黄素能够作用于 NF-κB 上的 IKKα 和 IKKβ，降低 IKKα、IKKβ 及其磷酸化表达，从而对炎症起到抑制作用。

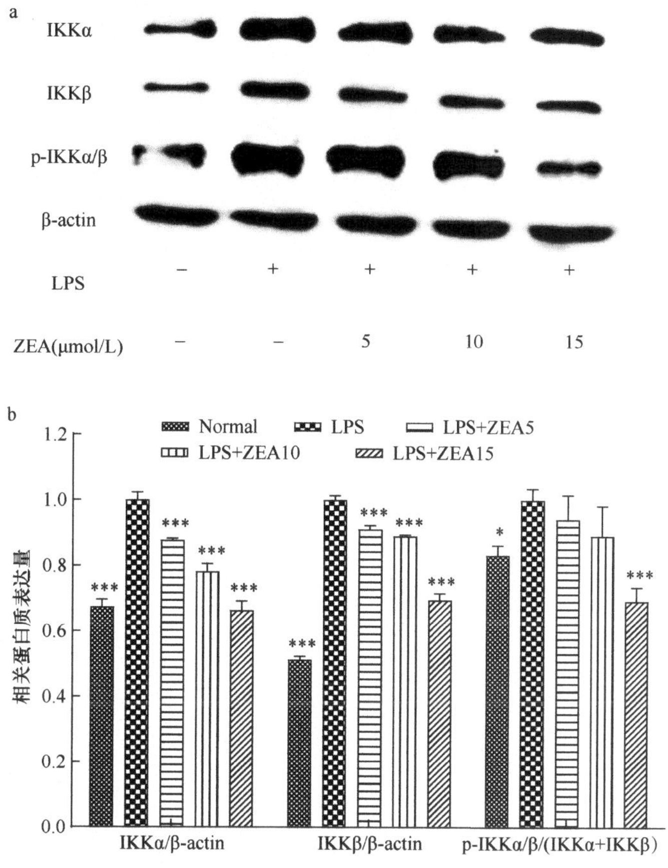

图 4-40　脂肪细胞 NF-κB 通路相关蛋白质 IKKα、IKKβ 及其磷酸化表达

a. IKKα、IKKβ 和 p-IKKα/β 蛋白质表达检测结果；b. IKKα、IKKβ 和 p-IKKα/β 蛋白质相对表达量

6. 不同浓度玉米黄素对 3T3-L1 脂肪细胞 IκBα 蛋白及其磷酸化表达的影响

不同处理组 3T3-L1 脂肪细胞 IκBα 蛋白及其磷酸化表达的检测结果如图 4-41 所示。从图中可以看出，IκBα 蛋白在正常组脂肪细胞中表达量相对较高，在 LPS 刺激后其表达量显著降低（$P<0.001$），并且其磷酸化表达量显著增加（$P<0.001$）。LPS 可以作用于 3T3-L1 脂肪细胞上的 TLR4 受体，继而激活细胞内的 IKKα 和 IKKβ，增加 IKKα 和 IKKβ 及 p-IKKα/β 表达，促使 IκBα 磷酸化表达而发生降解；IκBα 降解后，与其结合的 NF-κB p65 被释放，并转移到核内调控下游各炎症因子，从而引起各促炎细胞因子 mRNA 的表达及分泌量的增加，引发脂肪细胞炎症状态。玉米黄素在 5μmol/L 浓度时对 IκBα

蛋白质表达有显著促进作用（$P<0.01$），并且对 p-IκBα 的表达有显著的抑制效果（$P<0.001$）；随着玉米黄素浓度的增加，玉米黄素促进 IκBα 蛋白质表达和抑制 p-IκBα 表达的作用都更加显著。玉米黄素对 IκBα 蛋白质表达的促进作用与对其 mRNA 表达的促进效果一致，表明玉米黄素可以作用于 NF-κB 信号通路上的 IκBα，提升其 mRNA 和蛋白质的表达，并抑制蛋白质磷酸化，恢复 IκBα 对 NF-κB p65 的抑制活性，从而阻止炎症的发展。

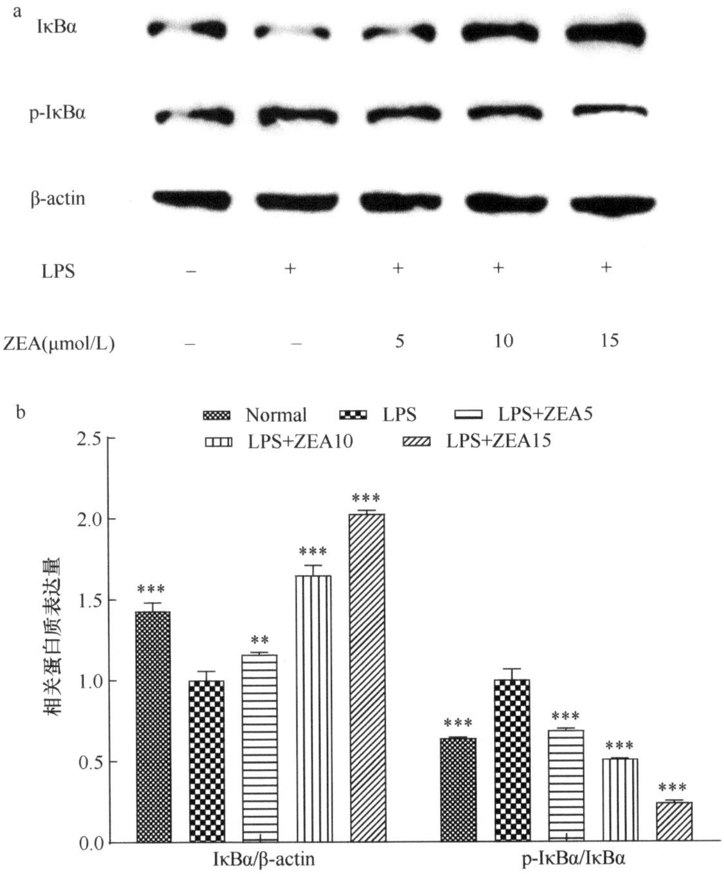

图 4-41　脂肪细胞 NF-κB 通路相关蛋白 IκBα 及其磷酸化表达

a. IκBα 和 p-IκBα 蛋白质表达检测结果；b. IκBα 和 p-IκBα 蛋白质相对表达量

7. 玉米黄素对 3T3-L1 脂肪细胞 NF-κB p65 向核内易位的影响

不同处理组 3T3-L1 脂肪细胞细胞质和细胞核内 NF-κB p65 表达的检测结果如图 4-42 所示。正常组中，细胞核内 NF-κB p65 的表达量较低，LPS 刺激能够激活 IKKα 和 IKKβ 的表达，IKKα 和 IKKβ 表达量的增加促使 IκBα 蛋白质发生磷酸化表达而降解，IκBα 降解后与其结合的 NF-κB p65 被释放并恢复活性，进而易位至核内，细胞核内 NF-κB p65 的表达量显著增加（$P<0.001$），细胞质中的 NF-κB p65 相对减少。玉米黄素干预后，提高了 IκBα 的表达，同时恢复 IκBα 对 NF-κB p65 的抑制活性，减少 NF-κB p65 向核内的易位，细胞质内 NF-κB p65 蛋白质表达会相应增加。从图中可以看出，玉米黄素对

NF-κB p65 向核内的易位具有显著的抑制效果（$P<0.001$），能阻断其易位至核内调控下游炎症因子，进而有效干预炎症的发展。

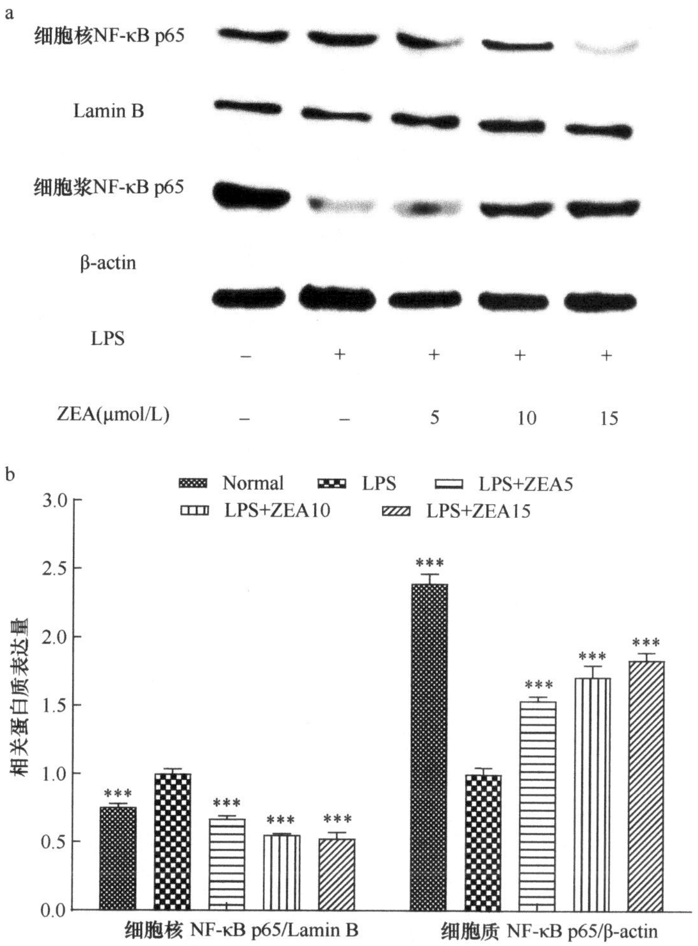

图 4-42　脂肪细胞细胞核和细胞质中 NF-κB p65 的表达

a. 细胞核和细胞质中 NF-κB p65 蛋白质表达检测结果；b. 细胞核和细胞质中 NF-κB p65 蛋白质相对表达量

（三）小结

玉米黄素可以作用于 NF-κB 信号通路上的 IKKα、IKKβ 和 IκBα，降低因 LPS 刺激而引起的 *IKKα*、*IKKβ* mRNA 及 IKKα、IKKβ、p-IκBα、p-IKKα/β 蛋白质表达的增加，并抑制 IκBα 蛋白质表达的降低，同时恢复 IκBα 对 NF-κB 的抑制活性，阻止 NF-κB p65 易位至核内调控下游炎症基因的转录，对 LPS 刺激引起的炎症反应具有较强的抑制效果。这些都证明了玉米黄素能够通过抑制 NF-κB 信号通路的激活发挥抗炎作用，玉米黄素的作用机制如图 4-43 所示。

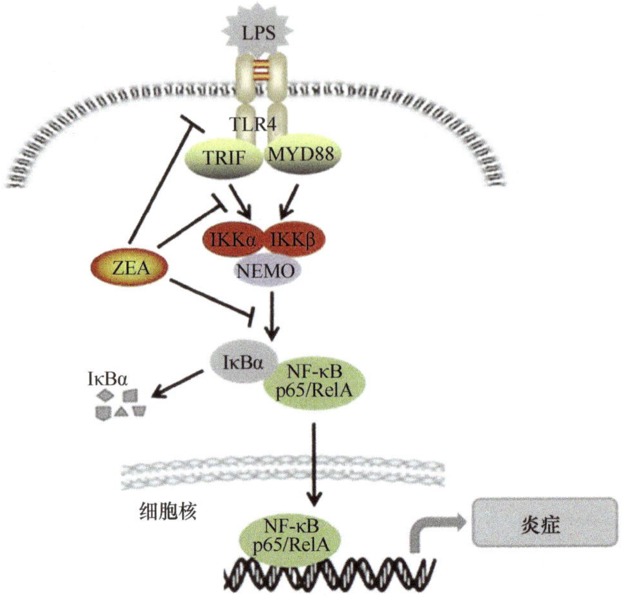

图 4-43　玉米黄素基于 NF-κB 信号通路发挥抗炎作用的机制图

TRIF. 含有 TIR 结构域的衔接子诱导干扰素-β；MYD88. 髓样分化因子 88；NF-κB p65 也被称为 RelA

参考文献

陈健, 孙爱东, 高雪娟, 等. 2011. 响应面分析法优化超声波提取槟榔原花青素工艺. 食品科学, 32(4): 82-86.

侯学敏, 李林霞, 张直峰, 等. 2013. 响应曲面法优化薄荷叶总黄酮提取工艺及抗氧化活性. 食品科学, 34(6): 124-128.

裴斐, 陶虹伶, 蔡丽娟, 等. 2016. 响应面试验优化辣木叶多酚超声辅助提取工艺及其抗氧化活性. 食品科学, 37(20): 24-30.

王娟, 张伟, 申晓锋, 等. 2016. 菠萝皮中多酚的制备及其清除自由基研究. 食品工业, 37(4): 79-84.

Liu M H, Liu H M, Xie J H, et al. 2017. Anti-obesity effects of zeaxanthin on 3T3-L1 preadipocyte and high fat induced obese mice. Food & Function, 8(9): 3327-3338.

Xing H Y, Cai Y Q, Wang X F, et al. 2015. The cytoprotective effect of hyperoside against oxidative stress is mediated by the Nrf2-ARE signaling pathway through GSK-3β inactivation. PLoS One, 10(12): e0145183.

第五章　玉米和杂粮功能因子稳态化保持与靶向递送

第一节　概　　述

以谷类为主是我国居民平衡膳食模式的重要特征，玉米和杂粮除了富含蛋白质、淀粉、维生素等营养素，还富含膳食纤维、多酚、类胡萝卜素等多种功能因子，是健康食品的优质原料。但这些功能因子多存在溶解性不好、稳定性差和生物利用率低等缺点，所以本章对玉米和杂粮功能因子的稳态化保持、可控释放和靶向递送开展研究，以提升谷物健康食品中功能因子的生物利用率。

一、加工方式对玉米黄素含量、结构及活性的影响

（一）加工方式对玉米黄素含量的影响

黄玉米种子中含有丰富的玉米黄素。玉米黄素是由胡萝卜素发生氧化或酶促反应含有氧后形成的物质。玉米黄素对人体有多方面的益处，且无法由人体自身合成，因此在食品、功能药物及工业应用等领域引起了广泛关注。自然界中的玉米黄素以全反式结构存在，其化学结构不稳定，在日常处理方式下，无论热（热干燥）还是非热（如高压、脉冲电场、超声波干燥）加工都可能影响食品中类胡萝卜素含量。国内外研究人员发现含有玉米黄素的食物在不同的热加工处理方式或在不同储藏条件下，如温度、光照等，均会发生不同程度的玉米黄素异构化或者降解。

热处理可有效促进植物组织基质软化，促进类胡萝卜素-蛋白质复合物的变性，促进类胡萝卜素从食物基质中释放，增加植物活性物质溶出并提高其提取量。玉米黄素（类胡萝卜素）是非极性化合物。在不同热处理方式下，食物的植物组织会发生基质软化；这有利于非极性化合物的萃取，且由于类胡萝卜素是非极性化合物，会被保留在基质内，不易被浸出和降解。植物组织基质软化效应同时浸出极性化合物，从而提高非极性化合物含量。但是长时间热处理会使玉米黄素含量下降，因为玉米黄素对温度比较敏感，长时间热处理使其发生降解和异构化。

（二）加工方式对玉米黄素生物活性的影响

不同热处理方式对食物中玉米黄素含量及结构产生影响，进而对其生物活性造成一定影响。Giuseppina 等（2017）观察到微波有利于提高玉米黄素抗氧化活性，这可能是由于微波处理对样品能量沉积机制的特异性；微波处理时热量吸收取决于目标分子的极性。极性分子，如酸、酯、醇、胺和羰基化合物（以及明显的水）可迅速吸收微波能量，而非极性分子，如碳氢化合物则通过微波吸收少量的能量。与其他烹饪过程相比，微波

处理样品中产生的热量由于极性分子的振动而减少了非极性化合物能量吸收，而其他烹饪过程是热传导。

（三）加工方式对玉米黄素生物利用率的影响

生物利用率是指营养素在体内被吸收和利用的程度。烹饪对植物化学物质的含量和生物利用率有显著影响。例如，烹饪（加热）可降解食物中大部分营养素，但 Colle 等（2013）研究发现，有些营养物质（如番茄红素）在烹饪（热处理）后生物利用率更高。Ryan 等（2008）研究发现家庭日常蒸、煮、烤和微波加热 4 种不同加工方式均有效提高了食物基质中β-胡萝卜素的释放率和释放到消化液中的β-胡萝卜素的胶束化率。Khandelwal 等（2010）报道，烹饪有助于减少豆类和谷类中存在的可能干扰某些矿物质吸收的多酚、鞣酸、草酸盐和肌醇六磷酸盐化合物等。鉴于类胡萝卜素生物利用率低，提高类胡萝卜素在食品加工或食品基质中的生物利用率是目前需要解决的主要问题。

二、功能因子稳态化保持技术研究

现阶段，多种生物递送体系已被用于包封功能性物质，但大部分难以响应环境改变达到靶点递送或在肠道内缓慢释放与控制释放的目的。

微凝胶作为生物聚合物类胶体递送体系，可以很好地根据环境改变实现溶胀与逆溶胀，从而达到对被包封物质的环境响应性释放。微凝胶是一种大分子聚合物胶体递送体系，颗粒内部所组成的聚合物链具有较好的亲水性，这使得微凝胶具有较高吸水力（Rocíoestévez et al.，2016；杨文平，2007）。微凝胶在温度、pH 和离子强度等外界刺激下会表现出可逆的溶胀特性。与此同时，它还具有多孔性、可形变性和良好的生物相容性，可实现自身体积收缩或膨胀，对功能因子的包封与递送具有重要的意义（Pingili et al.，2019）。

淀粉基微凝胶是现阶段运用较广的凝胶递送体系，羧甲基淀粉比原淀粉具有更好的溶解性和黏弹性，更适合用于生物活性物质的保护与靶向递送。但是单一淀粉微凝胶可能存在机械强度较低、不耐受环境改变的缺陷。而玉米醇溶蛋白结构独特，天然具有的两亲性，与其他谷物蛋白或植物蛋白相比，更易包封疏水性生物活性因子，对功能因子的封装效率大幅提高。

三、功能因子靶向递送技术研究

食品中的生物活性物质因其环境敏感性和低生物利用率，影响了其更好地发挥健康功效。因此，开发适合的递送体系对生物活性物质进行保护，提高其生物利用率具有十分重要的意义。

玉米醇溶蛋白是玉米中的主要储藏蛋白，是玉米深加工过程中的主要副产物。玉米醇溶蛋白除了具有价格低廉、易提取、低致敏性和较好的生物相容性等优势，还具有自组装特性，以及独特的溶解性，可用于构建稳定的生物递送体系。Pickering 乳液是利用固体颗粒作为稳定剂稳定形成的乳液状物质，可作为脂溶性生物活性物质的有效载体，提升脂溶性生物活性物质的稳定性和生物可及性。

（一）Pickering 乳液在生物递送体系中的应用

Pickering 乳液目前已被应用于包封生物活性物质的研究中，能够有效防止生物活性物质降解，提高其生物可及性，以及生物利用率，达到缓释效果。

常见的生物活性物质，如黄酮类、维生素类等，对人体十分有益，具有抗氧化活性、抗炎、抗肿瘤、抗菌等能力，可被广泛应用于功能性食品和饮料的研发。但是一些生物活性物质水溶性差，在外界环境条件下容易发生降解，生物活性下降。Ji 等（2022）利用豌豆分离蛋白和壳聚糖制备的纳米颗粒稳定形成 Pickering 乳液，并进行二十碳五烯酸（eicosapentaenoic acid，EPA）的递送。结果表明，Pickering 乳液可以在胃中对 EPA 进行保护，使 EPA 在肠道中被吸收，提升 EPA 的生物利用率。Sharkawy 等（2021）以壳聚糖/胶原蛋白肽纳米颗粒稳定的 Pickering 乳液作为载体，局部递送大麻二酚；该 Pickering 乳液能够克服角质层屏障，提升大麻二酚的皮肤渗透率。近年来，研究者对 Pickering 乳液的设计也逐渐趋向于 pH、离子强度、温度、光等响应性乳液，并可以对生物活性物质在不同环境条件下进一步控制释放。

（二）玉米醇溶蛋白基 Pickering 乳液的研究进展

目前，以玉米醇溶蛋白（zein）作为原料制备 Pickering 乳液的研究已经形成体系，玉米醇溶蛋白基 Pickering 乳液能够有效提升姜黄素、虾青素、维生素 D_3 等生物活性物质的稳定性和生物可及性（Ge et al.，2022；Shah et al.，2021；Meng et al.，2020）。由于玉米醇溶蛋白的强疏水性，单独玉米醇溶蛋白颗粒形成的 Pickering 乳液可能并不是十分稳定，在环境改变时（pH、离子强度、蛋白质浓度等变化）会产生液滴相互聚集的现象。这种高度疏水的蛋白质可以通过与更多的亲水性分子，如蛋白质、多糖、多酚等物质进行结合生成复合颗粒来稳定 Pickering 乳液，从而提升乳液的稳定性。

多酚类物质的引入不仅可以修饰玉米醇溶蛋白的表面润湿性，还能引入较强的抗氧化活性。玉米醇溶蛋白/单宁酸复合纳米颗粒现已成功制备，表面电荷呈现高电位，展示出良好的水分散性和稳定 Pickering 乳液的能力（Zou et al.，2015）。利用玉米醇溶蛋白和没食子酸形成的复合纳米颗粒，可以稳定形成 Pickering 乳液，所得到的乳液呈纳米级别，并且在加速氧化期间呈现良好的氧化稳定性（朱美如和潘贯珠，2018）。

第二节　热加工处理对玉米黄素含量及生物利用率的影响

玉米黄素作为天然安全的植物色素，具有多种生物学活性，但其分子结构中的共轭双键容易受到光照、氧、热等影响，发生降解或者产生玉米黄素顺式异构体。随着人们对膳食营养健康的日益重视，在食物热加工过程中探究玉米黄素含量变化、保护玉米黄素免受降解，且提高其生物利用率成为科学家和专业人士关注的问题。本节研究玉米黄素的热变规律，对不同热加工方式进行优化，探究不同热处理方式对玉米黄素含量的影响；通过高效液相色谱-二极管阵列检测器（high performance liquid chromatography-diode array detector，HPLC-DAD）检测热处理对玉米黄素异构体的影响，通过人结肠癌细胞Caco-2模拟肠吸收来探究不同热加工方式及异构体含量对玉米黄素肠吸收率的影响。本研究的结果可以指导人们对玉米粉的工业化生产及日常烹调方式，从而达到使玉米黄素利用率最大化的目的。同时，本研究结果对指导玉米及其他杂粮精深加工、提高玉米及其他杂粮产品营养品质具有十分重要的科学意义，为改善人们日常烹调方式及提高玉米黄素生物吸收利用率提供理论依据。

一、热加工处理对玉米黄素含量的影响

（一）实验材料与仪器

1. 材料与试剂

玉米粉购自吉林省金米粒米业有限公司；方形模具大小为4.5cm×4.5cm×1.7cm，购自沃尔玛超市；人结肠癌细胞株（Caco-2）购自美国ATCC公司。

实验试剂主要包括无水乙醇、色谱级甲醇（methanol）、甲基叔丁基醚（methyl tertiary butyl ether，MTBE）、玉米黄素标品、二甲基亚砜（DMSO）、DMEM高糖培养基、胰蛋白酶、双抗（青链霉素）、胎牛血清、MTT、唾液淀粉酶、胃蛋白酶、胰酶、牛胆盐。

2. 仪器与设备

电子天平［CP214，奥豪斯仪器（上海）有限公司］，分析天平（BSA224S，德国Sartorius公司），蒸锅（ZGH2601，九阳股份有限公司），电磁灶（C21-SC010，九阳股份有限公司），电烤箱（ATO-36A8，珠海北美电器有限公司），微波炉（NN-GS597M，上海松下微波炉有限公司），数显鼓风干燥箱（GZX-9070MBE，上海博讯实业有限公司），冷冻干燥器（ALPHA1-4LD，德国Christ公司），高速万能粉碎机（FW-100，北京市永光明医疗仪器有限公司），超声波细胞破碎机（VCX800，美国SONICS & MATERIALS公司），离心机（LD5-28，北京雷勃尔离心机有限公司），氮吹仪（5585，organomation公司），–80℃低温冰箱（ULTS5490，赛默飞世尔仪器有限公司），超声波清洗器（JK-3200B，合肥金尼克机械制造有限公司），高效液相色谱仪（1200）、紫外检测器（UV）（1200）、自动进样器（1200）、柱温箱（1200）、四元梯度泵（1200）均购自美国Agilent Technologies公司，酶标仪（Multiskan FC，美国Thermo Fisher Scientific公司），倒置荧光显微镜（Axio Observer A，德国Carl Zeiss公司），电子分析天平（AR124CN，德国Sartorius公司），CO_2细胞培养箱（德国Binder公司），Transwell培养板（4321，美国Corning公司），恒温水浴摇床（HZS-H，哈尔滨市东联电子技术开发有限公司东联生化仪器研究所），高效液相色谱仪（S6000，华谱科仪科技有限公司），二极管阵列检测器（DAD）（S6000，华谱科仪科技有限公司），半制备液相色谱仪（2545，美国Waters公司）。

（二）实验方法

1. 玉米粉蒸制热加工单因素实验

通过改变蒸制时间和加水量来探究蒸制热处理对玉米粉中玉米黄素含量的影响。

1）蒸制时间的单因素实验：用电子天平精确称取一定量玉米粉，设定加水量为玉米粉重量的 75%，避光的条件下将玉米饼分别蒸制 10min、15min、20min、25min、30min，每个单因素实验进行 3 次平行实验。

2）加水量的单因素实验：用电子天平精确称取一定量玉米粉，设定蒸制时间为 25min，避光的条件下分别在加水量为玉米粉重量的 65%、70%、75%、80%、85%、90% 时对玉米饼进行蒸制，每个单因素实验进行 3 次平行实验。

2. 玉米粉烤制热加工单因素实验

实验通过改变烤制时间、烤制温度和加水量，探究烤制热处理对玉米粉中玉米黄素含量的影响。

1）烤制温度的单因素实验：用电子天平精确称取一定量玉米粉，设定烤制时间为 30min，加水量为玉米粉重量的 75%，避光条件下分别在 130℃、150℃、170℃、190℃、210℃对玉米饼进行烤制，每个单因素实验进行 3 次平行实验。

2）烤制时间的单因素实验：用电子天平精确称取一定量玉米粉，设定烤制温度为 190℃，加水量为玉米粉重量的 75%，避光条件下分别将玉米饼烤制 20min、25min、30min、35min、40min，每个单因素实验进行 3 次平行实验。

3）加水量的单因素实验：用电子天平精确称取一定量玉米粉，设定烤制温度为 190℃，烤制时间为 30min，避光条件下分别在加水量为玉米粉重量的 65%、70%、75%、80%、85%、90%对玉米饼进行烤制，每个单因素实验进行 3 次平行实验。

3. 玉米粉烤制条件响应面优化实验设计

根据单因素实验结果，以玉米粉中玉米黄素的含量为响应值，选取烤制时间（A）、烤制温度（B）、加水量（C）作为显著影响烤制热处理玉米粉过程中的 3 个因素，设计三因素三水平响应面分析实验，因素与水平设计见表 5-1。

表 5-1 响应面分析因素与水平表

因素	水平		
	−1	0	1
A 烤制时间（min）	25	30	35
B 烤制温度（℃）	170	190	210
C 加水量（%）	70	75	80

4. 玉米粉微波热加工单因素实验

实验通过改变微波时间、微波功率和加水量来探究微波热处理对玉米粉中玉米黄素含量的影响。

1）微波时间的单因素实验：用电子天平精确称取一定量玉米粉，设定微波功率为550W，加水量为75%，避光条件下将玉米饼分别微波60s、80s、100s、120s、140s，每个单因素实验进行3次平行实验。

2）微波功率的单因素实验：用电子天平精确称取一定量玉米粉，设定微波时间为100s，加水量为75%，避光条件下分别在300W、400W、550W、700W、1000W时对玉米饼进行微波热处理，每个单因素实验进行3次平行实验。

3）加水量的单因素实验：用电子天平精确称取一定量玉米粉，设定微波功率为550W，微波时间为100s，避光条件下在加水量分别为65%、70%、75%、80%、85%、90%时对玉米饼进行微波热处理，每个单因素实验进行3次平行实验。

5. 玉米粉微波条件响应面优化实验设计

根据单因素实验结果，以玉米粉中玉米黄素的释放量为响应值，选取微波时间（A）、微波功率（B）、加水量（C）作为显著影响微波热处理玉米粉过程中的3个因素，设计三因素三水平响应面分析实验，因素与水平设计见表5-2。

表5-2　响应面分析因素与水平表

因素	水平		
	–1	0	1
A 微波时间（s）	80	100	120
B 微波功率（W）	400	550	700
C 加水量（%）	70	75	80

6. 玉米黄素提取方法

准确称取一定量玉米粉，按料液比 1∶10 加入无水乙醇。在超声波功率为12%（144W）、作用温度为45℃、作用时间为3s、间隔时间为5s、总作用时间为50min，浸泡12h的条件下，重复两次后将提取液合并；3000r/min离心5min，取澄清上清液用氮吹仪低温除乙醇，得到玉米黄素粗提膏状物（提取过程中避光），于–80℃冰箱避光保存。

7. 高效液相层析法检测玉米黄素

将放置于–80℃冰箱避光保存的玉米黄素膏状物取出，溶于一定量色谱级甲醇中，过0.22μm孔径滤膜，过膜注入色谱进样瓶中并将进样瓶放置于自动进样器内。采用高效液相层析（C30）检测玉米黄素，色谱条件是流动相A为甲醇，流动相B为MTBE，流动相A∶B＝86∶14，洗脱时间为20min，流速为0.9ml/min，进样量为20μl，柱温为30℃，检测波长为450nm。通过测定1.25μg/ml、2.5μg/ml、5μg/ml、10μg/ml、20μg/ml玉米黄素标准样品绘制标准曲线推出如下公式，得到玉米黄素的浓度：

$$X=\frac{Y-15.112}{195.18} \tag{5-1}$$

式中，X 为玉米黄素的浓度（μg/ml）；Y 为高效液相层析检测出的玉米黄素的峰面积。

（三）数据处理与分析

采用 Design-Expert 8.0 进行响应面实验设计和分析。采用 GraphPad Prism 对单因素实验中的各因素进行比较分析，实验结果均用平均值±标准差表示。$P<0.05$ 表示差异具有统计学意义，同时所有实验均重复 3 次。

（四）结果与分析

1. 高效液相层析实验结果

由高效液相层析法检测玉米黄素标品、玉米原粉及热处理后玉米粉提取液的玉米黄素，结果如图 5-1 所示。由图可以得出，玉米粉提取液中可检测物质种类较多，但各物质与玉米黄素可以清晰有效分离且峰形较好，说明该方法可以用于玉米黄素检测和含量的计算。

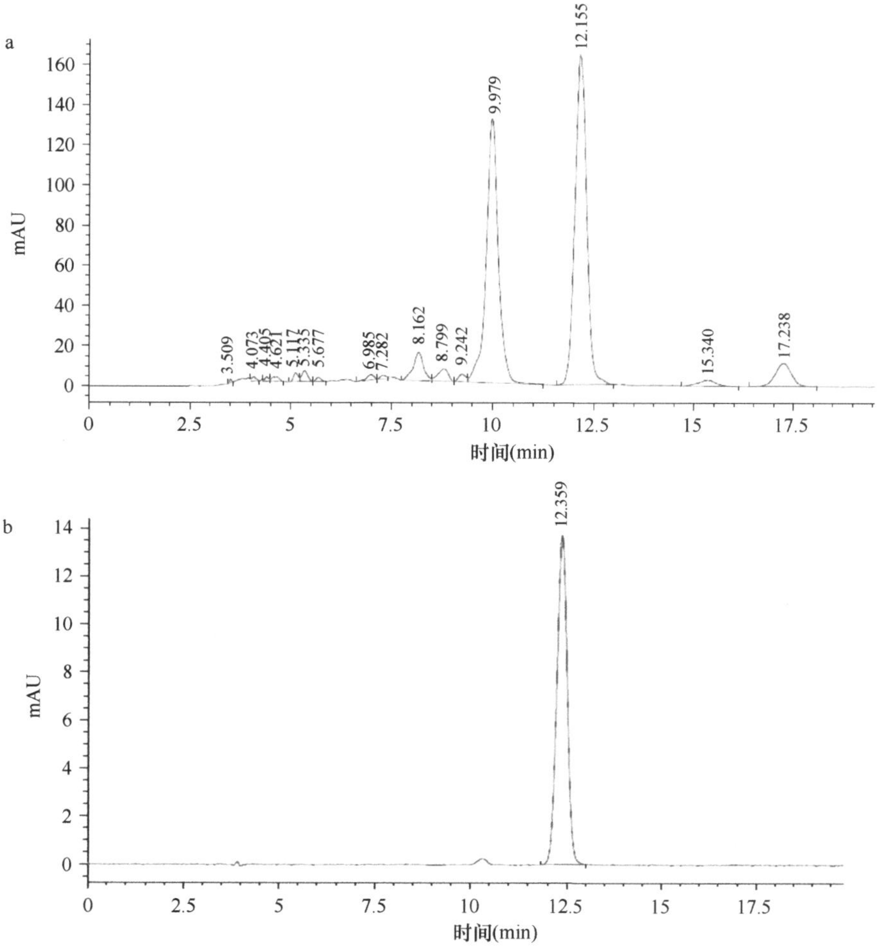

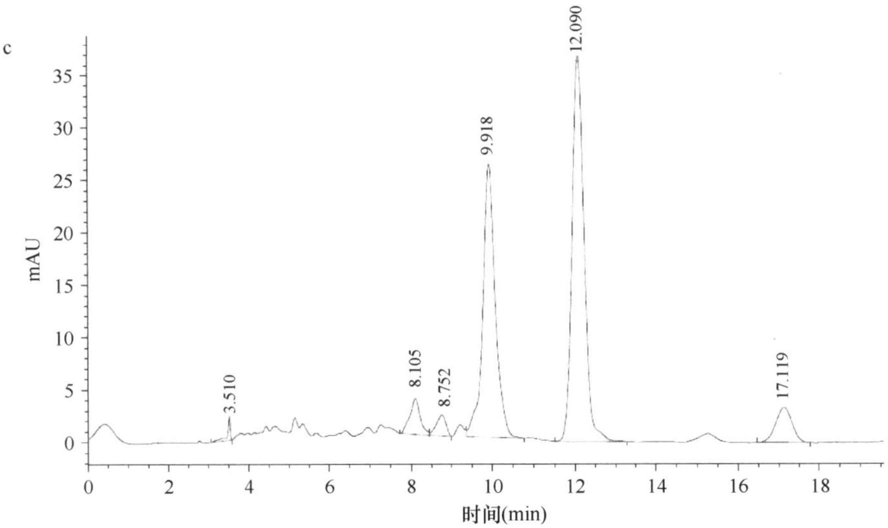

图 5-1 玉米黄素标品（a）、玉米原粉提取液（b）、热处理后玉米粉提取液（c）的高效液相色谱图谱

2. 蒸制热加工对玉米黄素含量的影响

（1）蒸制时间对玉米黄素含量的影响

由图 5-2 可知，当加水量为 75%时，随着蒸制时间的增加，蒸制后的玉米黄素含量呈现出先增加后减少的趋势。其原因可能是在加水量一定的情况下，随着蒸制时间的增加，温度升高，玉米粉中蛋白质的结构被破坏，而玉米黄素与醇溶蛋白一般以结合的状态存在，醇溶蛋白被破坏，将玉米黄素释放出来；随着蒸制时间的延长，玉米黄素受高温影响易降解和产生异构体，使得玉米黄素含量降低。另外，随着时间延长，淀粉糊化程度变大，老化形成凝胶将已经释放的玉米黄素重新包裹起来，使得玉米黄素含量又减少。

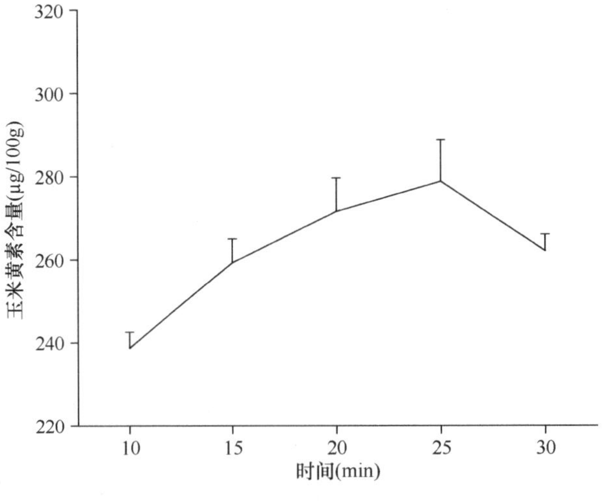

图 5-2 蒸制时间对玉米黄素含量的影响

（2）加水量对玉米黄素含量的影响

由图 5-3 可知，当蒸制时间为 25min 时，随着加水量的增加，玉米黄素的含量呈平稳上升趋势。其原因是随着水分的增加，蒸制过程中玉米饼达到一定温度所需升温时间越长，在总蒸制时间相同的情况下，高温作用于玉米粉的时间就越短，玉米黄素受到高温热作用时间就越少。当加水量达到一定程度时，玉米黄素含量趋于平稳不再上升，其原因是淀粉糊化、老化形成凝胶将玉米黄素包裹。

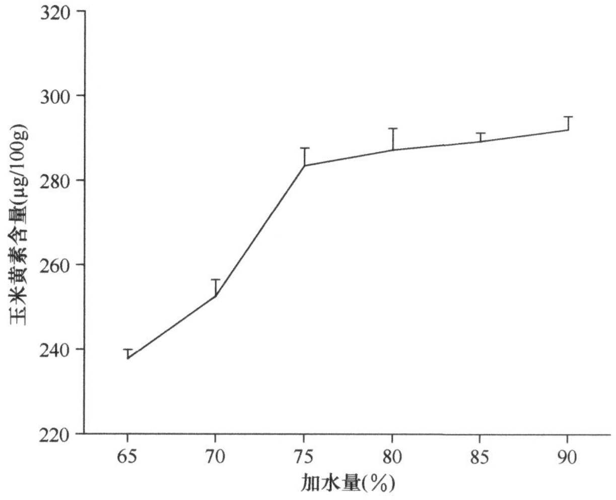

图 5-3　加水量对玉米黄素含量的影响

3. 烤制热加工对玉米黄素含量的影响

（1）烤制温度对玉米黄素含量的影响

由图 5-4 可知，当烤制时间为 30min、加水量为 75%时，玉米饼中玉米黄素的含量随着烤制温度在一定范围内的升高而逐渐增加；当温度达到 190℃，玉米黄素的含量为

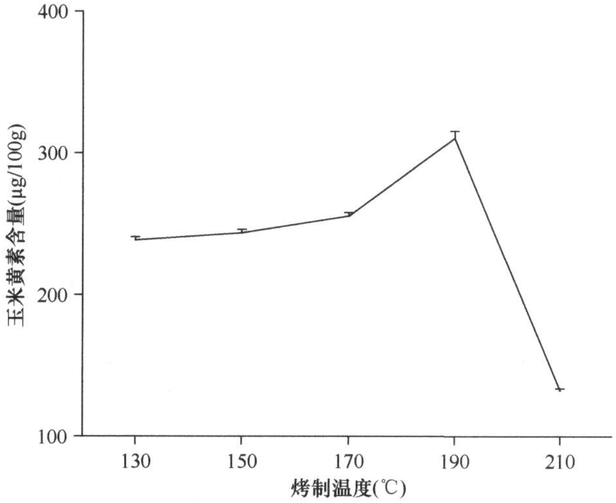

图 5-4　烤制温度对玉米黄素含量的影响

306.59μg/100g，当烤制温度高于190℃时，玉米黄素的含量呈急剧下降趋势。已有研究发现，热处理可有效促进植物组织基质软化，促进类胡萝卜素-蛋白质复合物的变性，促进类胡萝卜素从食物基质中释放，增加植物活性物质溶出并提高其提取量（Bohn，2015；Palermo et al.，2013；Park et al.，2013a；Elchier et al.，2012）。在一定范围内烤制温度升高破坏了玉米饼中大分子结构，玉米黄素-蛋白质复合物变性，玉米黄素被释放出来，含量升高；当烤制温度过高时，玉米黄素的热稳定性差，会将溶出的玉米黄素降解或者转换为其他异构体。研究发现，热处理会使水果和蔬菜中的β-胡萝卜素、玉米黄素的降解及顺式异构体产生4%～40%的损耗（Ryan et al.，2008）。热处理会导致类胡萝卜素发生异构体反应，β-胡萝卜素和玉米黄素更容易发生反式异构化（Chung et al.，2018）。

（2）烤制时间对玉米黄素含量的影响

由图5-5可知，当烤制温度为190℃、加水量为75%时，当烤制时间在20～30min时，玉米黄素的含量随着烤制时间的增加呈平稳下降趋势，当烤制大于30min时，玉米黄素的含量下降幅度明显提高。研究发现，菠菜长时间热处理时叶黄素的含量下降明显（Chung et al.，2018），朱倩等（2018）的研究发现，延长加热时间可促进番茄红素异构化，甚至使其发生降解。玉米黄素具有高温瞬时处理稳定、长时间处理不稳定的特点。

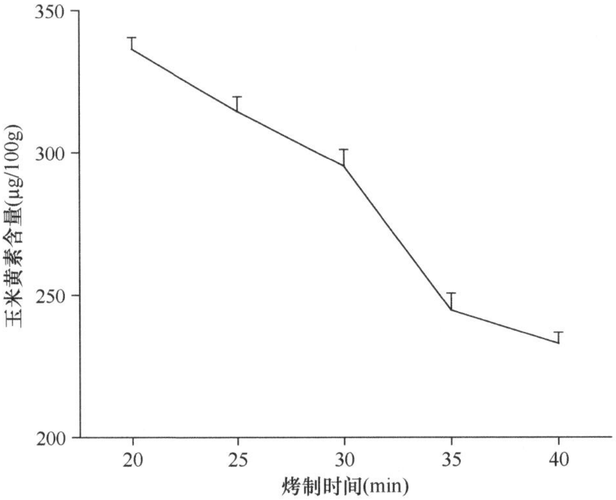

图5-5 烤制时间对玉米黄素含量的影响

（3）加水量对玉米黄素含量的影响

由图5-6可知，当烤制温度和烤制时间分别为190℃、30min时，随着加水量的增加，玉米黄素的含量呈上升趋势，当加水量为65%～75%时曲线的增长幅度较大，之后随着加水量的增加玉米黄素含量增加趋势趋于平稳。其主要的原因是水的比热容比较大，当烤制温度和烤制时间一定时，随着加水量的增加，玉米黄素真正受热时间和受热温度并没有达到设定的值。另外，玉米粉中淀粉含量高达67%左右，当淀粉与水处在温度升高的条件下，水分子开始逐渐进入淀粉颗粒内的结晶区域，淀粉分子内的一些化学键变得很不稳定，甚至断裂，淀粉颗粒内结晶区域则由原来排列紧密的状态变为疏松状态，使得淀粉的吸水量迅速增加，出现了不可逆吸水的现象；随着加水量的增加，淀粉颗粒不断吸水膨胀，直至最后淀粉颗粒破裂将玉米黄素释放出来。

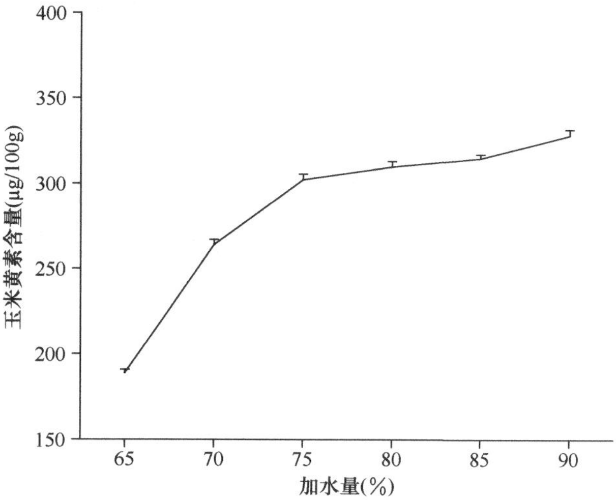

图 5-6　加水量对玉米黄素含量的影响

（4）响应面分析对烤制热加工条件的优化

在单因素实验基础上，综合考虑各因素对玉米黄素含量的影响，根据 Box-Behnken 实验设计原理，选择烤制时间、烤制温度、加水量，三因素三水平的响应面分析方法，确定玉米粉最佳烤制条件，结果见表 5-3。将所得的实验数据用 Design-Expert 7.1 软件进行多元回归拟合，得到玉米黄素含量对烤制温度（A）、烤制时间（B）、加水量（C）的二次多项回归方程：$Y=48.84-5.00A-8.55B+1.80C+3.09AB-2.58AC-1.48BC-15.36A^2-15.36B^2-13.80C^2$。

表 5-3　响应面实验设计结果表

实验号	A	B	C	玉米黄素含量（μg/100g）
1	−1	−1	0	209.934 6
2	0	0	0	298.926 6
3	0	−1	1	193.619 4
4	0	0	0	287.061
5	0	0	0	306.713 4
6	−1	1	0	77.25
7	1	1	0	48.636 6
8	1	0	−1	93.256 2
9	0	0	0	321.112 8
10	0	0	0	295.280 4
11	1	0	1	93.256 2
12	−1	0	−1	118.099 8

续表

实验号	A	B	C	玉米黄素含量（μg/100g）
13	0	−1	−1	162.781 2
14	0	1	−1	64.272
15	1	−1	0	104.874 6
16	−1	0	1	181.877 4
17	0	1	1	58.462 8

由表 5-4 可知，模型 F 值为 104.0305，$P<0.0001$，表明响应回归模型达到了极显著水平。失拟项 $P=0.4858>0.05$ 不显著，模型的确定系数 $R^2=0.9430$，说明该模型能解释 94.30%响应值的变化，模型拟合程度比较好，可用此模型对玉米粉烤制条件进行分析和预测。由回归模型和方差分析可知，方程一次项 A、B、A^2、B^2、C^2 对玉米黄素含量的影响达到极显著水平；方程一次项 C，交互项 AB、AC 对玉米黄素含量的影响达到显著水平。根据 F 值可知，各个因素对玉米黄素含量影响的大小顺序为烤制温度（B）＞烤制时间（A）＞加水量（C）。

表 5-4　回归模型和方差分析

方差来源	平方和	自由度	均方值	F 值	P 值	显著性
模型	4041.764	9	449.084 87	104.030 5	＜0.000 1	**
A	199.9	1	199.900 01	46.306 83	0.000 3	**
B	584.478 1	1	584.478 05	135.394 3	＜0.000 1	**
C	25.812 11	1	25.812 113	5.979 375	0.044 4	*
AB	38.254 23	1	38.254 225	8.861 59	0.020 6	*
AC	26.625 6	1	26.625 6	6.167 819	0.042 0	*
BC	8.791 225	1	8.791 225	2.036 487	0.196 6	
A^2	992.935 1	1	992.935 13	230.013 4	＜0.000 1	**
B^2	1 031.78	1	1 031.779 9	239.011 8	＜0.000 1	**
C^2	802.027	1	802.026 96	185.789 5	＜0.000 1	**
总残差	30.218 01	7	4.316 857 9			
失拟项	2.802 93	3	4.267 641 7	0.980 218	0.485 8	
纯误差	17.415 08	4	4.353 77			
总和	4 071.982	16				
			R^2=0.943 0	R^2_{Adj}=0.983 0		

注：A 为烤制时间（min），B 为烤制温度（℃），C 为加水量（%）。*$P<0.05$，表示差异显著；**$P<0.01$，表示差异极显著；空白表示无数据

烤制对玉米粉中玉米黄素影响的等高线和响应面见图 5-7～图 5-9，等高线图可直观地反映各因素对玉米黄素含量的交互作用程度。由图可知，烤制时间（A）和烤制温度（B）、烤制时间（A）和加水量（C）等高线图呈明显的椭圆形，表明两因素间交互作用显著。相比之下，烤制温度（B）和加水量（C）交互作用较小。比较三组图可知，烤制温度对玉米黄素含量影响最为显著，其曲线较陡，烤制时间、加水量次之，

其曲线较平滑。

4. 微波热加工对玉米黄素含量的影响

（1）微波时间对玉米黄素含量的影响

由图 5-10 可知，当微波功率为 550W，加水量为 75%时，随着微波时间的延长，玉米黄素的含量呈上升趋势，至 100s 时达到最大，此时玉米黄素含量为 444.25μg/100g；说明适当的微波作用可以有效使玉米黄素释放出来。随着微波时间的延长，玉米黄素的含量反而下降，这是因为长时间的微波使得玉米黄素降解或者产生异构体。当功

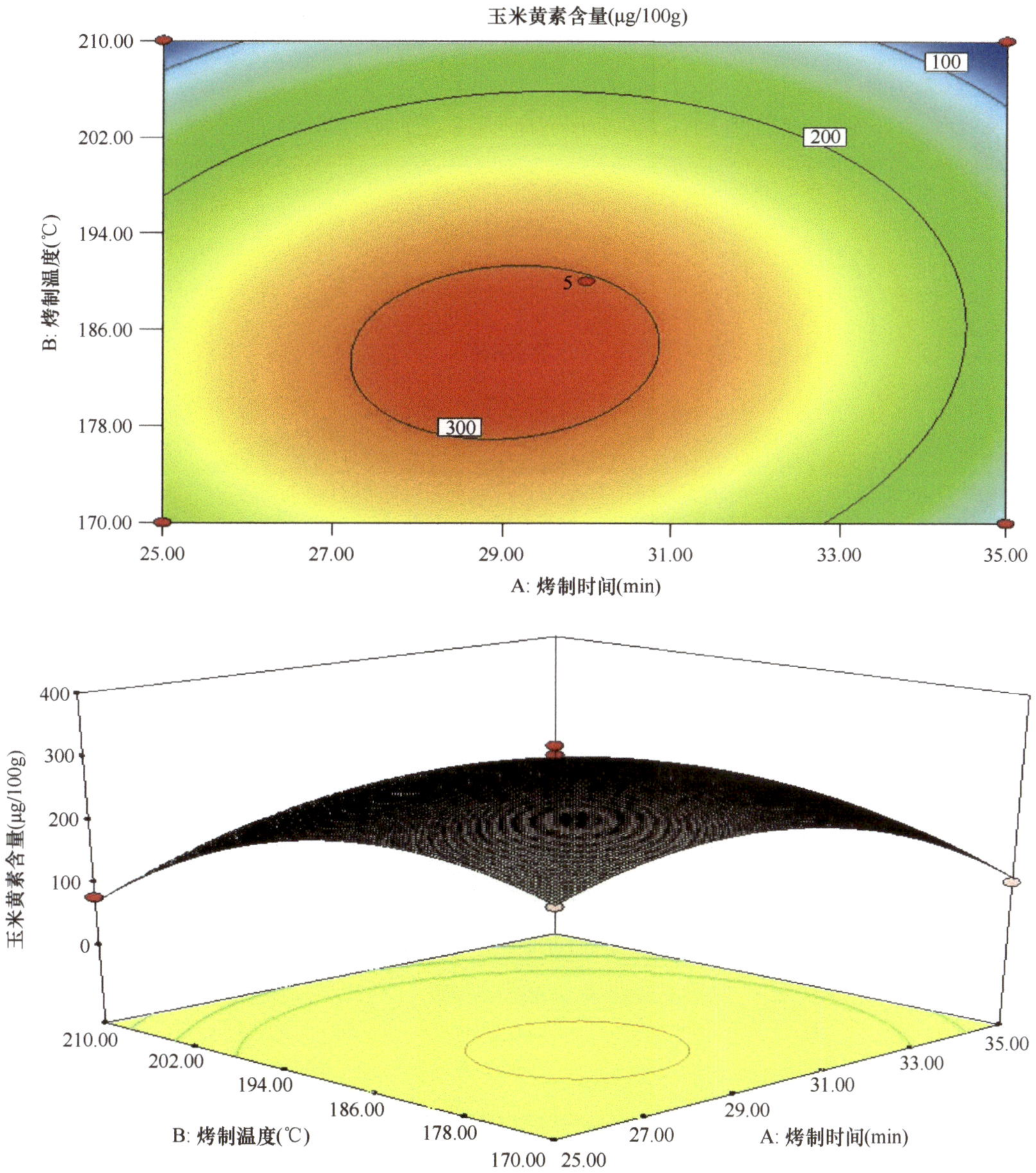

图 5-7　烤制时间和烤制温度对玉米黄素含量影响的等高线和响应面图

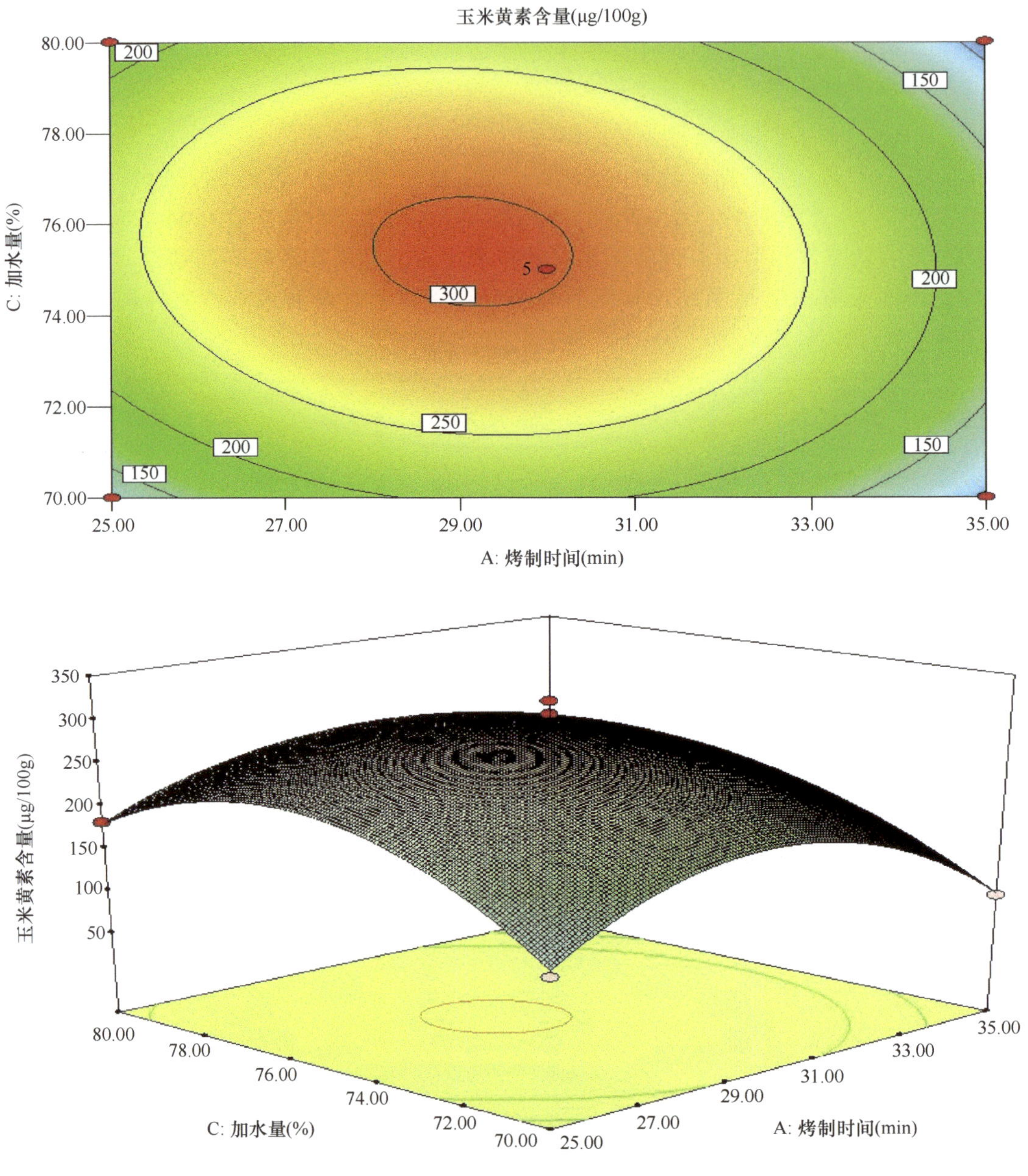

图 5-8 烤制时间和加水量对玉米黄素含量影响的等高线和响应面图

率一定时随着微波时间的增加，玉米饼实际受热温度也不断升高，高温使得细胞膜结构发生变化，玉米黄素溶出，同时有研究表明，高温可导致玉米黄素产生同分异构体或者降解。

（2）微波功率对玉米黄素含量的影响

由图 5-11 可知，当微波功率为 300～550W 时，玉米黄素的含量保持平稳上升趋势，当微波功率大于 550W 时，玉米黄素的含量开始下降。研究表明，微波频率与活性分子转动的频率相互联系，分子可在微波作用下瞬时极化，发生键的振动、撕裂和粒子之间

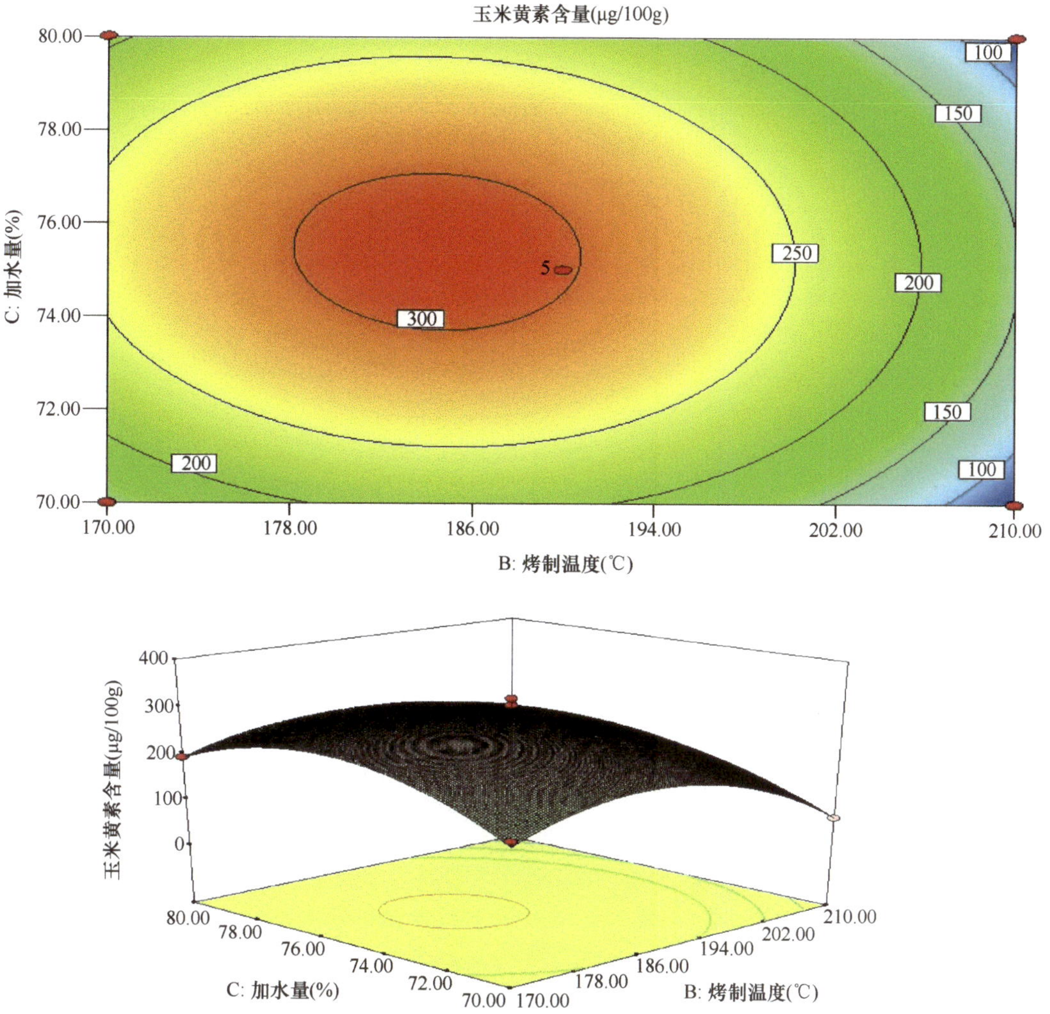

图 5-9　烤制温度和加水量对玉米黄素含量影响的等高线和响应面图

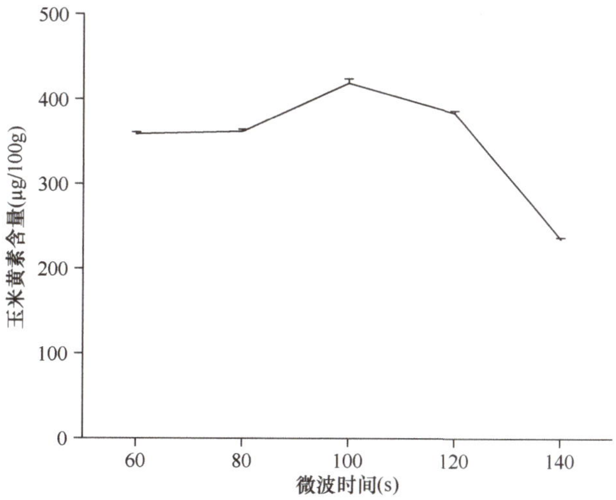

图 5-10　微波时间对玉米黄素含量的影响

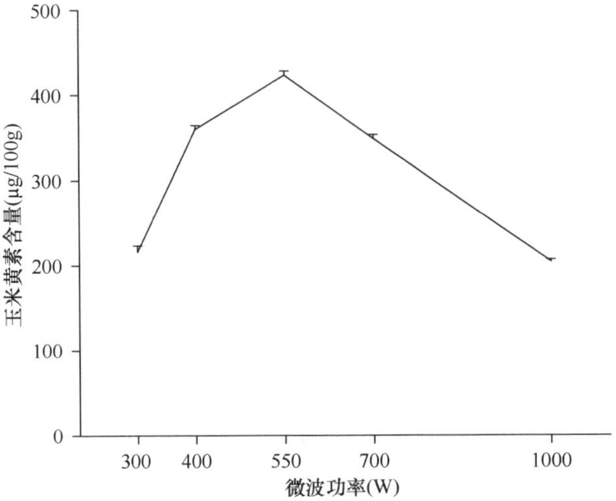

图 5-11 微波功率对玉米黄素含量的影响

的相互摩擦、碰撞，迅速生成大量的热能使细胞破裂，有助于玉米黄素的溶出；当微波功率过大时，活性分子运动过于剧烈，使得玉米黄素产生异构化和降解，因此当微波功率超过 550W 时，玉米黄素的含量急剧下降。

（3）加水量对玉米黄素的影响

由图 5-12 可知，当微波功率和微波时间分别为 550W 和 100s 时，随着加水量的增加玉米黄素的含量呈上升趋势，当加水量为 70%～75%时曲线的增长幅度较大，之后随着加水量的增加玉米黄素含量平稳下降；其主要原因为水是介电常数较大的物质，可以有效地吸收微波能，物料中加水量的多少对玉米黄素含量的影响较大。随着加水量的增加，玉米黄素的含量有所下降，其主要的原因是玉米粉中淀粉含量较高，随着水量的增加，淀粉糊化、老化更加充分和完全，玉米黄素被包裹起来使其含量下降。

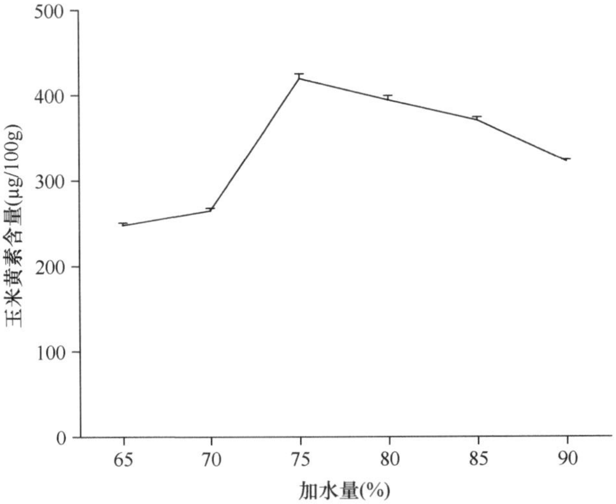

图 5-12 加水量对玉米黄素含量的影响

（4）响应面分析对微波热加工条件的优化

在单因素实验基础上，综合考虑各因素对玉米黄素含量的影响，根据 Box-Behnken 实验设计原理，选择微波时间、微波功率、加水量，三因素三水平的响应面分析方法，确定玉米粉最佳微波条件，结果见表 5-5。将所得的实验数据用 Design-Expert 7.1 软件进行多元回归拟合，得到玉米黄素含量对微波时间（A）、微波功率（B）、加水量（C）的二次多项回归方程：Y=66.10–5.64A–9.81B+0.81C+5.15AB+4.35AC+3.58BC–23.49A^2–21.84B^2–20.70C^2。模型的建立与显著性检验是利用 Design 软件对各实验条件下的数据结果进行二次多元回归拟合，得到了方差分析结果，如表 5-6 所示。

表 5-5 响应面实验设计结果表

实验号	A	B	C	玉米黄素含量（μg/100g）
1	0	1	–1	58.12
2	1	0	1	133.69
3	0	0	0	359.20
4	–1	–1	0	248.90
5	–1	0	–1	176.29
6	1	1	0	56.97
7	0	–1	1	177.73
8	0	–1	–1	215.73
9	–1	0	1	139.83
10	0	0	0	413.71
11	–1	1	0	71.90
12	0	0	0	448.30
13	0	1	1	104.51
14	0	0	0	410.30
15	0	0	0	377.50
16	1	–1	0	112.40
17	1	0	–1	67.46

表 5-6 回归模型和方差分析

方差来源	平方和	自由度	均方值	F 值	P 值	显著性
模型	219 514.401 4	9	24 390.49	95.429 1	＜0.000 1	**
A	6 891.274 34	1	6 891.274	26.962 48	0.001 3	**
B	20 838.913 39	1	20 838.91	81.533 37	＜0.000 1	**
C	141.415 498 5	1	141.415 5	0.553 296	0.481 2	
AB	2 870.261 338	1	2 870.261	11.230 05	0.012 2	*
AC	2 047.692 822	1	2 047.693	8.011 708	0.025 4	*
BC	1 382.951 807	1	1 382.952	5.410 873	0.052 9	
A^2	62 812.898 2	1	62 812.9	245.758 8	＜0.000 1	**
B^2	54 324.691 58	1	54 324.69	212.548 3	＜0.000 1	**

续表

方差来源	平方和	自由度	均方值	F 值	P 值	显著性
C^2	48 761.950 56	1	48 761.95	190.783 7	<0.000 1	**
总残差	1 789.112 847	7	255.587 5			
失拟项	173.806 046 1	3	57.935 35	0.143 466	0.928 7	
纯误差	1 615.306 8	4	403.826 7			
总和	221 303.514 3	16				
			R^2=0.976 0	R^2_{Adj}=0.981 5		

注：A 为微波时间（min），B 为微波功率（W），C 为加水量（%）。*P<0.05，表示差异显著；**P<0.01，表示差异极显著；空白表示无数据

由表 5-6 可知该回归模型是极显著的（P<0.01）。失拟项 P=0.9287>0.05，不显著，说明该回归模型与实验数据拟合程度高，误差小。因此，该模型可以用于分析和预测微波对玉米黄素含量的影响。根据表 5-6，模型中 A、B、A^2、B^2、C^2 差异极显著，AB、AC 差异显著，其余项差异均不显著；3 个因素对得率的影响程度依次为 B>A>C，即微波功率>微波时间>加水量。

微波热处理工艺的响应面分析：为考察各个因素交互对玉米黄素含量的影响，在其他因素条件不变的情况下，测定交互项对玉米黄素含量的影响。根据回归模型做出相应的响应面。

由图 5-13～图 5-15 可知，3 个因素在所选范围之内均能产生玉米黄素含量最佳响应值，说明 3 个因素的选择合理有效，能够很好地反映 3 个因素对玉米黄素响应值的影响趋势。在实验设定的水平范围内，随着每个因素取值的增大，玉米黄素的含量对应值也增大；当响应面增大到极值后，随着因素取值的增大，玉米黄素含量逐渐减小。

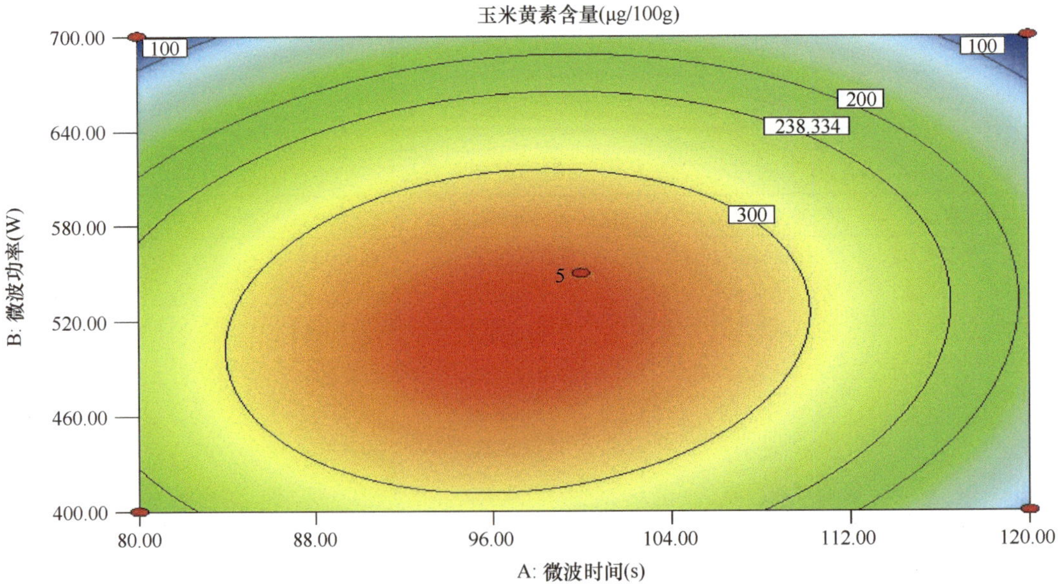

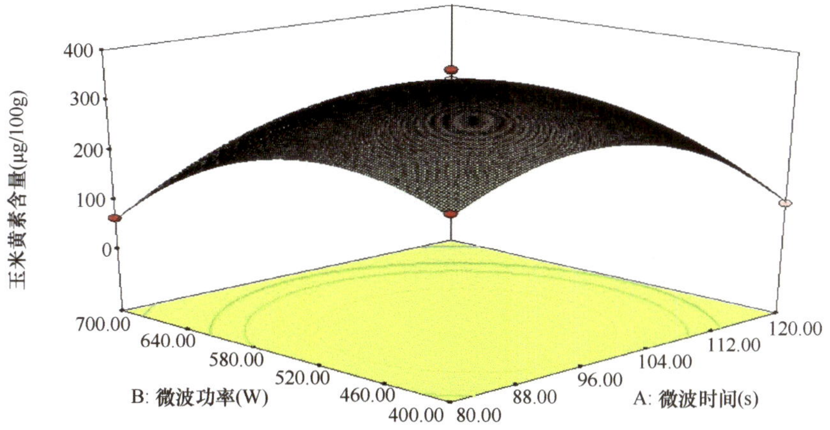

图 5-13　微波时间和微波功率对玉米黄素含量影响的等高线和响应面图

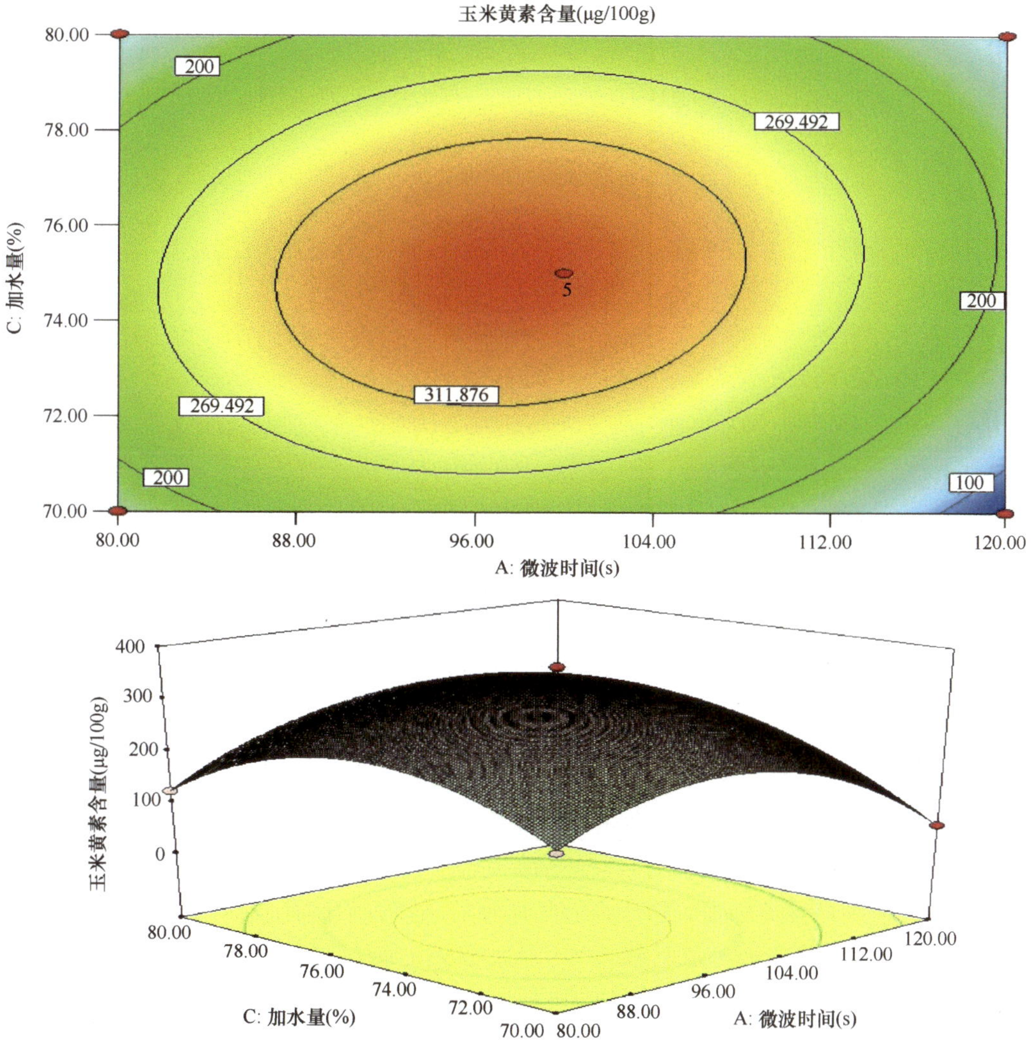

图 5-14　微波时间和加水量对玉米黄素含量影响的等高线和响应面图

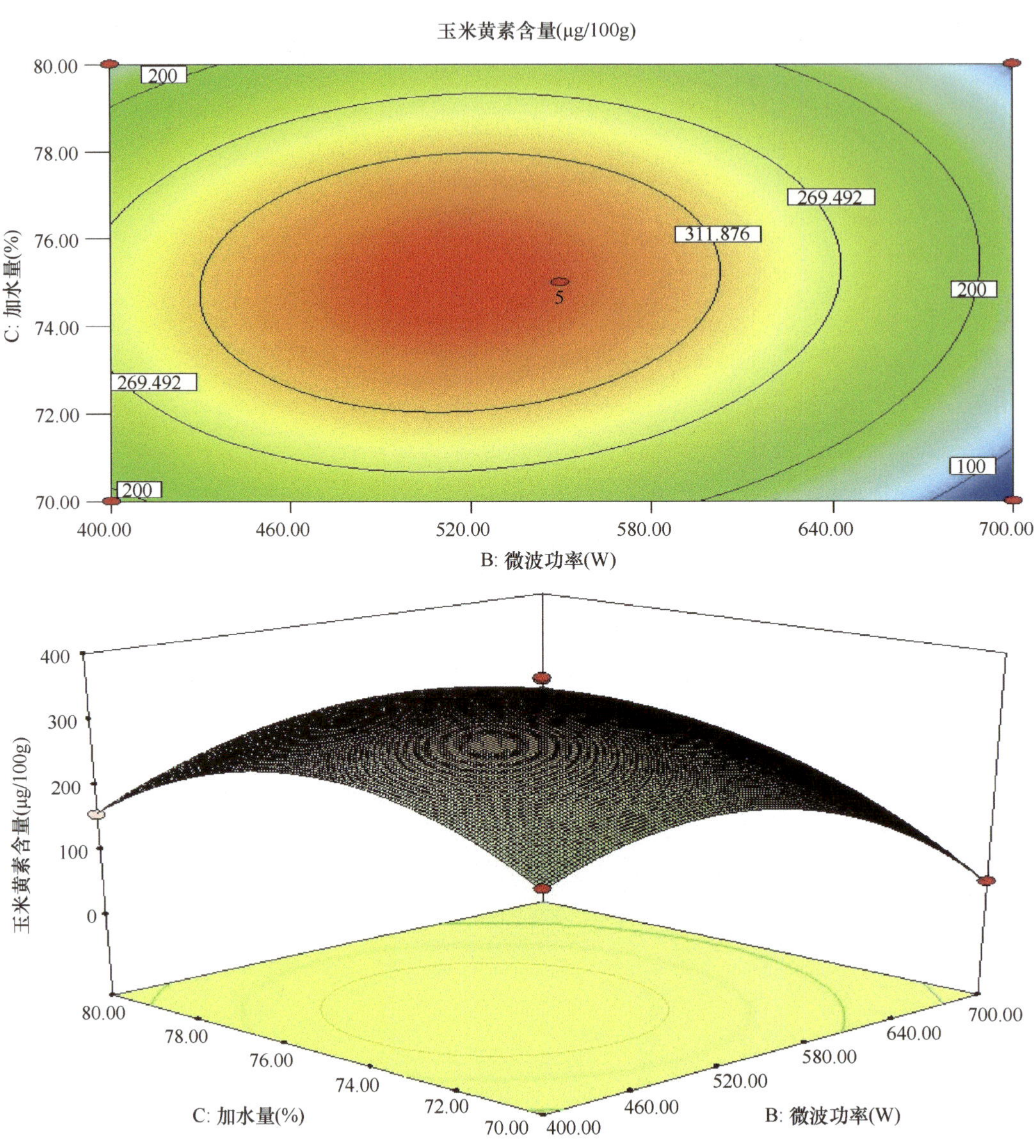

图 5-15 微波功率和加水量对玉米黄素含量影响的等高线和响应面图

（五）热处理实验总结

本研究通过单因素实验及响应面实验分析确定3种不同热加工方式的最佳热加工条件。蒸制热处理条件：蒸制时间 25min、加水量 75%；烤制热处理条件：烤制时间 30min、烤制温度 190℃、加水量 75%。微波热处理条件：微波时间 100s、微波功率 550W、加水量 75%。经过最佳热加工条件，蒸制热处理后玉米黄素的释放量为 282.76μg/100g；烤制热处理后玉米黄素的释放量为 306.79μg/100g；微波热处理后玉米黄素的释放量为 444.25μg/100g（图 5-16）。

通过测定，玉米原粉中玉米黄素的含量为 755.14μg/100g。由实验数据可知，不同热加工方式均使玉米黄素的释放量下降，且下降显著。蒸制热处理后玉米黄素释放量

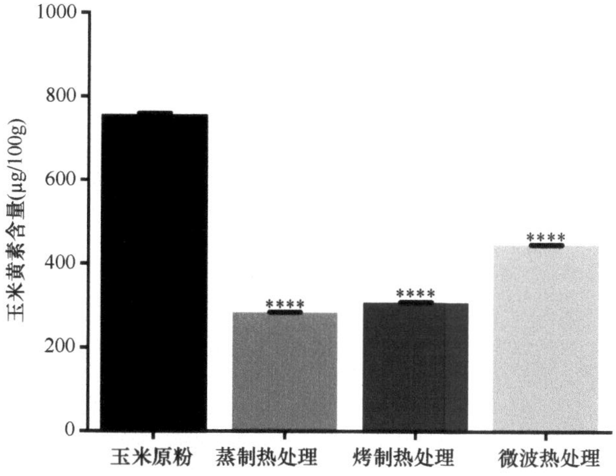

图 5-16　不同热加工方式对玉米黄素含量的影响

比原粉降低了 62.56%；烤制热处理后玉米黄素释放量为比原粉降低了 59.37%；微波热处理后玉米黄素释放量比原粉降低了 41.17%。玉米原粉中玉米黄素含量与经过热加工处理玉米粉中玉米黄素释放量相比较，热处理之后玉米黄素的释放量都下降了且下降比例较高，为 40%～65%。这一方面是因为热处理会使部分玉米黄素受热发生降解或者产生异构体，进而使玉米黄素含量降低；另一方面是玉米粉中淀粉含量较高，在热处理过程中会糊化、老化，形成凝胶将玉米黄素包裹使玉米黄素释放量减少。

（六）关于热加工条件的选择对玉米粉中玉米黄素影响的讨论

玉米作为三种主粮之一，被人们食用的历史悠久，有多种多样的加工、烹调方式，以及各式各样的玉米制品。日常家庭加工及烹调方式主要有蒸、烤、煮、炸、微波、高压等，不同的加工、烹调方式，以及不同形式的玉米制品都会对玉米黄素的含量、结构及生物利用率有不同的影响。本研究旨在考察现代常见的家庭烹调方式对玉米黄素的影响，选择蒸制、烤制、微波这三种热处理方式为研究重点；各个热处理条件的选择是根据家庭常用热处理条件为依据，且实验数据测定是在玉米粉完全糊化的基础上进行探讨、研究。对于其他热加工方式及热处理条件对玉米粉中玉米黄素的影响有待于进一步深入研究和比较。

（七）结论

1）不同热加工方式对玉米粉进行热处理的实验结果表明：蒸制热处理、烤制热处理、微波热处理均使玉米黄素含量下降显著。

2）通过制备液相色谱仪制备单一玉米黄素，用高效液相色谱-二极管阵列检测器检测玉米黄素异构体，结果表明：玉米原粉中有少量 15/15′-顺式玉米黄素；蒸制热处理、烤制热处理、微波热处理均产生 15/15′-顺式、13/13′-顺式和 9/9′-顺式玉米黄素异构体，且不同热加工方式产生玉米黄素顺式异构体含量都有显著增加的效果；但不同热处理方式中各个顺式异构体含量不同。

二、热加工处理对玉米黄素生物利用率的影响

（一）实验材料与仪器

实验材料与仪器同本章本节的一、（一）。

（二）实验方法

1. 玉米粉模拟体外消化

（1）口腔消化

将热处理后的玉米粉样品切割成大小一致的碎片，称取 5g 样品加入到棕色玻璃罐中。为了模拟在饲喂状态下的口腔消化，将 10ml α-唾液淀粉酶溶液（将 α-唾液淀粉酶溶解在 1mmol/L NaCl 溶液中，配制成 10mg/ml α-唾液淀粉酶溶液）加入到样品罐中，在 37℃恒温水浴摇床中振荡 10min。

（2）胃消化

口腔消化后用 6mol/L 盐酸溶液将样品溶液 pH 调节至 3，加入 12ml 胃蛋白酶溶液（将胃蛋白酶溶解在 0.1mol/L 盐酸溶液中，配制成 40mg/ml 胃蛋白酶溶液），37℃恒温水浴摇床振荡 2h。

（3）肠消化

经过胃消化后用 6mol/L 氢氧化钠溶液将 pH 调节至 6.8，加入 10ml 胰蛋白酶溶液（将胰蛋白酶溶解在 0.5mol/L Na_2CO_3 溶液中，配制成 10mg/ml 胰蛋白酶溶液），加入 5ml 牛胆盐溶液（将牛胆盐溶解在 0.5mol/L Na_2CO_3 溶液中，配制成 60mg/ml 牛胆盐溶液），37℃恒温水浴摇床振荡 2h。

2. 制备玉米黄素单体

将粗提出来的玉米黄素经过半制备液相色谱仪制备玉米黄素单体，半制备液相色谱条件为流速 4ml/min，流动相 A 为色谱级甲醇，流动相 B 为色谱级甲基叔丁基醚，流动相 A∶流动相 B 为 86∶14，洗脱时间为 20min。

3. 玉米黄素异构体检测

玉米黄素异构体检测方法参考刘春菊等（2015）。C_{30}-HPLC 分析条件：色谱柱 YMC Carotenoid C_{30}（4.6mm×250mm，5μm），二极管阵列检测器（DAD），流动相为甲醇∶MTBE∶水=80∶15∶5 和甲醇∶MTBE=1∶10 进行梯度洗脱，流速 1.0ml/min，进样量 20μl，柱温 25℃。

4. Caco-2 细胞模拟肠吸收模型的建立

将复苏好的 Caco-2 细胞用含有 20%胎牛血清（FBS）、100U/ml 青霉素和 1%链霉素的 DMEM 培养基进行培养，培养箱条件设为 37℃、5% CO_2，培养期间每隔 2d 换液一

次。将传代至 20 代左右且处于对数生长期的 Caco-2 细胞悬液接种于 6 孔 Transwell 培养板小室上层，细胞接种密度为 1×10^5 个/cm^2。采用跨膜电阻仪检测细胞单层电阻变化，当跨膜电阻≥$500\Omega\cdot cm^2$ 时，表明细胞分化完成（单层细胞于 19～21d 分化形成），可用于肠吸收实验。将模拟胃肠消化后的样品加入到 Transwell 培养板小室上层，2h 后检测下层溶液中玉米黄素含量并计算其生物利用率。

（三）数据处理与分析

采用 Design-Expert 8.0 进行响应面实验设计和分析。采用 GraphPad Prism 对单因素实验中的各因素进行比较分析，实验结果均用平均值±标准差表示。$P<0.05$ 表示差异具有统计学意义，所有实验均重复 3 次。

（四）结果与分析

1. 模拟体外消化

图 5-17 为不同热加工方式处理的玉米粉经过模拟体外消化之后的玉米黄素含量。经过模拟体外消化之后玉米原粉中玉米黄素含量为 857.82μg/100g；蒸制热处理后玉米黄素含量为 610.14μg/100g，比玉米粉中玉米黄素下降 28.87%；烤制热处理后玉米黄素含量为 522.37μg/100g，比玉米粉中玉米黄素下降 39.10%；微波热处理后玉米黄素含量为 541.53μg/100g，比玉米粉中玉米黄素下降 36.87%。这是因为在热加工处理的过程中受温度影响，玉米黄素发生降解、产生异构体使得玉米黄素含量降低。

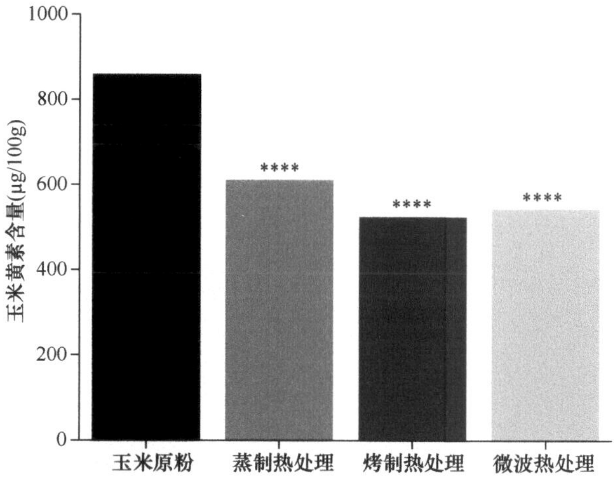

图 5-17　模拟体外消化之后玉米黄素含量

与玉米原粉相比，****$P<0.0001$

同种热处理方式在模拟体外消化前后玉米黄素含量变化较大。消化之后玉米原粉中玉米黄素释放量增加了 13.60%，这是因为玉米原粉中有部分玉米黄素与醇溶蛋白形成复合体，体外消化之后复合体解离使玉米黄素释放出来。消化之后蒸制热处理后玉米黄素含量增加了 115.78%；消化之后烤制热处理后玉米黄素含量增加了 70.27%；消化之后微波热处理后玉米黄素含量增加了 21.90%。这是因为通过模拟体外消化，玉米粉在模拟口腔消化、胃消化、肠消化之后，在唾液淀粉酶、胃液、胆汁、胰蛋白酶的作用下，将淀粉大分子分解为葡萄糖，将蛋白质分解为氨基酸，将脂肪分解为甘油和脂肪酸，将玉米黄素-淀粉、玉米黄素-蛋白质复合体、淀粉凝胶包裹的玉米黄素解离出来，使玉米黄素释放量增加。

2. 制备玉米黄素单体

利用半制备液相色谱仪将玉米黄素粗提物制备成玉米黄素单体，通过高效液相色谱检测玉米黄素的纯度。高效液相色谱检测结果表明，制备的玉米黄素纯度均大于 95%。

图 5-18a 为玉米原粉通过半制备液相制备的玉米黄素，纯度为 96.05%；图 5-18b 为蒸制热处理后通过半制备液相制备的玉米黄素，纯度为 98.17%；图 5-18c 为烤制热处理后通过半制备液相制备的玉米黄素，纯度为 99.03%；图 5-18d 为微波热处理后半制备液相制备的玉米黄素，纯度为 98.02%。本实验所用半制备液相方法制备的玉米黄素纯度较高，说明该半制备液相色谱仪可以用于制备玉米黄素以提高其纯度。

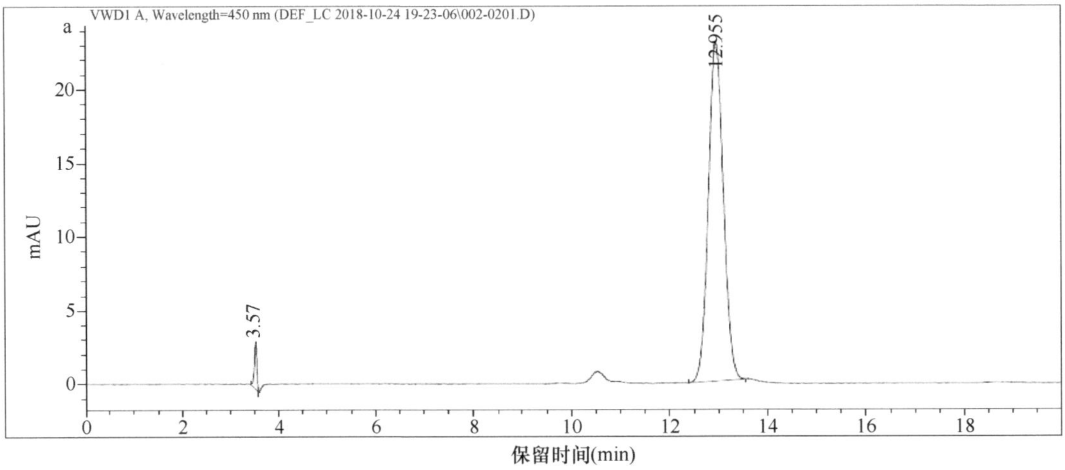

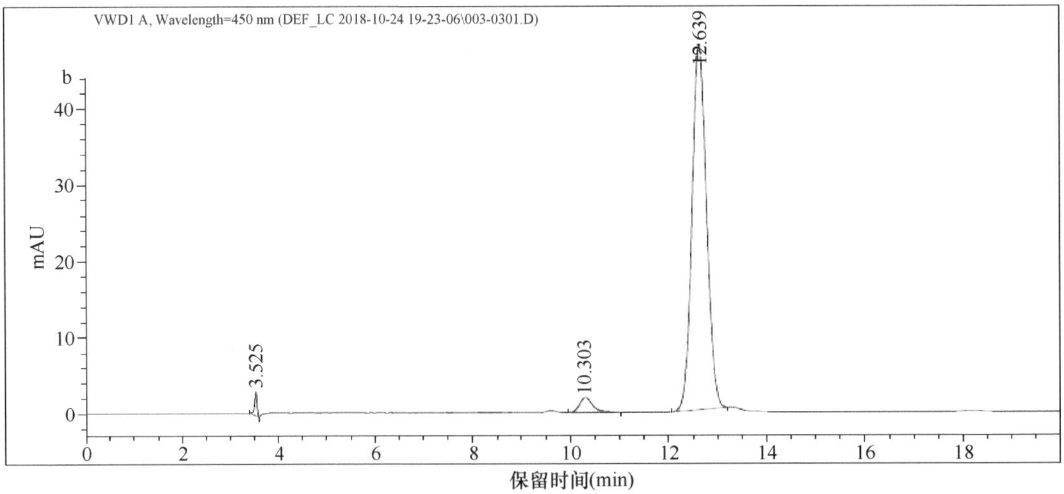

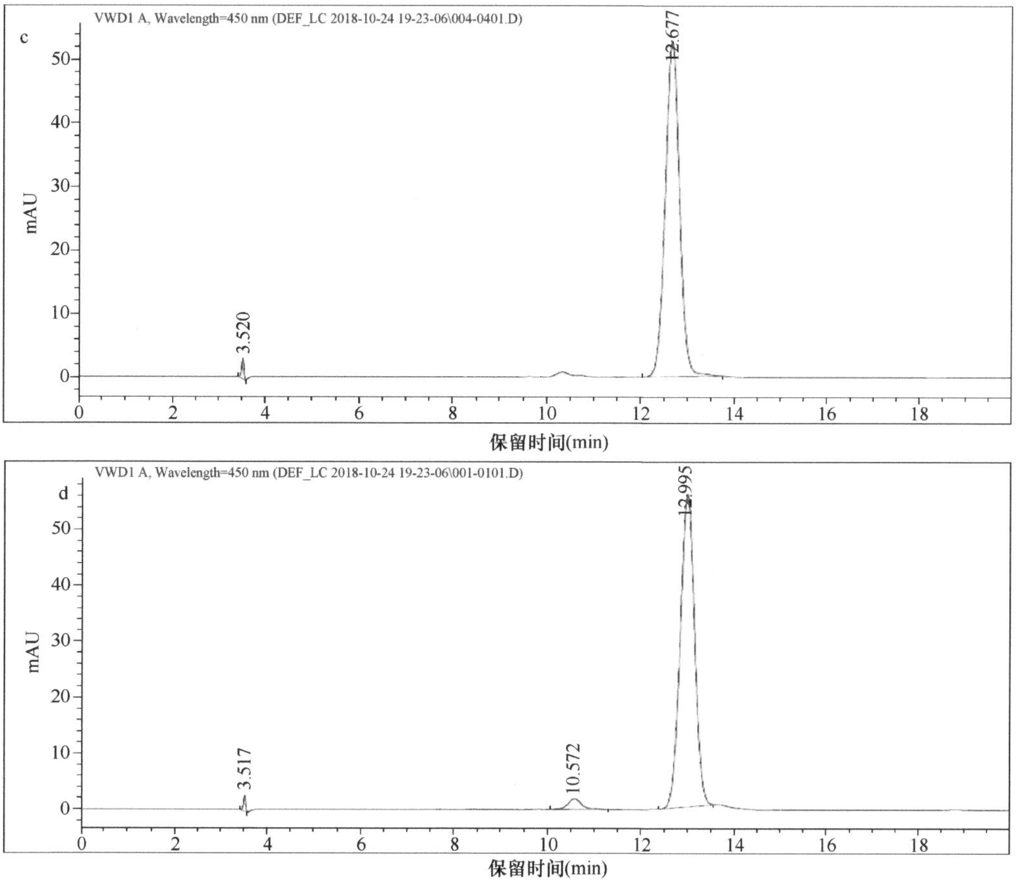

图 5-18　半制备液相制备的玉米黄素色谱图

3. 玉米黄素异构体检测

通过高效液相色谱-二极管阵列检测器检测及查阅参考文献，得到的图 5-19a 为玉米黄素标品检测图谱，图 5-19b 为玉米原粉中玉米黄素检测图谱，图 5-19c 为热处理之后玉米黄素检测图谱。通过高效液相 DAD 检测，发现玉米黄素及 9-顺式（9/9′-*cis*）、13-顺式（13/13′-*cis*）、15-顺式（15/15′-*cis*）玉米黄素可以清晰有效地分离且峰形较好。说明该检测方法可以用于玉米黄素及其顺式异构体分析。

玉米黄素异构体检测结果（图 5-20）显示，未经过加工的玉米原粉中存在少量 15-顺式（15/15′-*cis*）玉米黄素，经过三种不同的热处理方式之后，玉米黄素顺式异构体含量提高、种类增加，且顺式异构体总含量显著提高。从实验结果得到：蒸制热处理过程中产生 15.53%的顺式玉米黄素，烤制热处理过程中产生 22.98%的顺式玉米黄素，微波热处理过程中产生 29.45%顺式玉米黄素。15-顺式玉米黄素相比 13-顺式（13/13′-*cis*）玉米黄素和 9-顺式（9/9′-*cis*）玉米黄素更加容易产生，且含量比其他顺式异构体含量都高；其次是 13-顺式玉米黄素，含量高于 9-顺式玉米黄素。三种不同热处理之间相比较可以得出：蒸制热处理产生的顺式玉米黄素含量最低，其次是烤制热处理，微波热处理产生的顺式玉米黄素最高。

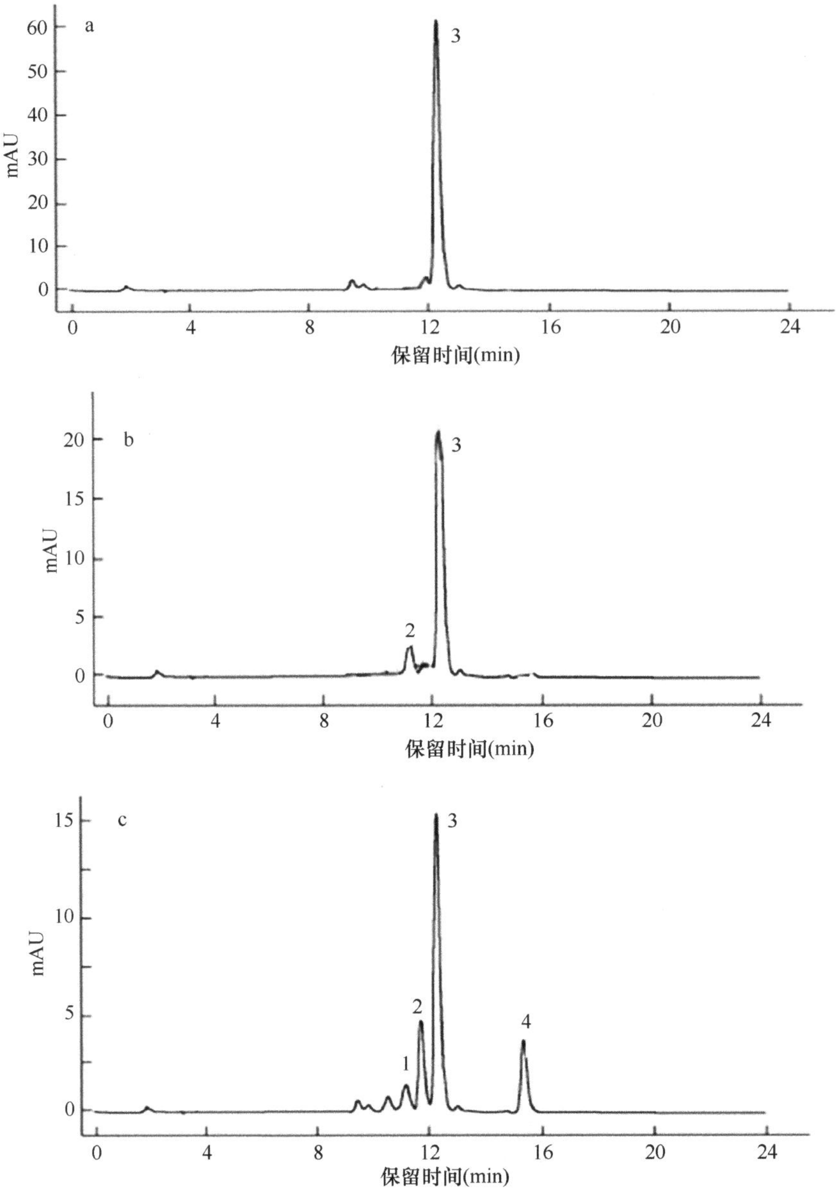

图 5-19　高效液相 DAD 玉米黄素图谱

1. 15/15′-*cis*；2. 13/13′-*cis*；3. All-*trans*；4. 9/9′-*cis*

4. Caco-2 细胞模拟肠吸收实验结果

通过 Caco-2 细胞模拟肠吸收实验结果（图 5-21）可知，玉米原粉中玉米黄素的生物利用率为 8.51%；蒸制热处理后玉米黄素的生物利用率为 9.13%；烤制热处理后玉米黄素的生物利用率为 11.50%；微波热处理后玉米黄素的生物利用率为 12.39%。通过数据分析可知，烤制热处理和微波热处理可以显著提高玉米黄素吸收率。

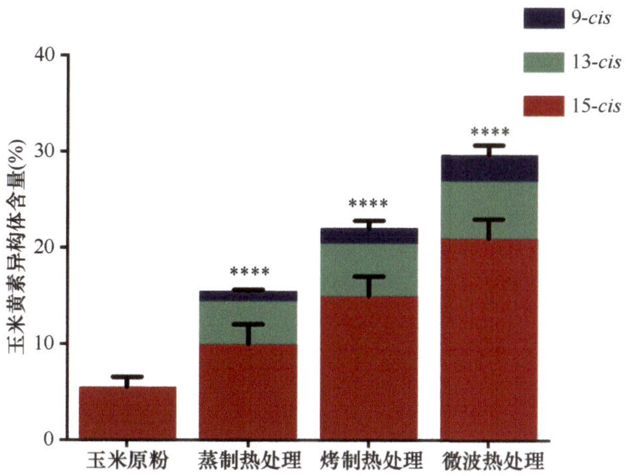

图 5-20　体外模拟消化之后不同热加工方式玉米粉中顺式玉米黄素含量

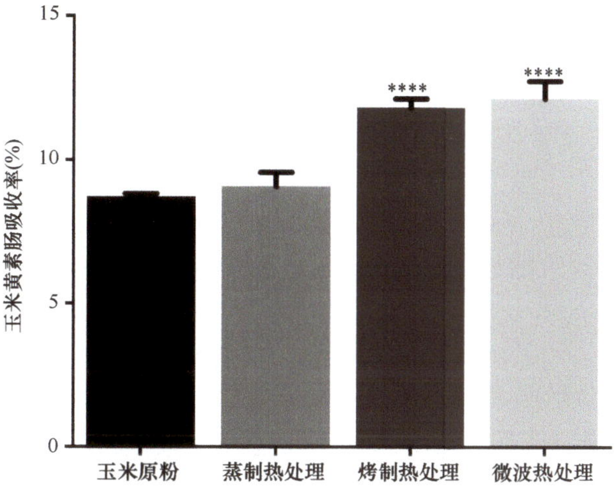

图 5-21　Caco-2 细胞模拟肠吸收不同热处理方式玉米黄色的肠吸收率

通过 Caco-2 模拟肠吸收实验结果（图 5-22）可知，玉米原粉中玉米黄素生物吸收量中顺式玉米黄素占 26%；蒸制热处理后玉米黄素生物吸收量中顺式玉米黄素占 39.7%；烤制热处理后玉米黄素生物吸收量中顺式玉米黄素占 37.95%；微波热处理后玉米黄素生物吸收量中顺式玉米黄素占 37.30%；且同玉米原粉中玉米黄素顺式异构体吸收率比较，蒸制热处理、烤制热处理和微波热处理对玉米黄素顺式异构体吸收率显著提高。

（五）关于玉米粉模拟体外消化吸收的讨论

在国内外，研究食物及药品的生物利用率的实验主要有人体实验、动物体内实验及体外实验（Bohn，2008）。人体、动物实验可以较为准确地测定食物及药品的相对生物利用率，但其实验过程复杂、耗时、耗力、成本高，而且对实验原料的要求较高，所以人体及动物实验局限性较大。Parker（1996）提出了类胡萝卜素生物利用率的体外消化模型，现在国内外模拟体外消化吸收大多数使用 MDCK 细胞系（马丁达比犬肾上皮

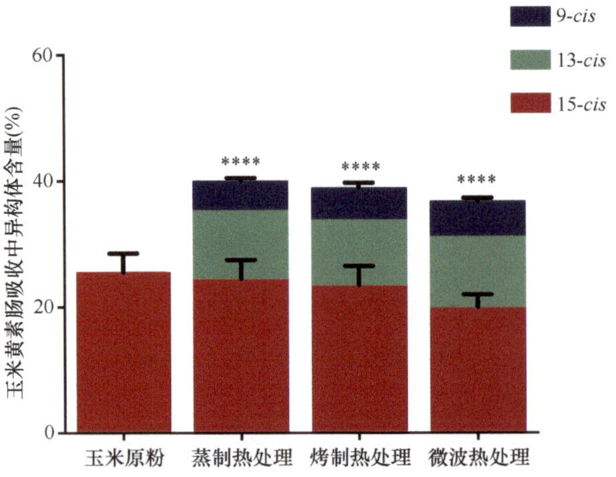

图 5-22　Caco-2 细胞肠吸收玉米黄素中异构体种类及含量

细胞）或者 Caco-2 细胞（人体结肠癌细胞）。与 MDCK 细胞相比，Caco-2 细胞分化后可以更好地模拟体内环境与体内生物吸收。因此本研究在模拟体外消化的前提下选择 Caco-2 细胞来建立肠吸收细胞模型，来探讨分析玉米黄素体外肠吸收实验。但是本实验旨在研究玉米黄素的肠吸收利用，并未研究其他营养物质对玉米黄素肠吸收利用的影响，尤其是脂类物质对玉米黄素肠吸收的影响，因此其他营养物质，尤其是脂类对玉米黄素肠吸收的影响有待下一步实验研究、分析。另外玉米黄素顺式异构体的生物功能、生物活性有待进一步研究和探讨。

（六）结论

通过 Caco-2 模拟肠吸收实验得出，烤制热处理和微波热处理对玉米黄素吸收率都有显著提高的作用。比较不同热加工方式之间的玉米黄素顺式异构体吸收率可以得出：蒸制热处理、烤制热处理和微波热处理对玉米黄素顺式异构体吸收率均有显著提高的效果。

第三节　羧甲基淀粉-玉米醇溶蛋白复合微凝胶对槲皮素的小肠靶向递送的影响

一、交联度对羧甲基淀粉微凝胶凝胶特性的影响

（一）引言

淀粉基微凝胶在生物活性物质的保护与递送方面已经受到广泛关注，但天然淀粉的机械强度较低，溶解性较差，且颗粒内部结构容易受到外界环境影响（Yuan　et al.，2012）。化学改性后的羧甲基淀粉在冷水中的溶解度较高，在很宽泛的 pH 范围内可以稳定存在，不发生聚沉，与其他改性淀粉相比用途更为广泛。因此，在本节中以三偏磷酸钠为交联剂制备了不同交联度的羧甲基淀粉（carboxymethyl starch，CMS）微凝胶，探

究不同交联度羧甲基淀粉微凝胶的凝胶特性。通过傅里叶变换红外光谱（Fourier transform infrared spectrometer，FTIR）分析和粒径测定对不同交联度微凝胶进行物理表征，从凝胶强度、凝胶热稳定性、凝胶动态流变特性，以及凝胶溶胀度等方面探究交联度对凝胶特性的影响，筛选出最优的羧甲基淀粉微凝胶交联度用作后续实验。

（二）材料与方法

1. 材料与试剂

实验材料与试剂主要有三偏磷酸钠（95%）、羧甲基淀粉、氢氧化钠、乙醇、丙酮、磷酸二氢钠、磷酸氢二钠，所有试剂均为分析纯。

2. 仪器与设备

实验仪器与设备主要有电子天平（BSA2245，德国 Sartorius 公司）、磁力搅拌器（PC-620D，美国 Corning 公司）、动态光散射仪（90Plus，美国 Brookhaven 公司）、差示扫描量热仪（Q2000，美国 TA 仪器公司）、扫描电子显微镜（Phenom，荷兰 Phenom 公司）、质构仪（TA-XT，英国 Stable Micro Systems 公司）、流变仪（MCR-302，奥地利 Anton Paar 公司）、傅里叶变换红外光谱仪（VERTEX 70，德国 Bruker 公司）、电热鼓风干燥机（101A-1ET，天津市泰斯特仪器有限公司）、电热恒温水浴锅（DK-98-Ⅱ，上海实验仪器厂有限公司）。

3. 实验方法

（1）羧甲基淀粉（CMS）微凝胶的制备

参考 Li 等（2009）的方法，并加以修改。将 10g 羧甲基淀粉溶解到 45ml 去离子水中，磁力搅拌 30min。在聚合物溶液中加入三偏磷酸钠（sodium trimetaphosphate，STMP）和 NaOH，搅拌均匀备用。随后将混合后的样品放入水浴锅中，40℃的条件下持续 1h。STMP∶NaOH（*W*∶*W*）=3∶1，STMP∶CMS（*W*∶*W*）=0.1、0.2、0.3、0.4 和 0.5（根据交联度不同分别命名为 *R*=0.1、*R*=0.2、*R*=0.3、*R*=0.4 和 *R*=0.5）。将羧甲基淀粉微凝胶放入 4℃冰箱，冷藏 12～14h。随后，将羧甲基淀粉微凝胶用研钵碾碎，过 200 目筛，使微凝胶粒径大小匀称。先用蒸馏水洗涤微凝胶颗粒 3 次以上，并将水分用布氏漏斗抽干，接着用无水乙醇洗涤 3 次，用 100%的丙酮洗涤 3 次，去除上一步遗留下的乙醇和水分。微凝胶颗粒放在平皿中，并转移至干燥箱，40℃烘干 10～12h。最后，再一次用 200 目筛筛分，备用。

（2）傅里叶变换红外光谱分析

参照 Souza 等（2018）的方法并加以改动。在傅里叶变换红外光谱仪中扫描不同交联度的羧甲基淀粉微凝胶。取羧甲基淀粉和（1）中制备的不同交联度的羧甲基淀粉微凝胶各 0.20mg，各组按照 1∶50（*W*∶*W*）的比例加入溴化钾（KBr），转移至玛瑙研钵中，打开红外灯，充分研磨，混匀后拨入压片机中，压力下保持 1min，制成厚度一致、呈透明状的薄片。以空气为空白对照，将制好的样品放入光谱仪中进行测定。扫描范围定在 400～4000cm^{-1}，分辨率设为 4cm^{-1}。

（3）凝胶粒度的测定

配制浓度为 0.05mg/ml 的不同交联度羧甲基淀粉微凝胶悬浮液。动态光散射仪（90Plus，美国 Brookhaven 公司）温度为25℃，波长为658nm，功率 30mW。测样前，超声处理样品 15min，确保悬浮液分散均一。

（4）凝胶强度的测定

不同交联度羧甲基淀粉微凝胶的凝胶强度通过 TA-XT Plus 质构仪来进行测试。在 Chen 等（2019a）的方法基础上做出调整。制备好的整块羧甲基淀粉微凝胶切成等高圆柱。预、中、后测速分别为 1.0mm/s、1.0mm/s 和 2.0mm/s，应变为 40%，P0.5 探头用于测定，以 5.0g 作为触发点，得到的曲线中出现的第一个峰值即定义为该样品的破碎点，称为凝胶强度，单位以 g 表示。曲线重复 6 次。

（5）凝胶热特性的测定

参考 Zhang 等（2019）的方法，借助差示扫描量热法对不同交联度羧甲基淀粉微凝胶的热特性进行分析。分别准确称量 2.0mg 不同交联度的羧甲基淀粉微凝胶并放入坩埚中，用微量取液器向其中加入 4μl 去离子水，盖上配套盖子后，转移至压片机下密封。随后将样品放置于 4℃冰箱平衡 12h；测样前先在室温下平衡 1h。温度跨度为 0～250℃，每分钟温度提高 10℃，得到的曲线用相关分析仪器进行处理。

（6）凝胶动态流变特性的测定

用磷酸氢二钠和磷酸二氢钠配制 pH=2～8、0.1mol/L 的缓冲溶液。首先，准确称取 0.30g 不同交联度的羧甲基淀粉微凝胶，加入 9.70ml、pH=7、0.1mol/L 的磷酸盐缓冲溶液充分混合 30min，室温条件下（25℃）平衡 24h。另取 0.30g R=0.2 的羧甲基淀粉微凝胶，加入 9.70ml 磷酸盐缓冲溶液（pH=2～8）充分混合 30min，室温条件下（25℃）平衡 24h。平衡后的样品转移到旋转流变仪上，选用 50mm 的板材，间距 1.0mm，应变值为 0.1%，板间距设定在 1mm，扫描温度 25℃，频率范围在 0.1～100Hz。

（7）凝胶溶胀度的测定

磷酸盐缓冲溶液制备方法如（6）所述。将不同交联度的羧甲基淀粉微凝胶切成等体积的正方体，记录质量后，将凝胶浸入 20ml、pH=7、0.1mol/L 的磷酸盐缓冲液，定时取出并称重；将 R=0.2 的羧甲基淀粉微凝胶切成等体积的正方体，记录质量后，将凝胶浸入 20ml、pH=2～8、0.1mol/L 的磷酸盐缓冲液，定时取出并称重，溶胀度按照下式计算：

$$\text{溶胀度}=\frac{W_t-W_0}{W_0}\times 100\% \tag{5-2}$$

式中，W_t 为经过 t 时间的浸泡后，微凝胶溶胀后的质量；W_0 为在浸泡入缓冲溶液之前未发生溶胀行为的微凝胶质量。

（8）数据处理

所有实验重复 3 次以上，所得结果采用平均值±标准差表示，用 IBM SPSS Statistics 软件分析实验数据，P<0.05 为差异显著。利用 Origin 2017 和 Prism7 软件进行绘图。

（三）结果与分析

1. 凝胶外观分析

图 5-23 是羧甲基淀粉微凝胶的实物图。由于三偏磷酸钠交联剂的添加量不同，羧甲基淀粉微凝胶的凝胶质地不同，图中显示的是在被切分为等体积的正方体后的切面状态。在实物图中可以看到，*R*=0.1 的羧甲基淀粉微凝胶出现较多细小的孔隙，致密地分布于凝胶内部，这是由于交联剂添加量较少，微凝胶内部交联不够紧密，从而出现大量致密孔隙。而 *R*=0.2 和 *R*=0.3 的羧甲基淀粉微凝胶内部孔隙较少，结构较为紧凑致密，体系内部均匀、光滑。随着交联剂添加量的增加，微凝胶内部的孔隙逐渐变大，*R*=0.5 的羧甲基淀粉微凝胶已经出现大量分散的、体积较大的孔隙，这也是由于交联剂添加量的增多，体系的膨胀能力降低，需要更多的内部孔隙来实现相应的膨胀。

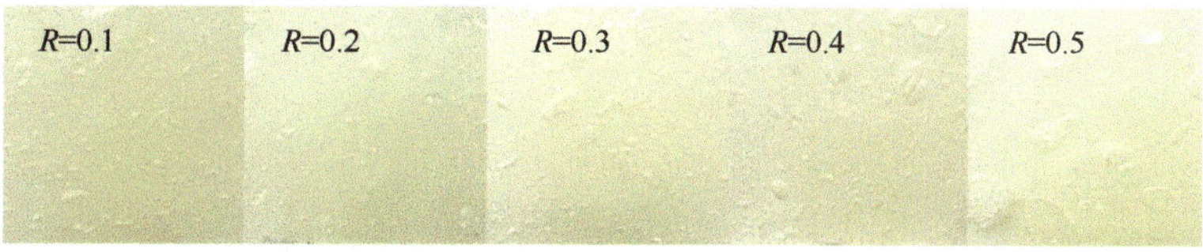

图 5-23　不同交联度羧甲基淀粉微凝胶表观形态

2. 凝胶傅里叶变换红外光谱分析

图 5-24 为羧甲基淀粉和不同交联度羧甲基淀粉微凝胶的傅里叶变换红外光谱图，在 3460cm^{-1} 处出现了一个较宽吸收峰，随着交联度的增加，宽峰逐渐收窄。有研究报道，在此位置出现的峰是由羟基伸缩振动所导致的，1003cm^{-1} 附近出现的窄峰是由 C—O—H 发生弯曲振动所导致的，在 1750cm^{-1} 处出现的窄峰是由羧甲基淀粉微凝胶中的—COOH 的 C═O 振动导致的（Cury et al.，2009）。值得一提的是，在 1019cm^{-1} 的峰随着羧甲基淀粉微凝胶交联度的增加而逐渐减弱，归其原因在于交联剂与羧甲基淀粉中

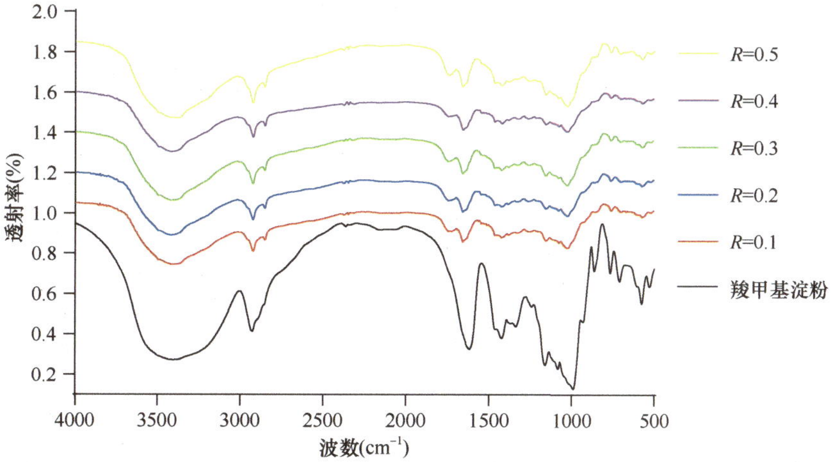

图 5-24　CMS 和不同交联度羧甲基淀粉微凝胶傅里叶变换红外光谱图

的羟基发生反应，峰强度逐渐减弱（Cheung et al.，2014）。根据上述分析，交联剂三偏磷酸钠会与羧甲基淀粉中的羟基发生反应，从而形成分子间或分子内酯键。

3. 凝胶粒径分析

图 5-25 是不同交联度羧甲基淀粉微凝胶的粒径分布情况。不同交联度羧甲基淀粉微凝胶的粒径主要分布在 25～50μm，当交联度增加时，粒径会向更小粒径方向移动。这是由于交联剂的加入会促使分子内的交联更加紧密，抑制了羧甲基淀粉微凝胶在分散液中的膨胀。此外，*R*=0.2 的微凝胶出现了较小的粒径分布，考虑原因主要是在此交联度范围内，微凝胶内部结构达到相对平整状态，交联剂和碱性环境相对平和，体系构建完整平滑，凝胶交联效果较好。

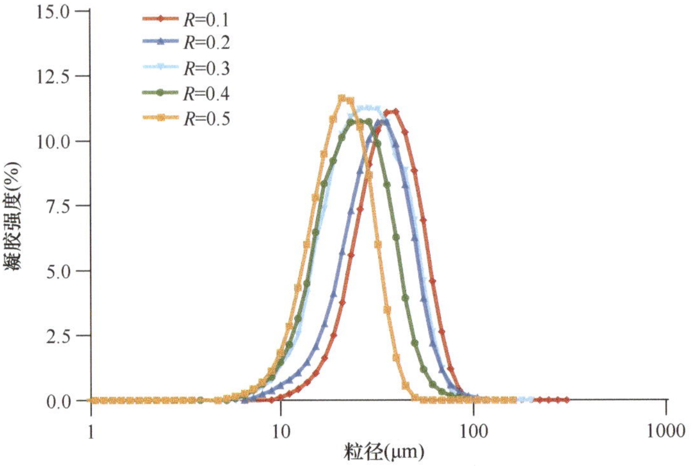

图 5-25 不同交联度羧甲基淀粉微凝胶粒径分布

4. 凝胶强度分析

凝胶强度是反映凝胶内部结构紧密程度的重要指标（He et al.，2014），质构分析（texture profile analysis，TPA）也是食品质构测定的常用方法（Zhuang et al.，2019；Debusca et al.，2014）。图 5-26 中所表示的强度，是指样品在受到压缩时第一次破裂所承受的最大峰值，平行测样 3 次，并记录结果求平均值。数值越大表示样品在抵抗外部压力或受到损害后能够保持自身完整性的能力越佳。在图 5-26 中可以看到，不同交联度羧甲基淀粉微凝胶都具有明显的凝胶特性，羧甲基淀粉与交联剂三偏磷酸钠发生作用，当交联剂使用量增多，羧甲基淀粉微凝胶的凝胶强度增强，在 *R*=0.4 达到最大值 915g/cm^2。这是源于交联剂的引入使凝胶内部连接得更为紧密，质地更为致密，凝胶网络接口通过孔隙的填充效应变得更紧实（Cortés-Ruiz et al.，2016），能够抵挡更强的外部压力。但是，当交联度继续增大至 *R*=0.5 时，凝胶内部孔隙变大，如图 5-23 所示，需要更大的孔隙来保持更高的交联度，凝胶强度减弱，不利于抵抗外部损害情况。

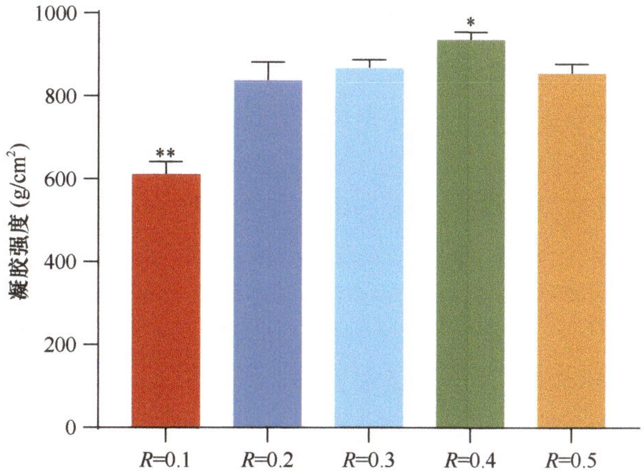

图 5-26　不同交联度羧甲基淀粉微凝胶的凝胶强度

**表示差异显著（$P<0.05$），误差条表示实验结果的平均值±标准差，每组实验重复 3 次，下同

5. 凝胶动态流变特性分析

动态流变特性可以用来描述凝胶形成过程中液态向凝胶状转变程度，还可以定量表示胶体黏弹性（Ghosh et al.，2005）。图 5-27a 为不同交联度羧甲基淀粉微凝胶在 pH=7 的缓冲溶液中的流变特性；图 5-27b 为 R=0.2 的羧甲基淀粉微凝胶在 pH=2～8 的缓冲溶液中的流变特性。不同交联度的羧甲基淀粉微凝胶表现出相似的黏弹性。在 0.1～100Hz 的范围内，随着频率变化，储能模量 G'逐渐增大（图 5-27a）。这是由于当频率在较高范围内，凝胶内部黏缠在一起的分子链没有充足的时间解链（Shen et al.，2017），进而使羧甲基淀粉微凝胶整体的 G'增大。在检测范围内，储能模量始终超过损耗模量 G''，这也证明羧甲基淀粉微凝胶整体弹性比黏性更佳，体系具有一定的机械刚性，而且会表现出典型的胶体黏弹特性（Ramazani-Harandi et al.，2009）。但是，随着交联度的增加，胶体体系的 G'和 G''都逐渐减小，这是由于高交联度的羧甲基淀粉微凝胶内部结构致密，溶胀度较低，体系中的水分不足以带动胶链的移动（Cheng et al.，2019；Pietrzyk et al.，2014）。而在不同 pH 的缓冲溶液中，R=0.2 的羧甲基淀粉微凝胶表现出不同的动态

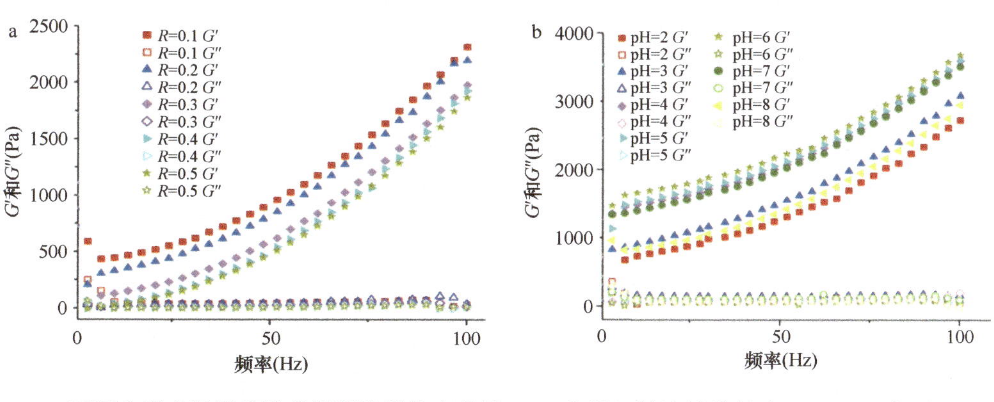

图 5-27　不同交联度羧甲基淀粉微凝胶的流变特性（a）和羧甲基淀粉微凝胶（R=0.2）在不同 pH 下的流变特性（b）

G'为储能模量，G''为损耗模量

模量变化情况（图 5-27b）。在 pH=2～6 的范围内，随着 pH 的升高，G'逐渐增加，表明在接近中性环境中，羧甲基淀粉微凝胶更趋于稳定。而在较低 pH 条件下，羧甲基淀粉微凝胶中的基团发生质子化，羧甲基淀粉微凝胶塌陷而不粘连，体系内部的碰撞、缠绕减少，羧甲基淀粉微凝胶内部结构松散（Matalanis et al.，2011）。而当 pH=8 时，羧甲基淀粉微凝胶的储能模量相对降低，这是由于羟基基团完全解离，储能模量和损耗模量不再出现大幅改变。

6. 凝胶热特性分析

羧甲基淀粉和不同交联度羧甲基淀粉微凝胶的差示扫描量热法（differential scanning calorimetry，DSC）分析结果如图 5-28 所示，随着交联度的增加，微凝胶的熔解温度（T_m）先增高后降低，越高的 T_m 值代表了越好的热稳定性和相对更强的分子结构。在 R=0.2 时，出现了最大 T_m 值为 146.75℃，这是由于在此交联度下，凝胶内部结构更为紧密，凝胶网络构建稳定，能够承受更高的温度。

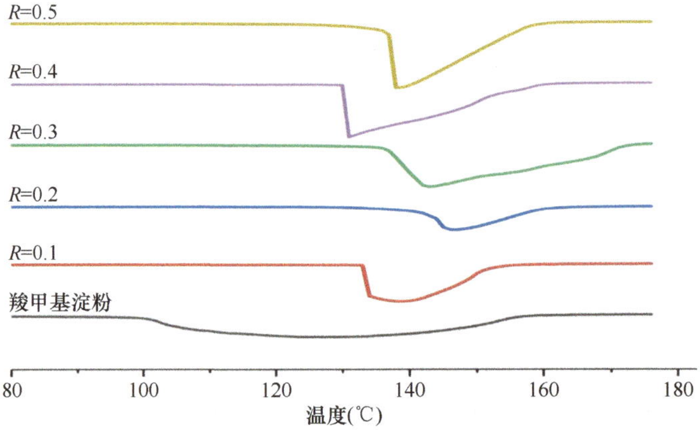

图 5-28　不同交联度羧甲基淀粉微凝胶的差示扫描量热法分析图

7. 凝胶溶胀度分析

当不同交联度羧甲基淀粉微凝胶浸泡在 pH=2～8 的磷酸盐缓冲溶液中，羧甲基淀粉微凝胶可以表现出优异的酸碱响应性（图 5-29）。首先，在相同的 pH 条件下，羧甲基淀粉微凝胶的溶胀度随交联度的增加先增加后降低，在 R=0.2 时出现最大溶胀度。这是由于交联剂的加入增加了磷酸二酯键的数量，体系交联度增加，羧甲基淀粉微凝胶更加致密和坚固，减弱了其吸水膨胀的能力（Wach et al.，2010）。但是同一交联度的羧甲基淀粉微凝胶在不同 pH 的缓冲溶液中也表现出了不同的溶胀能力。当 pH 在 2～7 时，随 pH 升高，羧甲基淀粉微凝胶的溶胀能力逐步增强，溶胀度的下降是源于分子间的氢键被抑制。当 pH 逐步升高，羧甲基淀粉微凝胶逐渐解离，—COOH 的存在量显著升高，羧甲基淀粉微凝胶分子内的静电斥力不断增强，从而引发聚合物内部结构变松（Abaee and Madadlou，2016），羧甲基淀粉微凝胶的溶胀度增加。当 pH=8 时，羧甲基淀粉微凝胶膨胀度出现降低的趋势，是由于羟基基团彻底解离，静电斥力达到峰值（Tapia-Hernández et al.，2018）。当将 R=0.2 的羧甲基淀粉微凝胶和羧甲基淀粉浸泡在 pH=2～8

的磷酸盐缓冲溶液中，在 pH=2～5 时，羧甲基淀粉的溶胀能力均大于 R=0.2 的羧甲基淀粉微凝胶。

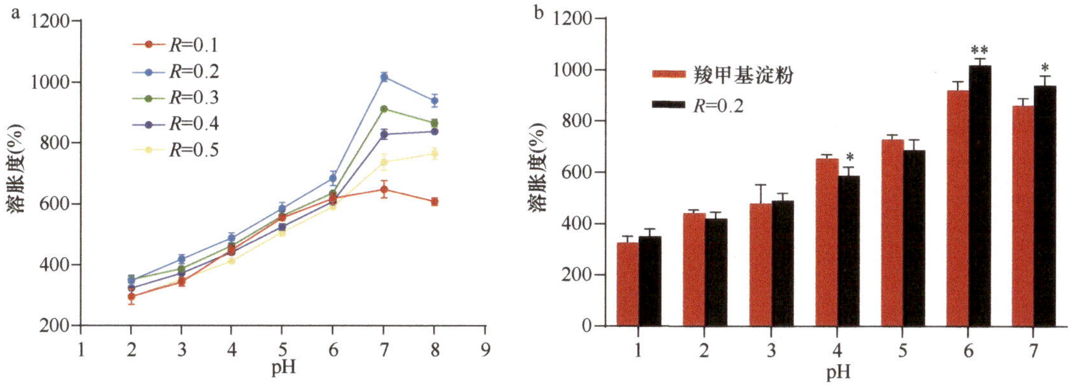

图 5-29　羧甲基淀粉与不同交联度羧甲基淀粉微凝胶在不同 pH 缓冲溶液中的溶胀能力

a. 不同交联度羧甲基淀粉微凝胶在不同 pH 缓冲溶液中的溶胀能力；b. 羧甲基淀粉微凝胶（R=0.2）与羧甲基淀粉在不同 pH 缓冲溶液中的溶胀能力

（四）小结

本小节主要研究不同交联度羧甲基淀粉微凝胶的凝胶特性，通过对制备的羧甲基淀粉微凝胶的表观形貌、傅里叶变换红外光谱、粒径、凝胶强度、凝胶热特性、流变学特性和溶胀度进行分析，筛选出最优的交联度，结论如下。

1）成功构建了不同交联度的羧甲基淀粉微凝胶，羧甲基淀粉微凝胶颗粒的粒径大致分布在 25～50μm，交联剂会和羧甲基淀粉中的羟基发生反应，从而形成分子间或分子内酯键。

2）不同交联度的羧甲基淀粉微凝胶的表观形态不一致，内部孔隙大小影响了所制备的羧甲基淀粉微凝胶的凝胶强度，最大值可达 915g/cm^2。

3）制备的羧甲基淀粉微凝胶在 pH=7 的缓冲溶液中具有最优的溶胀度（1102%），并能实现在不同 pH 环境的响应性溶胀。

4）交联度为 0.2 的羧甲基淀粉微凝胶具有较好的耐热性（T_m=146.75℃）和较好的流变性能，可用于后续实验制备复合微凝胶。

二、玉米醇溶蛋白对羧甲基淀粉微凝胶凝胶特性的影响

（一）引言

玉米醇溶蛋白（zein）广泛存在于玉米胚乳中，具有很好的两亲性（Patel and Velikov，2014）。相较于其他植物来源的蛋白质来说，玉米醇溶蛋白在疏水性功能因子的包封与递送方面得到了广泛的应用。此外，玉米醇溶蛋白具有较好的胶凝特性（Chen et al.，2019b），且可以与多糖等大分子进行复合，蛋白质/多糖二元复合物的稳定性更强（Meng et al.，2021），对功能因子稳定性的提升有积极作用。但是，截至目前，还未见羧甲基

淀粉复合玉米醇溶蛋白制备二元复合微凝胶的相关报道，zein 对淀粉基微凝胶凝胶特性的影响尚未可知。

由前一小节的研究可知，不同交联度的羧甲基淀粉微凝胶展现出不同的凝胶特性，合适的交联度会赋予羧甲基淀粉微凝胶更优异的凝胶特性。通过实验结果可知，*R*=0.2 的羧甲基淀粉微凝胶的粒度更为均一，耐热性更佳，溶胀表现力更强。因此，选用 *R*=0.2 的羧甲基淀粉微凝胶进行羧甲基淀粉-玉米醇溶蛋白二元复合微凝胶的制备与研究。在本小节中，以玉米醇溶蛋白和羧甲基淀粉为原料，制备不同比例的二元复合微凝胶，并通过粒径、傅里叶变换红外光谱、微观结构、持水力、水分分布、热特性、流变特性和溶胀特性等指标对添加玉米醇溶蛋白后的微凝胶进行评价。

（二）材料和方法

1. 材料与试剂

实验材料与试剂主要包括三偏磷酸钠（95%）、玉米醇溶蛋白（92%）、羧甲基淀粉、氢氧化钠、乙醇、丙酮、磷酸二氢钠、磷酸氢二钠及其他试剂，均为分析纯。

2. 仪器与设备

实验仪器与设备主要有电子天平（BSA2245，德国 Sartorius 公司）、磁力搅拌器（PC-620D，美国 Corning 公司）、激光粒度分析仪（BT-9300HT，丹东百特仪器有限公司）、差示扫描量热仪（Q2000，美国 TA 仪器公司）、扫描电子显微镜（Phenom，荷兰 Phenom 公司）、核磁共振成像分析仪（MesoMR23-040V-I，上海纽迈电子科技有限公司）、傅里叶变换红外光谱仪（VERTEX 70，德国 Bruker 公司）、旋转蒸发仪（RE-32AA，上海亚荣生化仪器厂）、色差仪（CM-5，日本 Konica Minolta 公司）、光学显微镜（CX32RTSF，日本 OLYMPUS 公司）。

3. 实验方法

（1）羧甲基淀粉-玉米醇溶蛋白复合微凝胶（Z-SM）的制备

将 1.0g 玉米醇溶蛋白加入 50ml 80%（*V*/*V*）乙醇溶液中，以 800r/min 搅拌 2h，停止搅拌后，放在 4℃冰箱中冷藏 12～14h。放在磁力搅拌器上，设定转速为 1000r/min，与此同时，向其中添加 50ml 蒸馏水，随后，通过旋转蒸发仪将多余的乙醇挥发掉，按照此方法制备玉米醇溶蛋白的储备液（ZNP）（Dang et al.，2009）。

接着将 10g 羧甲基淀粉溶于玉米醇溶蛋白储备液中，根据比例调整玉米醇溶蛋白的质量，使羧甲基淀粉∶玉米醇溶蛋白（*W*∶*W*）=100∶1、80∶1、50∶1、20∶1 和 10∶1。制备方法参照本节一、（一）3.（1）中微凝胶制备的方法。不同比例的 Z-SM 分别命名为 SM∶Z=100∶1、SM∶Z=80∶1、SM∶Z=50∶1、SM∶Z=20∶1 和 SM∶Z=10∶1。

（2）傅里叶变换红外光谱分析

参照 Souza 等（2018）的方法并加以改动。在傅里叶变换红外光谱仪中扫描不同交联度的羧甲基淀粉微凝胶。羧甲基淀粉和本节一、（一）3.（1）中制备的不同交联度的羧甲基淀粉微凝胶各 0.20mg，按照 1∶50 的比例再加入溴化钾，一起转移至玛瑙研钵中，打开红外灯，充分研磨，混匀后拨入压片机中，压力下保持 1min，制成厚度一致、呈透明状的薄片。以空气为空白对照，将制好的样品放入光谱仪中进行测定，波数范围定在 4000～400cm^{-1}，分辨率设为 4cm^{-1}。

（3）凝胶粒度的测定

配制浓度为 0.05mg/ml 的不同交联度羧甲基淀粉微凝胶悬浮液。动态光散射仪温度为 25℃，波长为 658nm，功率 30mW。测样前，超声处理样品 15min，确保悬浮液分散均一。

（4）光学显微镜观察

使用奥林巴斯公司（Olympus Co.，Tokyo，日本）的光学显微镜观察微凝胶的形态结构。将羧甲基淀粉微凝胶和不同质量比的 Z-SM 颗粒分散在去离子水中，加入碘进行染色。将染色色滴置于载玻片中间，在正常光下观察，400 倍放大后记录图像（Ren et al.，2017）。

（5）场发射扫描电子显微镜（FESEM）观察

参考 Liang 等（2020a）的方法，将羧甲基淀粉微凝胶和 Z-SM 的样品用双面胶带固定，涂上一层 10nm 的金薄膜，放置在真空蒸发器中。样品在场发射扫描电子显微镜（field emission scanning electron microscope，FESEM）（XL-30，FEI，荷兰）中观察，加速电压为 5kV，放大倍数为 5000×。

（6）凝胶色度值的测定

全自动色差仪用于测定羧甲基淀粉微凝胶和 Z-SM 的亮度值（L^*）、红度值（a^*）和黄度值（b^*），样品测量 3 次以上，再取均值，白度值（W）用式（5-3）进行计算得到：

$$W=100-\sqrt{(100-L^*)^2+a^{*2}+b^{*2}} \tag{5-3}$$

（7）凝胶强度的测定

不同交联度羧甲基淀粉微凝胶的凝胶强度通过 TA-XT Plus 质构仪进行测试。在 Chen 等（2016）的方法基础上做出调整。制备好的整块羧甲基淀粉微凝胶，切成等高圆柱。预、中、后测速分别为 1.0mm/s、1.0mm/s 和 2.0mm/s，应变为 40%，P0.5 探头用于测定，以 5.0g 作为触发点，得到的曲线中出现的第一个峰值即定义为该样品的破碎点，称为凝胶强度，单位以 g/cm^2 表示。实验重复 6 次。

（8）持水力（WHC）的测定

参考 Xue 等（2019）的方法并稍作调整测量样品的持水力（water holding capacity，WHC）。离心管先放在烘箱中烘干水分，保证干燥，随后记录原始质量，记为（M_0），将 1.0g（M_1）羧甲基淀粉微凝胶或 Z-SM 浸润在 20ml 去离子水中，随后水平放置 24h。待吸水完全后，4000r/min 离心 20min，先将上清液倒出去，再擦净离心管中的水分，将羧甲基淀粉微凝胶或 Z-SM 和离心管一同称重并记录为（M_2）。羧甲基淀粉微凝胶或 Z-SM 的 WHC 用下式进行计算：

$$\mathrm{WHC(g/g)}=\frac{M_2-M_0}{M_1} \tag{5-4}$$

式中，M_0为离心管的质量（g），M_1为离心前样品的质量（g），M_2为离心后样品加上离心管的总质量（g）。

（9）凝胶水分分布的测定

将大块凝胶制备好，放在4℃冰箱中24h，然后称取形状、体积一致的2.0g的羧甲基淀粉微凝胶和Z-SM，将其垂直放入核磁管中，进行磁场测定。参考Phuhongsung等（2020）的方法，重复扫描4次。

（10）凝胶热特性的测定

参考Zhang等（2020）的方法，借助差示扫描量热法对不同交联度羧甲基淀粉微凝胶的热特性进行分析。分别准确称量2.0mg不同交联度的羧甲基淀粉微凝胶，并放入坩埚中，用微量取液器向其中加入4μl去离子水，盖上配套盖子后，转移至压片机下密封。随后，将样品放置于4℃冰箱平衡12h，测样前先在室温下平衡1h。温度跨度为0～250℃，每分钟提高10℃。得到的曲线用相关分析仪器进行处理。

（11）凝胶动态流变特性的测定

用磷酸氢二钠和磷酸二氢钠配制pH=2～8、0.1mol/L的缓冲溶液。首先，准确称取0.30g不同交联度的羧甲基淀粉微凝胶，加入9.70ml，pH=7，0.1mol/L的磷酸盐缓冲溶液充分混合30min，室温条件下（25℃）平衡24h。另取0.30g、R=0.2的羧甲基淀粉微凝胶，加入9.70ml磷酸盐缓冲溶液（pH=2～8）充分混合30min，室温条件下（25℃）平衡24h。平衡后的样品转移到旋转流变仪上。选用50mm的板材，间距1.0mm。应变值为0.1%，板间距设定在1mm，扫描温度设为25℃，频率范围在0.1～100Hz。

（12）凝胶溶胀度的测定

磷酸盐缓冲溶液制备方法如上小节一、（二）3.（6）所述。将不同交联度的羧甲基淀粉微凝胶切成等体积的正方体，记录质量后，将凝胶浸入20ml、pH=7、0.1mol/L的磷酸盐缓冲液，定时取出并称重；将R=0.2的羧甲基淀粉微凝胶切成等大小、等体积的正方体，记录质量后，将凝胶浸入20ml、pH=2～8、0.1mol/L的磷酸盐缓冲液，定时取出并称重，溶胀度按照式（5-2）计算。

（13）数据处理

所有实验重复3次以上，所得结果采用平均值±标准差表示，用IBM SPSS Statistics软件分析实验数据，P<0.05为差异显著。利用Origin 2017和Prism7软件进行绘图。

（三）结果与分析

1. 凝胶傅里叶变换红外光谱分析

傅里叶变换红外光谱通常用来表征样品中发生的结构变化，不同波段吸收峰的峰形、峰高和峰位置等光谱信息可以反映分子结构和相互作用的差异（Zia et al.，2019；Liu et al.，2017；Yamashita and Muto，1991；Lee and Yoo，2011）。在图5-30中，Z-SM除了在3500～3000cm^{-1}波数范围内出现—OH对应的宽峰，还在1629cm^{-1}（酰胺Ⅰ带，C═O拉伸振动）和1019cm^{-1}（C—O伸缩振动）附近出现特征峰。酰胺Ⅰ带是对不同结构的蛋白质与多肽振频变化敏感的特征带。随着玉米醇溶蛋白添加量的变化，各Z-SM

的傅里叶变换红外光谱趋势大致相同，但主峰位置对应波数略有偏移，说明玉米醇溶蛋白添加量会改变 Z-SM 分子构象，也会引起羧甲基淀粉微凝胶结构改变。酰胺Ⅰ带峰位在 $1019cm^{-1}$ 处由羧甲基淀粉微凝胶向 Z-SM 蓝移，说明加入玉米醇溶蛋白将 C—N、N—H 键、C═O 键或 C—O 键引入 Z-SM 中。

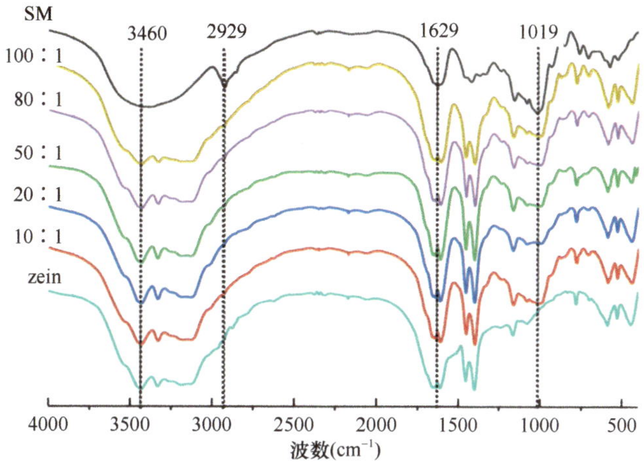

图 5-30　SM、Z-SM 和玉米醇溶蛋白的傅里叶变换红外光谱图像

图中左侧各颜色线从上至下 SM 代表羧甲基淀粉微凝胶；不同数值比值代表不同交联度的 Z-SM；zein 代表玉米醇溶蛋白，下同

2. 凝胶粒径分析

随着 Z-SM 的形成，其粒径分布也发生了变化。如图 5-31 所示，Z-SM 的粒径主要分布在 45～70μm，与羧甲基淀粉微凝胶相比，Z-SM 的平均粒径增大，这是因为玉米醇溶蛋白与羧甲基淀粉结合形成了微凝胶颗粒，二者发生复合，粒径变大。其中，SM∶Z=100∶1 的粒径相对较小，这是由于玉米醇溶蛋白变成 ZNP 之后，对微凝胶不仅具有一定保护作用，而且体系内可能存在静电斥力和空间阻力，从而导致较小粒径的出现；

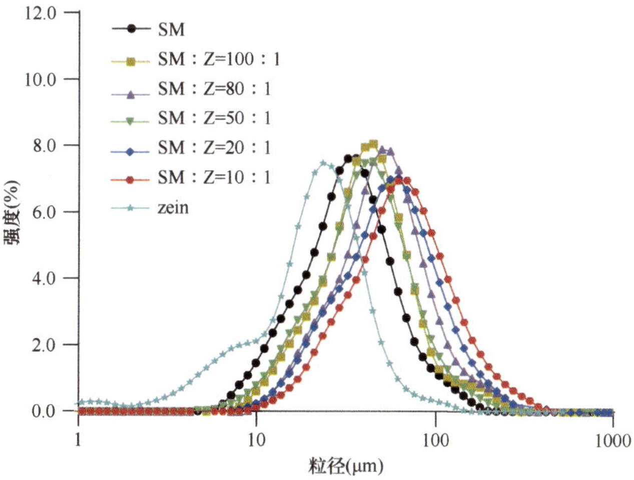

图 5-31　SM、Z-SM 和玉米醇溶蛋白的粒径分布图

前人研究表明这种静电斥力和空间阻力在蛋白质/多糖复合物的形成中也发挥了重要作用（Kim and Yoo，2010）。

3. 凝胶表观和微观形态

同样，Z-SM 的表观形态和微观形态也显示了与傅里叶变换红外光谱和粒径分布相同的结果，可以相互验证。在 Z-SM 的实物图中可以清楚地看到：随着玉米醇溶蛋白添加比例的增加，Z-SM 的颜色逐渐加深，因为玉米醇溶蛋白本身的黄色赋予了 Z-SM 特别的颜色特征。随后，将 Z-SM 颗粒溶解于去离子水中，用碘液染色，淀粉颗粒被染成蓝色，玉米醇溶蛋白保持棕色。加入玉米醇溶蛋白后，与 Kim 和 Yoo（2010）的研究结果相似，在显微镜下可以观察到连续相结构，羧甲基淀粉与玉米醇溶蛋白表现出明显的复合体特征（图 5-32g～l）（Chen et al.，2016；Aguilera and Rojas，2010）。而且，随着

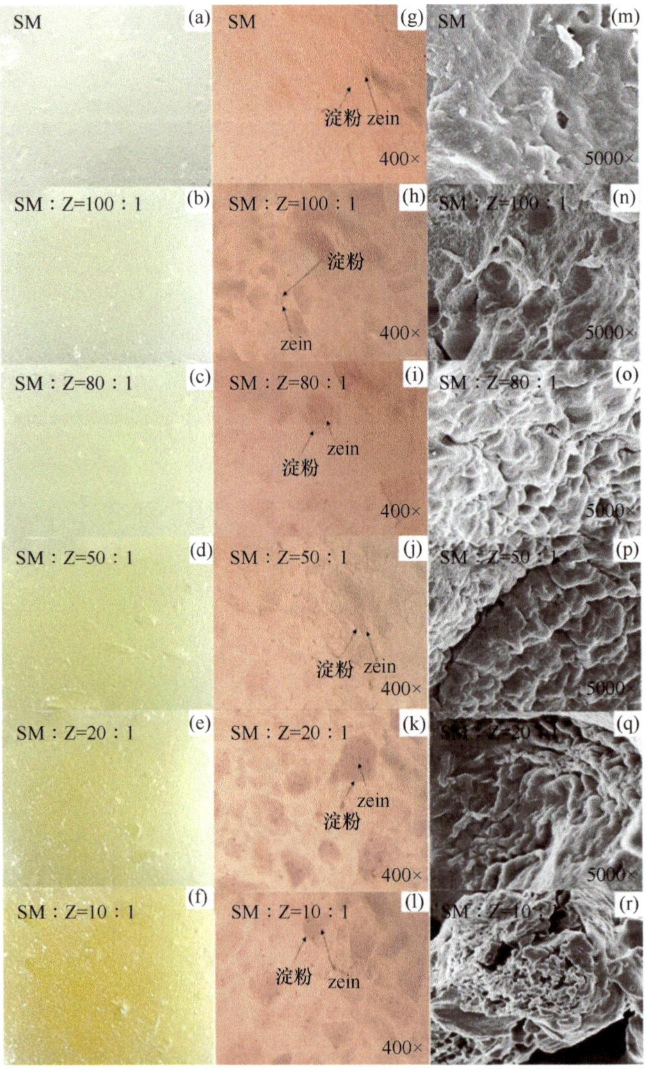

图 5-32　Z-SM 的表观形态（a～f）、经碘液染色后的显微镜图（g～l）和 5000×的 SEM 图（m～r）

玉米醇溶蛋白添加比例的增加，复合体的量先增加后降低，这是由于羧甲基淀粉与玉米醇溶蛋白逐渐发生聚合，聚合物数量增加。但是，当玉米醇溶蛋白的添加量超过羧甲基淀粉微凝胶的荷载能力，体系则不再复合过量的玉米醇溶蛋白。因此，在图 5-32k 和 5-32l 中可以观察到更多的玉米醇溶蛋白颗粒。在场发射扫描电镜下也可以观察到相似的结构特征（图 5-32m～r）。从扫描电镜中可以看出，微凝胶具有不同程度的表面裂纹、褶皱和气孔的三维网状支架结构，呈现海绵样表面结构。随着玉米醇溶蛋白添加量的增加，羧甲基淀粉和玉米醇溶蛋白在热作用下与 STMP 产生了明显的交联现象，Z-SM 表面的孔隙率逐渐降低。

4. 凝胶色度分析

SM 和 Z-SM 的色度参数如图 5-33 所示，*L**、*a**和 *b**值表示 Z-SM 的颜色变化。*L**值随着玉米醇溶蛋白占比的升高而升高，与 SM 组相比，玉米醇溶蛋白添加比例为 50∶1、20∶1、10∶1 组的亮度值显著提高。*a**值总体呈下降趋势，而 *b**值随着玉米醇溶蛋白占比的升高而逐渐升高。白度值是经 *L**、*a**和 *b**值计算而来。白度是指物质表面的明亮度，反射率越高，白度值越高。随着玉米醇溶蛋白的添加，Z-SM 的白度值没有明显变化，当玉米醇溶蛋白添加量足够时，白度值显著增加。与前人的研究结果一致，这或许是因为糊化过程中 CMS 的吸水溶胀降低了凝胶的反射率（Zhang et al.，2018；Cheung et al.，2014）。此外，玉米醇溶蛋白的“填充效应”也导致体系内部结构紧密性不同，影响了光的反射，从而体现在白度值的变化上。

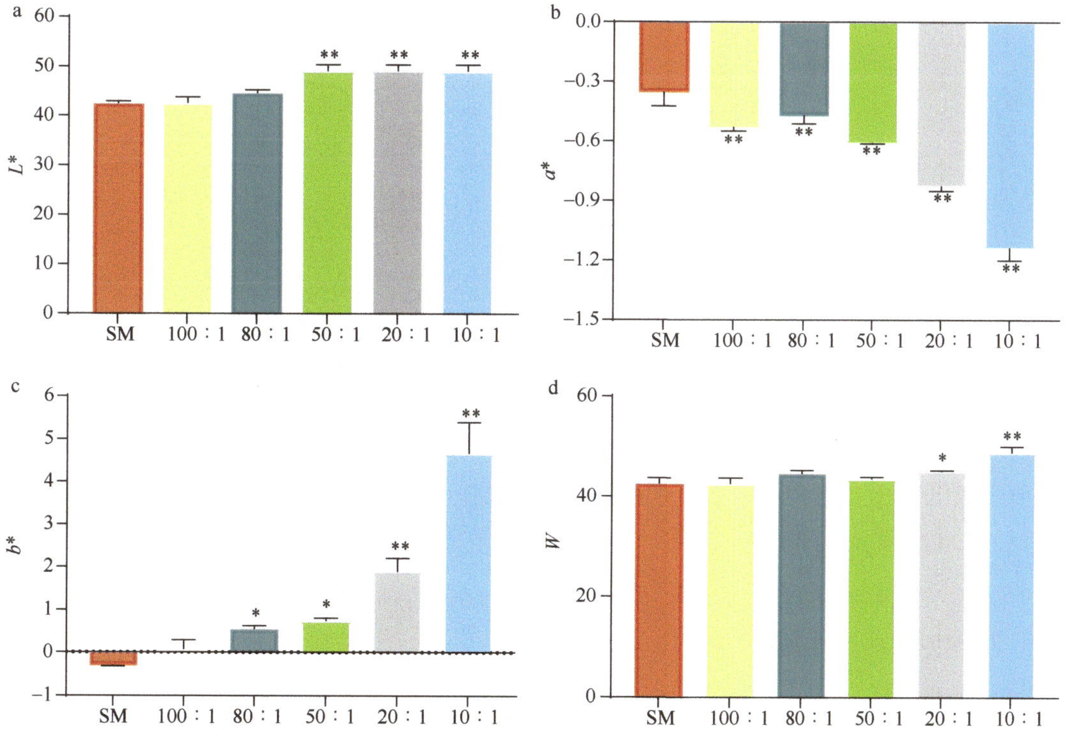

图 5-33　SM 和 Z-SM 的色度参数 *L**、*a**和 *b**和白度值（*W*）

5. 凝胶强度分析

如图 5-34 所示，加入玉米醇溶蛋白之前，羧甲基淀粉微凝胶的凝胶强度较弱。玉米醇溶蛋白的加入填补了松散的凝胶网络中的孔隙。当 SM∶Z 比例小于 80∶1 时，凝胶强度数值升高，当比例为 10∶1 时，凝胶强度可达 1579.3g/cm^2，是羧甲基淀粉微凝胶的 200%。根据上述实验结果，添加玉米醇溶蛋白能够提高羧甲基淀粉微凝胶的整体强度，使 Z-SM 内部结构更加致密。随着玉米醇溶蛋白比例的增加，体系黏接效果增强，使 Z-SM 在外界压力下难以破碎。研究表明，羧甲基淀粉微凝胶在纯水中的吸水膨胀度比 Z-SM 大，这可能是由于淀粉颗粒被凝胶网络保护，提高了凝胶强度；或者是在凝胶制备过程中所构建的碱性环境，使得玉米醇溶蛋白的球形结构膨胀，活性基团显露在外边，加强了玉米醇溶蛋白与羧甲基淀粉之间的相互作用，构建成了更紧密的内部结构，达到了提升 Z-SM 的凝胶强度的效果（Qiang et al.，2020；Guo et al.，2018a；Wang et al.，2016）。

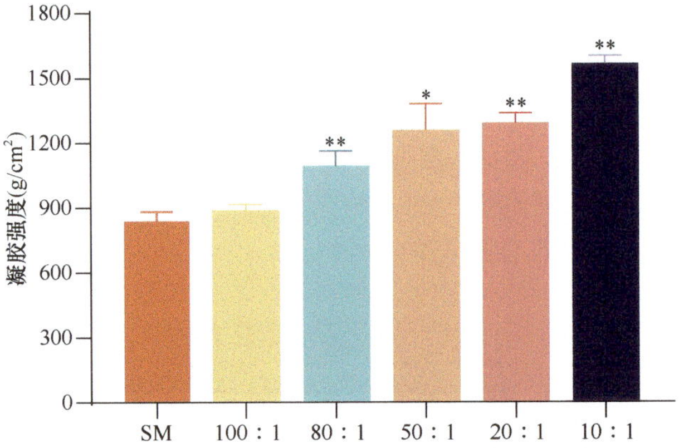

图 5-34　玉米醇溶蛋白对 Z-SM 凝胶强度的影响

6. 凝胶持水力分析

持水力（WHC）是反映凝胶性能的一大重要指标（Chen et al.，2017b）。如图 5-35 所示，随着玉米醇溶蛋白的加入，Z-SM 的持水力先增大后减小。当 SM∶Z=50∶1 时，持水力开始下降；结果表明，玉米醇溶蛋白的添加能提高羧甲基淀粉微凝胶的持水力，但当比例大于 SM∶Z=50∶1 后，玉米醇溶蛋白对持水力起反作用。这与 Guo 和 Chen 等的研究结果一致，主要原因是，虽然羧甲基淀粉微凝胶本身可以吸水膨胀，但玉米醇溶蛋白的加入使体系形成了紧密的网状结构，加强了凝胶体系与水的结合（Miklos et al.，2015；Pearce et al.，2011）。然而，随着玉米醇溶蛋白的增加，凝胶结构被破坏或减弱，体系可吸收的水分减少，从而导致持水力下降。

7. 凝胶水分分布情况分析

T_2 弛豫时间一般会出现 3～4 个峰，各个峰的出现均表示不同的水分活性程度，其中 T_{2b} 的时间分布为 0.1～1ms，代表强结合水，T_{21} 的时间分布为 1～100ms，代表不易流动水，T_{22} 为 100～1000ms，代表滞留在毛细管里的中度可移动水（Fan et al.，2021；Zhang et al.，2020），T_{2b} 与 T_{21} 又可统称为结合水。在图 5-36 中，Z-SM 放置 24h 后再进行水分测定，主要含有 3 种状态的水。其中 T_{22} 所对应的峰最大，表明水分自由度较大，随着玉米醇溶蛋白浓度的提升，峰面积逐渐增大，说明蛋白质的加入导致凝胶结构更为紧密，结构更为连续，质地更为均一稳定。

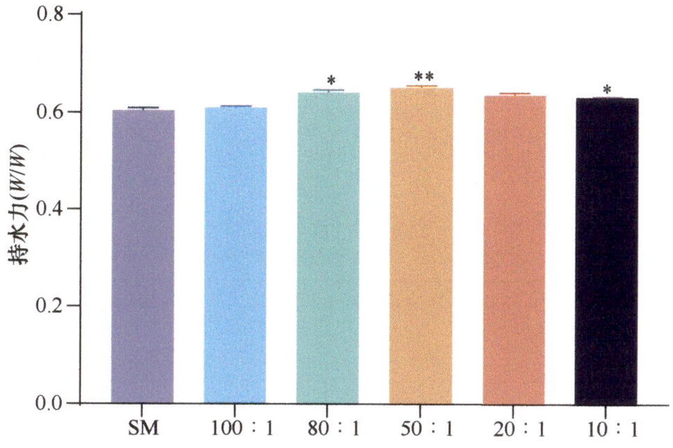

图 5-35　玉米醇溶蛋白对 Z-SM 的持水力的影响

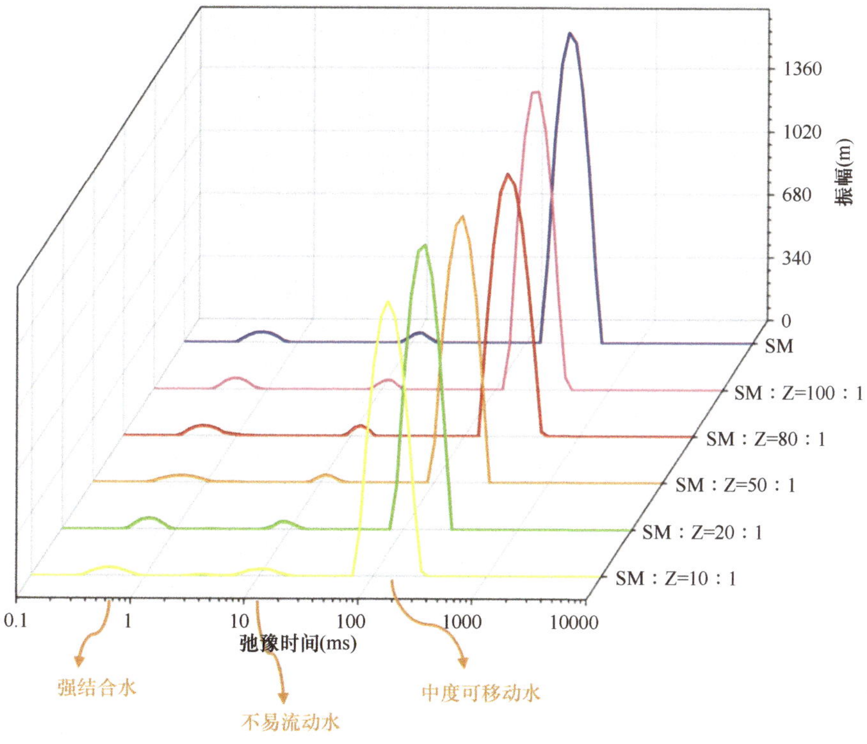

图 5-36　SM 和 Z-SM 的弛豫时间（T_2）分布

表 5-7 为添加玉米醇溶蛋白对 Z-SM 各弛豫峰峰面积百分数的影响。由图可知，P_{T22} 数值最高，这代表在 Z-SM 中的水分绝大部分为中度可移动水。并且，添加玉米醇溶蛋

白之后 P_{T2b} 和 P_{T21} 均减小，表明凝胶内部的水分会向更快弛豫方向进行变化。此外，在 Z-SM 形成的过程中，$P_{T21}+P_{T22}$ 峰面积百分比大幅提高，同前人研究一致，说明内部水分朝着不易流动水方向移动（Zhuang et al.，2019；Debusca et al.，2014）。因此，玉米醇溶蛋白的添加可更好地维持 Z-SM 的保水能力。

表 5-7 添加玉米醇溶蛋白对 Z-SM 各弛豫峰峰面积百分数的影响

名称	P_{T2b}（%）	P_{T21}（%）	P_{T22}（%）	$P_{T21}+P_{T22}$
SM	4.546±0.01^{a}	1.917±0.02^{a}	93.537±0.34^{a}	95.454^{a}
SM：Z=100：1	4.089±0.04^{ab}	1.799±0.02^{b}	94.112±0.21^{a}	95.911^{a}
SM：Z=80：1	4.019±0.02^{ab}	1.746±0.04^{b}	94.235±0.19^{a}	95.981^{a}
SM：Z=50：1	3.579±0.03^{b}	1.736±0.03^{b}	94.685±0.33^{a}	96.421^{b}
SM：Z=20：1	3.242±0.05^{bc}	1.681±0.01^{b}	95.077±0.25^{b}	96.758^{b}
SM：Z=10：1	2.873±0.04^{a}	1.511±0.03^{c}	95.616±0.15^{b}	97.127^{b}

注：不同小写字母表示同一列样品间的显著性差异，$P<0.05$

8. 凝胶热特性分析

通过差示扫描量热仪对 SM 和 Z-SM 的热转变参数进行分析，结果如图 5-37 所示。与羧甲基淀粉微凝胶相比，Z-SM 的第一个吸收峰位置逐渐后移，这与 Debusca 等（2014）和 Zhuang 等（2019）的研究结果一致。随着玉米醇溶蛋白添加比例的增加，Z-SM 的热稳定性逐渐增加，证明构建的复合微凝胶可以承受更高的热变温度，Z-SM 内部分子结构更加稳定。由于热变化与脱水反应直接相关，说明加入玉米醇溶蛋白后需要更多的热量来破坏氢键以释放水分，进一步说明 Z-SM 的热稳定性更好（Mao et al.，2021；Liang et al.，2020b）。

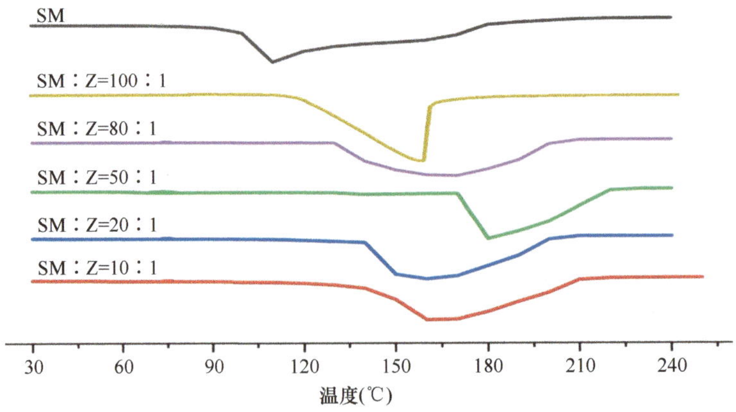

图 5-37 SM 和 Z-SM 的 DSC 分析图

9. 凝胶溶胀度分析

溶胀度是分析凝胶体系对生物活性物质释放能力的一大重要指标，本实验分别探讨了 SM：Z=50：1 的 Z-SM 在 pH=2～8 的缓冲溶液中的溶胀度（图 5-38a），以及不同比例的 Z-SM 在 pH=7 的缓冲溶液中的溶胀度（图 5-38b）。一方面，由于玉米醇溶蛋白的添加，Z-SM 结构强度逐渐加强，分子间更紧密地结合，溶剂分子不太可能穿透凝胶进入凝胶内部，使凝胶产生溶胀。另一方面，在 12h 之后 Z-SM 基本上达到溶胀平衡状态，溶胀度并不会再改变多少。这是因为 Z-SM 中有氢键的存在，水分子可以随意进入凝胶，导致凝胶溶胀。然而，随着水分子的逐渐增加，氢键作用力加大，交联度增加，水分子向复合微凝胶中的延伸能力减弱。Z-SM（SM∶Z=50∶1）在 pH=2～8 缓冲溶液中的溶胀度如图 5-38a 所示。Z-SM 在 pH=7 缓冲溶液中溶胀度数值最大，由于凝胶的溶胀行为与大分子电荷有关。当 Z-SM 的 pH 接近玉米醇溶蛋白的等电点（pH=6.2）时，ζ-电位接近于零。此时，玉米醇溶蛋白与多糖的相互作用以疏水作用为主。黄晓霞等研究了 pH 对复合粒径、电荷和稳定性的影响，发现 pH=3～5 时，复合粒径相对较小，在 pH=6～6.5 内增大，在 pH=7 时再次减小（Li et al.，2021；Zhu et al.，2019）。微凝胶粒径增加，Z-SM 粒子聚集，抑制凝胶吸收水分膨胀。因此，凝胶体系溶胀度在 pH=6 显著降低主要是由于接近玉米醇溶蛋白的等电点，微凝胶颗粒聚合；在 pH=7 时，凝胶渗透压增大，溶剂更容易进入凝胶网络结构，从而促进水分的吸收，导致凝胶膨胀。

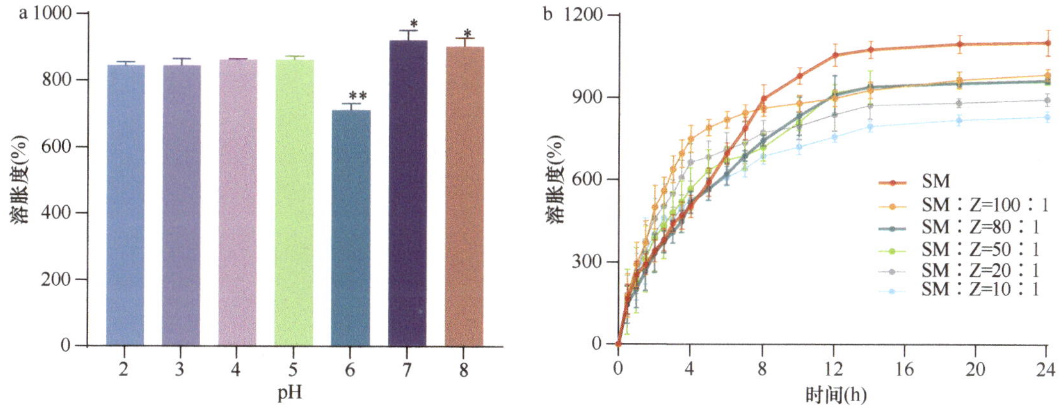

图 5-38　Z-SM（SM∶Z=50∶1）在 pH=2～8 的缓冲溶液中的溶胀度（a）和 SM、Z-SM 在 pH=7 的缓冲溶液中的溶胀度（b）

10. 凝胶动态流变特性分析

储能模量（G'）是评价凝胶质量的重要指标（Magar and Sohng，2020；Sharma et al.，2018；Aguilera and Rojas，2010）。Z-SM 和 SM 在 pH=7 的缓冲溶液中的流变特性，剪切应变的动态模量（0.1%）随频率变化结果如图 5-39 所示。所有高扫描频率范围内（10～100Hz）的样品，G'逐步增大。这是因为在高频率下，纠缠链还未完全松弛，所以 G'逐渐增大，Z-SM 具有典型的胶体黏弹性。所有 Z-SM 的 G'纷纷高于损耗模量（G''），说明 Z-SM 的弹性性能大于黏性性能，并表现出一定的机械刚度。当 SM∶Z=50∶1 时，微凝胶的 G'和 G''最大，显示出最佳的黏弹性。此外，随着玉米醇溶蛋白的增加，G'先增加后降低，在 SM∶Z=50∶1 时 G'最大，这与羧甲基淀粉和玉米醇溶蛋白的相互作用有关。

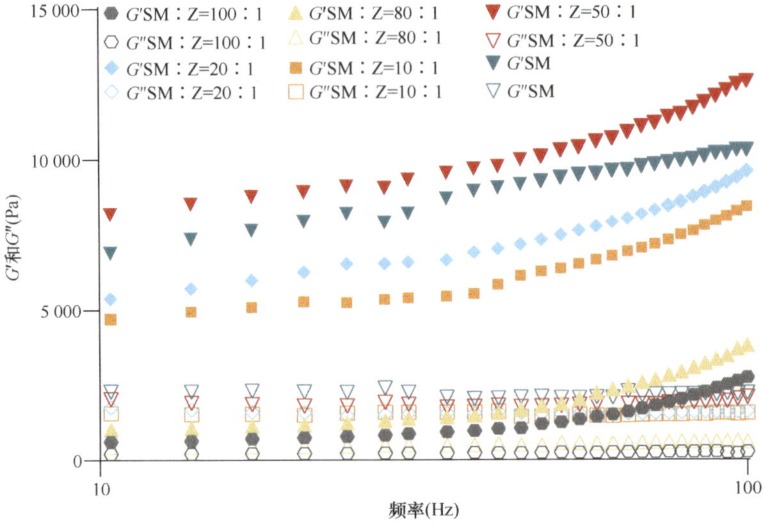

图 5-39　SM 和 Z-SM 在 pH=7 的缓冲溶液中的储能模量（G'）和损耗模量（G''）随时间的变化

（四）小结

本小节主要研究了添加玉米醇溶蛋白对羧甲基淀粉微凝胶凝胶特性的影响，对微观形貌和凝胶特性等结果进行分析，选择最适复合比例，具体结论如下。

1）成功构建了 Z-SM，不同比例的 Z-SM 的粒径大致分布在 45～70μm，玉米醇溶蛋白和羧甲基淀粉可能以疏水作用力互相结合。

2）添加玉米醇溶蛋白后，Z-SM 的色泽加深，在光学显微镜下可以明显看到玉米醇溶蛋白和羧甲基淀粉产生交联的连续相结构；通过扫描电镜也可以看到冻干后的 Z-SM 的内部孔隙呈现的不同结构。

3）添加玉米醇溶蛋白后 Z-SM 的凝胶强度逐渐增强，羧甲基淀粉：玉米醇溶蛋白（W：W）=10：1 时，Z-SM 凝胶强度最大，达到 1579.3g/cm^2；持水力和水分分布结果基本一致，会随着玉米醇溶蛋白的添加量的增加而填补内部孔隙，导致水分在体系内部的分散能力减弱。羧甲基淀粉：玉米醇溶蛋白（W：W）=50：1 的 Z-SM 凝胶持水力达到 0.6W/W。

4）随着玉米醇溶蛋白的添加，羧甲基淀粉：玉米醇溶蛋白（W：W）=50：1 时会出现最大的耐热温度（T_m=174.16℃）和优异的胶体黏弹性，凝胶特性明显优于羧甲基淀粉微凝胶。

5）制备好的 Z-SM 在 pH=6 缓冲溶液中，接近体系等电点，导致溶胀性较差，而在接近肠液的 pH 环境下，溶胀性较好，可作为生物活性物质的良好递送载体。

三、羧甲基淀粉-玉米醇溶蛋白复合微凝胶对槲皮素包封与递送特性的影响

（一）引言

槲皮素是一种天然的具有抗氧化、抗癌等功效的类黄酮物质，在自然界中广泛存在

（Pelton and Hoare，2011）。它作为一种膳食类的多酚，可以以口服或作为食品补充剂的形式对人体产生益处。但也有研究表明，槲皮素水溶性差，易受环境影响而发生降解，导致其口服生物利用率低（Pelton and Hoare，2011）。现阶段，微凝胶作为生物聚合物类胶体递送体系已经受到广泛的关注。微凝胶体系可以作为生物活性因子的包封载体，不仅能够增强槲皮素此类疏水性物质的环境稳定性，更能实现对外界环境的响应而产生溶胀或逆溶胀，从而实现对功能因子的响应性释放（Schmitt et al.，1998）。羧甲基淀粉-玉米醇溶蛋白二元复合微凝胶相较于羧甲基淀粉微凝胶来说环境稳定性更强，耐热性更好，对于功能因子的包容性更强（Hubatsch et al.，2007），具有更广泛的应用前景。

本节的研究成功制备了羧甲基淀粉-玉米醇溶蛋白二元复合微凝胶，并且，当二者比例为 50∶1 时，凝胶特性更优异。在本小节中，以该比例的二元复合微凝胶作为槲皮素的递送体系，讨论与羧甲基淀粉微凝胶相比，复合凝胶对槲皮素的封装效率、稳定性，以及模拟胃肠液时槲皮素的响应性释放情况和在肠上皮细胞上的转运效率。

（二）材料和方法

1. 材料与试剂

实验材料与试剂包括三偏磷酸钠（95%）、槲皮素（95%）、二甲基亚砜（DMSO）（≥99.7%）、羧甲基淀粉、氢氧化钠、乙醇、丙酮，均为分析纯；DMEM 高糖培养基、双抗（青链霉素）、胎牛血清、MTT、胰蛋白酶（2500U/mg）、胆汁盐、胃蛋白酶（1∶15 000），Transwell 板（24 孔板），以及其他试剂。

2. 仪器与设备

实验仪器与设备主要包括电热恒温振荡水槽（DKZ-2，上海精宏实验设备有限公司）、恒温水浴摇床（HZS-H，哈尔滨市东联电子技术开发有限公司）、多功能酶标仪（FLUOstar Omega，德国 BMG Labtech 公司）、荧光分光光度计（FRESCO 17，美国 Thermo 公司）、上皮细胞电阻仪（RE1600，北京金工鸿泰科技有限公司）、CO_2 细胞培养箱（CB 220，德国 Binder 公司）、动态光散射仪（90 Plus，美国 Brookhaven 公司）。

3. 实验方法

（1）荷载槲皮素的微凝胶体系制备

制备荷载槲皮素的微凝胶体系（Q/SM）和荷载槲皮素的 Z-SM 体系（Q/Z-SM）。首先，制备槲皮素母液（在无水乙醇中溶解槲皮素）。其次，如本节二、（二）3.（1）中描述，以槲皮素∶玉米醇溶蛋白（W∶W）分别为 1∶20、1∶40、1∶80、1∶100 制备储备溶液。最后，将上述溶液作为溶解羧甲基淀粉的溶液，以本节二、（二）3.（1）中的方法，制备 R=0.2 的 Q/SM，以及 R=0.2、SM∶Z=50∶1 的 Q/Z-SM。

（2）Q/SM 和 Q/Z-SM 的粒径和 PDI 测定

制备 0.05mg/ml 的 Q/SM 和 Q/Z-SM，用动态光散射仪测量 Q/SM 和 Q/Z-SM 的粒径

和多分散性指数（polydispersity index，PDI）。测定方法同本节一、（二）3.（6）。

（3）荧光光谱分析

荧光光谱法可被用于探究玉米醇溶蛋白与槲皮素的相互作用。玉米醇溶蛋白的浓度为1.0mg/ml时，槲皮素浓度梯度分别为0mg/ml、0.01mg/ml、0.0125mg/ml、0.025mg/ml和0.05mg/ml。样品的扫描波长为280nm，扫描范围为260～350nm。强度数据根据斯顿-伏尔莫公式（Stern-Volmer equation）进行分析（Liu et al.，2020b）。

$$\frac{F}{F_0}=1+K_q\times\tau_0\times Q=1+K_{\mathrm{sv}}\times Q \tag{5-5}$$

式中，F_0为蛋白质单独的荧光强度，F为蛋白质在不同浓度淬灭剂存在下的荧光强度，K_q为双分子淬灭过程的速率常数，τ_0为没有淬灭剂时的平均荧光寿命，Q为淬灭剂浓度，K_{sv}为动态淬灭常数。

（4）封装效率和负载能力

参考Hubatsch等（2007）的方法并稍作调整。在2.0mg Q/SM和Q/Z-SM的样品中，加入2.0ml乙醇，提取未被包封的槲皮素。10 000r/min离心20min，吸出上清液200μl，于370nm处测吸光度。用酶标仪提前定量绘制标准曲线后，再用酶标仪测定上清液中槲皮素的含量。槲皮素的封装效率（encapsulation efficiency，EE）和负载能力（load capability，LC）由式（5-7）和式（5-8）计算：

$$\mathrm{EE}(\%)=\frac{\text{槲皮素总量}-\text{游离槲皮素}}{\text{槲皮素总量}}\times 100 \tag{5-6}$$

$$\mathrm{LC}(\%)=\frac{\text{槲皮素总量}-\text{游离槲皮素}}{\text{凝胶体系总质量}}\times 100 \tag{5-7}$$

（5）槲皮素的光化学稳定性和储存稳定性

参考Liu等（2020a）的方法并稍做调整。取10.0ml槲皮素、Q/SM和Q/Z-SM悬浮液，在37℃环境中，直接暴露在波长为363nm紫外线灯下150min，分别在0min、30min、60min、90min和150min取样，利用酶标仪（根据标准曲线测量）确定槲皮素浓度。槲皮素的光化学稳定性用百分数表示：C_t/C_0（%），其中C_t为辐照一段时间后总槲皮素含量（mg/g），C_0为制备时槲皮素含量（mg/g）。

此外，为了评价微凝胶体系的储存稳定性，Q/SM和Q/Z-SM颗粒放置于本节一、（二）3.（6）中制备的pH=2～8、浓度为0.1mol/L的磷酸盐缓冲溶液中，在25℃条件下储存30d，如本节三、（二）3.（2）所述测定粒径分布。

（6）槲皮素的响应性释放

为了研究模拟胃肠pH和酶条件下槲皮素的释放能力，将称重后的Q/SM和Q/Z-SM放在pH=2和pH=7的缓冲溶液中，在不同的时间点，将混合物离心，上清液中的槲皮素是从微凝胶体系中释放出来的部分。用酶标仪测定荧光强度，根据标准曲线校正，测定上清液中槲皮素的含量。然后，用Yang等（2017）的方法测定槲皮素在模拟胃肠液中的释放情况。首先配制模拟胃液：添加0.1%胃蛋白酶并调节pH至2，再将Q/SM和Q/Z-SM浸入，消化时长持续2h，定时定点取样，待模拟胃液消化结束后，再将样品转入模拟肠液中，模拟肠液以1%胰蛋白酶和0.5%胆酸盐组成，并调节pH至7，消化时长持续 4h，定时定点取样。10 000g 条件下离心，时间设定为 10min，收取上清液，并用于检测槲皮素的释放情况。

（7）Caco-2 细胞模型建立

从 ATCC 获得 Caco-2 细胞，细胞传代至 20～25 代进行后续研究。细胞培养在 T-25 培养瓶中，放入 37℃、5% CO_2 和 95%空气的培养箱中进行培养，添加 DMEM、丙酮酸钠（高葡萄糖）、FBS（20% *V*/*V*）、非必需氨基酸（nonessential amino acid，NEAA）（1% *V*/*V*）、双抗（1% *V*/*V*）和 25mmol/L *N*-2-羟乙基-哌嗪基-*N*-2-乙基磺酸（HEPES）。用 0.25%胰蛋白酶在 1mmol/L EDTA 溶液中以 80%合流的速度收获细胞，并将其播种到新的培养瓶中，此过程算作传一代。

（8）细胞毒性试验

将 Caco-2 细胞以 8×10^3 个/孔细胞的密度注射到 96 孔板中的每个小孔里，并将 100μl 培养基接种在 96 孔板上。细胞生长 24h 后，分别将 0.065mg/ml、0.125mg/ml、0.25mg/ml、0.5mg/ml 和 1.0mg/ml 的微凝胶悬液加入各孔中，在 37℃条件下孵育 6h。去除分散液后，向小孔中加入 10μl 的 MTT 溶剂（MTT 溶于 PBS 中，5mg/ml），在 37℃孵育 4h。除去溶剂后，每个小孔中要注射 100μl DMSO，然后在 570nm 的波长下，检测小孔中样品的吸光度。对不同浓度的样品进行评价，确定安全浓度供进一步分析。

（9）Caco-2 细胞单层模型的建立

按照 Yang 等（2017）的方法，第 25～30 代的细胞以 1×10^5 个/孔细胞的密度接种到 Transwell 24 孔板（Costar，Corning，NY，美国）内的聚碳酸酯膜过滤器（0.33cm^2）上。向 AP 侧中加入 0.4ml 悬浮细胞液，向 BL 侧腔填充 0.6ml DMEM。细胞板在 37℃和 5% CO_2 条件下孵育过夜。接种 24h 后更换培养基，48h 换一次，7d 后 24h 换一次，细胞孵育 21d。为了监测单层分子膜的完整性，参照 Chen 和 Roca（2018）的方法，测定电阻（TEER）值，TEER 值大于 300$\Omega\cdot cm^2$ 的单层膜方可用于转运研究。随后利用碱性磷酸酶试剂盒测定 AP 和 BL 侧的碱性磷酸酶活性。

（10）槲皮素的转运效率

使用 Hubatsch 等（2007）报道的方法研究了槲皮素透过 Caco-2 细胞单层膜的转运情况，并进行了微小的修改。Caco-2 细胞在 DMEM 中培养 21d，使其分化和极化形成连续的单层细胞，用于测定槲皮素的转运效率。细胞单层过滤器支架用 Hank’s 平衡盐溶液（Hank’s balanced salt solution，HBSS）轻轻清洗，并使其与新鲜的 HBSS 在 37℃ CO_2 培养箱中孵育 15～20min。同时，以 Q/SM、Q/Z-SM 和游离槲皮素悬浮液的形式配制出最终槲皮素浓度为 0.0625mg/ml 的供体溶液。然后移除 HBSS 缓冲液，将 0.5ml 样液加入到 AP 侧。在 37℃的 CO_2 培养箱中孵育 2h 后，将每孔 BL 侧的样品收集到离心管中。用酶标仪测定槲皮素的含量。

（11）数据处理

所有实验重复 3 次以上，所得结果采用平均值±标准差表示，用 IBM SPSS Statistics 软件分析实验数据，$P<0.05$ 为差异显著。利用 Origin 2017 和 Prism7 软件进行绘图。

（三）结果与分析

1. 玉米醇溶蛋白和槲皮素的相互作用力

利用荧光分光光度计研究槲皮素与玉米醇溶蛋白之间的相互作用关系。蛋白质分子中色氨酸和酪氨酸存在内源性荧光，当与小分子化合物相互作用时，荧光可被淬灭（Ghayour et al.，2019）。荧光淬灭被广泛用于表征小分子化合物与蛋白质纳米颗粒的相互作用关系。为了研究槲皮素与玉米醇溶蛋白之间的相互作用，研究人员在280nm波长处扫描了随着槲皮素荷载量增加的槲皮素：玉米醇溶蛋白的荧光光谱（图5-40a）。随着槲皮素的加入，槲皮素：玉米醇溶蛋白的荧光强度有规律地降低，说明槲皮素与玉米醇溶蛋白之间存在较强的相互作用。蛋白质与化合物荧光强度比的线性图进一步确定了荧光淬灭机制（图5-40b）。通常荧光寿命的 τ_0 均约为 10^{-8}s（Jiang et al.，2018；Wang et al.，2011），以此能换算槲皮素对玉米醇溶蛋白的 K_q。换算后的数值远超过 2.0×10^{10}L/(mol·s)（这一数值表征的是不同淬灭剂与生物聚合物之间扩散碰撞速率的最大常数）（Sun et al.，2016），表明荧光淬灭过程主要受静态淬灭机制控制。

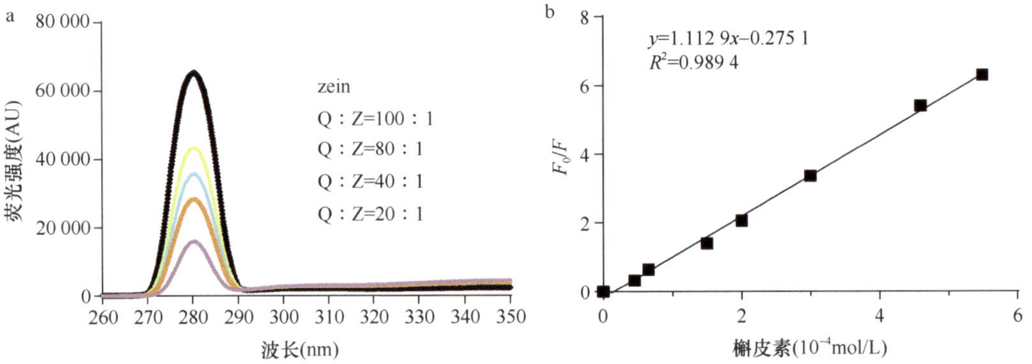

图5-40 玉米醇溶蛋白和槲皮素互相作用的荧光光谱图（a）和槲皮素：玉米醇溶蛋白（Q：Z）的Stern-Volmer方程曲线（b）

2. 微凝胶递送体系的粒径和封装效果

不同微凝胶体系在不同槲皮素和玉米醇溶蛋白质量比下的槲皮素封装效率见表5-8。在槲皮素：玉米醇溶蛋白（*W*：*W*）=1：100时，SM和Z-SM的封装效率分别为(32.2±2.1)%和(73.5±2.3)%。结果表明，Z-SM可显著提高槲皮素的封装效率。在槲皮素：玉米醇溶蛋白（*W*：*W*）=1：80、槲皮素：玉米醇溶蛋白（*W*：*W*）=1：40和槲皮素：玉米醇溶蛋白（*W*：*W*）=1：20时，Z-SM对槲皮素的封装效率均显著高于SM。玉米醇溶蛋白的自组装促进了大量的疏水性基团的加入，使系统能够封装更多的槲皮素。此外，槲皮素的加入增加了SM的粒径，且SM的PDI较大，说明Q/SM稳定性较差，可能会产生聚集和沉淀。而对于Z-SM，随着槲皮素的加入，粒径逐渐增大，但总体变化范围不大。Q/Z-SM的PDI值比Q/SM更小，说明分散性更好。Cuevas-Bernardino等（2017）等的研究也表现出类似的趋势，这是因为槲皮素可以通过氢键和疏水性与ZNP结合，颗粒尺寸没有明显变化（Chen et al.，2019c，2017a）。PDI 值的变化可能是由于 SM 体系封装效率低，微凝胶与槲皮素之间形成了较大的团聚体，这也可以从 SEM 图像中得到证实。

表 5-8　不同胶体体系中槲皮素的粒径、PDI、EE 和 LC

槲皮素：玉米醇溶蛋白	封装体系	粒径（μm）	PDI	封装效率（%）	负载能力（%）
0	SM	35.81±0.36^{c}	0.73±0.03^{b}	—	—
	Z-SM	44.39±0.13^{d}	0.31±0.01^{b}	—	—
1：100	SM	43.54±0.24^{a}	1.00±0.00^{a}	32.2±2.1^{e}	15.1±0.12^{a}
	Z-SM	50.54±0.13^{c}	0.33±0.01^{c}	73.5±2.3^{c}	5.3±0.03^{c}
1：80	SM	51.21±0.19^{a}	1.00±0.00^{a}	37.4±3.2^{e}	13.4±0.14^{b}
	Z-SM	53.56±0.27^{b}	0.41±0.02^{c}	80.3±1.1^{bc}	4.2±0.02^{e}
1：40	SM	50.11±0.32^{b}	1.00±0.00^{a}	45.1±2.8^{d}	12.4±0.11^{b}
	Z-SM	56.43±0.24^{a}	0.36±0.01^{d}	86.7±1.3^{a}	3.7±0.01^{e}
1：20	SM	56.34±0.32^{b}	1.00±0.00^{a}	43.5±2.5^{d}	10.1±0.09^{bc}
	Z-SM	61.87±0.11^{a}	0.51±0.01^{c}	83.2±1.7^{b}	2.4±0.01^{e}

3. 微凝胶递送体系中槲皮素的光化学稳定性

对于游离的槲皮素来说，外部环境的变化会极大地影响其稳定性，尤其是光照和 pH 的变化。因此，封装系统能否有效地帮助游离的槲皮素抵御外部环境的刺激就显得尤为重要。图 5-41 中的槲皮素光降解实验表明，不同胶体封装体系的光化学稳定性如下：Q/Z-SM＞Q/SM＞游离槲皮素。槲皮素的快速降解主要是由于 C 环的氧化脱羧作用。当槲皮素被包覆在 Z-SM 中时，它可以得到很好的保护，这与蛋白质的配体结合特性有关。前人研究表明，槲皮素与玉米醇溶蛋白的二元复合物是分子间作用形成的（Jin et al.，2012；Liu et al.，2007）。另外可能的机制是 Z-SM 为槲皮素提供了一个更强的物理屏障，以抵御恶劣的外部环境。

4. 微凝胶递送体系的存储稳定性

对槲皮素来说，能在保质期内保持稳定性对于其商业价值的提高尤为重要。因此在模拟可能面临的环境条件下衡量封装系统稳定性是至关重要的。在图 5-42 中，Z-SM 在不同的储存条件（pH=2～8）下，储存一个月后都是稳定的，防止了体系中颗粒的聚集。在 pH=4～6 时，体系粒径变大，证明出现了团聚体，这可能是由于环境 pH 不断接近玉米醇溶蛋白的等电点，造成凝胶体系的不稳定。如前文描述，当 pH=6 时，体系的溶胀度较差，容易形成较大的颗粒，这与粒径测定结果一致。但总体而言，在较宽的 pH 范

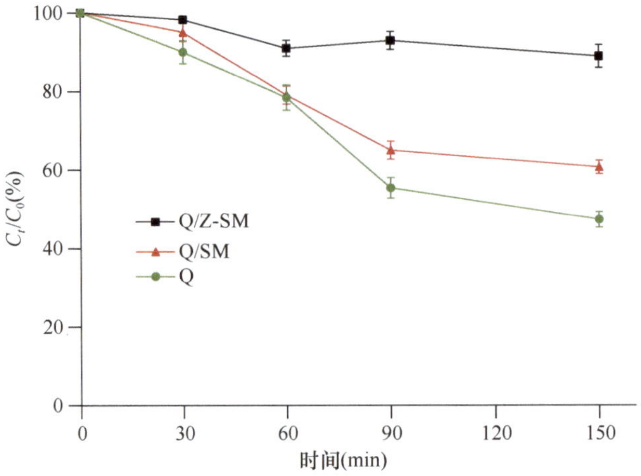

图 5-41　槲皮素在不同胶体封装体系的光化学稳定性

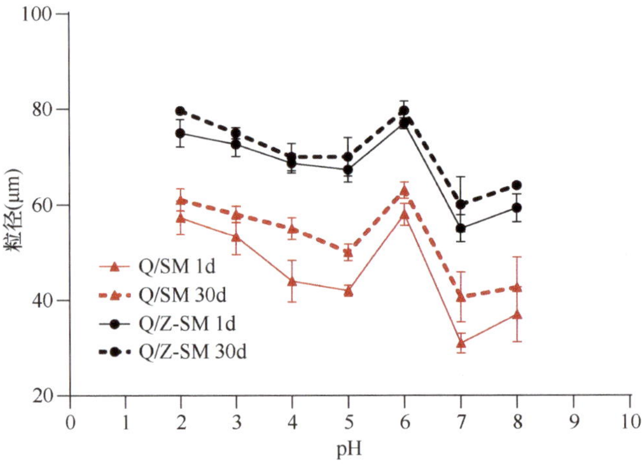

图 5-42　Q/SM 和 Q/Z-SM 的存储稳定性

围内，Q/Z-SM 的稳定性要强于 Q/SM，证明玉米醇溶蛋白可以有效提高 Q/SM 在某些特定环境中的稳定性，实现对包封物质的保护。

5. 槲皮素的释放能力分析

构建 Z-SM 体系的目的是增强对功能因子的保护和递送能力（唐家明等，2016）。实现靶向释放和环境响应性释放槲皮素是 Z-SM 建立的最大意义。图 5-43a 为在 pH=2 和 pH=7 条件下，并且不存在胃蛋白酶和胰蛋白酶时，槲皮素在 SM 和 Z-SM 中的释放率和时间的曲线图。与 pH=2 相比，Q/SM 和 Q/Z-SM 在 pH=7 时的槲皮素释放率明显较少，并且 Q/Z-SM 在 pH=2 时比 Q/SM 释放槲皮素更缓慢、更持久，这是由于玉米醇溶蛋白对槲皮素的有效保护。在模拟胃液条件下，Q/Z-SM 中的槲皮素的初始快速释放率（28%）显著低于 Q/SM（51%），如图 5-43b 所示。结果表明，Z-SM 能有效屏蔽低 pH 和胃蛋白酶。之后 Q/SM 的槲皮素释放率达到 68%，而 Q/Z-SM 的释放率仅为 42%。在模拟肠液中，Q/SM 和 Q/Z-SM 显示出槲皮素的持续释放，但 Q/Z-SM 对于槲皮素的释放会更加快速（前 3 小时大约释放 30%的槲皮素）。上述结果证明，Z-SM 确实有 pH 和酶促响应释放特性，能够有效地提高在小肠中递送槲皮素的能力，进而提高槲皮素的生物利用率。

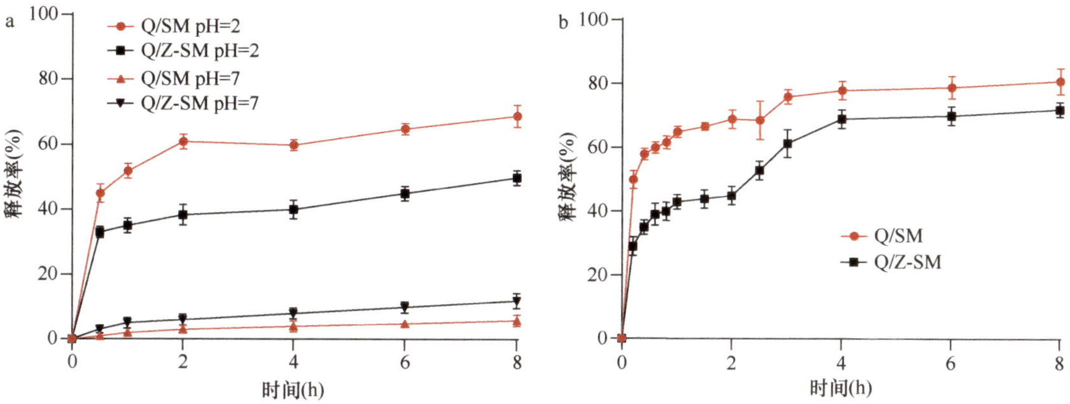

图 5-43　槲皮素在 Q/SM 和 Q/Z-SM 中模拟胃、肠液的 pH 下的释放率（a）和槲皮素在 Q/SM 和 Q/Z-SM 中模拟胃、肠液中的释放率（b）

6. Caco-2 单层模型的建立

Caco-2 细胞分化完全后的结构和功能与小肠上皮细胞具有很大的相似性，可以作为口服药物吸收的细胞模型（Hubatsch et al.，2007）。在细胞分化过程中，细胞电阻值很大程度能够反映各细胞之间相互连接的紧密程度。当电阻值稳定在 200～1000Ω·cm^2，则视为构建成功（Li et al.，2022；Mezzenga et al.，2005）。由图 5-44a 可见，Caco-2 细胞的电阻值随着培养时间的增加而逐渐增加，在接种到小室中第 21 天时电阻可以达到约 300Ω·cm^2，说明此时细胞膜单层完整性已彻底形成。此后，再通过碱性磷酸酶活性测定实验对 Caco-2 细胞单层的功能进行验证。AP 侧的碱性磷酸酶活性在接种第 3 天到第 15 天迅速增长，从第 15 天到第 21 天，数值基本持平。总体看来，在这个过程中碱性磷酸

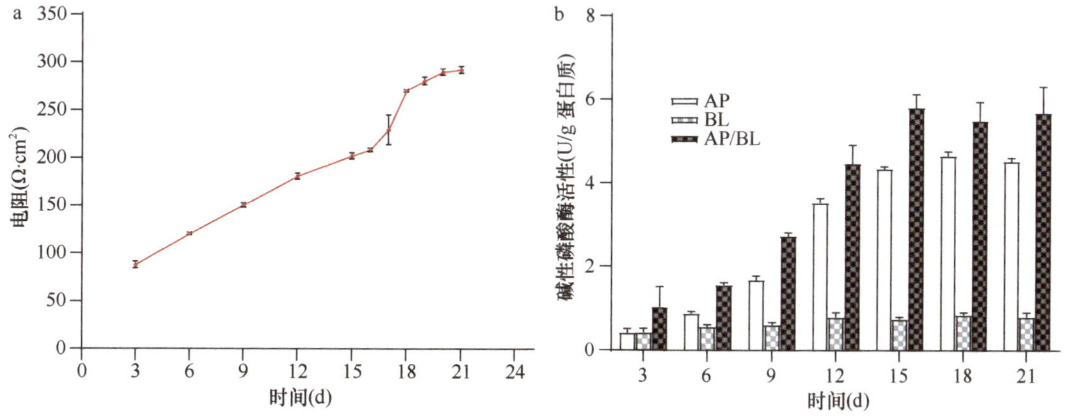

图 5-44　Caco-2 细胞电阻值与分化时长的曲线图（a）和 Caco-2 细胞单层双侧碱性磷酸酶活性与分化时长的关系（b）

酶活性增长了10倍左右；但对于BL侧碱性磷酸酶数值的增长状态较为平稳，到培养的最后一天只为培养第3天数值的一倍多。同时，碱性磷酸酶活性数值均在第3天到第15天增加的频率较快，这进一步说明了肠上皮细胞的整个分化过程变化非常显著，也同时具备了用于转运实验的酶。综合电阻值和碱性磷酸酶的结果可以证明，此时的细胞单层模型已经建立成功，可以用作药物转运实验。

7. 细胞毒性检测及槲皮素在肠上皮细胞上的转运

图5-45a显示微凝胶在浓度≤0.0625mg/ml时是安全的。细胞活力随着微凝胶浓度的增加而降低。在2h的培养后，测定槲皮素从Caco-2细胞单层的AP侧转运到BL侧的转运效率。游离槲皮素的转运效率为1.93%，Q/Z-SM中槲皮素的转运效率为9.70%，约为游离槲皮素的5.0倍（图5-45b）。与游离的槲皮素相比，Q/SM和Q/Z-SM对槲皮素的转运效率更高。这表明微凝胶显著改善了槲皮素在Caco-2细胞单层上的转运效率，并有可能通过增加其在小肠细胞中的吸收来提高槲皮素的生物利用率。

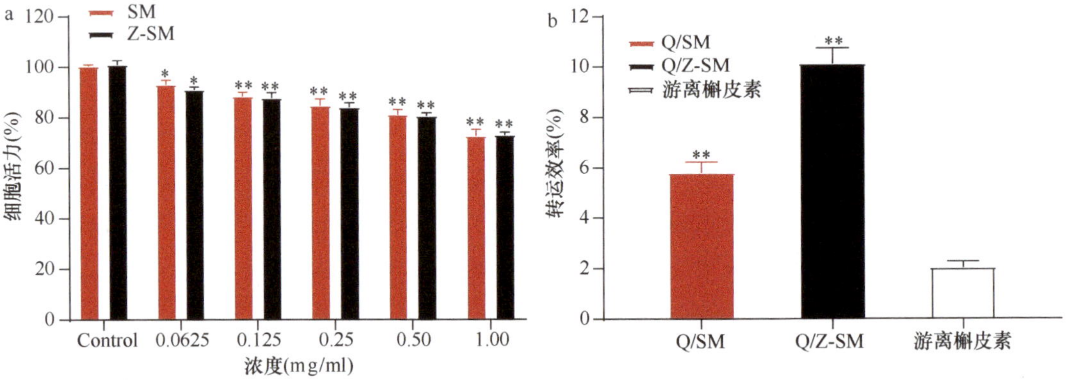

图5-45 不同封装体系对细胞活力的影响（a）和槲皮素在不同胶体体系中的肠上皮细胞转运效率（b）

（四）小结

本小节将Z-SM用于槲皮素的包封与递送，对Q/SM和Q/Z-SM的粒径、封装效率、荷载量等进行测定，并对在模拟胃肠液中Q/SM和Q/Z-SM中槲皮素的释放率和在小肠上皮细胞上的槲皮素的转运效率进行评价。研究结论如下。

1）分别制备了Q/SM和Q/Z-SM；槲皮素会和玉米醇溶蛋白发生复合，荧光淬灭过程主要受静态淬灭机制控制。

2）当槲皮素∶玉米醇溶蛋白（W∶W）=1∶40时，Q/Z-SM对槲皮素的封装效率最高（86.7%），在紫外线灯下照射150min后，光学稳定性为C_t/C_0（%）=91%，储存稳定性更优。

3）槲皮素可以在Q/SM和Q/Z-SM中实现pH响应释放和酶促响应释放，胶体体系在pH=7时的槲皮素释放量较多。在模拟肠液中，Q/Z-SM对于槲皮素的释放更为持久缓慢，能达到对功能因子的控释和缓释。

建立小肠上皮细胞单层细胞模型后，探究Q/SM和Q/Z-SM中槲皮素的转运效率，二者的槲皮素转运效率都要优于游离的槲皮素（1.93%），Q/Z-SM 对槲皮素的转运效率更高（9.70%），可以有效地提高槲皮素的生物利用率。

第四节 玉米醇溶蛋白基抗氧化载体对虾青素的小肠靶向递送

一、玉米醇溶蛋白与红豆皮多酚复合纳米颗粒构建

（一）引言

玉米醇溶蛋白（zein）具有优秀的自组装能力和两亲性，是较为常见的制备纳米颗粒的原材料。红豆皮多酚提取物（ABCP）提取于红豆的表皮，具有强抗氧化活性、抗菌活性等优势。多酚类物质的引入可以操控蛋白质的表面性质，并引入一定的抗氧化活性，二者通过共价结合所形成的复合物要比非共价结合形成的复合物更加稳定。目前对玉米醇溶蛋白这种疏水性的蛋白质与植物源多酚进行共价结合形成纳米颗粒的研究不够深入，因此开展本研究。

本研究以玉米醇溶蛋白和红豆皮多酚提取物为原料，在碱处理条件下二者发生共价结合，形成共价复合纳米颗粒。首先通过分子量分布、游离氨基和巯基含量来判断二者的结合程度及参与反应基团情况，随后进行颗粒的粒径、ζ-电位和多分散性指数的测定，以及微观结构的观察，进一步利用紫外可见吸收光谱、傅里叶变换红外光谱、X 射线衍射（X-ray diffraction，X-RD）、荧光光谱等分析手段对共价复合纳米颗粒的结构进行表征。通过测定抗氧化活性、热稳定性和表面疏水性，进一步判断红豆皮多酚提取物对玉米醇溶蛋白的功能性质的影响。

（二）材料与设备

1. 材料与试剂

实验材料与试剂主要有玉米醇溶蛋白、溴化钾、红豆皮多酚、无水乙醇、冰醋酸、1,1-二苯基-2-三硝基苯肼（DPPH）、2,2'-联氮-双(3-乙基苯并噻唑啉-6-磺酸)二铵盐（ABTS）、三氯乙酸、三氯化铁、氢氧化钠、邻苯二甲醛，以及 SDS-PAGE 凝胶制备试剂盒。

2. 仪器与设备

实验仪器与设备主要有 PC-620D 磁力搅拌器（美国 Corning 公司）、RE-52AA 旋转蒸发仪（上海亚荣生化仪器厂）、FD-1A-50 真空冷冻干燥机（北京博医康实验仪器有限公司）、ZS90 粒度分析仪（英国 Malvern 公司）、Sigma300 扫描电子显微镜（英国 ZEISS 公司）、VERTEX 70 傅里叶变换红外光谱仪（德国 Bruker 公司）、D/MAX2500 X 射线衍射仪（日本理学公司）、Q2000 差示扫描量热仪（美国 TA 公司）、TU-1901 型双光束紫外可见分光光度计（北京普析通用仪器有限公司）、FLUOstar Omega 酶标仪（德国 BMG Labtech 公司）。

（三）实验方法

1. 玉米醇溶蛋白-红豆皮多酚共价复合纳米颗粒（ZAP）的制备

红豆皮多酚提取物为实验室自制，纯度为 86.30%，其酚类物质组成和含量如下：槲皮素（22.28mg/g）、金丝桃苷（21.50mg/g）、阿魏酸（12.75mg/g）、绿原酸（11.03mg/g）、原花青素（7.02mg/g）、丁香酸（6.84mg/g）、山柰酚（6.71mg/g）、4-羟基肉桂酸（6.35mg/g）、表儿茶素（6.15mg/g）、咖啡酸（4.85mg/g）、儿茶素（3.90mg/g）、没食子酸（3.29mg/g）、芦丁（2.10mg/g）。

ZAP 的制备方法参考 Liu 等（2017）的研究。首先制备 2%（*W*/*V*）的玉米醇溶蛋白-乙醇溶液（70%，*V*/*V*），磁力搅拌 2h 后于 4℃过夜，保证玉米醇溶蛋白充分水合。随后制备 0%、0.01%、0.02%、0.04%（*W*/*V*）的红豆皮多酚提取物水溶液。将制得的玉米醇溶蛋白溶液和红豆皮多酚提取物溶液 pH 均调节至 9.0±0.02，全程避光。在 1000r/min 磁力搅拌下，将红豆皮多酚提取物溶液以 1∶1 的体积比呈细流状倒入玉米醇溶蛋白溶液中，暴露于空气并避光持续磁力搅拌 16h。随后利用旋转蒸发仪去除乙醇和部分水（最终蛋白质浓度为 3%）。将制备得到的颗粒溶液放于 4℃储存，并进行真空冷冻干燥获得固体粉末状颗粒，以供进一步研究。将浓度分别为 0%、0.01%、0.02%、0.04%（*W*/*V*）红豆皮多酚提取物制备得到的共价复合纳米颗粒分别命名为 ZAP0（对照组 zein）、ZAP1、ZAP2 和 ZAP4。

2. ZAP 的形成及参与反应基团分析

1）十二烷基硫酸钠-聚丙烯酰胺凝胶电泳（SDS-PAGE）分析　取 5mg ZAP 固体粉末样品，加入 400μl 电泳上样缓冲液后于沸水浴中加热 5min。待冷却至室温后离心（10 000r/min，5min），得到上样样品。分别配制 12%的分离胶和 5%的浓缩胶，每个样品上样 10μl，选择 PM 2510 标准物作为参照。条带全部跑出后，采用染色液对其进行染色，随后脱色至肉眼可以观察到清晰的蓝色条带，再利用凝胶成像仪拍摄。其中，染色液为 0.1%的考马斯亮蓝 R250 溶液，脱色液为蒸馏水、无水乙醇、冰醋酸混合溶液，三者体积比为 7∶3∶1（孙庆，2021）。

2）游离氨基测定　游离氨基的测定方法为邻苯二甲醛（O-phthalaldehyde，OPA）法。首先将 OPA 试剂与样品溶液以 20∶1 的体积比进行混合，35℃条件下避光反应 2min 后，利用酶标仪测试样品在 340nm 处的吸光度值。根据 L-亮氨酸标准曲线计算样品中的游离氨基含量（Vigo et al.，1992）。

3）巯基含量测定　首先将样品溶液稀释至 5mg/ml 用于巯基含量的测定。配制 Ellman 试剂，将样品溶液与 Ellman 试剂以 1∶5（*V*/*V*）的比例混合，漩涡振荡后于室温保存 1h。利用酶标仪测试 412nm 处的样品吸光度，并利用式（5-8）对巯基含量进行计算（Shimada and Cheftel，1988）。

$$\text{巯基含量}(\mu\text{mol/L})=73.53\times A_{SH}/C \tag{5-8}$$

式中，A_{SH} 为样品在 412nm 处的吸光度值；C 为样品蛋白质浓度。

3. ZAP 理化性质与结构特征分析

（1）ZAP 粒径、ζ-电位、多分散性指数（PDI）值测定

粒径测试主要基于动态光散射（dynamic light scattering，DLS）原理。由于颗粒粒径大小不同，其在溶液中扩散迁移的速度有所区别，根据此现象可以检测出颗粒粒径大小。首先将颗粒样品溶液用去离子水稀释 20 倍，于 25℃、折射率 1.330 的条件下进行粒径、ζ-电位及 PDI 值的测试。

（2）微观结构观察

将 ZAP 固体粉末样品粘于导电胶上，进行喷金处理后利用场发射扫描电子显微镜（FESEM）进行颗粒微观结构观察。

（3）紫外可见吸收光谱分析

将 ZAP 颗粒溶液利用去离子水稀释 20 倍，置于标准比色皿中。首先利用去离子水作为空白对照进行基线校正。随后在 190～500nm 波长对样品进行扫描。

（4）傅里叶变换红外光谱（FTIR）分析

将 ZAP 固体粉末状颗粒样品与溴化钾以 1∶100 的质量比进行混合，于研钵中并在红外光照射下将其研磨成均匀粉末。随后，利用压片机将研磨后的粉末压成薄片放入仪器进行扫描（波数条件：400～4500cm^{-1}）。

（5）X 射线衍射（X-RD）分析

将 ZAP 固体粉末状颗粒样品均匀平铺于玻璃板上，利用 X 射线衍射仪在 25℃条件下对样品进行测量，样品扫描范围 5°～45°（扫描速度：5°/min）。

（6）荧光光谱分析

将 ZAP 颗粒浓度用去离子水稀释 20 倍，于室温下在激发波长 Ex=280nm，发射波长 Em=290～450nm，狭缝宽度 5nm 条件下进行扫描测定。

（7）差示扫描量热法（DSC）分析

称取 5mg 的 ZAP 固体粉末状样品置于铝制坩埚中密封压紧，以空坩埚作为空白对照。在温度为 30～180℃，升温速率为 10℃/min 条件下对样品进行 DSC 测定，分析得出热变性初始温度和峰值温度（葛思彤等，2022）。

4. ZAP 颗粒抗氧化活性分析

（1）DPPH 自由基清除能力

取 4mg 的 DPPH 粉末，溶解于无水乙醇并定容至 100ml，随后转移至棕色试剂瓶中避光保存备用，现用现配。进行测样前将该 DPPH 溶液进行稀释（517nm 处吸光度低于 0.7）。随后取 2ml 样品溶液与等体积稀释后的 DPPH 溶液混合，避光反应 30min 后在 517nm 处测试吸光度。DPPH 自由基清除率按照式（5-9）进行计算：

$$\text{DPPH自由基清除率（\%）}=\left(1-\frac{A_1-A_2}{A_0}\right)\times 100 \tag{5-9}$$

式中，A_0 表示水与 DPPH 溶液混合后在 517nm 下的吸光度；A_1 表示样品与 DPPH 溶液混合后在 517nm 下的吸光度；A_2 表示样品与乙醇溶液混合后在 517nm 下的吸光度。

（2）ABTS 自由基清除能力

首先将 7mmol/L ABTS 溶液和 2.45mmol/L 过硫酸钾溶液混合形成 ABTS 工作液，室温条件下避光反应 12h，利用 pH=7.0，5mmol/L 的磷酸盐缓冲液（PBS）稀释 30 倍后使用。随后，将样品溶液与 ABTS 工作液进行等体积混合，室温反应 20min 后在 734nm 条件下测定溶液吸光度值，蒸馏水作为空白对照。ABTS 自由基清除率按照式（5-10）进行计算：

$$\text{ABTS自由基清除率（\%）}=\left(\frac{A_0-A_1}{A_0}\right)\times 100 \quad (5\text{-}10)$$

式中，A_0 表示空白对照组在 734nm 下的吸光度；A_1 表示样品在 734nm 下的吸光度。

（3）铁离子还原能力

取 1ml 样品溶液，加入 2.5ml 的 PBS（pH=6.6，0.2mmol/L）和 2.5ml 的铁氰化钾溶液（10mg/ml）。在 50℃加热处理 30min，冷却后加入 2.5ml 的三氯乙酸溶液（0.1g/ml）。随后在 4000r/m 下离心 15min 取上清液 2.5ml，再加入等体积的蒸馏水和 0.5ml 的三氯化铁溶液（1mg/ml）。混匀后静置 10min，于 700nm 下测定吸光度。

5. ZAP 颗粒表面疏水性分析

利用 8-苯胺-1-萘磺酸（ANS）荧光探针法对 ZAP 颗粒溶液的表面疏水性进行分析。首先，将 8mmol/L 的 ANS 溶解于 PBS 中（10mmol/L，pH 7.0）。随后利用 PBS 稀释 ZAP 样品溶液至蛋白质浓度为 0.015%～0.030%。将 20μl 的 ANS 溶液加入 4ml 稀释后的样品溶液中充分混合，在激发波长 390nm，发射波长 400～700nm 处测定荧光强度。表面疏水性 H_0 利用荧光强度和样品浓度的线性回归斜率表示（Ju et al.，2019）。

6. 统计分析

所有实验进行 3 次重复，结果以平均值±标准差表示。使用 IBM SPSS Statistics 软件进行数据分析，$P<0.05$ 被认为样品间差异显著。利用 Origin 2017 和 Prism7 软件进行绘图。

（四）结果与分析

1. ZAP 的形成及参与反应基团分析

（1）分子量表征

如图 5-46 所示，天然玉米醇溶蛋白（天然 zein）和 ZAP0（对照组 zein）的电泳条带十分相似，均出现在 25kDa 位置附近，说明碱处理并没有使玉米醇溶蛋白发生水解或聚合现象。然而，ZAP1、ZAP2、ZAP4 的样品条带（条带 4～6）出现的位置与对照组条带相比明显不同。随着红豆皮多酚提取物浓度的增加，条带 4～6 出现的位置与条带 1 和 2 相比明显上移，表明经过碱处理玉米醇溶蛋白和红豆皮多酚提取物发生了有效结合，并产生了更大分子量的共价复合物。

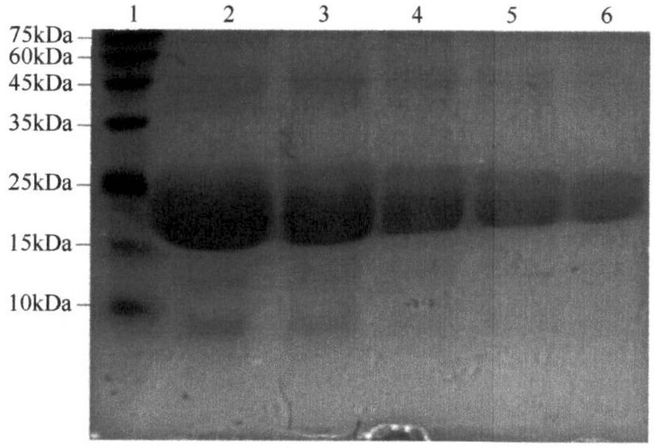

图 5-46　不同 ZAP 样品的 SDS-PAGE 图谱

条带 1. PM2510 彩色 marker；条带 2. 天然 zein；条带 3. ZAP0（对照组 zein）；条带 4：ZAP1；条带 5. ZAP2；条带 6. ZAP4

（2）游离氨基分析

如图 5-47 所示，游离氨基含量随复合物中红豆皮多酚提取物浓度升高呈现下降趋势。未经处理的玉米醇溶蛋白游离氨基含量为(308.04±4.07)nmol/mg 蛋白质，经过碱处理后，ZAP0（对照组 zein）的游离氨基含量有所下降，ZAP4 的游离氨基含量下降至(244.77±2.95)nmol/mg 蛋白质产生该现象的主要原因是 SDS 可以对非共价键进行破坏，产生游离氨基。因而游离氨基含量下降的现象可以归因于红豆皮多酚提取物和玉米醇溶蛋白之间发生了共价结合。根据前人的研究结果，利用表没食子儿茶素没食子酸酯（epigallocatechin gallate，EGCG）共价修饰玉米醇溶蛋白时，也同样出现了游离氨基下降的现象（冯欣，2021）。

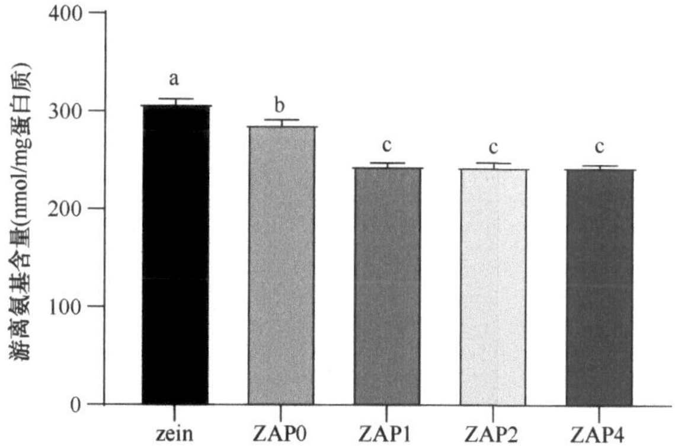

图 5-47　不同 ZAP 样品的游离氨基含量

柱形图上方标注的不同字母代表差异显著（$P<0.05$），下同

（3）巯基含量分析

碱处理条件下天然蛋白质中的一些巯基会被氧化成二硫化物（Liu et al.，2019b），巯基含量测定的过程中使用的尿素可以破坏蛋白质与多酚之间的非共价键，巯基含量的下降可以证明共价结合现象发生（Wei et al.，2015）。如图 5-48 可知，经过碱处理后，对照组 zein（ZAP0）的巯基含量降低至(1.03±0.01)nmol/mg 蛋白质。此外，巯基含量随着红豆皮多酚提取物浓度升高而呈现显著下降的趋势，ZAP4 的巯基含量下降至(0.88±

0.003)nmol/mg 蛋白质。该结果可以证明玉米醇溶蛋白中的巯基被氧化，并且红豆皮多酚提取物与玉米醇溶蛋白之间发生了共价结合。

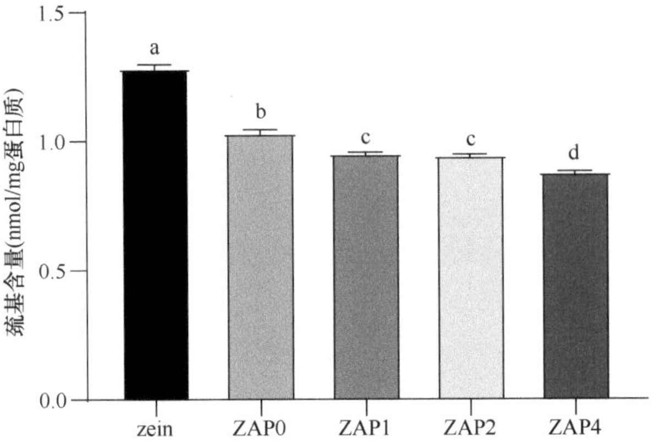

图 5-48 不同 ZAP 样品的巯基含量

2. 粒径、ζ-电位、PDI 值分析

通常采用 DLS 法测量纳米颗粒粒径，该方法利用溶液中粒子的布朗运动速度对颗粒粒径大小进行计算。PDI 值代表多分散性指数，PDI 值越低代表样品溶液分散得越均匀。由表 5-9 所示，ZAP 样品的 PDI 值均小于 0.1，表明 ZAP 分散均匀，分散程度良好。此外，通过图 5-49a 结果可得，ZAP 的粒径均为纳米级别，呈单分散性。不同红豆皮多酚提取物浓度下粒径分布状态较为相似。根据图 5-49b 可以进一步得出，ZAP 的平均粒径大小会受到红豆皮多酚提取物浓度的影响。随着红豆皮多酚提取物浓度的增加，平均粒径呈现减小趋势，从(197.20±0.43)nm（ZAP0）减小至(175.97±0.95)nm（ZAP4）。该结果表明，红豆皮多酚提取物的加入可能会对 zein 的自组装能力产生影响，从而导致粒径减小。

表 5-9 不同 ZAP 样品的 PDI 值

样品名称	PDI 值
ZAP0	0.092 ± 0.001^{a}
ZAP1	0.085 ± 0.006^{ab}
ZAP2	0.078 ± 0.002^{b}
ZAP4	0.063 ± 0.001^{c}

注：不同字母代表不同样品组之间差异显著（$P<0.05$）

ZAP 的 ζ-电位测试结果如图 5-49b 所示。与粒径测试相似，ζ-电位值主要为了表征颗粒表面电荷的性质和大小，从而判断颗粒体系的稳定性。在碱处理条件下，pH 环境远高于玉米醇溶蛋白的等电点（pH=6.2），所以 ZAP 颗粒的 ζ-电位值均呈现负值。前人研究证明，ζ-电位的绝对值高于 30mV，可以证明颗粒溶液处于稳定状态（Liu et al., 2018）。如图所示，随着红豆皮多酚提取物浓度增加，ζ-电位绝对值逐渐上升，从(41.33±0.12)mV（ZAP0）上升至(48.85±0.07)mV（ZAP4），证明 ZAP 颗粒溶液稳定。此外，电位绝对值的增加为颗粒之间提供了静电斥力，使颗粒彼此远离，这也是导致平均粒径下降的主要原因之一。

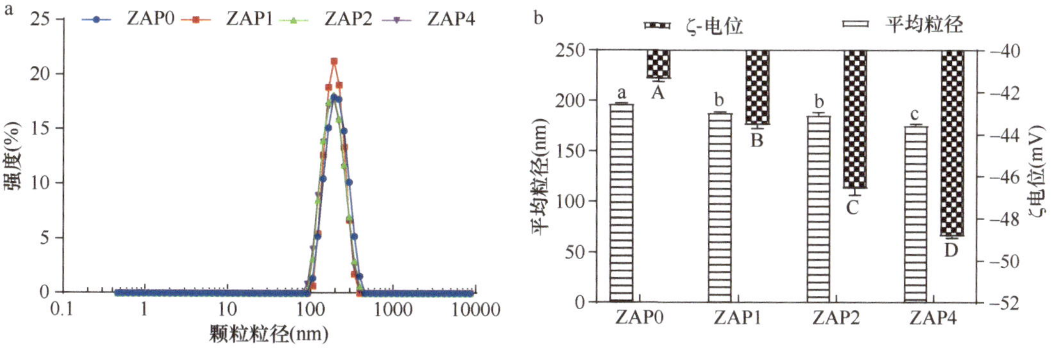

图 5-49　不同 ZAP 样品的粒径和 ζ-电位分析

a. 粒径分布，b. 平均粒径和 ζ-电位分析；柱形图上方标注的不同字母代表同一参数不同组间差异显著（$P<0.05$）

3. 扫描电镜分析

本研究利用 FESEM 对 ZAP 共价复合纳米颗粒进行微观结构观察。如图 5-50 所示，ZAP 共价复合纳米颗粒均呈球形或近球形，大小均匀，随着红豆皮多酚提取物浓度的增

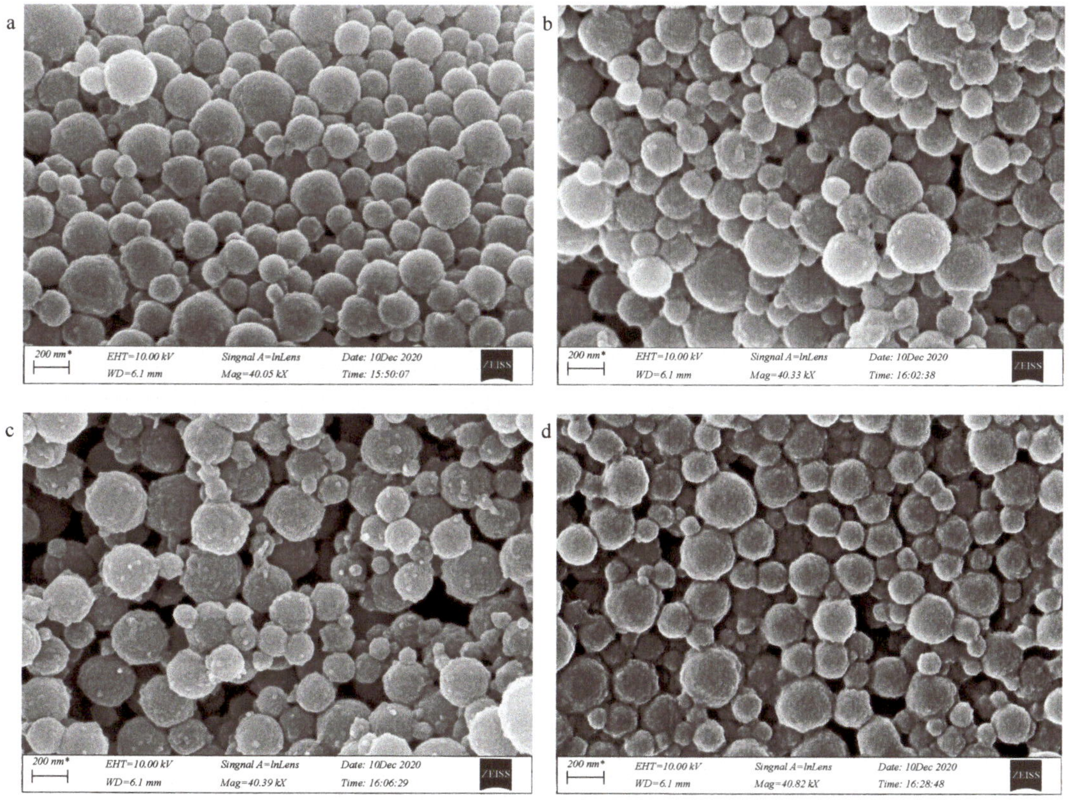

图 5-50　场发射扫描电子显微镜下 ZAP 样品的微观结构图

a. ZAP0（对照组 zein）；b. ZAP1；c. ZAP2；d. ZAP4

加，玉米醇溶蛋白和红豆皮多酚提取物之间的交联现象更加明显，颗粒表面更为平滑。Chen 等（2019a）前期的研究表明，复合物之间的相互作用越强，越容易产生交联现象。因此可以判断，玉米醇溶蛋白和红豆皮多酚提取物之间存在着强相互作用。有研究也指出，多酚的加入可能会对玉米醇溶蛋白的自组装现象产生影响，从而使得表面变得更加光滑（Liu et al.，2017）。

4. ZAP 共价复合纳米颗粒结构特征分析

（1）紫外可见吸收光谱分析

图 5-51 为 ZAP 共价复合纳米颗粒的紫外可见吸收光谱图。从图中可见，ZAP 共价复合纳米颗粒样品在 280nm 处出现了最大的吸收峰，这是玉米醇溶蛋白的特征吸收峰，与玉米醇溶蛋白分子的色氨酸与酪氨酸残基有关。随着红豆皮多酚提取物浓度的升高，紫外可见吸收光谱的最大吸收峰强度也逐渐升高，表明玉米醇溶蛋白的蛋白质构象可能有所改变，红豆皮多酚提取物与玉米醇溶蛋白的相互作用更强。同时，共价复合纳米颗粒的紫外线谱图并没有明显的新峰出现。刘夫国（2017）在探究玉米醇溶蛋白与 EGCG 的共价结合物结构时也出现了相似的结果。

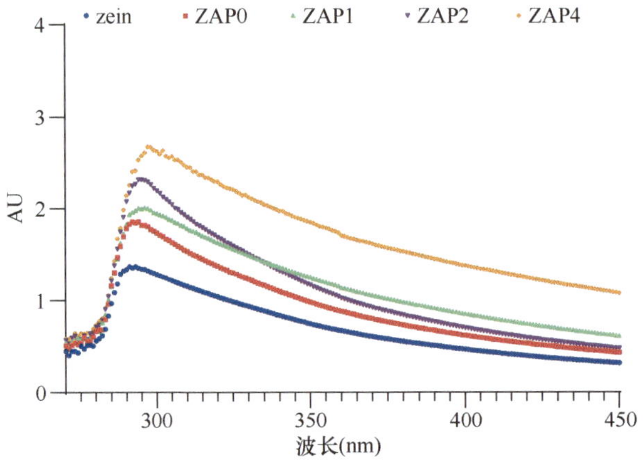

图 5-51　不同 ZAP 样品的紫外可见吸收光谱图

（2）傅里叶变换红外光谱（FTIR）分析

FTIR 是对化合物的分子结构和官能团种类进行判断的重要方式（Dai et al.，2017）。如图 5-52 所示，玉米醇溶蛋白的特征吸收峰出现在 3338cm^{-1}、1652cm^{-1} 和 1541cm^{-1}。与玉米醇溶蛋白的 FTIR 特征峰相比，ZAP 的特征峰出现了明显的红移现象，酰胺 II 带特征峰值向低频段偏移，从 1541cm^{-1}（玉米醇溶蛋白）移至 1531cm^{-1}（ZAP4），表明玉米醇溶蛋白的 C—N 和 N—H 键可能在碱处理作用下发生了改变。在前期研究中冯欣（2021）也得到过相似趋势的结果，产生这种现象的主要原因是在碱处理生成共价复合纳米颗粒的过程中，玉米醇溶蛋白中谷氨酰胺的酰胺基被脱去并生成了谷氨酸，从而造成了酰胺 II 带的偏移。

（3）X 射线衍射（X-RD）分析

不同 ZAP 样品的 X 射线衍射图如图 5-53 所示。玉米醇溶蛋白在衍射角 2θ 为 9.02°

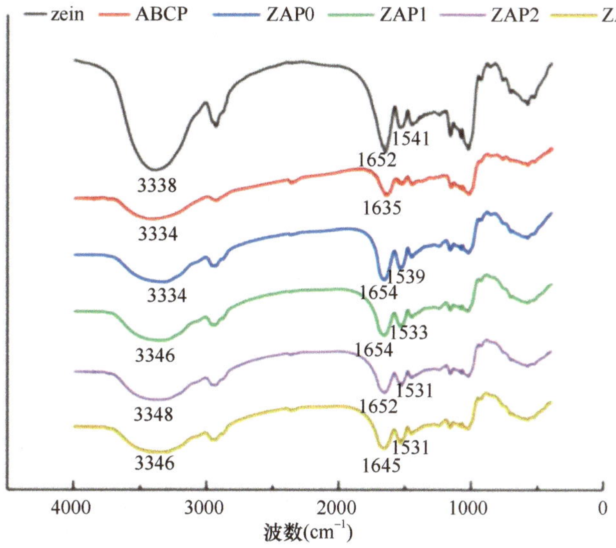

图 5-52　不同 ZAP 样品的红外光谱图

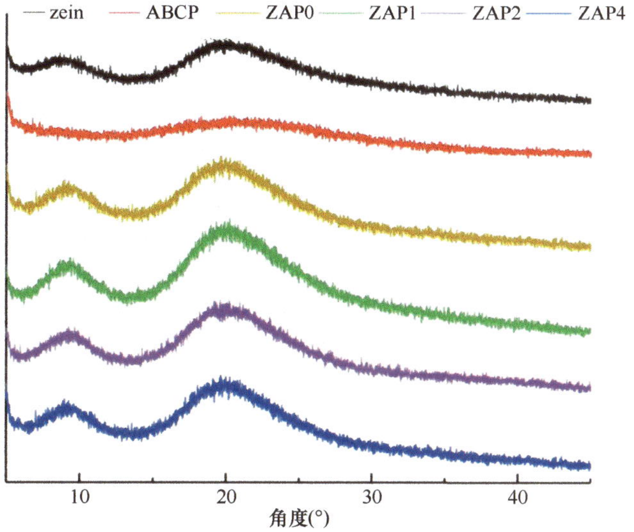

图 5-53　不同 ZAP 样品的 X 射线衍射图

和 19.79°时出现两个峰，峰形范围宽且平缓。红豆皮多酚提取物仅在 2θ 为 20.29°处存在一个平缓峰形的衍射峰，表明玉米醇溶蛋白和红豆皮多酚提取物均呈现无定形非高度结晶结构。此外，与玉米醇溶蛋白和红豆皮多酚提取物的峰形相比，形成的 ZAP 共价复合纳米颗粒在 9°和 19°左右的缓峰强度略有升高，证明可能有新结构的复合物生成，玉米醇溶蛋白和红豆皮多酚提取物结合形成的共价复合物比单个物质结构可能更加有序（Dai et al.，2018）。

（4）荧光光谱分析

荧光光谱可以探究生物大分子和小分子之间的相互作用方式，同时也可以对蛋白质的三级结构进行表征。ZAP 共价复合纳米颗粒的荧光光谱如图 5-54 所示，玉米醇溶蛋白在 304nm 处出现了最大的荧光发射峰，与 Kroll 和 Rawel（2001）前期的研究结果一致。红豆皮多酚提取物的添加对于峰位置并没有产生显著影响，但是对于峰强度却有所影响。经过碱处理后，ZAP0（对照组 zein）与天然玉米醇溶蛋白相比具有更高的荧光强度，说明玉米醇溶蛋白中的酚酸基团在碱处理条件下更容易暴露，导致荧光强度增强。随着红豆皮多酚提取物浓度的增加，红豆皮多酚提取物可能与玉米醇溶蛋白中的酪氨酸残基发生结合，酪氨酸暴露量减少，因而导致荧光强度逐渐下降，荧光猝灭现象发生，也说明红豆皮多酚提取物浓度升高，二者相互作用强度逐渐增强。Liu 等（2016b）前期研究也发现，当蛋白质和酚类物质发生结合时，会产生明显的荧光猝灭现象。

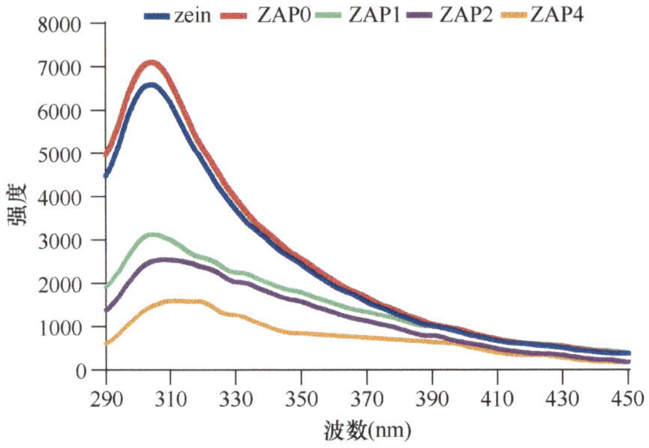

图 5-54　不同 ZAP 样品的荧光光谱图

5. 热稳定性分析

差示扫描量热法（DSC）可以探究红豆皮多酚提取物的添加对玉米醇溶蛋白热稳定性的影响。如图 5-55 所示，各样品在 30～180℃均呈现单一吸热峰。天然玉米醇溶蛋白的热变性初始温度和变性峰值温度分别为 43.31℃、89.88℃，经过碱处理后 ZAP0

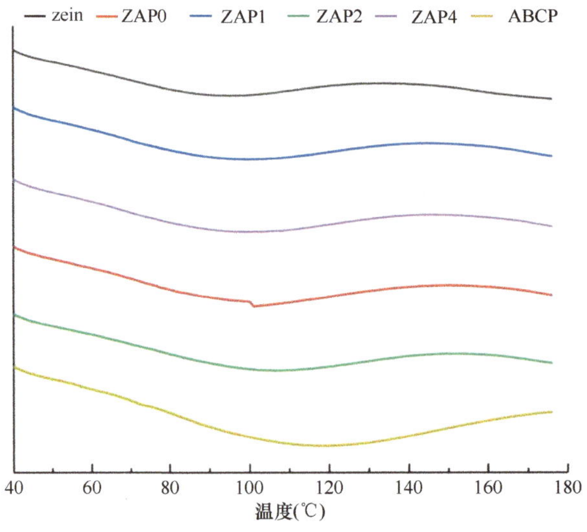

图 5-55　不同 ZAP 样品的 DSC 分析图

（对照组 zein）的温度值未发生明显变化。而随着红豆皮多酚提取物浓度的逐渐增加，ZAP4 的热变性初始温度达到 57.49℃，变性峰值温度达到 102.84℃。玉米醇溶蛋白和红豆皮多酚提取物之间的共价结合可以提升 ZAP 共价复合纳米颗粒与水的结合能力，在一定程度上可以提升玉米醇溶蛋白的亲水力，进而提升其热变性温度，热稳定性增强。

6. 抗氧化活性分析

（1）DPPH 自由基清除能力分析

DPPH 法是一种通过筛选自由基清除能力，对样品抗氧化活性进行分析测试的简单方法。由图 5-56a 所示，随着红豆皮多酚提取物浓度的逐渐增加，ZAP 共价复合纳米颗粒的 DPPH 自由基清除率逐渐升高至(84.62±2.22)%（ZAP4）。该实验结果证明，ZAP 共价复合纳米颗粒具有较强的 DPPH 自由基清除能力，引入了一定的抗氧化活性。Ju 等（2019）在前期研究中也证明了相似的结果，大豆蛋白-花青素复合纳米颗粒的 DPPH 自由基清除能力随花青素浓度的增加而逐渐升高，当花青素浓度为 0.15%（*V*/*V*）时，DPPH 自由基清除能力可以达到 60%以上。

（2）ABTS 自由基清除能力分析

利用 ABTS 自由基清除率的变化来表征样品的抗氧化性是一种有效的方法。ABTS 储备液呈蓝绿色，并在 734nm 处具有最强的吸收峰。同样，当自由基被清除后，溶液颜色从初始的蓝绿色会逐渐变浅，在 734nm 处的吸光度值可以判断样品 ABTS 自由基清除能力。如图 5-56b 所示，ABTS 自由基清除能力同样随着红豆皮多酚提取物浓度的增加而提升。ZAP4 呈现出最高的 ABTS 自由基清除能力，与玉米醇溶蛋白（zein）相比提升了约 70%。Liu 等（2017）前期的研究中也证明，玉米醇溶蛋白与酚类物质发生共价结合后，ABTS 自由基清除能力显著升高。

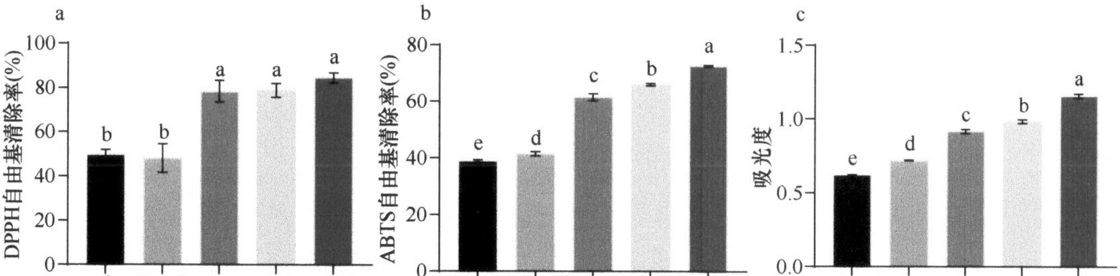

图 5-56　不同 ZAP 样品的抗氧化活性分析

a. ZAP 样品的 DPPH 自由基清除能力；b. ZAP 样品的 ABTS 自由基清除能力；c. ZAP 样品的铁离子还原能力

（3）铁离子还原能力分析

铁离子还原能力是一种基于氧化还原反应来判断样品抗氧化能力的一种分析方法。具有抗氧化能力的样品可以还原铁氰化钾，再通过与亚铁离子的结合生成蓝色物质，在 700nm 处的吸光值越大，证明样品的抗氧化能力越强。根据图 5-56c 所示，铁离子还原能力随着红豆皮多酚提取物浓度的增加也呈现上升趋势，在 ZAP4 时铁离子还原能力吸光度值达到 1.16±0.02。顾璐萍（2018）前期研究也证明了蛋清蛋白和儿茶素通过共价结合后铁离子还原能力显著增强。

7. 表面疏水性分析

如图 5-57 所示，随着红豆皮多酚提取物浓度的增加，ZAP 的表面疏水性（H_0）呈现显著下降趋势（$P<0.05$）。ZAP4 的 H_0 值为 358.67±24.68，与 ZAP0 相比 H_0 值下降了 40%，这证明玉米醇溶蛋白的表面亲水性增加了。酚类化合物与蛋白质之间的共价相互作用会影响蛋白质的净电荷及表面性质，意味着玉米醇溶蛋白和红豆皮多酚提取物共价结合可能会影响玉米醇溶蛋白的构象并改变其表面疏水性，使得蛋白质更具亲水性。H_0 值越低，样品在水中越容易分散。

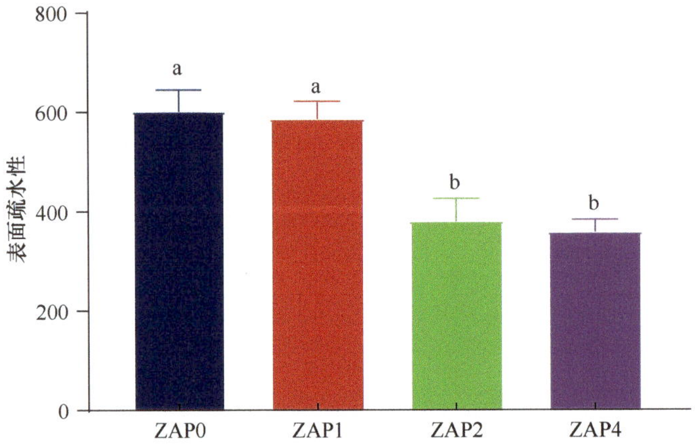

图 5-57　不同 ZAP 样品的表面疏水性分析

（五）小结

利用玉米醇溶蛋白和红豆皮多酚提取物作为原料，通过碱处理法形成共价复合纳米颗粒，并对二者的结合能力、参与反应基团情况进行分析，同时研究颗粒的理化性质、结构特征和功能性质，所得到的主要结论如下。

1）与天然玉米醇溶蛋白和 ZAP0（对照组 zein）相比，ZAP 共价复合纳米颗粒具有更大的分子量。随着红豆皮多酚提取物浓度增加，游离氨基和巯基含量均显著下降。此外，ZAP 共价复合纳米颗粒均呈球形或近球形，大小均匀是呈现纳米级别的均匀圆球状物质，具有单一分散性，平均粒径随着红豆皮多酚提取物浓度的增加而逐渐下降，ζ-电位的绝对值逐渐上升。根据 ZAP 的结构表征结果可得，该颗粒呈现非晶体无定形状态，随着红豆皮多酚提取物浓度的增加，红外光谱图的酰胺 II 带出现明显的红移现象，紫外线谱特征峰强度增强，荧光强度下降。

2）对 ZAP 的功能性质分析发现，与天然玉米醇溶蛋白和 ZAP0（对照组 zein）相比，红豆皮多酚提取物的添加可以显著提升 ZAP 的热变性初始温度和峰值温度，增强了热稳定性。此外，随着红豆皮多酚提取物浓度的增加，ZAP 的自由基清除能力和铁离子还原能力逐渐上升，抗氧化活性增强。而表面疏水性随着红豆皮多酚提取物浓度的增加呈现下降趋势，红豆皮多酚提取物的引入在一定程度上提升了亲水性能。

二、玉米醇溶蛋白基抗氧化载体的制备

（一）引言

Pickering 乳液是以固体颗粒作为稳定剂，并通过高机械能辅助而稳定形成的乳液状物质。与传统乳液相比，该乳液成本低、生物相容性好、稳定性高。固体颗粒不仅决定 Pickering 乳液的构成和稳定性，其表面成分还会影响乳液界面处的颗粒附着情况。结合目前已有研究发现，人们逐渐倾向于选择绿色、健康的植物源蛋白质形成的颗粒物质来稳定 Pickering 乳液。玉米醇溶蛋白是常见的制备 Pickering 乳液的原料之一，但是由玉米醇溶蛋白颗粒单独稳定的乳液容易发生氧化失稳。因此，对玉米醇溶蛋白进行修饰形成更加稳定的颗粒，能够更好地提升 Pickering 乳液的稳定性。

通过本节第一小节研究已经成功制备玉米醇溶蛋白-红豆皮多酚共价复合纳米颗粒（ZAP），该颗粒粒径小、稳定性强，且具有一定的抗氧化活性和亲水性能。本小节利用上述制备的共价复合纳米颗粒作为稳定剂稳定形成 Pickering 乳液，并对其外观状态、乳液类型、流变学性质、储藏期间稳定性进行分析，然后通过初级和次级氧化产物在加速氧化期间的生成量变化，判断 Pickering 乳液的氧化稳定性。此外，通过游离脂肪酸的释放率对乳液的脂质消化情况进行分析，为后期的乳液递送体系打下基础。

（二）材料与设备

1. 材料与试剂

实验材料与试剂主要有玉米油、硫氰酸钾、过氧化氢异丙苯、1,1,3,3-四乙氧基丙烷、胃蛋白酶、胰酶、猪胆盐，其余试剂同本节一、（二）1。

2. 仪器与设备

仪器与设备主要有 T80 高速剪切机（德国 IKA 公司）、MCR302 流变仪（奥地利 Anton Paar 公司）、ColorFlex®色度仪（美国 Hunter Lab 公司）、倒置荧光显微镜（德国 Carl Zeiss 公司）、TH2-DT2H7 控温摇床（上海博彩生物科技有限公司），其余仪器设备同本节一、（二）2。

（三）实验方法

1. 玉米醇溶蛋白-红豆皮多酚共价复合纳米颗粒（ZAP）的制备

玉米醇溶蛋白-红豆皮多酚共价复合纳米颗粒（ZAP）的制备方法同本节一、（三）1。

2. ZAP 稳定的 Pickering 乳液制备

将制备得到的 ZAP 颗粒溶液与玉米油进行混合（9∶1，*V*/*V*）。利用高速剪切机在 10 000r/min 条件下高速剪切 2min，得到由 ZAP 稳定的 Pickering 乳液。将由 ZAP0、ZAP1、ZAP2 和 ZAP4 稳定的乳液分别命名为 ZAE0（对照组，未添加红豆皮多酚提取物稳定形成的乳液）、ZAE1、ZAE2 和 ZAE4。

3. Pickering 乳液类型判断

将制备得到的 Pickering 乳液分别滴入玉米油和去离子水中，观察乳液在两相中的分散情况，对乳液类型进行判断。

4. Pickering 乳液流变学分析

吸取制备好的 Pickering 乳液均匀铺在加热板上，选择直径 40mm 的平行夹具，于 25℃条件下测定在 0～100s^{-1} 剪切频率范围内样品的黏弹性模量变化。同时在 1Pa 压强下，测定 10～100Hz 内样品的储能模量（G'）与损耗模量（G″）的变化（李梦帆，2019）。

5. Pickering 乳液储藏稳定性分析

（1）粒径、ζ-电位分析

将（三）2 中新鲜制备的乳液和室温下储藏 21d 后的乳液分别用去离子水稀释 20 倍后置于测试的比色皿中，进行粒径、ζ-电位分析。测试温度为 25℃，设置水和玉米油的折射率分别为 1.330 和 1.470。

（2）色度分析

利用色度仪，对新鲜制备的乳液和室温下储藏 21d 后的乳液分别进行色度分析，测试其 L^*、a^*、b^*值。

（3）光学显微镜观察

利用倒置荧光显微镜对新鲜制备的乳液和室温下储藏21d后的乳液分别进行微观结构观察。

（4）乳化指数分析

取新鲜制备的 20ml 乳液置于透明玻璃瓶中，于室温储藏 21d 后利用式（5-11）测定样品的乳化指数（creaming index，CI）（Ji et al.，2022）。

$$\mathrm{CI}(\%)=\frac{\text{乳膏层高度}}{\text{乳液整体高度}}\times 100 \tag{5-11}$$

6. Pickering 乳液氧化稳定性分析

（1）初级氧化产物分析

将 0.3ml 样品与 1.5ml 萃取溶剂Ⅰ（异辛烷：异丙醇=3：1，V/V）混合，持续振荡 1min，混合物以 2000g 离心 5min，收集 200μl 有机相并加入 2.8ml 萃取溶剂Ⅱ（甲醇：丁醇=2：1，V/V）、15μl 3.94mol/L 硫氰酸铵和 50μl 三价铁离子溶液(由 0.132mol/L $BaCl_2$、0.144mol/L $FeSO_4$ 以 1：1 的体积比混合制备而成）避光反应 20min。最后，利用酶标仪在 510nm 处测量混合溶液的吸光度,根据过氧化氢异丙苯标准曲线计算脂质氢过氧化物（lipid hydroperoxide，LH）含量（Meng et al.，2020）。

（2）次级氧化产物分析

将 1ml 样品与 2ml 硫代巴比妥酸（thiobarbituric acid，TBA）溶液（15g 三氯乙酸、0.375g TBA 和 0.025mol/L HCl 在 100ml 超纯水中混合）混合后，在沸水中加热（100℃，20min），随后冷却至室温，在 4500g 条件下离心 40min，收集上清液。最后，通过酶标仪在 532nm 处测量溶液的吸光度。根据 1,1,3,3-四乙氧基丙烷标准曲线计算丙二醛（MDA）含量（Zhou et al.，2018）。

7. Pickering 乳液游离脂肪酸（FFA）释放率分析

将制备得到的 20ml 样品中加入 20ml 模拟胃液（simulated gastric fluid，SGF，由 8.5g NaCl、7ml HCl 溶于 1000ml 蒸馏水中制备而成），充分搅拌混合后，在混合溶液中加入胃蛋白酶（3.2mg/ml），随后将 pH 调节至 2.0，并将混合溶液放入恒温摇床振荡（37℃，100r/min，2h）。

接着，取出经模拟胃液消化后的样品并调节 pH 至 7.0±0.02，等体积加入模拟肠液（simulated intestinal fluid，SIF，由 8mg/ml 胆盐、10mmol/L $CaCl_2$、120mmol/L NaCl 和 1mg/ml 胰酶制备而成），再次将溶液 pH 调节至 7.0±0.02。最后，将混合溶液放入恒温摇床振荡（37℃，100r/min，2h）（Ju et al.，2019）。在脂肪酶的作用下，乳液中的油滴会水解成甘油三酯，进一步水解生成 FFA。在这个阶段中溶液 pH 会不断下降，利用 pH-stat 法通过测定小肠阶段消化过程中消耗 NaOH 的体积（0.1mmol/L）可以计算游离脂肪酸（free fatty acid，FFA）的释放率。FFA 释放率按式（5-12）计算：

$$\text{FFA}(\%)=\frac{V_{\text{NaOH}}\times M_{\text{NaOH}}\times M_{\text{Lipid}}}{2\times W_{\text{Lipid}}}\times 100 \tag{5-12}$$

式中，M_{NaOH}表示氢氧化钠的分子质量；M_{Lipid}表示玉米油的摩尔质量（872g/mol）；W_{Lipid}表示初始加入的玉米油质量（g）。

8. 统计分析

所有实验进行 3 次重复，结果以平均值±标准差表示。使用 IBM SPSS Statistics 软件进行数据分析，$P<0.05$ 被认为样品间差异显著。利用 Origin 2017 和 Prism7 软件进行绘图。

（四）结果与分析

1. ZAP 稳定的 Pickering 乳液外观状态与乳液类型判断

如图 5-58a 所示，ZAE 呈现均一稳定的状态，肉眼可以看出红豆皮多酚提取物的加入使得乳液被赋予了独特的红黄色，颜色随着红豆皮多酚提取物浓度的上升而逐渐加深。图 5-58b 为判断乳液类型的实验结果。通常，乳液可分为以下两种常见的类型：O/W 型和 W/O 型。O/W 型乳液可以均匀分散在水相中。例如，我们常见的牛奶就是典型的 O/W 型乳液。W/O 型乳液则可以均匀分散在油中，黄油是最常见的 W/O 型乳液（Mao and Miao，2015）。如图所示，当 Pickering 乳液滴入去离子水中，乳液均匀分散。然而，当乳液滴入玉米油中，它们会产生团聚现象。这证明 ZAE 乳液类型为 O/W 型 Pickering 乳液（Zeng et al.，2017）。

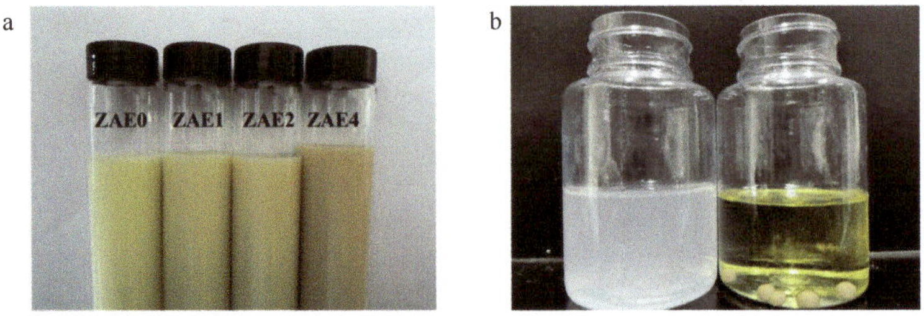

图 5-58　不同 ZAE 样品的外观状态及 Pickering 乳液类型判断

a. ZAE 样品的外观状态；b. ZAE 样品的乳液类型判断

2. ZAP 稳定的 Pickering 乳液流变学分析

流变学测试可以通过剪切速率或者扫描频率的变化，对流体的变化进行监测，从而判断该流体的流变学性质。ZAE 的流变特性如图 5-59a 所示，随着扫描频率的逐渐增加，ZAE 的储能模量（G'）和损耗模量（G''）均呈现缓慢增加的趋势，且 ZAE 的 G'值始终高于 G''值。李梦帆（2019）的研究结果表明，Pickering 乳液的 G'值越高，在外力作用下产生形变的可能性就越低，因此本实验可以证明 ZAE 的物理稳定性较强。根据图 5-59b 结果可知，乳液的表观黏度会随着剪切速率的增加而逐渐下降，表明所形成的乳液呈现剪切稀化现象，属于非牛顿流体。Wei 等（2019）研究发现，京尼平交联卵转铁蛋白形成的乳液也出现相似的剪切稀化现象，被证明属于非牛顿流体。

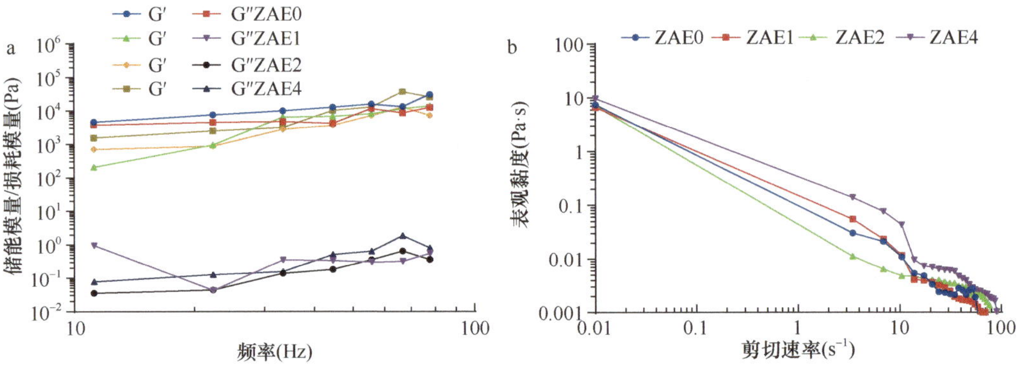

图 5-59　不同 ZAE 样品的流变学分析

a. ZAE 样品的储能模量和损耗模量；b. ZAE 样品的表观黏度

3. ZAP 稳定的 Pickering 乳液储藏稳定性分析

（1）粒径、电位分析

图 5-60 为 ZAP 稳定的 Pickering 乳液在第 1 天和储藏 21d 后的粒径和电位变化。根据图 5-60a 可得，ZAE 粒径大小为纳米级别并呈现单一窄峰分布，表明 ZAP 共价复合纳米颗粒可以吸附于油水界面，并在油水界面形成三维网状结构，液滴之间彼此存在斥力，从而提升了 ZAE 的稳定性。此外，红豆皮多酚提取物的存在可以抑制高速剪切期间发生的液滴聚集现象，如图 5-60c 所示，ZAE0 平均粒径为(234.90±2.19)nm，ZAE4 平均粒径为(163.20±1.91)nm。在储藏 21d 后，ZAE0 的平均粒径显著上升，达到

(294.87±2.18)nm。由图 5-60b 可知，储藏 21d 后 ZAE0 的粒径分布也向更大粒径范围移动，证明有更大的液滴聚集体生成。而随着红豆皮多酚提取物浓度的增加，液滴聚集现象有所减弱，储藏 21d 后并没有发生显著的平均粒径上升的现象，粒径分布仅出现轻微移动并十分稳定。以上结果表明，红豆皮多酚提取物的加入可以有效缓解乳液在储藏期间发生的聚集现象。根据图 5-60d 所示，乳液的 ζ-电位值均呈现负值，并且随着红豆皮多酚提取物浓度的增加，ζ-电位的绝对值增加，表明红豆皮多酚提取物的加入在一定程度上改变了玉米醇溶蛋白表面所带电荷的情况，乳液稳定性有所增强，同时也再次表明了生成的乳液 pH 环境高于玉米醇溶蛋白的等电点。

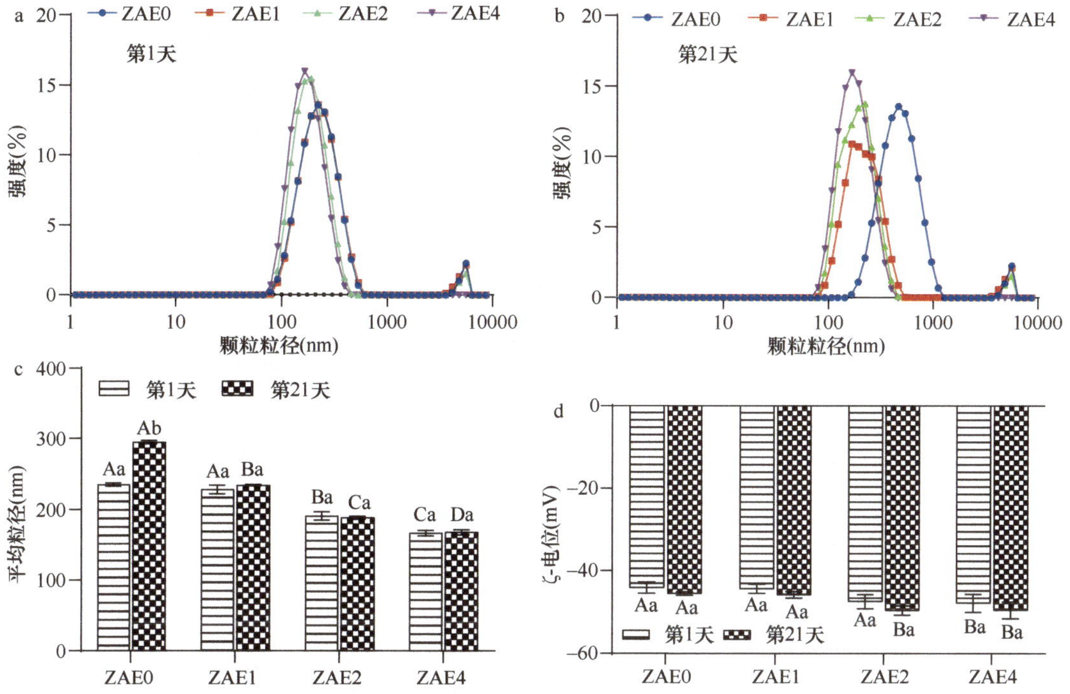

图 5-60　不同 ZAE 样品在第 1 天和储藏 21d 后粒径和 ζ-电位变化

a. 第 1 天 ZAE 的粒径分布情况；b. 储藏 21d 后 ZAE 的粒径分布情况；c. ZAE 样品在储藏前后平均粒径变化；d. ZAE 样品在储藏前后 ζ-电位变化。柱形图上方标注的不同大写字母代表相同储藏时间不同样品之间差异显著，不同小写字母代表相同样品不同储藏时间之间差异显著（$P<0.05$）

（2）色度分析

红豆皮多酚提取物自身存在独特的红黄色，本研究对 ZAP 稳定的 Pickering 乳液色度（光学性质）进行了探究，以期将其应用于特殊颜色需求的配料中。图 5-61 展示了第 1 天，以及储藏 21d 后 ZAE 的光学性质变化。一般来说，L^*值代表亮度，L^*值越大，Pickering 乳液越亮。a^*值代表红绿色，正值越大，Pickering 乳液越红。b^*值代表黄蓝色，b^*值越大，Pickering 乳液越黄（McClements，2002）。

从图 5-61a 可见，当红豆皮多酚提取物浓度上升时，L^*值呈现下降趋势，证明亮度随着红豆皮多酚提取物浓度上升而逐渐下降。当储藏 21d 后，ZAE0 和 ZAE1 的亮度略有降低，而 ZAE2 和 ZAE4 的亮度则呈现基本不变的趋势。Dai 等（2020）在对花青素-

豌豆蛋白复合物在储藏期间的色度进行分析时也出现了类似的结果。如图 5-61b 所示，a^*值随着红豆皮多酚提取物浓度的增加逐渐趋于正值，并在储藏 21d 后发红程度有所增加。图 5-61c 所示的 b^*值也显示出与 a^*值相同的变化趋势，随着红豆皮多酚提取物浓度的增加，黄色变得更加明显。由于红豆皮多酚提取物的存在，在储藏期间可能发生光散射现象，从而造成了 a^*、b^*值的变化。但是无论是新鲜制备的乳液还是储藏后的乳液，均呈现明显的红黄色。这说明随着储藏期的延长，并没有对乳液的颜色产生负面的影响，独特的红黄色有所保留，甚至更强。以上结果可以证明红豆皮多酚提取物的加入所形成的乳液物质可应用于特殊需要红色/黄色的食品中。

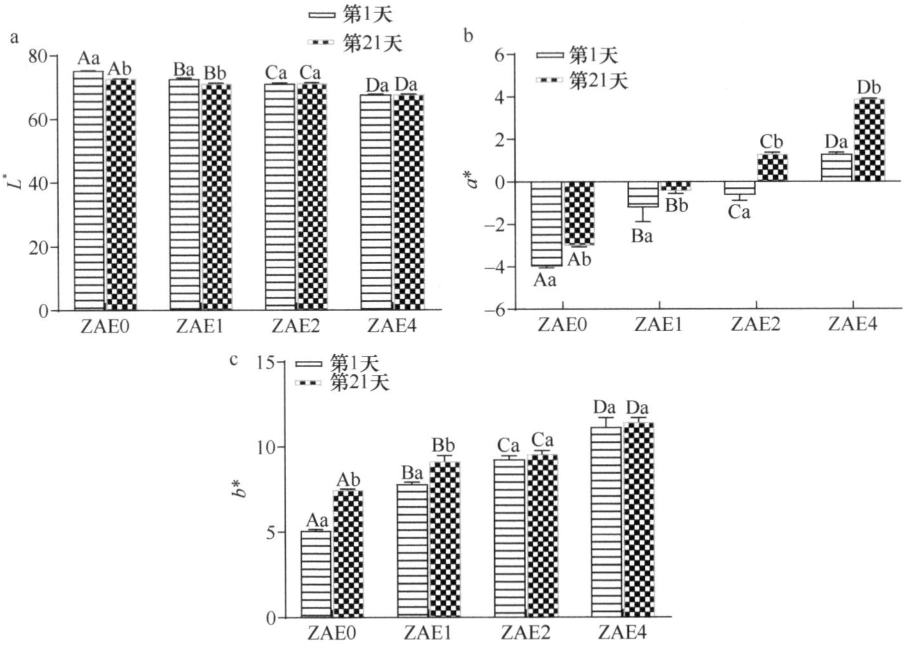

图 5-61 不同 ZAE 样品在第 1 天和储藏 21d 后光学性质变化

柱形图上方标注的不同大写字母代表相同储藏时间不同样品之间差异显著，不同小写字母代表相同样品不同储藏时间之间差异显著（$P<0.05$）

（3）微观结构分析

研究人员通过倒置荧光显微镜对第 1 天和储藏 21d 后的 Pickering 乳液微观结构进行观察，结果如图 5-62 所示，可以观察到新鲜制备的 ZAE 液滴结构完整，没有出现液滴塌陷和液滴聚集现象。ZAE0 在储藏 21d 后出现了较为明显的液滴粘连现象，絮凝状况明显。然而随着红豆皮多酚提取物浓度的增加，液滴之间表现出相对抗聚集的能力，液滴分散性变好，絮凝现象逐渐减弱。对于 ZAE4 乳液来说，在储藏 21d 后没有明显的液滴粘连现象发生，乳液的分散性最好。这些观察结果表明 ZAP 可能在 Pickering 乳液界面处形成网状结构，促进油水界面的稳定性，从而对液滴聚集现象起到缓解作用。这与储藏期间粒径变化的趋势一致，再次证明了红豆皮多酚提取物的加入可以有效增强乳液在储藏期间的稳定性能。此外，我们也可以推测，由于红豆皮多酚提取物的存在，其强抗氧化活性也可以在一定程度上缓解油脂氧化，防止乳液在储藏期间发生失稳现象。

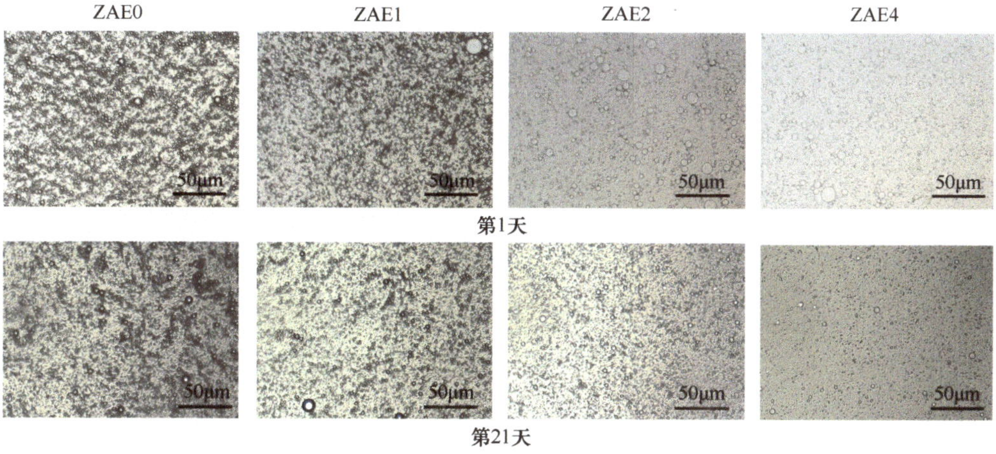

图 5-62　不同 ZAE 样品在第 1 天和储藏 21d 后微观结构图像

（4）乳化指数分析

研究者对储藏 21d 后的 ZAE 的乳化指数进行了分析，结果如图 5-63 所示。结果表明 ZAE0 在储藏 21d 后，乳化指数达到(24.38±0.09)%，而 ZAE1、ZAE2、ZAE4 的乳化指数则分别为(23.34±0.18)%、(20.15±0.24)%和(17.80±0.91)%，随着红豆皮多酚提取物浓度增加呈现下降趋势，ZAE2 和 ZAE4 显著低于 ZAE0。这表明没有添加红豆皮多酚提取物的乳液在长期储藏的过程中发生了结构崩塌的现象，而添加红豆皮多酚提取物稳定的乳液可以在一定程度上抑制重力分离现象的发生，表现出更加稳定的状态（Ji et al.，2022）。

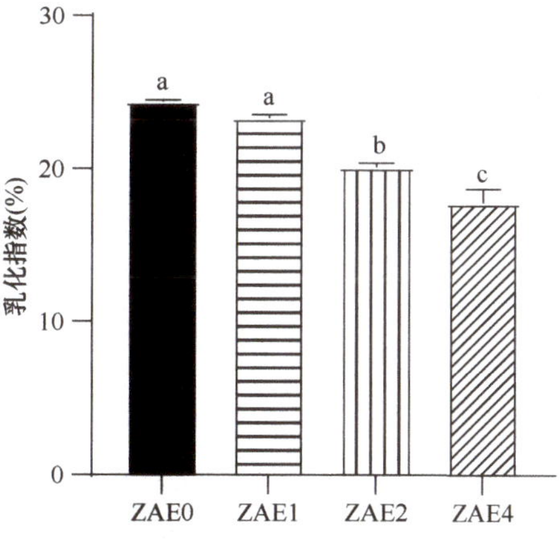

图 5-63　不同 ZAE 样品在储藏 21d 后乳化指数分析

4. ZAP 稳定的 Pickering 乳液氧化稳定性分析

脂质氧化现象的发生会影响乳状食品的产品质量和储存期，同时也会使油相发生氧化降解，如若作为递送载体应用，在递送脂溶性生物活性物质时会造成油相中生物活性物质的活性随之降解。将所有 ZAE 样品在 50℃下加速氧化 20d，每两天测量一次它们所产生的初级代谢物（脂质氢过氧化物，LH）和次级代谢物（丙二醛，MDA），从而判断其氧化稳定性。如图 5-64 所示，ZAE 的 LH 和 MDA 生成量都随着时间的延长而逐渐上升，该结果表明，加速氧化期间 ZAE 发生了明显的脂质氧化现象。然而，在相同的加速氧化时间内，随着红豆皮多酚提取物浓度增加，LH 生成量下降。ZAE0 在加速氧化 20d 后，LH 生成量（图 5-64a）最终达到(4.67±0.06)mmol/L，而 ZAE4 的 LH 生成量降低至(3.70±0.04)mmol/L。如图 5-64b 所示，不同样品 MDA 生成量的变化与 LH 生成量呈现相同的趋势，从(5.77±0.19)mmol/L（ZAE0）降至(4.86±0.04)mmol/L（ZAE4）。这些结果表明，红豆皮多酚提取物所具有的天然抗氧化能力可以抑制 Pickering 乳液的脂质氧化现象发生，所生成的氧化代谢产物量有所降低。此外，蛋白质二级结构的变化会导致乳液界面厚度增加，可以作为油水界面的物理屏障，从而有效阻碍氧化现象的发生（Zou et al.，2017）。本节研究结果证实了红豆皮多酚提取物的加入可以改变玉米醇溶蛋白的二级结构，从而使 ZAE 的界面厚度增加，氧化稳定性增强。Yi 等（2020）的研究也证实过，黑米花青素这一植物化合物的添加也可以有效缓解乳清蛋白基乳液在加速氧化期间发生的脂质氧化现象。

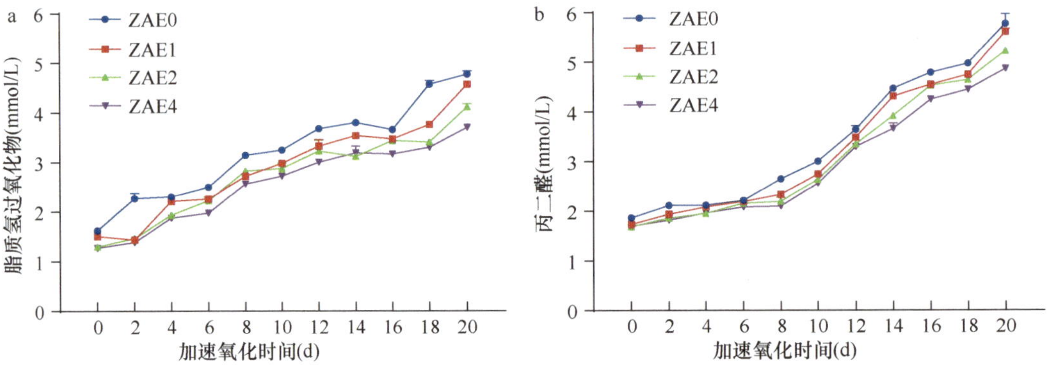

图 5-64　在 50℃加速氧化期间不同 ZAE 样品的氧化稳定性

a. ZAE 样品的初级氧化产物生成量变化；b. ZAE 样品的次级氧化产物生成量变化

5. ZAP 稳定的 Pickering 乳液游离脂肪酸释放率变化

本研究利用 pH-stat 法对胃肠消化期间乳液 FFA 的释放率进行测定，通过记录消化过程中为了维持 pH 所消耗的 NaOH 量，来判断游离脂肪酸的释放情况。图 5-65 展示了不同样品 Pickering 乳液在肠道消化中的 FFA 释放情况。在肠相消化的前 20min 内，所有样品的 FFA 呈快速释放趋势；在消化 20min 后，该趋势逐渐平稳。主要原因是在消化的第一阶段（消化前 20min），甘油三酯可以被脂肪酶快速水解，从而导致 FFA 的迅速释放。而在甘油三酯全部水解后，FFA 的释放率趋近平缓，直至基本保持不变。ZAE0 的 FFA 释放率明显高于其他样品乳液。随着红豆皮多酚提取物浓度的增加，消化过程中的 FFA 释放率逐渐降低。在消化结束时 ZAE0 的 FFA 释放率为(31.09±0.49)%、ZAE1 为(28.71±0.92)%、ZAE2 和 ZAE4 的 FFA 释放率分别为(27.82±0.31)%和(26.20±0.71)%。产生这一现象的原因可能是 ZAP 在脂滴周围形成了较强的界面结构，该结构可以阻止脂肪酶对乳液产生脂解现象。Tzoumaki 等（2011）的前期研究结果也提出，脂肪酶活性位点可能会通过与颗粒的结合被阻断，从而降低脂肪酶活性，进而使得脂质消化率下降。因此本研究中 FFA 释放率的降低可能与脂肪酶和 ZAP 结合，从而导致脂肪酶活性降低有关。但是由于人体胃肠消化环境复杂多变，具体的原因还有待进一步探索。红豆皮多酚提取物添加下的 Pickering 乳液可以抑制脂质消化，因此它可以限制高脂肪食物被消化吸收，有效对抗肥胖（Van Avesaat et al.，2015）。

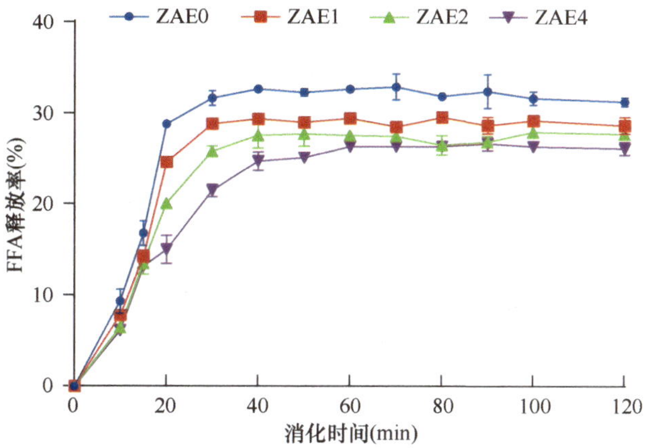

图 5-65　不同 ZAE 样品在体外模拟胃肠消化过程中 FFA 释放率变化

（五）小结

本研究成功制备了由 ZAP 稳定的 Pickering 乳液（ZAE），并对乳液的基础理化性质（外观状态、乳液类型、流变性质等），以及储藏稳定性、氧化稳定性和体外脂质消化情况进行分析，所得到的主要结论如下。

1）ZAE 外观状态均一稳定，随着红豆皮多酚提取物浓度的增加，逐渐产生明显的红黄色，是典型的 O/W 型 Pickering 乳液。此外，流变学测试表明，该乳液呈现剪切稀化现象，属于非牛顿流体并具有较强的物理稳定性。

2）研究者分析 ZAE 的储藏稳定性后发现，新鲜状态下的 ZAE 液滴大小集中在纳米级别，电位值呈现负值，分散性质良好，随着红豆皮多酚提取物浓度的增加，亮度逐渐降低，红黄色逐渐加深。储藏 21d 后，对照组（ZAE0）的平均粒径显著上升，且絮凝状况明显，乳化指数达到 24.38%。而 ZAE1、ZAE2、ZAE4 在储藏 21d 后的平均粒径并没有显著上升，乳液的红黄色未发生降解，储藏期间出现的絮凝状况随着红豆皮多酚提取物浓度的增加逐渐减弱，ZAE2、ZAE4 乳化指数和 ZAE0 相比显著下降。

3）研究者通过 50℃条件下的加速氧化实验，对 ZAE 的氧化稳定性进行分析。结果表明 LH 和 MDA 的生成量随着时间延长而逐渐上升，但在相同加速氧化时间内，又会随着红豆皮多酚提取物浓度的增加而下降，说明红豆皮多酚提取物的加入使得 ZAE 具有一定的氧化稳定性；对乳液的脂质消化程度进行分析后发现，FFA 释放率随着红豆皮多酚提取物浓度的增加而下降，说明红豆皮多酚提取物的引入在一定程度上可以抑制脂质消化。

三、玉米醇溶蛋白-红豆皮多酚共价复合纳米颗粒 Pickering 乳液对虾青素的肠道递送特性

（一）引言

前期研究表明，ω-3 脂肪酸、类胡萝卜素和抗氧化剂等生物活性物质容易受到光、热、活性氧和金属离子影响而导致降解现象发生（Wang et al.，2021；Li et al.，2020）。此外，生物活性物质的低水溶性和环境敏感性使得它们在应用于饮料、奶粉、酱汁等食品中时存在一定的局限性。Pickering 乳液具有良好的稳定性，和油水双相存在时，可以将脂溶性生物活性物质溶于油相中，利用形成的乳液实现对脂溶性生物活性物质的荷载，以期提升生物活性物质的水溶性、稳定性和消化吸收程度。

本小节所选择的虾青素是一种类胡萝卜素，具有抗氧化、降血压、降血脂、抗炎等功效。虾青素的应用范围十分广泛，可以应用于食品工业、保健品、化妆品等领域，生产抗氧化、抗衰类产品。但在实际生产过程中，虾青素的光热敏感性可能会导致其生物活性下降（Martínez-Álvarez et al.，2020）。在紫外杀菌、加热杀菌等过程中，虾青素可能会出现降解现象。结合本节前面的研究结果，本研究利用红豆皮多酚提取物浓度为 0.04%（*W*/*V*）时形成的共价复合纳米颗粒（ZAP4）稳定形成荷载虾青素的 Pickering 乳液，并对乳液在不同加工处理条件下的物化稳定性进行测试，判断模拟胃肠消化过程中荷载虾青素的 Pickering 乳液的变化情况，对虾青素的释放量，以及生物可及性进行分析，以期实现对虾青素的保护与靶向递送。

（二）材料与设备

1. 材料与试剂

实验材料与试剂主要有虾青素，购于上海阿拉丁生化科技股份有限公司，纯度＞95%，其余材料与试剂与上一小节相同。

2. 仪器与设备

实验仪器与设备主要有 LSM880 激光共聚焦显微镜（德国 Carl Zeiss 公司），其余仪器与设备同上一小节。

（三）实验方法

1. 玉米醇溶蛋白-红豆皮多酚共价复合纳米颗粒（ZAP）的制备

ZAP 的制备方法同上一小节。当红豆皮多酚浓度为 0.04%（*W*/*V*）时，乳液液滴粒径大小和电位值呈现出最稳定的状态，且具有较好的储藏稳定性和氧化稳定性，所以在荷载虾青素乳液的实验中选择红豆皮多酚提取物浓度为 0.04%（*W*/*V*）制备共价复合纳米颗粒（ZAP4），并选择没有添加红豆皮多酚提取物的样品作为对照（ZAP0）。

2. ZAP 稳定的荷载虾青素 Pickering 乳液的制备

首先将虾青素溶于玉米油中（0.1%，*W/V*），在低频 4℃超声的处理方式下（200W，30s）将虾青素全部溶解至无结晶状态。将制备出的 ZAP 颗粒溶液与溶有虾青素的玉米油混合（9∶1，*V/V*），利用高速剪切机在 10 000r/min 条件剪切 2min。再利用高压均质机在 60MPa/6MPa 条件下均质 3 次，获得更加均匀稳定的荷载虾青素的 Pickering 乳液。将由 ZAP0 和 ZAP4 稳定的荷载虾青素 Pickering 乳液分别命名为 ZAE0-A（对照组）和 ZAE4-A。

3. 荷载虾青素 Pickering 乳液的粒径大小、ζ-电位与 PDI 分析

实验方法同上一小节。

4. 荷载虾青素 Pickering 乳液微观结构观察

利用激光共聚焦显微镜观察荷载虾青素 Pickering 乳液的微观结构。取 1ml 样品乳液加入尼罗红-尼罗兰混合染色液（质量分数为 0.1%，溶解于无水乙醇中），充分混匀后滴于载玻片上并盖上盖玻片，染色过夜，在激光共聚焦显微镜下进行观察。

5. 荷载虾青素 Pickering 乳液浊度测试

浊度测试方法参考前人研究，将样品用去离子水稀释 20 倍后，利用酶标仪在 650nm 处测试吸光度值（Yadav et al.，2007）。浊度（*T*）通过式（5-13）进行计算：

$$T=2.303A\times D/L \tag{5-13}$$

式中，*A* 为样品在 650nm 下的吸光度值；*D* 为稀释倍数；*L* 为样品路径深度。

6. 荷载虾青素 Pickering 乳液离心稳定性测试

将样品用去离子水稀释 20 倍，利用酶标仪在 500nm 处测量吸光度值。随后，将 Pickering 乳液放入离心机中，室温条件下 4000r/min 离心 20min。取少量上清液并用去离子水稀释 20 倍后，再次使用酶标仪在 500nm 处测量吸光度值（Zhao et al.，2018）。离心稳定常数（Ke）通过式（5-14）进行计算：

$$\text{Ke}(\%)=\left(A_1-A_0\right)/A_1\times 100 \tag{5-14}$$

式中，A_1 为样品离心前在 500nm 处的吸光度值；A_0 为样品离心后在 500nm 处的吸光度值。

7. 虾青素保留率测试

Pickering 乳液中虾青素的保留率测试参照 Liu 等（2019a）的方法，并稍做修改。首先用 1ml Pickering 乳液与 4ml 提取溶剂（二氯甲烷∶甲醇=2∶1，*V/V*）混合提取虾青素，以 4500r/min 离心 20min 后，收集二氯甲烷层。该过程重复两次，萃取液合并，随后使用酶标仪在 480nm 处测量吸光度。使用虾青素的标准曲线（$y=0.4713x-0.1004$，$R^2=0.9935$）计算虾青素在不同处理条件下的含量变化。虾青素的保留率使用式（5-15）计算：

$$虾青素的保留率(\%)=\frac{不同处理条件下的虾青素含量}{虾青素的初始含量}\times 100 \quad (5\text{-}15)$$

8. 荷载虾青素的 Pickering 乳液的加工稳定性

（1）盐稳定性

将荷载虾青素的 Pickering 乳液与等体积的 NaCl 溶液混合，NaCl 浓度分别为 30mmol/L、50mmol/L、100mmol/L、200mmol/L、300mmol/L。记录不同盐处理条件下 Pickering 乳液的粒径大小、ζ-电位、PDI 值和虾青素保留率。

（2）热稳定性

将荷载虾青素的 Pickering 乳液在不同温度（50℃、60℃、70℃、80℃、90℃）下分别处理 30min，随后冷却至室温。记录不同热处理条件下的粒径、ζ-电位、PDI 值、浊度、Ke 和虾青素保留率。

（3）紫外线稳定性

将荷载虾青素的 Pickering 乳液在紫外线下放置 12h，每隔 2h 收集一次样品进行测量，记录不同紫外线照射处理时间下的粒径、ζ-电位、PDI 值和虾青素保留率。

9. 荷载虾青素的 Pickering 乳液的体外模拟胃肠消化实验

实验方法同上一小节“Pickering 乳液游离脂肪酸（FFA）释放率分析”。

1）粒径、ζ-电位分析　实验方法同上一小节“Pickering 乳液储藏稳定性分析”中的“粒径、ζ-电位分析”。

2）微观结构观察　首先用移液器取荷载虾青素的 Pickering 乳液 10μl 滴于载玻片上，并盖上盖玻片。乳滴微干不再流动后，利用荧光显微镜观察荷载虾青素的 Pickering 体外模拟胃肠消化过程中的微观结构（孟然，2021）。

3）虾青素释放率测试　虾青素释放率测试参考 Zhang 等（2021）的前期研究方法。在消化过程中，每 30min 收集一次消化样品，并立即将其置于冰上使酶失活。取 1ml 消化样品在 4℃下以 10 000r/min 的速度离心 30min，收集非胶束相并根据本小节 7.的方法测试虾青素含量。虾青素的释放率由式（5-16）计算：

$$虾青素的释放率(\%)=\frac{非胶束相中虾青素含量}{\text{Pickering}乳液中虾青素含量}\times 100 \quad (5\text{-}16)$$

4）虾青素生物可及性测试　在模拟肠道消化阶段结束后，样品的生物可及性测试方法按照本小节 7.中进行。胶束相中的虾青素含量被认为是可以被人体肠道细胞吸收的。虾青素的生物可及性通过式（5-17）计算：

$$虾青素生物可及性(\%)=\frac{胶束相中虾青素含量}{\text{Pickering}乳液中虾青素含量}\times 100 \quad (5\text{-}17)$$

10. 统计分析

所有实验进行 3 次重复，结果以平均值±标准差表示。使用 IBM SPSS Statistics 软件进行数据分析，$P<0.05$ 被认为样品间差异显著。利用 Origin 2017 和 Prism7 软件进行

绘图。

（四）结果与分析

1. 粒径、ζ-电位分析

由图 5-66 可以看出，经过高速剪切机和高压均质机共同处理后的 Pickering 乳液 ZAE0-A 的平均粒径为(271.80±13.32)nm，ZAE4-A 的平均粒径为(254.60±9.65)nm。ZAE0-A 的 ζ-电位为(–39.40±2.4)mV，ZAE4-A 的 ζ-电位为(–49.70±4.70)mV。Pickering 乳液表面带负电荷，电位绝对值高于 30mV。该现象发生的主要原因是乳液的水相是在碱性条件下制备的，远高于玉米醇溶蛋白的等电点，进而导致其呈现负电位。此外，高压均质机产生的巨大力量能够使液滴破碎，然后迅速分散在乳液中，液滴之间具有很强的静电排斥力，避免了小液滴的再聚合现象发生，提升了乳液的稳定性。

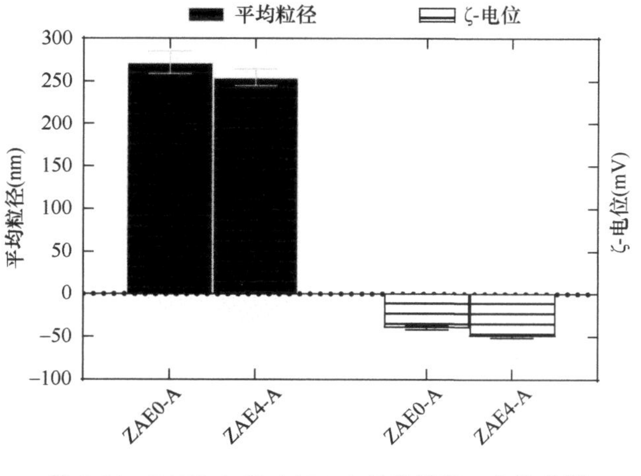

图 5-66　ZAE0-A 和 ZAE4-A 的粒径和 ζ-电位分析

2. 微观结构观察

激光共聚焦法是一种常用来观测乳液微观结构、液滴分布状态，以及界面情况的有效方法。通过尼罗红染液对油相进行染色、尼罗兰对蛋白质溶液（水相）进行染色，从而观察乳液的油脂和蛋白质的分布情况。图 5-67a、b 所示分别为 ZAE0-A 和 ZAE4-A 的微观结构图，两种乳液的液滴呈现均匀的圆球状。最终显示为红色的水相分布在油相周围，证明该乳液是典型的 O/W 型乳液，这与黄韫琪（2020）的研究结果一致。ZAE4-A 的液滴大小和分布较 ZAE0-A 更加均匀、致密，液滴之间没有发生明显聚集现象。前期我们也验证过添加红豆皮多酚提取物的乳液氧化稳定性更高、抗絮凝和抗聚集的能力更强，进一步验证了其应用于荷载虾青素乳液的能力。

3. 荷载虾青素的 Pickering 乳液的加工稳定性分析

（1）盐稳定性分析

由于 Pickering 乳液在相关产品的生产过程中或经历人体胃肠道消化环境时，往往

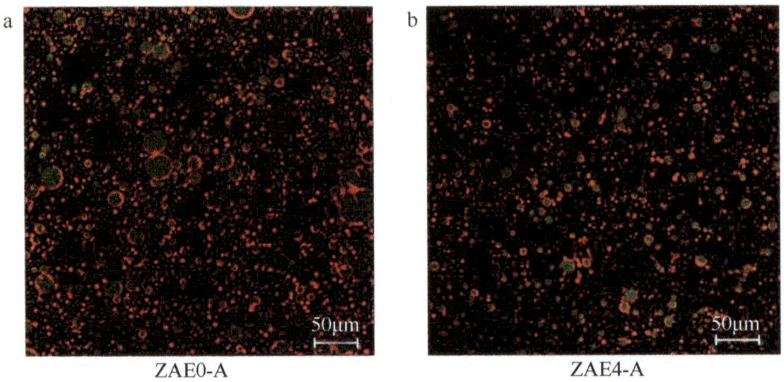

图 5-67　ZAE0-A 和 ZAE4-A 的激光共聚焦显微镜观察图像

会受到离子强度的影响。因此，分析在不同离子强度下 Pickering 乳液的稳定性非常重要。图 5-68～图 5-70 所展示的是不同 NaCl 浓度处理下 Pickering 乳液的物理化学变化。如图 5-68 所示，ZAE4-A 和 ZAE0-A 在不同盐离子浓度处理下的视觉外观有所差异。当 NaCl 浓度为 200mmol/L 时，ZAE0-A 便开始表现出明显的絮凝现象。然而，当 NaCl 浓度达到 300mmol/L 时类似的现象才在 ZAE4-A 中出现。

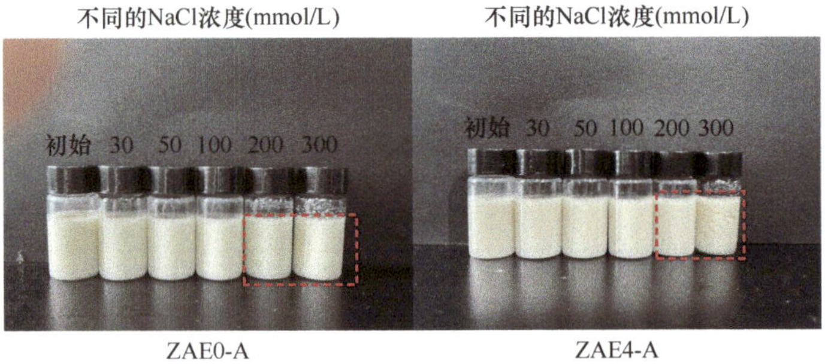

图 5-68　不同 NaCl 浓度处理下的 ZAE0-A 和 ZAE4-A 样品

此外，如图 5-69a、c 所示，平均粒径和 PDI 值的结果显示出相同的变化趋势。当离子强度逐渐上升时，粒径和 PDI 值均有所升高。当 NaCl 浓度在 0～100mmol/L 时，ZAE0-A 的平均粒径在一开始就出现大幅度上升的趋势，ZAE4-A 的粒径变化并不明显，这可能由于 ZAP4 的吸附导致界面层厚度增加，从而增强了空间位阻（Hou et al.，2019）。在 NaCl 浓度为 300mmol/L 时 ZAE0-A 平均粒径达到(1529.3±1.83)nm，而 ZAE4-A 则达到(1347.5±13.43)nm，ZAE4-A 的平均粒径和分布状态明显优于 ZAE0-A。此外，根据图 5-69b 的 ζ-电位测试结果可知，随着 NaCl 浓度的升高，ζ-电位的绝对值逐渐降低。

另外，随着离子强度的增加，ZAE0-A 中的虾青素保留率呈现明显的下降趋势（图 5-70）。与 ZAE0-A 相比，ZAE4-A 中的虾青素在高盐环境中可以得到保护，虾青素可以免受降解，保留率高。McClements（2004）的前期研究表明，离子强度的增加会导致带相反电荷的离子吸附在 Pickering 乳液的表面，使静电排斥力减弱。而添加红豆皮多酚提取物的共价复合纳米颗粒在液滴之间会产生更强的空间排斥效应，这使得 ZAE4-A 比 ZAE0-A 更稳定，可以更加有效地保护虾青素。

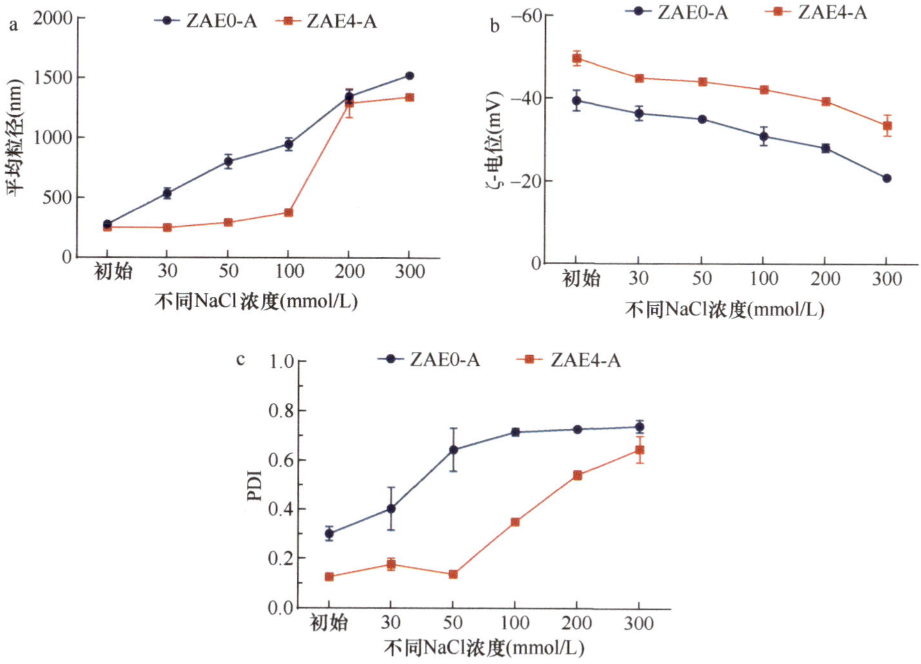

图 5-69　不同 NaCl 浓度对 ZAE0-A 和 ZAE4-A 平均粒径、电位和 PDI 值影响

不同 NaCl 浓度处理下 ZAE0-A 和 ZAE4-A 的平均粒径变化（a）、ζ-电位变化（b）和 PDI 值变化（c）

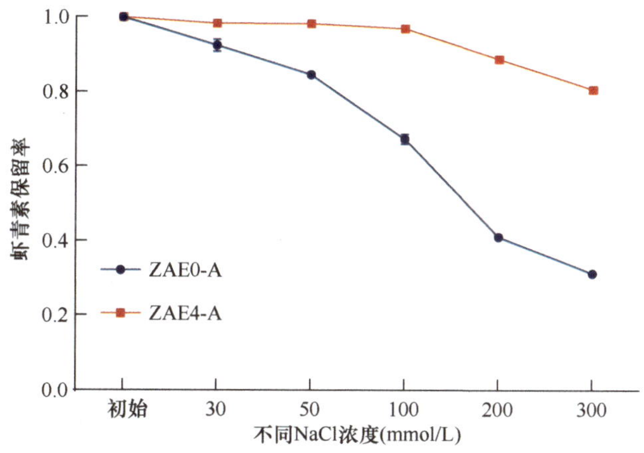

图 5-70　不同 NaCl 浓度对 ZAE0-A 和 ZAE4-A 的虾青素保留率影响

（2）热稳定性分析

若 Pickering 乳液应用于未来的食品工业中，那么在实际的生产过程中可能会经历高温处理，因此有必要对荷载虾青素的 Pickering 乳液热稳定性进行分析（Liu et al., 2019b）。将 ZAE4-A 和 ZAE0-A 分别在 50～90℃的水浴条件下孵育 30min 后，测试其物化稳定性。根据图 5-71a 所示，当处理温度高于 70℃时，ZAE0-A 的平均粒径呈现上升的趋势，当温度达到 90℃时平均粒径增长到(320.10±9.12)nm。相比之下，ZAE4-A 的粒径在高温处理下并没有发生明显变化。如图 5-71c 所示，当温度高于 70℃时，ZAE0-A 的 PDI 值呈现与平均粒径相同的上升趋势，而 ZAE4-A 的 PDI 值仍保持相对稳定状态。

此外，图 5-71b 结果表明 ZAE4-A 在不同加热温度处理下的 ζ-电位绝对值高于 ZAE0-A，证明其带电性质发生变化，高温可能导致蛋白质变性现象发生。

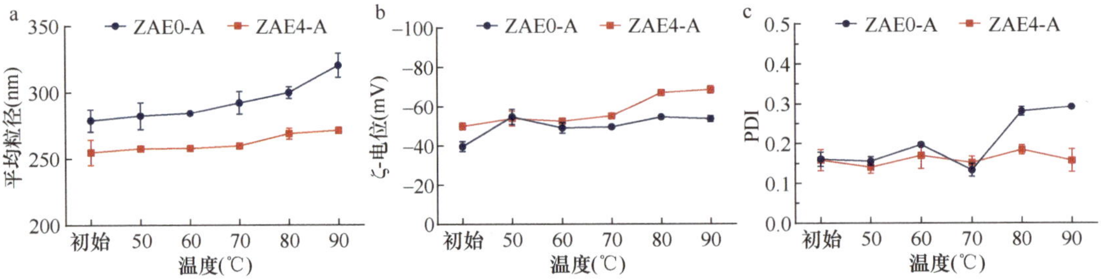

图 5-71　不同温度条件对 ZAE0-A 和 ZAE4-A 粒径、ζ-电位和 PDI 值的影响

不同温度处理下 ZAE0-A 和 ZAE4-A 的平均粒径变化（a）、ζ-电位变化（b）和 PDI 值变化（c）

另外，浊度测试结果由图 5-72a 所示可知，ZAE4-A 的浊度值高于 ZAE0-A，主要的原因是红豆皮多酚提取物的加入使得 ZAE4-A 中含有一定的发色基团，检测的过程中会导致浊度值更高。当温度高于 80℃时，两种乳液的浊度值均略有增加，证明高温处理下可能会引起一定的浑浊现象发生。根据图 5-72b 所示，ZAE4-A 的 Ke 值低于 ZAE0-A。Ke 值越低代表 Pickering 乳液的离心稳定性越强，也说明添加红豆皮多酚提取物的共价复合纳米颗粒可以与脂滴结合得更加紧密。Zhou 等（2020）的研究结果也证明，乳

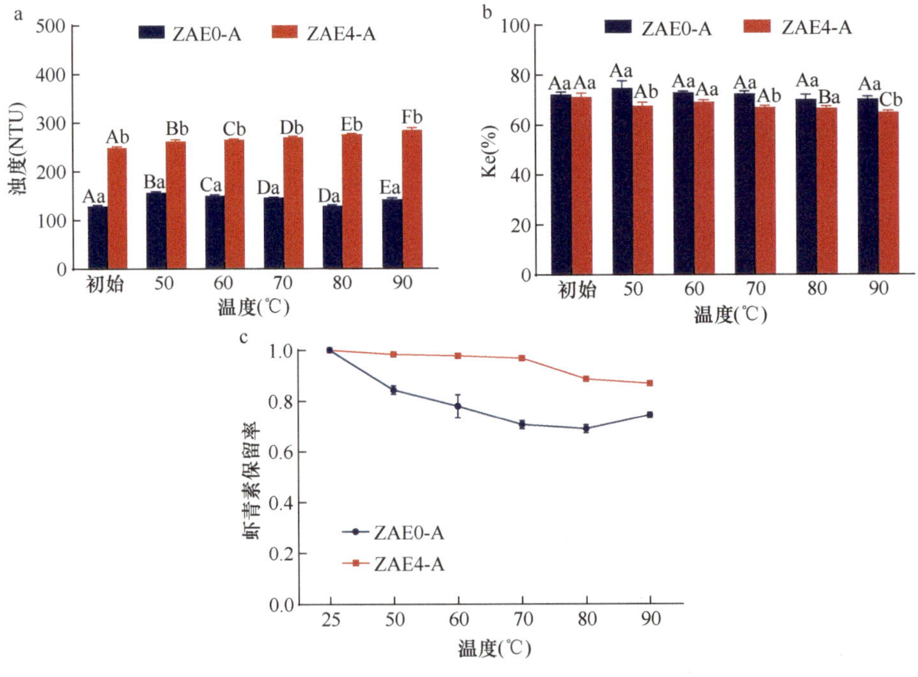

图 5-72　不同温度条件对 ZAE0-A 和 ZAE4-A 浊度、离心稳定性和虾青素保留率的影响

不同温度处理下 ZAE0-A 和 ZAE4-A 的浊度变化（a）、离心稳定常数变化（b）和虾青素保留率变化（c）。柱形图上方标注的不同大写字母代表相同样品不同温度处理之间差异显著，不同小写字母代表相同温度处理不同样品之间差异显著（$P<0.05$）

液的离心稳定性强，Pickering 乳液的整体性状会更稳定。此外，如图 5-72c 所示，ZAE0-A 中虾青素的保留率在加热后呈现降低趋势，这可能与玉米醇溶蛋白的变性有关。在本节一、（四）5 的研究结果中，通过 DSC 测试得出玉米醇溶蛋白的变性温度为 70～80℃，与 Wei 等（2020）的研究结果一致。而添加红豆皮多酚提取物可以增强共价复合纳米颗粒的亲水能力，从而提高颗粒的热变性温度，进而提高乳液的热稳定性，虾青素得到保护。

（3）紫外线稳定性分析

由于虾青素中包含 11 个碳碳双键的不饱和结构，因此在光照下很容易发生降解现象。在食品加工中，紫外线照射杀菌是最常见的杀菌处理方式。因此，研究荷载虾青素的 Pickering 乳液在紫外线照射下的物化稳定性非常重要（Liu et al.，2016c）。从图 5-73a～c 中可以看出，ZAE0-A 和 ZAE4-A 的平均粒径、ζ-电位和 PDI 值均没有发生明显变化。在紫外线照射的 12h 中，每隔 2h 对虾青素的保留率进行了测定。根据图 5-73d 可以发现，ZAE0-A 和 ZAE4-A 中虾青素的保留率随着紫外线照射时间的延长而逐渐降低，但 ZAE4-A 中虾青素的保留率在紫外线照射 12h 后仍高于 0.8，显著高于 ZAE0-A 的虾青素保留率。这些结果表明，ZAE0-A 和 ZAE4-A 均具有一定的紫外线稳定性，但 ZAE4-A 的粒径小于 ZAE0-A，ZAE4-A 的 ζ-电位绝对值略高于 ZAE0-A，证明了 ZAE4-A 的紫外线稳定性可能略强于 ZAE0-A，同时也进一步证明了红豆皮多酚提取物的加入有效防止了虾青素降解现象的发生。

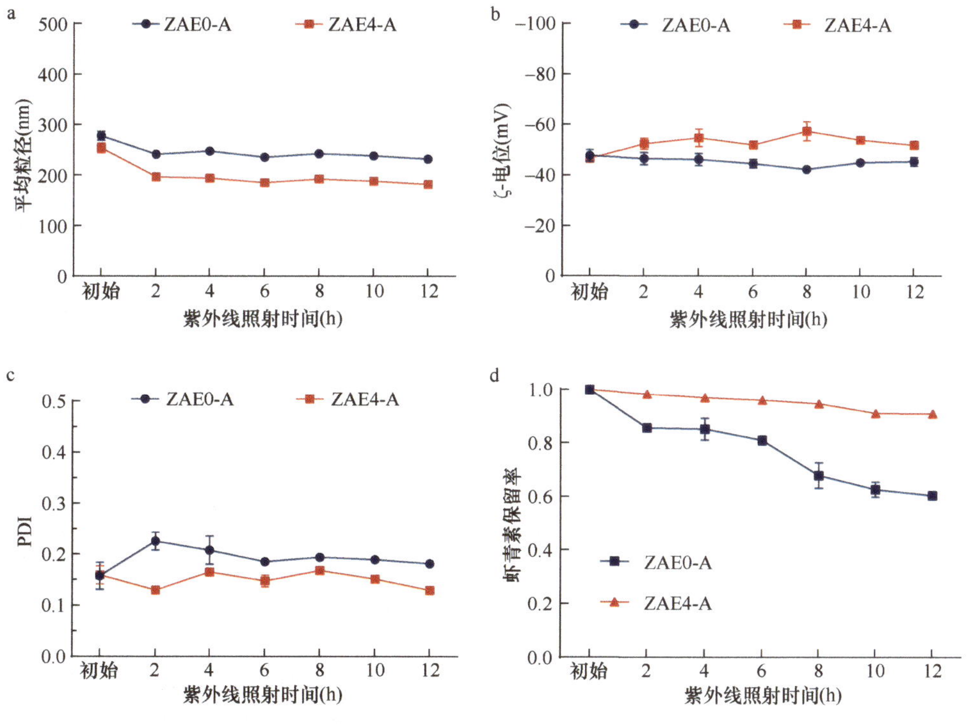

图 5-73　紫外线照射时间对 ZAE0-A 和 ZAE4-A 平均粒径、ζ-电位、PDI 值和虾青素保留率的影响

不同紫外线照射时间处理下 ZAE0-A 和 ZAE4-A 的平均粒径变化（a）、ζ-电位变化（b）、PDI 值变化（c）和虾青素保留率变化（d）

4. 荷载虾青素的 Pickering 乳液的胃肠消化稳定性分析

（1）体外模拟胃肠消化过程中粒径、ζ-电位和微观结构观察

人体胃肠道是人体结构中最复杂的部分，多种消化器官联合作用，并结合消化液、胆汁等共同对摄入的食物产生影响。众所周知，人类胃相中由于胃酸的存在，pH 为 1.0～2.0，而在人体的肠相环境中，pH 趋于中性环境。如图 5-74a、b 所示，与初始 Pickering 乳液相比，在暴露于胃相后，所有乳液状样品的平均粒径都有所增加，但是粒径分布仍呈现较为均匀的单峰分布状态，表明模拟胃相中的酸碱度和离子强度会使乳液产生变化。同时由图 5-74d 可知，在胃相中样品乳液的 ζ-电位绝对值逐渐减小并趋于正值。这种现象主要受到胃相环境和胃蛋白酶存在的影响，胃中的盐浓度可能会影响物质被静电屏蔽的能力，而胃蛋白酶的存在也会导致蛋白质分解，从而导致絮凝聚集现象发生（Ribeiro et al.，2022）。此外，胃相的低 pH 环境使得液滴产生正电荷，液滴之间静电斥力减弱，彼此之间产生静电吸引，从而发生了大面积的聚集，导致乳液状态失稳。在进入肠道消化后，平均粒径进一步增大，ZAE4-A 达到(1258.70±116.7)nm，ZAE0-A 达到(1151.30±147.8)nm。同时，粒径分布也呈现了多峰分布。此外，根据图 5-74d 所示，进入肠道后的所有乳液样品都带有高负电荷。第一种可能的原因是肠相本身的中性 pH 条件，导致液滴之间的静电斥力再次增强。第二种原因是，在肠相过程中有胆盐存在，并且蛋白质消化会产生多肽类物质，而脂质消化会导致高脂肪酸产生，这些带负电荷的物质都是导致肠相呈现负电位的主要原因。

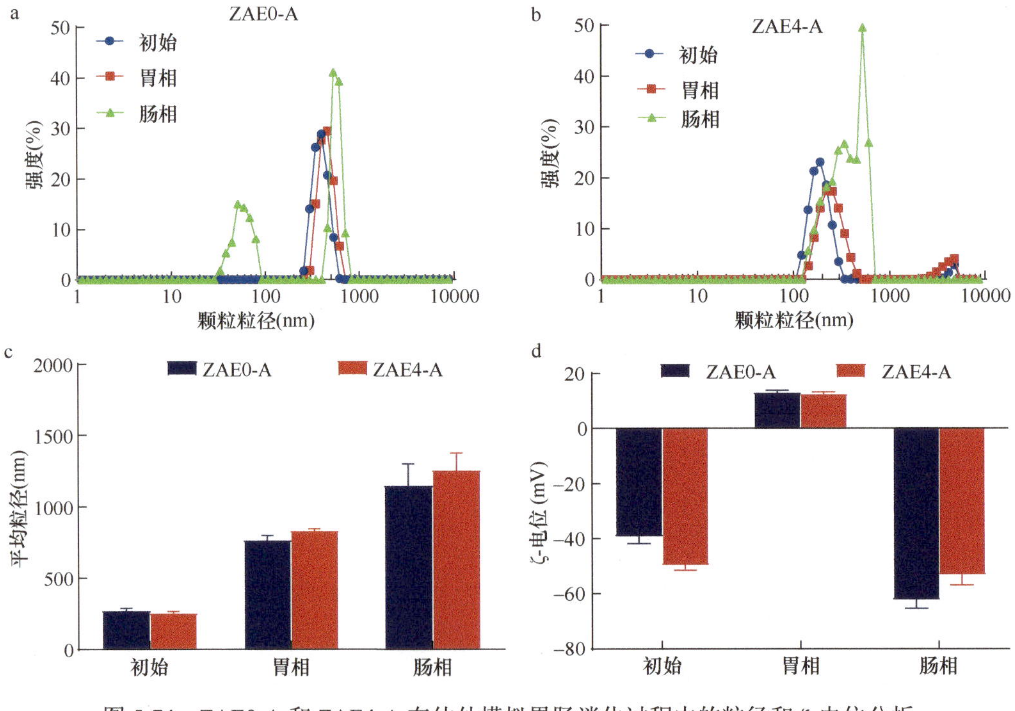

图 5-74　ZAE0-A 和 ZAE4-A 在体外模拟胃肠消化过程中的粒径和 ζ-电位分析

不同消化阶段 ZAE0-A 的粒径分布（a）、ZAE4-A 的粒径分布（b），以及 ZAE0-A 和 ZAE4-A 的平均粒径变化（c）、ζ-电位变化（d）

显微镜观察结果如图 5-75 所示，虽然有一些小液滴已经被部分消化，但仍有一些较大的液滴存在，说明液滴尺寸不一致。产生这种现象的主要原因是存在未完全消化的蛋白质、脂质、游离脂肪酸、单酰基甘油和其他物质的混合胶束，会形成较大的颗粒物质（Kan et al.，2020）。

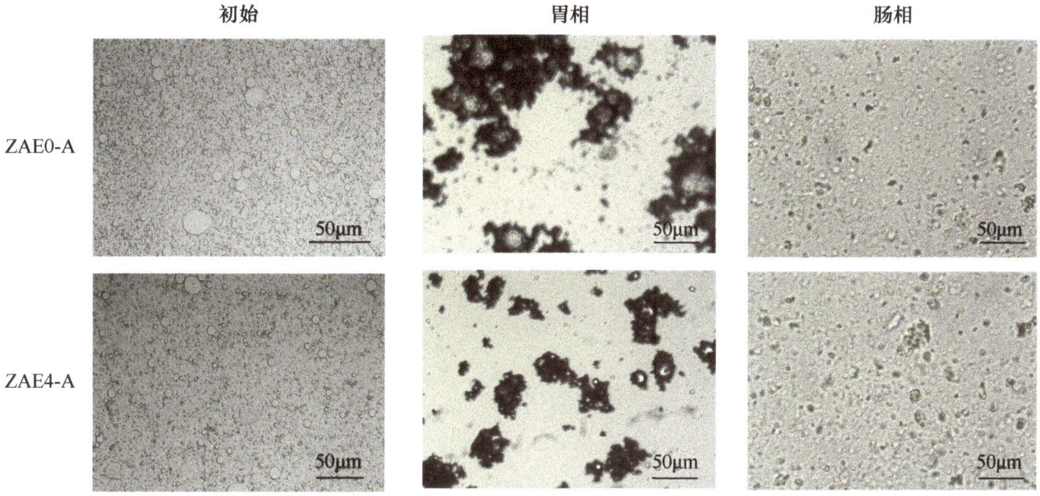

图 5-75　ZAE0-A 和 ZAE4-A 在模拟体外胃肠消化过程中的微观结构观察图像

（2）虾青素在体外模拟胃肠消化中的释放特性

如图 5-76a 所示，ZAE4-A 和 ZAE0-A 均对胃蛋白酶具有一定的抗性。虾青素在胃中未完全释放，在模拟胃消化的 120min 内缓慢释放。Pickering 乳液通过使消化物和蛋白酶分离从而提升虾青素的稳定性。虾青素释放的逐渐增加表明胃蛋白酶、盐离子和 pH 的存在破坏了 Pickering 乳液的系统结构，导致油相的分解和虾青素的释放。在胃消化结束时，虾青素的释放率低于 15%。转移到肠相后虾青素的释放率显著增加，在肠相消化后期总体趋势趋于平稳。在消化结束时，ZAE0-A 和 ZAE4-A 分别释放了(41.44±0.8)%和(44.34±1.5)%的虾青素。

（3）虾青素的生物可及性分析

乳液体系中荷载的虾青素生物可及性结果如图 5-76b 所示。以 ZAE0-A 为载体的虾青素生物可及性可达(58.56±0.89)%，以 ZAE4-A 为载体的虾青素生物可及性可达(55.66±1.48)%。与 ZAE0-A 相比，ZAE4-A 中虾青素的生物可及性略低，但两者之间并无显著性差异（$P>0.05$）。造成此现象的主要原因是，随着乳液中脂质液滴的不断消化，溶解于油相中的虾青素会不断释放出来，进而与胆盐、卵磷脂、游离脂肪酸等物质发生结合，生成胶束状物质（Yi et al.，2021；Mutsokoti et al.，2017）。而我们在进行生物可及性测试时，就是将胶束相中虾青素判断为可以被人体所消化吸收的部分。根据本节二、（四）5 的研究结果来看，红豆皮多酚提取物的加入具有抑制脂滴发生脂解的能力，在进行虾青素的荷载时，就可能会减少虾青素释放到胶束中的量，使得 ZAE4-A 中虾青素的生物可及性略低。此外，我们也发现游离在油相中的虾青素（oil-astaxanthin，Oil-Ast）的生物可及性最低，主要是由于没有被保护的虾青素水溶性低，在与胃相和肠相消化液进行混合时，可能无法充分溶解。此外，胃肠道的极端环境会对游离在油中的生物活性物质产生影响（Huang et al.，2021），使得消化结束后进入胶束中的虾青素浓度低，生物可及性低。

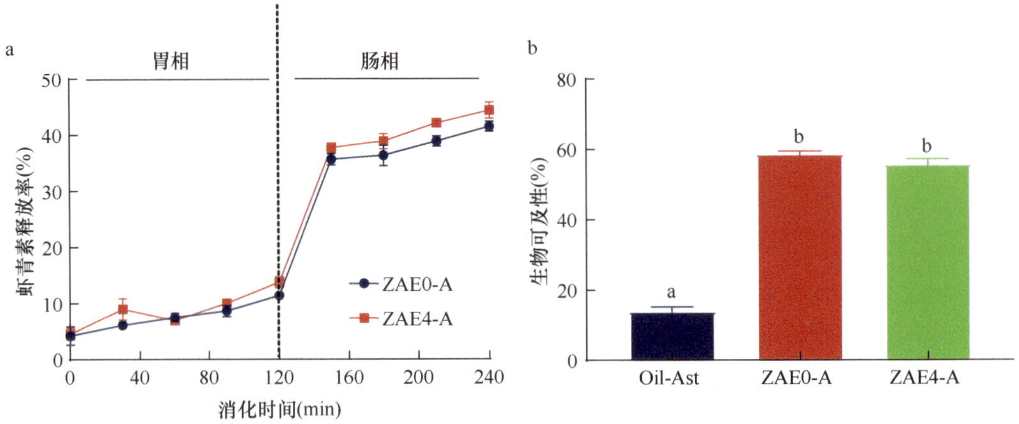

图 5-76　ZAE0-A 和 ZAE4-A 中虾青素的消化性质分析

a. 消化过程中虾青素的释放情况；b. 虾青素的生物可及性

以往的研究表明，虾青素的释放和吸收过程可以归结如下。人体的胃蠕动现象和消化酶系统的存在使得虾青素逐渐释放，胃中的脂质与释放出来的虾青素混合，将其包裹在脂滴中。进入小肠后，在胰脂肪酶等作用下酯化状态的虾青素可以被消化成游离状态（Coral-Hinostroza et al.，2004）。然后，虾青素可以与体系中的脂肪酸、单酰基甘油酯、磷脂和胆汁盐共同乳化，形成混合胶束。该胶束通过简单扩散、被动扩散或胆固醇转运等形式被小肠上皮细胞吸收后，虾青素首先被包裹在腹腔颗粒中进入淋巴系统，随后进入血液循环，最后到达心脏、肝脏等靶器官起作用（Yonekura and Nagao，2007）。Pickering 乳液的保护可以有效提升虾青素的稳定性，从而保证更多的虾青素可以达到胶束相，最后应用于各种器官中。但是不能仅通过体外模拟胃肠消化来确定虾青素的生物利用情况，真正的生物利用率情况应该在未来研究中通过活体试验进行确定。

（五）小结

本小节利用玉米醇溶蛋白-红豆皮多酚共价复合纳米颗粒制备了荷载虾青素 Pickering 乳液，并对乳液的基础理化性质、微观结构，以及不同加工条件处理下的物化稳定性和体外模拟胃肠消化情况进行分析，所得到的主要结论如下。

1）ZAE4-A 和 ZAE0-A 的乳液粒径分别为(254.60±9.65)nm 和(271.80±13.32)nm，ζ-电位值分别为(–49.70±4.7)mV 和(–39.40±2.4)mV。微观结构证明了 ZAE4-A 的液滴分布较 ZAE0-A 更加均匀稳定。

2）ZAE4-A 具有更强的盐离子稳定性和热稳定性，在不同浓度的盐离子或热处理条件下，平均粒径和 ζ-电位的变化弱于 ZAE0-A，且虾青素保留率也更高。同时，ZAE4-A 和 ZAE0-A 在紫外线照射 12h 期间粒径、ζ-电位和 PDI 值的变化均不明显，但经过紫外线照射 12h 后 ZAE4-A 中虾青素保留率较高，高于 80%。

3）在体外模拟胃肠消化过程中，ZAE4-A 和 ZAE0-A 的平均粒径在经历胃相时均有所升高，电位值逐渐趋向于正值。在到达肠相后，平均粒径进一步大幅度升高，电位值为高绝对值的负电位。微观结构观察可以发现在胃相中乳液出现了大面积的絮凝现象，在肠相中絮凝状况有所减弱，但仍然存在大颗粒物质。经过体外模拟胃肠消化后，ZAE0-A 和 ZAE4-A 中虾青素的生物可及性分别可以达到 58.56%和 55.66%，明显高于游离分散在玉米油中虾青素（Oil-Ast）的生物可及性。

第五节　燕麦膳食纤维-花生蛋白共混凝胶对叶黄素稳态化的影响

一、超声处理对酶交联花生蛋白凝胶特性的影响

（一）引言

花生作为我国的四大油料作物之一，榨油后饼粕中蛋白质含量能达到 50%，具有广泛的应用前景。而花生蛋白中含有 10%的水溶性蛋白和 90%的盐溶性蛋白；在盐溶性蛋白中仅含有 27%的伴花生球蛋白；伴花生球蛋白与凝胶特性有关，这也表示花生蛋白的凝胶特性较差，而凝胶特性是食品加工中的重要影响因素之一，可极大改善产品的外观形态（Spotti et al.，2019）。并且，与大豆蛋白等其他植物蛋白相比，花生蛋白的功能性也较差（耿军凤等，2020）。因而，探求一种处理手段来改善花生蛋白的性质对于其在食品工业上的应用具有重大的意义。

超声波技术具有空化、剪切和湍流作用，能够破坏蛋白质分子之间的非共价相互作用，使肽键断裂并诱导亚基解离或聚集，导致蛋白质功能特性发生改变（Malik et al.，2017），从而改善蛋白质的胶凝特性。例如，超声波处理可以对大豆蛋白、乳清蛋白和肌原纤维蛋白进行改性。

本小节主要研究不同超声处理条件对花生蛋白凝胶特性的影响，通过凝胶强度及持水力、流变学特性、水分分布及微观结构分析筛选出最优的超声条件以进行后续实验。

（二）材料与方法

1. 材料与试剂

实验材料与试剂主要有花生分离蛋白（peanut protein isolate，PPI）（95%）、转谷氨酰胺酶（transglutaminase，TGase）（200U/g）、磷酸二氢钠、磷酸氢二钠，以及其他试剂，均为分析纯。

2. 仪器与设备

实验仪器与设备主要有电子天平（BSA2245，德国 Sartorius 公司）、磁力搅拌器（PC-620D，美国 Corning 公司）、超高速冷冻离心机（Z36HK，德国 Hermle 公司）、全自动凯氏定氮仪（L1100，济南海能仪器股份有限公司）、超声波细胞粉碎机（JY92-2D，

宁波新芝生物科技股份有限公司）、色差仪（CM-5，日本 Konica Minolta 公司）、质构仪（TA-XT，英国 Stable Microsystems 公司）、流变仪（MCR-302，奥地利 Anton Paar 公司）、核磁共振成像分析仪（MesoMR 23-040V-Ⅰ，上海纽迈电子科技有限公司）、扫描电子显微镜（Phenom，荷兰 Phenom 公司）和真空冷冻干燥机（Alpha 1-4LDplus，德国 Marin Christ 公司）。

3. 实验方法

（1）花生蛋白凝胶的制备

以 pH 为 7、0.1mol/L 的磷酸盐缓冲溶液配制浓度为 15%（*W*/*V*）的花生蛋白溶液，磁力搅拌 1h 使样品混合均匀。然后分别在超声功率为 240W、300W、360W 的条件下各处理 15min、30min、45min（其中超声 2s，间歇 4s），整个过程在冰浴中完成，温度控制在 25～35℃。超声后加入 20U/g 的 TGase，搅拌均匀，45℃反应 1h，4℃静置 20h。以未超声处理的花生蛋白凝胶为对照，标记为 CON-PPI。超声处理后的花生蛋白凝胶分别为 US-PPI-240-15、US-PPI-240-30、US-PPI-240-45；US-PPI-300-15、US-PPI-300-30、US-PPI-300-45；US-PPI-360-15、US-PPI-360-30、US-PPI-360-45。

（2）凝胶白度值的测定

采用全自动色差仪测定蛋白质凝胶的亮度值（*L**）、红度值（*a**）、黄度值（*b**），每个样品测量 3 次取平均值，白度值（*W*）按照式（5-3）进行计算。

（3）凝胶强度的测定

蛋白质凝胶样品通过 TA-XT Plus 质构仪的凝胶强度测定程序，使用 P0.5 探头进行测定。参考 Chen 等（2016）的方法并加以调整，测试速率 1mm/s，测试后速率 1mm/s，下压距离 10mm，触发力 5g/cm^2。测定后所得到的曲线以第 1 个峰顶点为样品破裂点，定义为样品的凝胶强度（g）。

（4）凝胶持水力的测定

测量前将凝胶在室温条件下放置 30min，取 5g 样品在 4℃、10 000*g* 条件下离心 10min，用吸水纸擦去多余水分，记录离心前后离心管和样品的质量。计算公式如下：

$$\text{持水力}(\%)=\frac{m_2-m_0}{m_1-m_0}\times 100 \tag{5-18}$$

式中，m_0 为离心管的质量（g）；m_1 为离心前样品和离心管总质量（g）；m_2 为离心后样品和离心管的总质量（g）。

（5）动态流变特性的测定

同（1）的方法制样，加入 TGase 后立即吸取一定量样品放在直径 40mm 的平行夹具之间，两平板间隔 1mm，擦去多余溶液，并用硅油密封。测定条件：温度 45℃，固定应变 0.2%，频率 1Hz，扫描时间为 0～60min，记录储能模量 G'和损耗模量 G''的变化。

（6）水分分布的测定

参考 Phuhongsung 等（2020）的方法，称取约 1.5g 的凝胶样品放入直径为 15mm 的核磁管中，进行低场核磁的测定。自旋-自旋弛豫时间 T_2 用硬脉冲 CPMG 序列测量，质子共振频率为 22.6MHz，测定温度为 32℃，半回波时间 τ 值为 200μs，重复扫描 4 次。

对所得峰进行累计积分得到峰面积记为 A_{2b}、A_{21}、A_{22} 及 A_{23}，分别对应 T_{2b}、T_{21}、T_{22} 及 T_{23} 4 个组分水的质量百分含量。

（7）微观结构观察

参照 Liang 等（2020b）的方法，采用扫描电子显微镜观察凝胶样品的微观结构。将蛋白质凝胶冻干后切片、喷金后进行结构观察。设置加速电压为 5kV、放大倍数为 2000 倍。

（8）数据处理

采用 SPSS 25.0 对实验数据进行统计分析和处理，采用邓肯法进行差异显著性分析，$P<0.05$ 为差异显著，每个样品测定三组平行数据，数据以平均值±标准差表示，用 Origin 9.0 绘制图像。

（三）结果与分析

1. 凝胶样品外观分析

图 5-77 是经超声处理前后的花生蛋白凝胶的外观。CON-PPI 组的蛋白质凝胶颜色偏暗，表面黏稠，有轻微液体析出，质地比较松散，而经超声处理后质地有了明显的变化，凝胶表面变得光滑且无明显液体析出，颜色也发生了改变。随着超声功率以及超声时间的增加，变化效果更为明显。

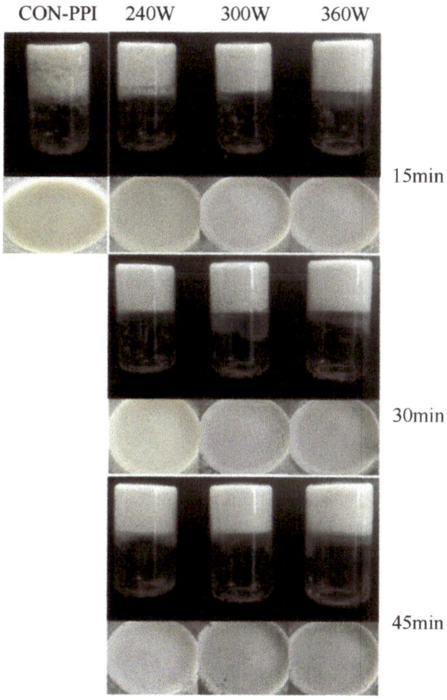

图 5-77 超声处理花生蛋白凝胶的外观

2. 白度值分析

经不同超声条件处理后，花生蛋白凝胶的亮度值和白度值见表 5-10。亮度及白度与光的色散有关，也与蛋白质凝胶的结构密切相关（Kang et al.，2007）。CON-PPI 组的亮度值和白度值分别为57.02和56.57，亮度值（*L**）及白度值（*W*）均偏低，与表观一致。经超声处理后均显著提高（$P<0.05$），在360W条件下作用30min的*L**和*W*最大，分别提高了21.38%和21.21%。白度及亮度的增加可能是由于超声后凝胶结构变得更加致密，能更好地保存水分，从而提高其持水力并具有更高的亮度及白度（尹艺霖和刘学军，2019）。Li等（2019a）也认为凝胶白度值与含水量密切相关。而过长时间的超声反而使其*L**和*W*有所降低。刁小琴等（2020）也研究得到适当超声条件的处理才能使肌原纤维蛋白凝胶白度增加。

表5-10　超声处理花生蛋白凝胶的亮度值和白度值

分组编号	样品超声处理条件		亮度值	白度值
1	CON-PPI		$57.02±0.05^{j}$	$56.57±0.05^{j}$
2	240W		$65.10±0.01^{i}$	$64.49±0.01^{i}$
3	300W	15min	$66.46±0.02^{h}$	$65.83±0.03^{h}$
4	360W		$66.52±0.02^{g}$	$65.90±0.02^{g}$
5	240W		$68.14±0.02^{f}$	$67.58±0.02^{f}$
6	300W	30min	$68.69±0.02^{b}$	$68.07±0.03^{b}$
7	360W		$69.21±0.01^{a}$	$68.57±0.01^{a}$
8	240W		$68.46±0.03^{d}$	$67.90±0.03^{d}$
9	300W	45min	$68.59±0.03^{c}$	$67.97±0.03^{c}$
10	360W		$68.14±0.01^{e}$	$67.85±0.01^{e}$

注：不同小写字母表示同一列数据之间存在显著性差异，$P<0.05$

3. 凝胶强度及持水力分析

凝胶强度能反映所形成凝胶内部结构的紧实程度。由图5-78可知，未处理的花生蛋白凝胶强度仅21.04g，经超声处理后，蛋白质凝胶强度显著提高（$P<0.05$）。原因有二，其一是超声的剪切作用使得花生蛋白颗粒变小，表面积增大，TGase作用位点增加，更有利于TGase对花生蛋白进行交联作用，从而使得凝胶强度增加（叶云花等，2012）；其二可能是超声破坏了花生蛋白的非共价作用，使得某些活性基团（如游离巯基）暴露（Yang et al.，2018），在成胶过程中氧化形成二硫键，从而影响凝胶网络提高其凝胶强度（Shimada and Cheftel，1988）。在240W、300W条件下，随着超声时间的延长，凝胶强度也随之增加，但是由于功率均较低，对应的凝胶强度均弱于超声功率在360W条件下处理30min的花生蛋白凝胶。但是在360W条件下长时间超声处理又会降低其凝胶强度。Wang等（2020a）的研究也表明，适当的超声条件可使大豆蛋白变性程度适中，增强大豆蛋白凝胶强度。

持水力反映出凝胶体系中蛋白质与水的相互作用（Hu et al.，2013a），决定产品的品质。由图5-78可以看出，持水力的变化趋势与凝胶强度一致。CON-PPI的WHC较低，仅为52.26%，经超声处理后均显著增加（$P<0.05$），在360W条件下处理30min时蛋白质凝胶的持水力达到最大，为78.65%。可能由于超声处理增加了凝胶强度使其网络结构致密，从而降低了凝胶的失水速率，持水力得到提高。Shen等（2017）也得到同样的结论。但是高强度超声功率长时间作用下使得蛋白质凝胶网络孔隙增大又会降低其WHC。

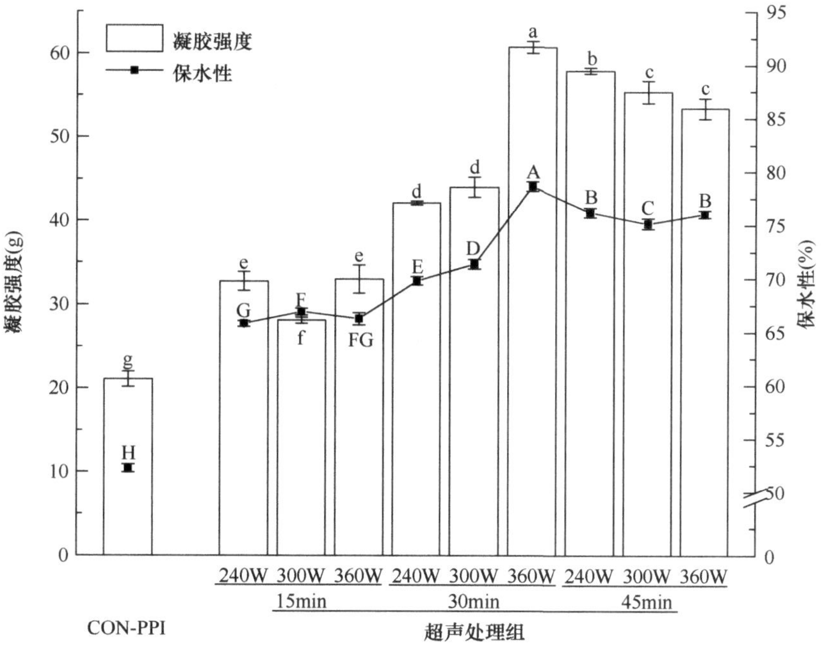

图 5-78　超声处理花生蛋白凝胶的凝胶强度及持水力

不同字母表示同一指标下差异显著（$P<0.05$）

4. 动态流变特性分析

动态流变特性分析是能够描述蛋白质在成胶过程中发生从液体向凝胶状物体转变的有效方法（Cortés-Ruiz et al.，2016）。图 5-79 为不同超声条件处理花生蛋白凝胶中储能模量 G'（图 5-79a）和损耗模量 G''（图 5-79b）随时间的变化。CON-PPI 的 G'与 G''均偏低，且曲线不稳定，表明其凝胶质地较为松散，形成的凝胶稳定性较差且达到相对稳定时间较长。而经超声处理后花生分离蛋白对应的 G'与 G''显著增大，代表其黏弹性增强，且曲线相对平滑，在 15min 左右就能达到相对平稳的状态，表明其成胶时间的缩短。在 360W 条件下 30min 时对应的 G'与 G''均最大。Cheng 等（2019）的研究表明超声处理后乳清蛋白乳液凝胶的 G'增加，成胶时间缩短，与文本结论吻合，而导致这一现象的原因可能是超声的空化效应提高了蛋白质的表面疏水性及游离巯基含量，进而加快了聚集的速率，从而表现为更高的储能模量（Shen et al.，2017）。

5. 水分分布分析

低场核磁共振可以测量对分子运动较敏感的自旋-自旋弛豫时间 T_2，并估计凝胶体系中局部存在的不同水分子的流动性和结构特性。由图 5-80 可知，蛋白质凝胶体系中存在 4 个峰组，分别为 T_{2b}、T_{21}、T_{22}、T_{23}，其中 T_{2b} 为 0.1～1ms，T_{21} 为 1～10ms，T_{22} 为 50～200ms，T_{23} 为 500～1100ms，分别对应强结合水、不易流动水、中度可移动水、自由水（Liang et al.，2020a），T_{2b} 与 T_{21} 又可统称为结合水。CON-PPI 的 T_{22} 所对应峰的弛豫时间较长，自由度较大，而超声处理后的蛋白质凝胶 T_{22} 所对应峰的弛豫时间短，表明未超声处理的蛋白质凝胶状态分散，结构不连续（Han et al.，2014），而超声处理

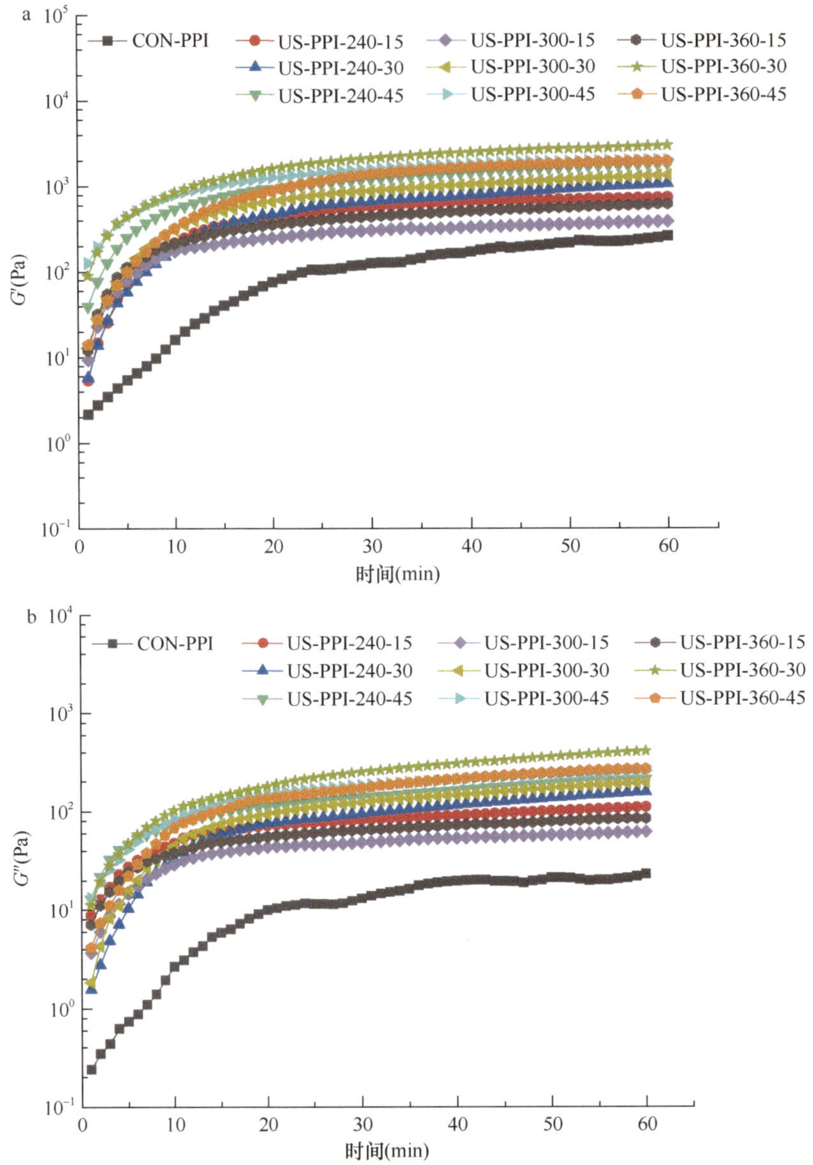

图 5-79 超声处理花生蛋白凝胶的储能模量（G'）（a）和损耗模量（G''）（b）随时间的变化

后的蛋白质凝胶状态质地相对紧致均一。Shao 等（2016）也指出，水的 T_2 弛豫时间越长，表明水与大分子结合越松散，水的流动性越高，越不稳定。

表 5-11 为各组弛豫时间（T_2）及相对应的弛豫峰面积相对百分比。经超声处理后的 T_2 均显著减小，向快弛豫方向移动。Fan 等（2021）也发现超声处理能使豆腐凝胶的弛豫时间向快弛豫方向移动。但是当形成凝胶时，水被捕获在较小的凝胶腔中，导致不易流动水具有较低的迁移率，从而使超声处理后的 T_{22} 变化并不显著（Zhang et al.，2020）。而 T_{22} 对应的不易流动水 A_{22} 在组分中占大部分，表明蛋白质凝胶中绝大多数为不易流动水。经超声之后的 A_{22} 显著增加，自由水 A_{23} 显著降低，代表超声处理后凝胶体系中

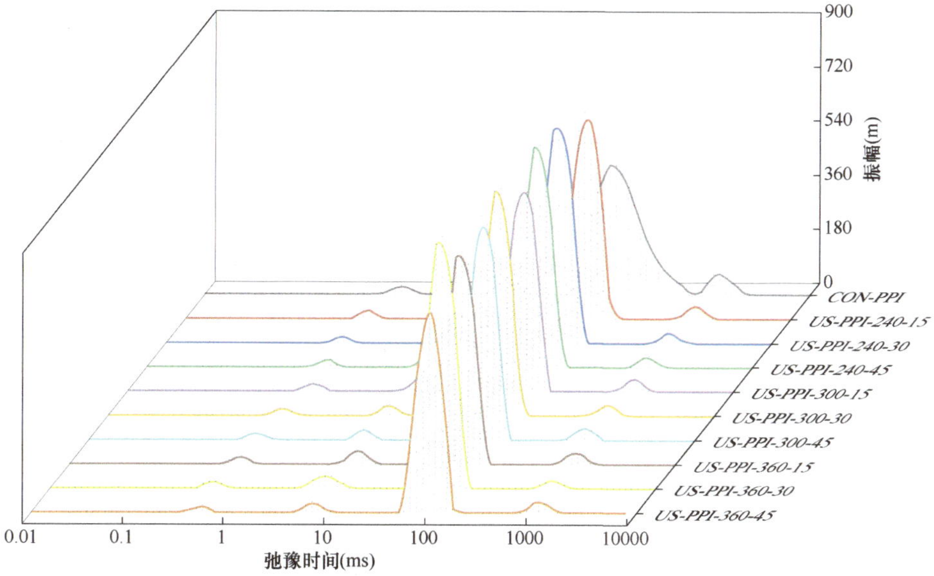

图 5-80 超声处理花生蛋白凝胶的弛豫时间（T_2）分布

表 5-11 超声处理花生蛋白凝胶的弛豫时间 T_2 和弛豫峰面积相对百分比

分组	样品超声处理条件	弛豫时间 T_2（ms）				T_2 弛豫峰面积相对百分比			
		T_{2b}	T_{21}	T_{22}	T_{23}	A_{2b}	A_{21}	A_{22}	A_{23}
1	CON-PPI	0.87 ± 0.03^{a}	9.32 ± 0.10^{a}	114.98 ± 7.00^{a}	1072.27 ± 34.94^{a}	1.51 ± 0.05^{a}	3.28 ± 0.07^{a}	88.37 ± 0.08^{g}	6.84 ± 0.07^{a}
2	240W	0.66 ± 0.04^{b}	8.11 ± 0.30^{b}	86.98 ± 7.22^{b}	1072.27 ± 21.46^{a}	1.47 ± 0.06^{ab}	3.39 ± 0.05^{bc}	90.12 ± 0.07^{f}	5.02 ± 0.06^{b}
3	300W 15min	0.66 ± 0.05^{b}	8.10 ± 0.07^{b}	86.98 ± 2.74^{b}	1072.27 ± 32.93^{a}	1.43 ± 0.04^{abc}	3.47 ± 0.07^{b}	90.14 ± 0.27^{f}	4.96 ± 0.06^{bc}
4	360W	0.50 ± 0.03^{cd}	7.05 ± 0.08^{c}	75.65 ± 3.34^{c}	1072.27 ± 46.54^{a}	1.43 ± 0.05^{abc}	3.68 ± 0.06^{a}	90.38 ± 0.21^{f}	4.51 ± 0.15^{d}
5	240W	0.57 ± 0.04^{c}	6.14 ± 0.09^{d}	75.65 ± 5.27^{c}	932.60 ± 17.97^{b}	1.39 ± 0.07^{bc}	2.20 ± 0.08^{h}	91.58 ± 0.06^{e}	4.83 ± 0.04^{c}
6	300W 30min	0.50 ± 0.06^{cd}	6.14 ± 0.05^{d}	75.65 ± 0.00^{c}	932.60 ± 24.89^{b}	1.40 ± 0.03^{bc}	2.55 ± 0.08^{g}	92.43 ± 0.11^{bc}	3.62 ± 0.07^{e}
7	360W	0.43 ± 0.02^{d}	5.34 ± 0.17^{e}	75.65 ± 4.61^{c}	932.60 ± 18.78^{b}	1.37 ± 0.05^{c}	3.25 ± 0.06^{d}	93.03 ± 0.06^{a}	2.35 ± 0.08^{g}
8	240W	0.66 ± 0.08^{b}	6.14 ± 0.05^{d}	75.65 ± 0.00^{c}	932.60 ± 39.99^{b}	1.39 ± 0.03^{bc}	3.72 ± 0.06^{a}	91.82 ± 0.56^{de}	3.07 ± 0.08^{f}
9	300W 45min	0.43 ± 0.03^{d}	5.34 ± 0.06^{e}	75.65 ± 0.00^{c}	811.13 ± 11.77^{c}	1.37 ± 0.04^{c}	2.71 ± 0.06^{f}	92.75 ± 0.10^{ab}	3.17 ± 0.07^{f}
10	360W	0.50 ± 0.02^{cd}	6.14 ± 0.05^{d}	86.98 ± 3.88^{b}	1072.27 ± 18.54^{a}	1.39 ± 0.03^{bc}	2.91 ± 0.06^{e}	92.23 ± 0.19^{cd}	3.47 ± 0.09^{e}

注：不同的小写字母表示同一列数据之间存在显著性差异，$P<0.05$

有部分的自由水向不易流动水转变，持水力得到提高。在 360W 条件下作用 30min 的 A_{22} 达到最大为 93.03%，A_{23} 降至最小为 2.35%，与其最佳的持水力及凝胶强度相对应。

6. 微观结构分析

图 5-81 为超声处理花生蛋白凝胶的微观结构。未超声处理的花生蛋白凝胶网络较为杂乱，连续性较差，孔隙多而不规则，与其松散的表观相对应。经 240W 超声处理后，蛋白质凝胶网络结构逐渐具有连续性且孔径减小；这一变化与凝胶强度、WHC 及水分分布一致。当超声功率为 360W，作用时间为 30min 时，凝胶网络结构最为紧密，孔洞大小均一。而过长时间的作用又会破坏形成的连续性凝胶网络，孔径增大，网络结构变

得粗糙。王静宇等（2017）研究发现超声处理后的肌原纤维蛋白凝胶网络孔径减小，分布均匀，但超声时间过长时，均匀的凝胶结构遭到破坏，与本结果一致。

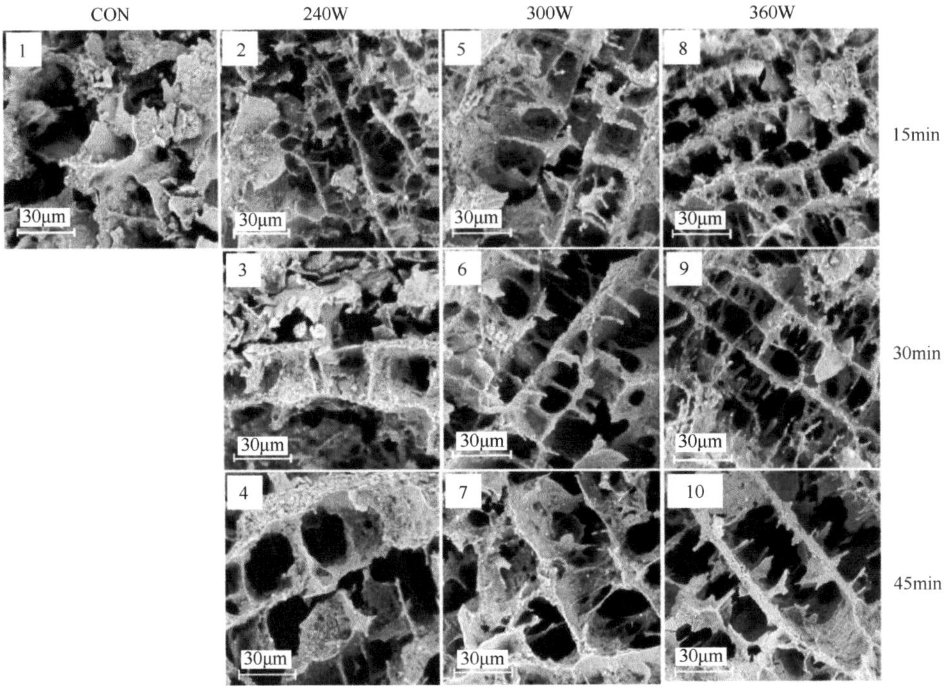

图 5-81　超声处理花生蛋白凝胶的微观结构

（四）小结

本小节主要研究不同超声条件处理对花生蛋白凝胶特性的影响，主要通过凝胶的表观、凝胶强度及持水力、流变学特性、水分分布及微观结构来筛选出较优的超声条件。结论如下。

1）超声处理后的凝胶强度显著提高，对应的 G'、G''显著增大，在 360W 条件下超声 30min 的凝胶强度达到最大为 60.77g。

2）由水分分布可知，超声处理后的 A_{23} 含量降低、A_{22} 含量增加，且弛豫时间向快弛豫方向移动，表明有部分自由水向不易流动水转变，持水力提高，且在 360W 条件下处理 30min 的 A_{22} 达到最大，持水力为 78.65%。

3）超声处理后的花生蛋白网络结构具有连续性，相较 CON-PPI 而言，孔径变得规则，在 360W 条件下处理 30min 时达到最佳；而过长时间的超声处理会破坏形成的凝胶基质。

二、超声处理对燕麦膳食纤维理化性质及结构的影响

（一）引言

膳食纤维作为第七种营养素，具有预防肥胖、降低胆固醇水平、减少心血管疾病发

病率、调节肠道功能、防止便秘、预防结肠癌等生理功能（Liu et al.，2012）。相较其他膳食纤维，燕麦本身就是一种低糖高营养高能量食材，符合现代快节奏生活的人群的饮食要求；并且由于其膳食纤维中富含较多的β-葡聚糖而备受关注，但总体而言，燕麦膳食纤维（oat dietary fiber，ODF）由于其致密的质地结构，使得自身的理化性质受到一定的局限。采取一定的处理手段提高其生理活性，更好地对其进行开发利用，成为众多学者深入研究的重点。

由前一小节可以发现，超声能够改变花生蛋白的质地及其功能性质，并且在 360W、30min 处理条件下达到一个最优的状态。因此，本小节主要利用傅里叶变换红外光谱、X 射线衍射、差示扫描量热法及扫描电镜对超声处理前后的燕麦膳食纤维进行分析，探究超声对燕麦膳食纤维是否具有改变功能性质的作用，并总结其变化规律，为后期阐明超声处理对燕麦膳食纤维-花生蛋白共混凝胶的影响奠定基础。

（二）材料和方法

1. 材料与试剂

实验材料与试剂主要有燕麦膳食纤维（95.2%）、三羟甲基氨基甲烷（Tris）、溴甲酚绿、甲基红及其他试剂，所有试剂均为分析纯。

2. 仪器与设备

实验仪器与设备主要有电子天平（BSA2245，德国 Sartorius 公司）、磁力搅拌器（PC-620D，美国 Corning 公司）、超高速冷冻离心机（Z36HK，德国 Hermle 公司）、真空冷冻干燥机（Alpha 1-4LDplus，德国 Martin Christ 公司）、超声波细胞粉碎机（JY92-2D，宁波新芝生物科技股份有限公司）、全自动凯氏定氮仪（L1100，济南海能仪器科技有限公司）、动态光散射仪（90 Plus，美国 Brookhaven 公司）、差示扫描量热仪（Q2000，美国 TA 仪器）、扫描电子显微镜（Phenom，荷兰 Phenom 公司）、X 射线衍射仪（D/MAX2500，日本理学公司）和傅里叶变换红外光谱仪（VERTEX 70，德国 Bruker 公司）。

3. 实验方法

（1）燕麦膳食纤维的超声处理

以料液比 W∶V=1∶10 向燕麦膳食纤维中加去离子水，磁力搅拌 1.5h。设置超声温度 50℃，超声功率在 240W、300W、360W 的条件下，分别间歇式（超声 2s，间歇 4s）处理 30min。真空冷冻干燥后即为超声改性膳食纤维，不同超声功率处理分别对应标记为 US-240、US-300、US-360；以未超声的膳食纤维为对照组，记为 CON-ODF。

（2）理化性质测定

（A）持水力（WHC）测定

参考 Xue 等（2019）的方法并加以调整。将离心管在烘箱中干燥后，记录质量（M_0），将 1g（M_1）样品置于 20ml 蒸馏水中，在室温下静置 24h，并以 4000r/min 离心 20min 后除去上清，用滤纸将管壁遗留水分吸干，称重试样和离心管（M_2）。WHC 的计算方法同式（5-4）。

（B）水膨胀力（WSC）的测定

参考 Yan 等（2019）的方法，将 0.2g（W_0）样品放入带刻度的试管中，测定体积 V_0 后，加 20ml 蒸馏水，在室温下静置 24h，测定吸水后体积 V_1。水膨胀力（water swelling capacity，WSC）通过式（5-19）计算：

$$\text{WSC(ml/g)}=\frac{V_1-V_0}{W_0} \tag{5-19}$$

其中，V_1 为吸水后样品的体积（ml），V_0 为吸水前样品的体积（ml），W_0 为样品的质量（g）。

（C）持油力（OHC）的测定

参考 Chu 等（2019）的方法，将离心管在烘箱中干燥后，记录质量（M_0），将 1g（M_1）样品置于 20ml 大豆油中，在室温下静置 18h，并以 4000r/min 离心 20min 后除去上层油，用滤纸将管壁遗留油滴擦干，称重试样和离心管（M_2）。持油力（oil holding capacity，OHC）的计算方法如下：

$$\text{OHC(g/g)}=\frac{M_2-M_0}{M_1} \tag{5-20}$$

其中，M_0 为离心管质量（g），M_1 为样品的干重（g），M_2 为样品湿重和离心管的质量（g）。

（3）粒径测定

使用粒度分析仪测定膳食纤维颗粒的粒径分布状况，取少量膳食纤维悬浮液于蒸馏水中制成质量浓度为 0.1%的溶液，分别设置纤维和水的折射率为 1.470 和 1.330。

（4）扫描电子显微镜分析

参照 Liu 等（2020b）的方法，采用扫描电子显微镜观察样品的微观结构，干燥的样品用导电胶固定在样品台上，经离子溅射喷金后，置于扫描电镜观察台上进行微观结构观察。设置加速电压为 5kV，放大倍数为 3000 倍。

（5）傅里叶变换红外光谱（FTIR）分析

将 1mg 样品与 0.1g 溴化钾用玛瑙研钵充分研磨成均匀粉末，再用手动压力机压制成薄片，然后进行全波段扫描（400～4000cm^{-1}），扫描次数为 64 次，分辨率为 4cm^{-1}，测定温度为 25℃，测定傅里叶变换红外光谱。

（6）X 射线衍射（X-RD）分析

参照 Chen 等（2017b）的方法，利用步进扫描法测定参数靶：CuKα；步宽：0.02°；扫描速率：6°/min；扫描范围：5°～60°。相对结晶度（D_C）使用式（5-21）计算：

$$D_\text{C}(\%)=\frac{A_\text{c}}{A_\text{c}+A_\text{a}}\times 100 \tag{5-21}$$

其中，A_c 为 X 射线衍射图上结晶区的面积；A_a 为无定形区域的面积。

（7）热特性分析

样品的热特性通过差示扫描量热法（DSC）测定。参考 Zhang 等（2019）的方法并加以修改，取 3mg 样品于铝盘中，压片，并以空铝盘为对照。以 10℃/min 的升温速率由 20℃升至 300℃，氮气流速为 50ml/min。记录此过程的起始温度（T_0）、峰值温度（T_p）、终止温度（T_e）和热焓变（ΔH）。使用 TA 仪器通过分析软件分析得到的热曲线，计算出样品的变性温度。

（8）数据处理

采用 SPSS 25.0 对实验数据进行统计分析和处理，采用 Duncan 法进行差异显著性分析，$P<0.05$ 为差异显著。每个样品测定三组平行数据，数据以平均值±标准差表示，用 Origin 9.0 绘制图像。

（三）结果与分析

1. 超声改性膳食纤维的持水力、水膨胀力及持油力分析

超声改性燕麦膳食纤维的持水力、水膨胀力及持油力分析见图 5-82。未超声改性燕麦膳食纤维的持水力为(2.43±0.02)g/g、水膨胀力为(1.94±0.07)ml/g、持油力为(3.23±0.02)g/g，这与 Zhang 等（2011）的报道结果吻合。经 240W 功率超声处理后，膳食纤维的 WHC、WSC、OHC 分别显著提高了 8%、52.58%、6.8%（$P<0.05$），其中水膨胀力提升幅度最大。这可能是由于经超声处理后，膳食纤维内在结构的部分亲水基团暴露，与水结合的位点增多，纤维质地变得疏松，增加了水合面积。随着超声功率的增大，WHC、WSC、OHC 也随之增加。在 360W 时，相较对照组，WHC、WSC、OHC 分别显著提高了 20.16%、155.57%、21.98%（$P<0.05$）。由此推断，随着超声功率的增大，其对膳食纤维中的大分子组分的破坏力也在增大，进而使膳食纤维部分转变成小分子的可溶性组分，从而增加了膳食纤维的水膨胀力，提高了其持水力、持油力（Chen et al.，2013）。梁志宏等（2019）采用了碱法、酶法、发酵法和超声辅助酶法对残次裂枣进行处理，也得到了相似的结论：用不同方式对枣进行处理，使枣膳食纤维的骨架结构遭到破坏，质地变得疏松更利于水分子渗入，导致其持水力与水膨胀力提高，而亲水基团暴露的同时更多的亲油基团也裸露，使持油力也增大。

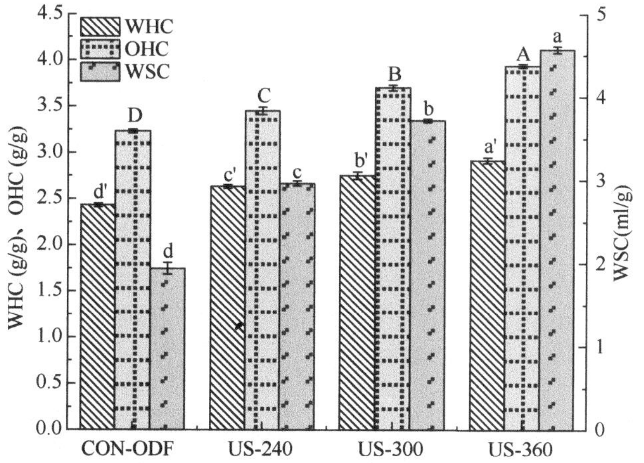

图 5-82　超声处理燕麦膳食纤维的理化性质

同一指标下不同字母表示差异显著（$P<0.05$），下同

2. 粒径分析

图 5-83 所示为燕麦膳食纤维超声改性前、后的粒径分布变化，超声改性后的燕麦膳食纤维主峰均发生左移，粒径减小。燕麦膳食纤维的粒径主要分布于 100～2000nm。未超声处理的燕麦膳食纤维的粒径分布有两个峰，最高峰处所对应的粒径为 1281.34nm，微分分布为 15.83%，相对来说粒径偏大，分布较均匀；经 240W 超声处理的膳食纤维粒径明显向左偏移，在 50～100nm 处出现小峰，主峰在 300～800nm，说明超声的空化、剪切等物理作用使部分大粒径的燕麦膳食纤维被破坏，粒径减小，质地变得松散（Liu et al.，2016c），从而提高了膳食纤维的毛细管吸引力，提高其对水、油类物质的物理吸附，以至于其持水力、水膨胀力、持油力得到了显著改善。随着功率的增加，其破坏程度也在增加，在 360W 超声时，粒径分布出现 3 个峰，对应的峰位置分别为 13.55nm、190.14nm 和 955.41nm；粒径变小，膳食纤维组分发生变化，与傅里叶变换红外光谱图（图 5-85）和 X 射线衍射图谱（图 5-86）分析相吻合，但主峰位置较低功率超声向右偏移，可能由于小粒径的膳食纤维又发生重聚集现象，这与 Luo 等（2018）得到的结果相似。

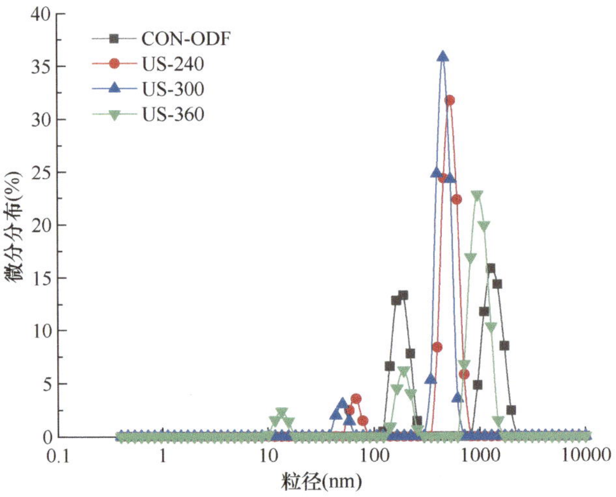

图 5-83　超声处理燕麦膳食纤维的粒径分布图

3. 表面结构分析

图 5-84 为 3000 倍的扫描电镜下观察的不同超声条件改性燕麦膳食纤维表面结构的前后变化。未改性的燕麦膳食纤维，表面结构致密，成块状卷曲，表面有粗颗粒附着，可能为残余的蛋白质（Jia et al.，2019）（图 5-84a）；经 240W 超声处理的燕麦膳食纤维，表面结构发生轻微的疏松，出现蜂巢形的多孔性特征（图 5-84b）；随着超声功率的增大，孔洞增大且增多（图 5-84c、d）。造成这种结构变化的原因可能是超声极大程度地破坏了纤维的糖苷键及多糖链内与链间的氢键作用，使纤维暴露出更多的活性基团，分子量降低，聚合度变小，结构变得疏松。这为超声改性后的膳食纤维持水力、水膨胀力、持油力的增加提供了依据。Park 等（2013a）报道了经化学修饰后，大麦膳食纤维的表面出现些许裂缝与深沟。Yu 等（2018）报道，经不同方式处理胡萝卜渣不溶性膳食纤维

后，该膳食纤维粒径减小，比表面积增大，结构松散，持水力增强。这些研究与本文的结果相符。

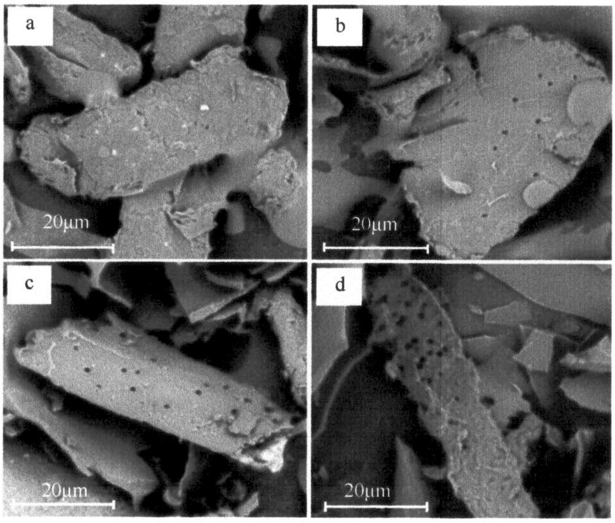

图 5-84　超声处理燕麦膳食纤维的 SEM 图

a. CON-ODF；b. US-240；c. US-300；d. US-360

4. 傅里叶变换红外光谱分析

经超声处理后的燕麦膳食纤维与未进行超声处理的膳食纤维有着相似的光谱分布，但在相应的波数下吸收强度稍有变化。如图 5-85 所示，燕麦膳食纤维有典型的糖类特征吸收峰。$3414cm^{-1}$ 处较宽的吸收峰是纤维素和半纤维素的 O—H 伸缩振动带，超声改性后吸收峰强度减弱，可能是超声处理导致纤维素分子之间的氢键断裂（Liu et al.，2020b），促使膳食纤维形成粗糙多孔的结构，增加了其与水之间的氢键，使得持水力增加。$2920cm^{-1}$ 处的小尖峰是由多糖甲基和亚甲基的 C—H 拉伸振动所致；$1640cm^{-1}$ 处的吸收峰为酯类 C═O 的非对称伸缩振动特征峰；$1247cm^{-1}$ 处的吸收峰是由木质素强组分的特征性弯曲或拉伸导致的，经超声改性后所对应的特征峰值均减小，说明改性后 C═O、木质素含量减少，与 Zhao 等（2013）的报道一致。$1247cm^{-1}$ 处的吸收峰值减小也可能是因为超声技术导致部分木质素被降解，进而转化为可溶性膳食纤维。$1078cm^{-1}$ 处的吸收峰是半纤维素中醚键（C—O—C）的特征峰（Zhang et al.，2017a）。$895cm^{-1}$ 处的峰是糖单元中 β-糖苷键的伸缩振动峰，经超声处理后吸收峰轻微加强，说明超声处理使糖单元的连接键断裂，暴露出更多的 β-糖苷键。$612cm^{-1}$ 处的峰是由 α-吡喃糖环的对称环伸缩振动引起的。整体上，经超声处理后的燕麦膳食纤维的傅里叶变换红外光谱特征吸收峰的强度有明显变化，且随超声功率的增强，特征峰强度变化更加明显，导致各纤维素组分重新分布，有些不溶性膳食纤维向可溶性膳食纤维转化（胡筱等，2019），这些发现与吴海波等（2020）采用空化微射流处理豆渣膳食纤维得到的结果吻合。

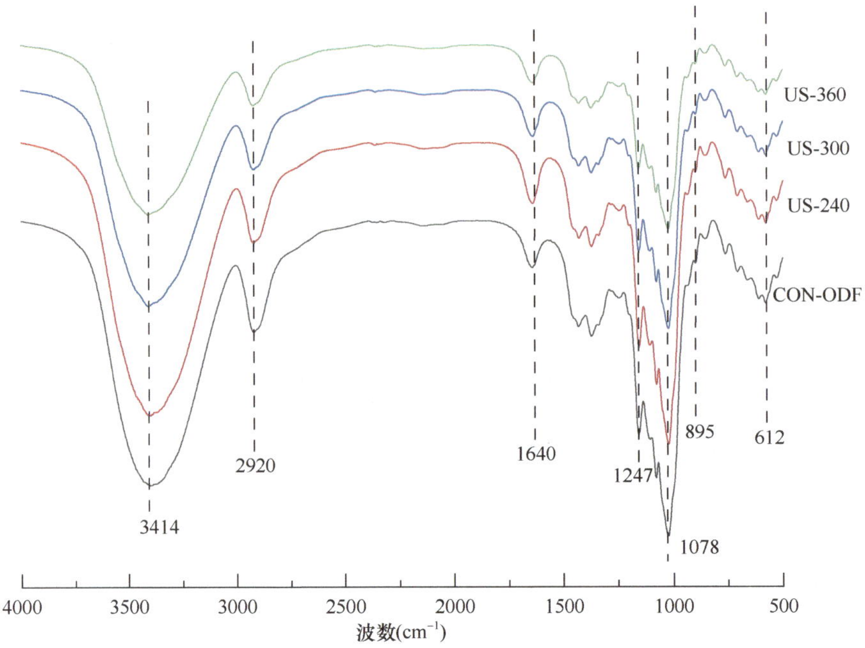

图 5-85 超声处理燕麦膳食纤维的傅里叶变换红外光谱图

5. X 射线衍射（XRD）分析

固态下的纤维素有 5 种结晶构型，分别为天然纤维素 Ⅰ 以及人造纤维素 Ⅱ、Ⅲ、Ⅳ 和 Ⅹ（杨莫愁，2019）。图 5-86 为不同超声条件下改性燕麦膳食纤维的 X 射线衍射图，在 2θ 为 16°和 22°左右时，有明显的结晶衍射峰，同时在 34°处有一个弱衍射峰，呈现出典型的纤维素 Ⅰ 晶体构型（Khawas and Deka，2016）。未经超声改性的膳食纤维的 2θ 在 16°和 22°左右出现固有衍射峰，经 240W、300W、360W 超声改性后的 2θ 分别为 16.17°、16.23°、16.13°和 22.52°、22.38°、22.6°，没有明显差异，说明超声改性并未使燕麦膳食纤维的晶体构型发生显著改变。而随着超声功率的增强，峰形逐渐变得尖锐，说明相对结晶度提高，这是由于处于非结晶区的多糖类物质逐渐被水解，非结晶区占比降低，进而使结晶区占比增加（Lin et al.，2019）。经 Jade 6.5 软件拟合后，研究者发现经 240W、300W、360W 改性后燕麦膳食纤维的相对结晶度分别为 12.05%、12.84%、13.14%，相比未超声处理的 10.04%，相对结晶度分别提高了 20.02%、27.89%、30.88%。由此可以看出，不断增强的超声功率破坏了纤维素 Ⅰ 晶体中的无定形结构，使木质素、纤维素被水解去除（Chen et al.，2019a），从而导致燕麦膳食纤维持水力、水膨胀力、持油力等理化性质的变化。

6. 差示扫描量热法（DSC）分析

采用差示扫描量热仪对经超声处理前后的燕麦膳食纤维热特性进行分析，结果如图 5-87 所示。与未经改性的膳食纤维相比，超声改性后的样品在第一个吸收峰位置向左偏移，随超声功率的增加偏移程度增大；第二个吸收峰位置相比对照组发生不同程度的向右偏移，说明燕麦膳食纤维热稳定性发生改变。DSC 热力学参数见表 5-12，当温度在

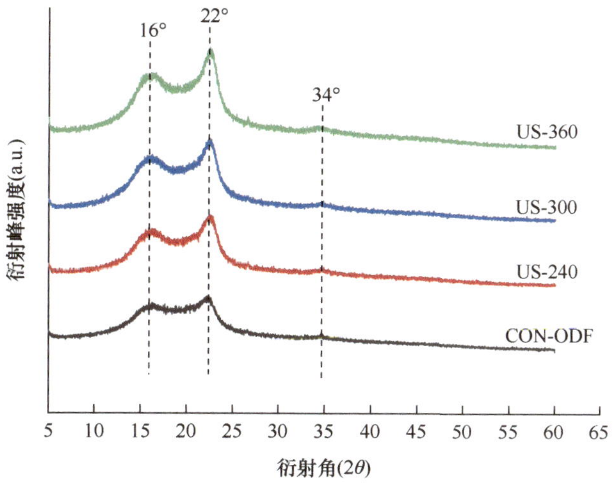

图 5-86　超声处理燕麦膳食纤维的 X 射线衍射图

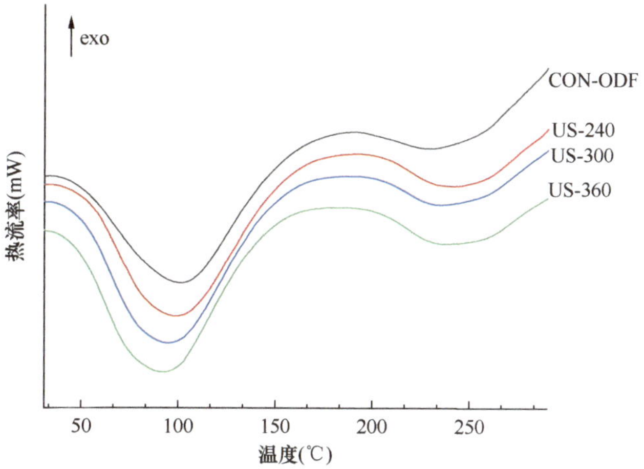

图 5-87　超声处理燕麦膳食纤维的 DSC 分析图

表 5-12　超声处理燕麦膳食纤维的 DSC 热力学参数

样品	峰	起始温度 T_0（℃）	峰值温度 T_p（℃）	终止温度 T_e（℃）	热焓变 ΔH（J/g）
CON-ODF	峰Ⅰ	49.01±0.31^b	102.90±0.85^a	158.23±0.85^a	160.02±0.75^c
	峰Ⅱ	196.78±0.30^C	236.61±1.16^C	276.42±0.60^C	38.61±0.79^C
US-240	峰Ⅰ	53.52±0.31^a	99.42±0.54^b	159.31±0.59^a	184.97±0.93^b
	峰Ⅱ	206.85±0.54^A	243.49±0.48^A	282.58±0.54^B	39.55±0.61^{BC}
US-300	峰Ⅰ	49.10±0.30^b	94.50±0.66^c	153.50±0.65^b	194.93±0.65^a
	峰Ⅱ	204.53±1.03^B	238.82±0.98^B	285.01±0.55^A	40.72±0.32^B
US-360	峰Ⅰ	46.62±0.46^c	92.61±0.66^d	152.46±0.63^b	195.26±0.8^a
	峰Ⅱ	203.36±0.87^B	238.94±0.77^B	284.48±0.87^A	44.72±0.54^A

注：对于峰Ⅰ，同列肩标小写字母不同表示差异显著（P<0.05）；对于峰Ⅱ，同列肩标大写字母不同表示差异显著（P<0.05）

80～120℃时，CON-ODF、US-240、US-300、US-360 均出现一个吸收峰，对应的温度分别为 102.90℃、99.42℃、94.50℃、92.61℃；该吸收峰的出现可能由于在此温度下纤维吸热出现水分蒸发，与 Slavov 等（2016）的研究结果吻合。而经 240W、300W、360W 改性后燕麦膳食纤维峰Ⅰ的 ΔH 相比对照组（160.02J/g）均显著提高（$P<0.05$），分别为 184.97J/g、194.93J/g、195.26J/g，说明改性后膳食纤维需要更多的热量来破坏氢键以释放水（Guo et al.，2018b）。当温度达到 200℃以上时，出现了第二个吸热峰，此峰为木质素、半纤维素等的初始降解峰，需要吸收热量（Karaman et al.，2017）。经超声处理后膳食纤维的峰值温度较未处理组均升高，且未处理组 ΔH（38.61J/g）随着超声功率的增强而增大，240W、300W、360W 改性后燕麦膳食纤维峰Ⅱ的 ΔH 分别为 39.55J/g、40.72J/g、44.72J/g。这表明随超声处理强度增加，燕麦膳食纤维的稳定性不断提高，这与其相对结晶度的增加（图 5-86）相吻合。

（四）小结

本小节主要研究了超声处理是否对燕麦膳食纤维的结构及理化性质具有一定的影响，并探究其影响趋势及影响因素，主要结论如下。

1）超声处理后的燕麦膳食纤维的粒径减小，表面结构由致密变得疏松，出现了多孔洞结构，孔洞变得多而密，使亲水及亲油基团暴露，进而使其持水力、水膨胀力及持油力得到改善；在超声功率达到 360W 时，持水力、水膨胀力、持油力达到最大，相较未处理组分别提高了 20.16%、155.57%、21.98%。

2）X 射线衍射及傅里叶变换红外光谱分析表明，超声使燕麦膳食纤维中部分的不溶性膳食纤维向可溶性膳食纤维转化，从而引起其理化性质的改变。热力学分析显示，超声处理后燕麦膳食纤维的吸收峰发生明显偏移，热焓变增加，热稳定性改变。

三、超声处理对燕麦膳食纤维-花生蛋白共混凝胶特性的影响

（一）引言

膳食纤维中包含的水溶性与水不溶性膳食纤维，使其具有水膨胀力及胶凝性，可作为胶凝剂和改良剂添加至蛋白质凝胶类食品中，以改善蛋白质凝胶的质地结构，拓宽其应用领域，也可以使缺乏膳食纤维的蛋白质凝胶食品能够满足食品营养平衡的要求。Zhuang 等（2016b）及 Choi 等（2011）对膳食纤维与蛋白质两种体系混合形成共混凝胶的研究进行过深入探讨，但是，关于蛋白质和膳食纤维混合体系在超声处理下的凝胶特性的研究鲜有报道，具有一定探索空间。

因此，基于前几小节的初步探讨，本小节着力研究超声处理和膳食纤维含量对花生分离蛋白（PPI）和燕麦膳食纤维（ODF）制备的共混凝胶体系的理化和结构性能影响，通过粒径分布、凝胶强度、流变学特性、水分分布、分子间作用力等分析共混凝胶性质改变的机理，为阐述超声处理和膳食纤维含量对二元共混凝胶体系的作用提供理论依据，同时也可以扩大花生蛋白及燕麦膳食纤维在食品加工中的应用。

（二）材料和方法

1. 材料与试剂

实验材料与试剂主要有花生蛋白（95%）、燕麦膳食纤维（95.2%）、转谷氨酰胺酶（TGase，200U/g），以及 Bradford 蛋白浓度测定试剂盒、SDS-PAGE 凝胶配制试剂盒和 5,5′-二硫代双（2-硝基苯甲酸）（DTNB）、2-巯基乙醇及其他试剂，所有试剂均为分析纯。

2. 仪器与设备

仪器与设备主要包括电子天平（BSA2245，德国 Sartorius 有限公司）、磁力搅拌器（PC-620D，美国 Corning 公司）、超高速冷冻离心机（Z36HK，德国 Hermle 公司）、全自动凯氏定氮仪（L1100，济南海能仪器科技有限公司）、超声波细胞粉碎机（JY92-2D，宁波新芝生物科技股份有限公司）、色差仪（CM-5，日本 Konicaminolta 公司）、质构仪（TA-XT，英国 Stable Microsystems 公司）、动态光散射仪（DLS）（Malvern Zetasizer Nano ZS90，英国 Malvern 公司）、核磁共振成像分析仪（MesoMR23-040V-I，上海纽迈电子科技有限公司）、扫描电子显微镜（Phenom，荷兰 Phenom 公司）、傅里叶变换红外光谱仪（VERTEX70，德国布鲁克公司）、多功能酶标仪（FLUOstar Omega，德国 BMG Labtech 公司）、生物分子成像仪（LAS 500，美国 GE 公司），以及真空冷冻干燥机（Alpha 1-4LDplus，德国 Christ 公司）。

3. 实验方法

（1）粒径和 ζ-电位的测定

用 PBS 溶液将样品稀释至 1mg/ml，充分混合，使用动态光散射仪测量分散体的平均粒径（nm）、多分散性指数（PDI）和 ζ-电位。

（2）共混凝胶的制备

用 pH 为 7、浓度为 0.1mol/L 的磷酸盐缓冲溶液配制浓度为 15%（*W*/*V*）的花生蛋白溶液，向其中加入不同比例（1%、5%、9%、13%）的燕麦膳食纤维，磁力搅拌 1h 使样品混合均匀。然后在超声功率为 360W 的条件下处理 30min（超声 2s，间歇 4s），整个过程在冰浴中完成，使温度控制在 25～35℃。超声完毕后加入 20U/g 的 TGase，搅拌均匀，45℃反应 1h，4℃静置 20h。以未超声处理的蛋白质凝胶为对照，标记为 CON-PPI。未超声处理的共混凝胶以 CON-PPI-1% ODF、CON-PPI-5% ODF、CON-PPI-9% ODF、CON-PPI-13% ODF 表示。US-PPI 表示经超声处理的蛋白质凝胶。US-PPI-1% ODF、US-PPI-5% ODF、US-PPI-9% ODF、US-PPI-13% ODF 表示超声处理的共混凝胶。

（3）凝胶白度值的测定

凝胶白度值的测定方法见本节一、（二）3.（2）。

（4）凝胶强度的测定

凝胶强度的测定方法见本节一、（二）3.（3）。

（5）凝胶持水力（WHC）的测定

凝胶持水力（WHC）的测定方法见本节一、（二）3.（4）。

（6）动态流变特性的测定

动态流变特性的测定方法见本节一、（二）3.（5）。

（7）水分分布的测定

水分分布的测定方法见本节一、（二）3.（6）。

（8）微观结构观察

微观结构检测方法见本节一、（二）3.（7）。

（9）傅里叶变换红外光谱分析

将凝胶样品冷冻干燥处理后，取 1mg 冻干样品与 0.1g 溴化钾充分混合并研磨，使用手动压力机压制成薄片，然后进行全波段扫描（400～4000cm^{-1}），扫描次数为 64 次，分辨率为 4cm^{-1}，测定温度为 25℃，测定傅里叶变换红外光谱。

（10）表面疏水性的测定

按照 Chandrapala 等（2011）的方法并进行了一些修改，使用荧光探针（ANS）测定样品的表面疏水性（S_0-ANS）。用磷酸盐缓冲溶液稀释样品得到浓度为 0.01mg/ml、0.02mg/ml、0.05mg/ml、1mg/ml 的 ANS 溶液，取 8mmol/L 的 ANS 溶液 20μl 与蛋白质溶液 4ml 混合，并在黑暗条件下静置 15min。将试样（200μl）置于 96 孔酶标板中用于荧光强度（fluorescence intensity，FI）的测定。建立 FI 值与蛋白质浓度的曲线，并将这些曲线的初始斜率计算为表面疏水性值。

（11）巯基含量的测定

用 Ellman（1959）试剂法测定巯基含量。总巯基含量测定：配制 Tris-Gly 缓冲液（pH 8.0、0.086mol/L Tris，0.09mol/L 甘氨酸，0.004mol/L EDTA，8mol/L 尿素）。用 Tris-Gly 缓冲液配制 4mg/ml 的 DTNB 溶液，即 Ellman 试剂。测定时，将 10mg 样品溶于 5ml Tris-Gly 缓冲液，离心 15min，取上清液以 1∶100 的体积比与 Ellman 试剂混合，在 412nm 处测定吸光度值，空白对照为含 Ellman 试剂的 Tris-Gly 缓冲液。游离巯基含量测定：配制 Tris-Gly 缓冲液（pH 8.0、0.086mol/L Tris，0.09mol/L 甘氨酸，0.004mol/L EDTA）。其余步骤与总巯基含量测定相同。巯基含量（SH）的计算公式如下：

$$\mathrm{SH}(\mu\mathrm{mol/g})=73.53\times A\times\frac{D}{C} \tag{5-22}$$

式中，A 为除去试剂空白样品的吸光度值；D 为稀释倍数；C 为样品浓度（mg/ml）。

（12）分子间作用力的测定

参考 Gómez 等（1997）的方法，分别配制以下溶液。a 溶液：2g 凝胶样品与 10ml NaCl 溶液（0.05mol/L）混匀；b 溶液：2g 凝胶样品与 10ml NaCl 溶液（0.6mol/L）混匀；c 溶液：2g 凝胶样品与 10ml 混合液［NaCl 溶液+尿素溶液（1.5mo1/L）］混匀；d 溶液：2g 凝胶样品与 10ml 混合液［NaCl 溶液+尿素溶液（8mo1/L）］混匀；e 溶液：2g 凝胶样品与 10ml 混合液［NaCl 溶液+尿素溶液（8mo1/L）+β-巯基乙醇（0.05mol/L）］混匀。

将以上 5 种溶液置于 4℃条件下静置 60min，离心处理（10 000r/min、15min，4℃）后测定上清液中蛋白质质量浓度。其中，疏水键为 d 溶液中蛋白质质量浓度与 c 溶液中蛋白质质量浓度的差值；离子键作用力为 b 溶液中蛋白质质量浓度与 a 溶液中蛋白质质量浓度的差值；氢键作用力为 c 溶液中蛋白质质量浓度与 b 溶液中蛋白质质量浓度的差值；二硫键作用力为 e 溶液中蛋白质质量浓度与 d 溶液中蛋白质质量浓度的差值。

（13）SDS-PAGE

参照 Laemmli（1970）的方法对样品进行 SDS-PAGE 测定。分离胶质量分数为 12%，浓缩胶质量分数为 5%。将 1%的样品溶液按 20U/g 蛋白质的凝胶加入 TGase 后，在 45℃条件下水浴，每隔一段时间取出一部分样品与 5×SDS 缓冲液以 4∶1 的比例混合，煮沸 5min。上样量为 10μl，采用考马斯亮蓝 R250 染色，脱色后的电泳胶片用于凝胶成像。

（14）数据处理

采用 SPSS 25.0 对实验数据进行统计分析和处理，采用 Duncan 法进行差异显著性分析，$P<0.05$ 为差异显著；每个样品测定三组平行数据，数据以平均值±标准差表示，用 Origin 9.0 绘制图像。

（三）结果与分析

1. 平均粒径及 PDI 分析

图 5-88 为超声处理燕麦膳食纤维-花生蛋白共混凝胶的平均粒径与多分散性指数（PDI）。PDI 代表粒径分布的离散程度，PDI 越小代表体系中样品分布越均匀，粒径分布范围越集中（Liang et al.，2020b）。由图 5-88 可以看出，未超声处理的花生蛋白的平均粒径在 813.35nm，PDI 为 0.434。加入膳食纤维后，平均粒径与 PDI 显著增大，且随着膳食纤维的增多，粒径分布变宽，平均粒径变大，体系分布不均。经超声处理后，样品整体的平均粒径显著减小，PDI 降低。超声波产生的空化效应在形成微射流的同时产生强大的剪切力，使花生蛋白的平均粒径显著减小至 402.12nm（$P<0.05$），PDI 减小至 0.18，体系分散最为均一。Hu 等（2013b）研究表明，高强度超声能使大豆分离蛋白的粒径显著减小。Zhao 等（2014）发现，超声处理后的牛乳质地更均一，与本研究结果相符。超声后的共混体系由于膳食纤维的加入，平均粒径及 PDI 相较 US-PPI 增大，但

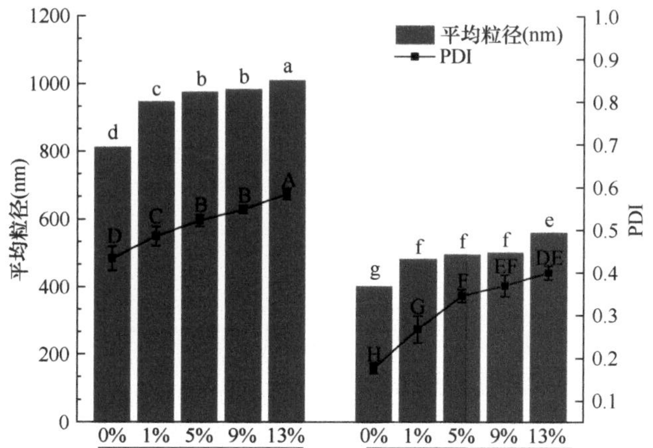

图 5-88　超声处理燕麦膳食纤维-花生蛋白共混凝胶的平均粒径及 PDI

图中不同大、小写字母分别表示不同处理之间 PDI、平均粒径的差异显著（$P<0.05$）

变化趋势不显著，原因可能是超声波的剪切和空化效应使蛋白质与膳食纤维的粒径分别减小，促进两个大分子体系更好地混合，使体系趋向于稳定。但当添加量过大，达到 13% 时，平均粒径显著增大，PDI 达到 0.41，体系均一度显著降低。Ayadi 等（2009）向香肠体系中加入过量多糖类物质会引起体系稳定性下降，平均粒径增大。

2. ζ-电位分析

ζ-电位表示悬浮粒子的表面电荷量，是影响分散体系稳定性的基本参数之一。ζ-电位的绝对值可用|ζ|表示，|ζ|较低表明静电斥力较低，会使溶液絮凝或聚集（Zou et al.，2018），溶液分布不均匀。如图 5-89 所示，所有样品的 ζ-电位均为负值，表明体系中样品表面上的带负电荷氨基酸多于带正电荷氨基酸。未超声处理组的|ζ|均偏低，呈现样品不稳定的状态，超声处理后|ζ|显著增大（$P<0.05$）；|ζ|的增加可能是由于蛋白质的展开和蛋白质三级结构的变化引起的蛋白质表面暴露了更多的带负电荷的氨基酸基团，提高了分散稳定性（Zhang et al.，2017a）。总体来说，膳食纤维的加入导致体系稳定性下降，|ζ|降低，与平均粒径及 PDI 分析得到的结果吻合。

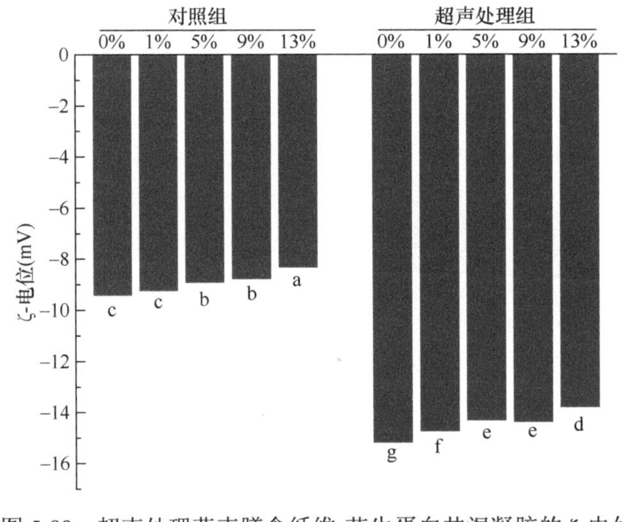

图 5-89　超声处理燕麦膳食纤维-花生蛋白共混凝胶的 ζ-电位

图中不同小写字母表示不同处理间 ζ-电位的差异显著（$P<0.05$）

3. 凝胶样品外观分析

图 5-90 是经超声处理前后的 ODF-PPI 共混凝胶的外观。与 CON-PPI 相比，添加 ODF 后的共混凝胶外观没有明显变化，所有未超声处理的共混凝胶均显示出深色、黏稠的表面，不连续的结构和粗糙的质地，表明凝胶体系的不均匀性和不稳定性。而 US-PPI 和经过超声处理的共混凝胶则具有更均匀、更紧致的质地，具有光滑的表面和较浅的颜色。颜色的变化可能归因于超声的空化和剪切作用；它们减小了蛋白质和膳食纤维的粒径，促进了分子之间的相互作用，使共混凝胶的网络结构更致密，提高了凝胶的持水力，从而提高了共混凝胶的亮度和白度。此外，Wang 等（2019）提到蛋白质凝胶白度的变

化与超声处理后蛋白质变性有关。

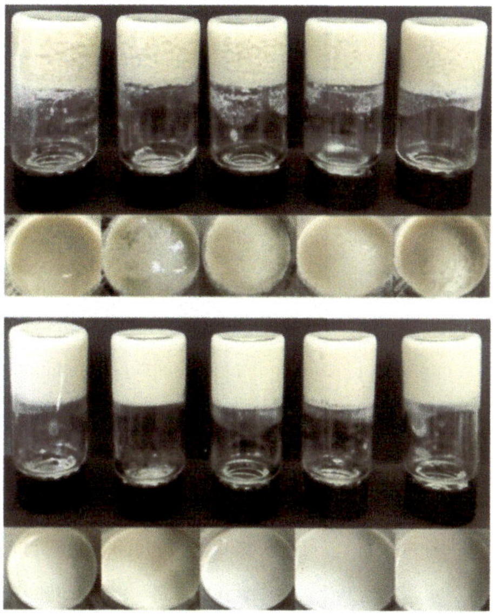

图 5-90　超声处理燕麦膳食纤维-花生蛋白共混凝胶的表观

4. 白度值分析

如表 5-13 所示，未超声处理组共混凝胶的亮度值 L^*均在 57 左右，白度值 W 在 56 左右，添加燕麦膳食纤维后未能引起大范围的改变。李清正等（2016）的研究表明，凝胶白度与蛋白质变性程度相关，较低的白度代表其较弱的蛋白质功能性质，从而影响蛋白质凝胶的感官品质。相较而言，超声组共混凝胶的亮度值及白度值显著升高（$P<0.05$），分别在 69 与 68 左右；原因在于超声空化、剪切及湍流作用会使蛋白质的粒径变小，分子间作用加强，凝胶结构紧致，使得共混凝胶的持水性增强，进而提高了凝胶的亮度值（姜国川等，2019）。且整体而言，膳食纤维的加入对其色泽的影响变化不大。

表 5-13　超声处理燕麦膳食纤维-花生蛋白共混凝胶的亮度和白度

分组	样品	亮度值（L^*）	白度值（W）
1	CON-PPI	57.02±0.05^{e}	56.57±0.05^{f}
2	CON-PPI-1%ODF	57.07±0.02^{d}	56.63±0.02^{de}
3	CON-PPI-5%ODF	57.10±0.01^{d}	56.66±0.01^{d}
4	CON-PPI-9%ODF	57.16±0.02^{c}	56.72±0.02^{c}
5	CON-PPI-13%ODF	57.02±0.02^{e}	56.59±0.02^{ef}
6	US-PPI	69.21±0.01^{b}	68.57±0.01^{b}
7	US-PPI-1% ODF	69.19±0.02^{b}	68.57±0.02^{b}
8	US-PPI-5% ODF	69.27±0.01^{a}	68.62±0.01^{a}
9	US-PPI-9% ODF	69.30±0.02^{a}	68.64±0.02^{a}
10	US-PPI-13% ODF	69.19±0.02^{b}	68.53±0.01^{b}

注：不同小写字母表示同一列数据之间存在显著性差异（$P<0.05$）

而 Choi 等（2008）向肉糜凝胶中添加小麦膳食纤维会降低凝胶的亮度，在 5%的添加量时达到最低。可能由于本研究所添加的燕麦膳食纤维经脱色处理，呈白色絮状，加入后对凝胶的色泽影响较弱；当适量添加燕麦膳食纤维时，其镶嵌于蛋白质凝胶网络结构中，形成了更加紧致的凝胶网络，因而白度值有所提升。

5. 凝胶强度及持水力分析

凝胶强度是评估蛋白质凝胶质量的最重要指标之一（Cheung et al.，2014）。如图 5-91 所示，PPI 本身的凝胶强度非常弱，其凝胶强度仅为 21.04g。加入 ODF 后凝胶强度略有提高，但变化不明显（$P>0.05$），说明膳食纤维的添加不足以填充疏松凝胶网络中的空腔（He et al.，2014）。而 US-PPI 的凝胶强度显著增加至 60.77g（$P<0.05$），是 CON-PPI 的 2.88 倍。超声波的剪切和空化效应暴露了蛋白质分子之间的疏水基团并减小了粒径，通过 TGase 的交联促进了蛋白质之间的相互作用，形成了致密均匀的凝胶（Cui et al.，2019）。所有超声处理的共混凝胶均具有比未超声处理的共混凝胶更高的凝胶强度，并且膳食纤维的添加进一步增强了超声处理共混凝胶的凝胶强度。当添加量为 9%时，凝胶强度达到最大值 71.46g。与 US-PPI 和 CON-PPI-9% ODF 相比，US-PPI-9% ODF 的凝胶强度分别提高了 17.59%和 213%。结果表明，与添加膳食纤维相比，超声处理可以更显著地提高共混凝胶的凝胶强度。超声处理组的共混凝胶在超声作用下变得紧致，可能是由于膳食纤维通过氢键、疏水和静电相互作用对蛋白质凝胶网络起到了填充作用（Zhuang et al.，2019）。然而，由于多糖的空间位阻，超声处理后添加过多的膳食纤维也会干扰蛋白质的连续性，阻止谷氨酰胺和赖氨酸残基之间的酰基转移反应（Cardoso et al.，2007），使凝胶网络弱化、凝胶强度降低。Debusca 等（2014）也研究得到，在鱼糜凝胶中添加小麦膳食纤维可以提高共混凝胶的凝胶强度，但当添加量超过 8%时会起到抑制作用。

WHC 反映凝胶内部的粗糙度，可以用来评估凝胶性能（Wang et al.，2016）。如图 5-91 所示，WHC 的变化趋势与凝胶强度一致。由于 ODF 本身的水结合能力，与 9%的

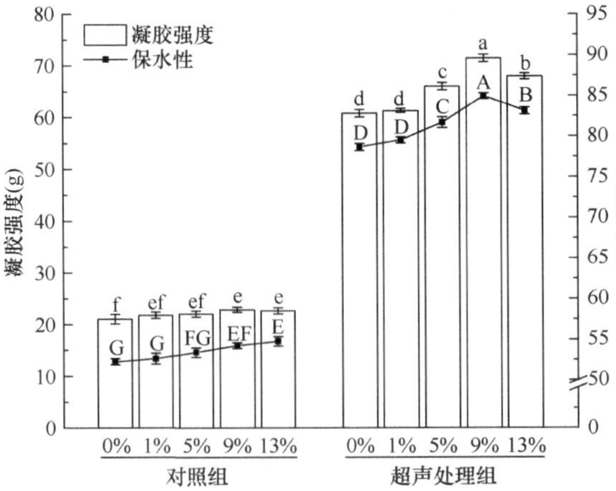

图 5-91 超声处理燕麦膳食纤维-花生蛋白共混凝胶的凝胶强度和持水力

图中不同大、小写字母分别表示不同处理之间凝胶强度、持水力的差异显著（$P<0.05$）

膳食纤维混合后，PPI 凝胶的 WHC 略有改善。但是无论是否添加膳食纤维，超声处理组共混凝胶的 WHC 均高于非超声处理组。当 ODF 的添加量为 9%时，经超声处理的共混凝胶的 WHC 达到最大值 84.92%，与 CON-PPI-9% ODF 相比增加了 56.53%。超声处理可能会增加蛋白质的溶解度并使其形成紧密的网络结构，从而加强凝胶系统与水的结合（Zhang et al.，2016）。此外，超声处理可以增加膳食纤维与水的结合位点并改善其与水的结合特性，从而提高超声处理组共混凝胶的 WHC（Huang et al.，2018）。然而，过量的 ODF 破坏了凝胶结构，从而降低了共混凝胶的 WHC（Zhuang et al.，2016b）。未经超声处理共混凝胶样品之间无显著差异，其中 9%的膳食纤维改善共混凝胶强度和持水力的效果最明显。因此，在后续的研究中，仅将花生蛋白与添加 9%的膳食纤维（CON-PPI-9% ODF）制备的共混凝胶用作对照。

6. 动态流变特性分析

流变性质分析是研究蛋白质凝胶的重要表征方法之一（Zhu et al.，2019）。图 5-92 显示了通过超声处理形成 ODF-PPI 共混凝胶时储能模量 G'（图 5-92a）和损耗模量 G''（图 5-92b）的变化。所有组的 G'整体上比 G''高得多，表明该体系的弹性大于黏性。在 PPI 中添加膳食纤维后，混合体系的 G'和 G''均增加，但不显著，曲线不稳定，呈弱凝胶状态，黏弹性较低。

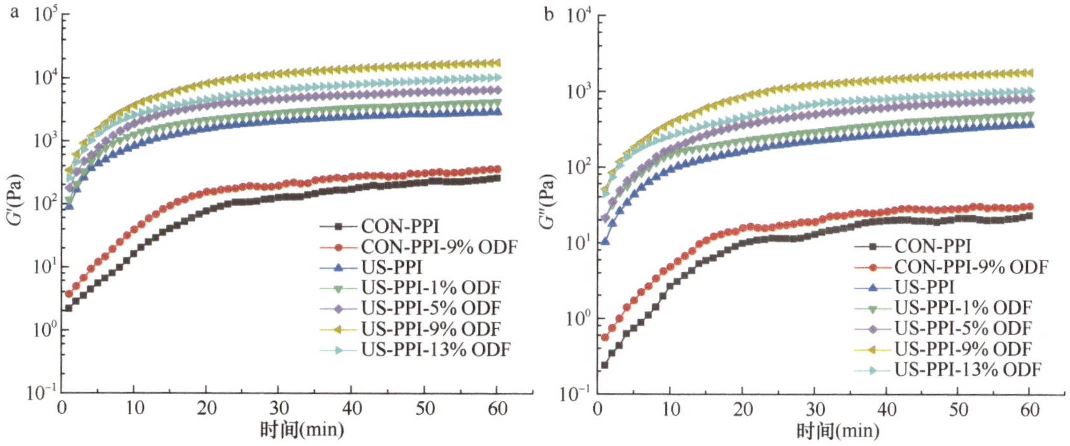

图 5-92 超声处理燕麦膳食纤维-花生蛋白共混凝胶的储能模量（G'）与损耗模量（G''）随时间的变化

从图 5-92a 可以看出，超声处理增加了凝胶的 G'值，而当 ODF 的添加量为 9%时，超声处理过的共混凝胶的 G'达到最大值，这与凝胶强度的变化趋势一致。在最初 10min 内，G'迅速增加，可能是 TGase 的存在导致在成胶过程中蛋白质分子交联形成大分子聚集体，从而使得 G'和凝胶弹性增加。孵育约 15min 后，超声处理共混凝胶的 G'达到相对稳定的状态，这是由于超声处理后蛋白质的部分变性和粒径的减小促进了分子间交联。然而，未经超声处理组凝胶的 G'直到 25min 才相对稳定。此外，超声处理后的膳食纤维表面结构从致密变为松散，并暴露出亲水基团（Qin et al.，2016），随着膳食纤维的增加，持有凝胶系统中的水分增多，从而导致蛋白质相的浓缩和凝胶网络的增强。但是，过多的膳食纤维会因吸水而过度膨胀，从而阻止蛋白质分子充分展开并降低 G'。比较图 5-92a、b，对于超声处理的共混凝胶，G''的变化与 G'的变化相似，US-PPI-9% ODF 的 G' 和 G''达到最高。结果表明，超声和添加膳食纤维的方式可以提高 PPI 凝胶的黏弹性。Chen 等（2016）发现鱼糜凝胶的储能模量 G'可以通过使用羟丙基甲基纤维素代替化学混凝剂在一定程度上得到改善。

7. 水分分布分析

作为一种新的非破坏性检测方法，低场核磁共振（low field nuclear magnetic resonance，LF-NMR）已被用于测定混合物凝胶中水的分布和组成（Bertram et al.，2014）。超声处理后的 ODF-PPI 共混凝胶的横向弛豫时间（T_2）分布如图 5-93 所示。在 LF-NMR 中，凝胶体系有 4 个峰（T_{2b}、T_{21}、T_{22} 和 T_{23}），分别对应强结合水（T_{2b}，0.1～1ms）、弱结合水（T_{21}，1～10ms）、不易流动水（T_{22}，50～200ms）和游离水（T_{23}，500～1100ms）。对应 T_{22} 的峰比例最大，表明凝胶体系中的大部分水是不易流动水。不管是否添加膳食纤维，超声处理都会导致对应 T_{22} 的峰变窄，并向快速松弛方向移动。这表明超声处理后的共混凝胶具有致密的结构和均匀的质地，显示出更密集的水分分布。

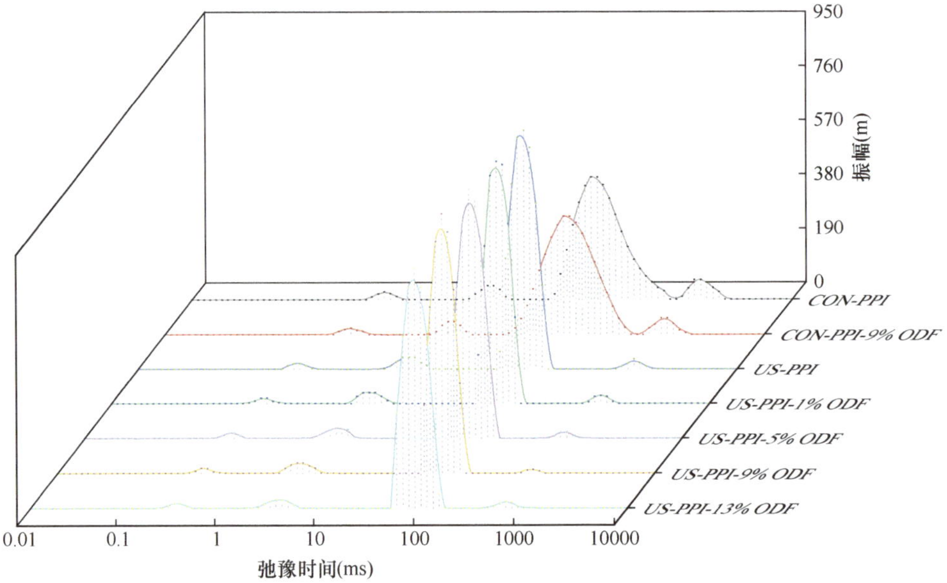

图 5-93　超声处理燕麦膳食纤维-花生蛋白共混凝胶的弛豫时间（T_2）分布

表 5-14 显示了经过超声处理的 ODF-PPI 共混凝胶 4 组分水的弛豫时间及弛豫峰面积相对百分比。超声处理缩短了 PPI 凝胶中 4 组分水的弛豫时间（无论是否添加膳食纤维），这表明超声处理使凝胶形成了更紧密的网络，从而截留了更多的不易流动水，导致 WHC 改善（Zhang et al.，2017b）。膳食纤维的添加进一步降低了超声处理过的共混凝胶的 T_{2b}、T_{21} 和 T_{23}，而 T_{22} 不变，保持在 75.65ms。通过超声处理形成的致密结构和均匀质地可能会提高质子迁移的稳定性（Xiao et al.，2020），从而导致在添加膳食纤维后不易流动水的弛豫时间没有变化。但是，相应的弛豫峰面积相对百分比发生显著变化。

表 5-14　超声处理燕麦膳食纤维-花生蛋白共混凝胶的弛豫时间 T_2 和弛豫峰面积相对百分比

样品	弛豫时间 T_2（ms）				T_2 弛豫峰面积相对百分比			
	T_{2b}	T_{21}	T_{22}	T_{23}	A_{2b}	A_{21}	A_{22}	A_{23}
CON-PPI	0.87 ± 0.03^{a}	9.32 ± 0.10^{a}	114.98 ± 7.00^{a}	1072.27 ± 34.94^{a}	1.51 ± 0.05^{a}	3.28 ± 0.07^{a}	88.37 ± 0.08^{g}	6.84 ± 0.07^{a}
CON-PPI-9%ODF	0.76 ± 0.03^{b}	8.11 ± 0.14^{b}	114.98 ± 4.58^{a}	1072.27 ± 15.28^{a}	1.49 ± 0.04^{a}	3.19 ± 0.04^{ab}	88.76 ± 0.07^{f}	6.56 ± 0.06^{b}
US-PPI	0.43 ± 0.02^{c}	5.34 ± 0.17^{c}	75.65 ± 4.61^{b}	932.60 ± 18.78^{b}	1.37 ± 0.05^{b}	3.25 ± 0.06^{a}	93.03 ± 0.06^{e}	2.35 ± 0.08^{c}
US-PPI-1% ODF	0.38 ± 0.03^{d}	4.04 ± 0.16^{d}	75.65 ± 4.54^{b}	811.13 ± 21.21^{c}	1.31 ± 0.06^{bc}	3.20 ± 0.06^{ab}	93.55 ± 0.07^{d}	1.94 ± 0.08^{d}
US-PPI-5% ODF	0.33 ± 0.02^{e}	3.51 ± 0.13^{e}	75.65 ± 2.58^{b}	705.48 ± 20.02^{d}	1.27 ± 0.05^{cd}	3.19 ± 0.05^{ab}	94.31 ± 0.07^{c}	1.23 ± 0.04^{e}
US-PPI-9% ODF	0.28 ± 0.01^{f}	2.66 ± 0.06^{g}	75.65 ± 2.82^{b}	613.59 ± 22.90^{e}	1.21 ± 0.06^{cd}	3.22 ± 0.05^{ab}	95.04 ± 0.08^{a}	0.53 ± 0.06^{f}
US-PPI-13% ODF	0.33 ± 0.03^{e}	3.05 ± 0.19^{f}	75.65 ± 3.11^{b}	613.59 ± 18.35^{e}	1.19 ± 0.05^{d}	3.13 ± 0.05^{b}	94.48 ± 0.12^{b}	1.20 ± 0.05^{e}

注：不同小写字母表示同一列数据之间存在显著性差异，$P<0.05$

弛豫峰面积与每组分水的含量呈正相关（Tang et al.，2009）。超声处理和添加膳食纤维并没有显著改变强结合水（A_{2b}）和弱结合水（A_{21}）对应的弛豫峰面积相对百分比（$P>0.05$）。这两种类型水与凝胶系统中的蛋白质分子紧密结合，结合类型取决于蛋白质的结构（Tang et al.，2008）。但是，对于 CON-PPI，超声波处理后，不易流动水（A_{22}）从 88.37%增加到 93.03%，游离水（A_{23}）从 6.84%减少到 2.35%。ODF-PPI 共混凝胶的变化趋势更为明显。对于 US-PPI-9% ODF，A_{22} 最高，达到 95.04%，A_{23} 最低，达到 0.53%，这表明超声处理减少了 PPI 与共混凝胶中的游离水，部分转化为不易流动水。对于共混凝胶体系，不易流动水的增加可能与超声处理后的蛋白质和膳食纤维的结构修饰有关，这也与 WHC 的结果一致。

8. 微观结构分析

超声处理 ODF-PPI 共混凝胶的微观结构如图 5-94 所示。CON-PPI 凝胶网络的连续性差，孔径分布不规则（图 5-94a），为 19.65～26.62μm。添加燕麦膳食纤维后，膳食纤维分布在凝胶结构的空腔中，但凝胶网络结构仍呈无序状（图 5-94b）。这表明未超声处理的共混凝胶在形成过程中蛋白质分子并未完全交联，导致凝胶性差。经超声处理的 PPI 能够形成连续且均匀的网络（图 5-94c）。超声处理可能促进了 TGase 的酶促反应，导致更多的分子间 ε-（γ-谷氨酰基）赖氨酸交联，有助于形成稳定的凝胶结构（Zhang et al.，2018）。经过超声处理的 ODF-PPI 共混凝胶（图 5-94d～g）具有更连续紧凑的微观结构，且孔径分布小而规则，为 19.68～19.79μm，尤其是 US-PPI-9% ODF（图 5-94f），孔径为 18.75～18.84μm。Kao 等（2003）指出致密微观结构的凝胶系统与凝胶强度和 WHC 呈正相关，这与本文的研究结果一致。但是，过多的膳食纤维会破坏有序凝胶结构的形成，从而导致致密的结构产生较大孔洞（30.64～39.07μm），凝胶性能减弱。共混凝胶的微观结构与其凝胶性能直接相关。孔隙率越大，凝胶中蛋白质的交联度越高，形成的凝胶越紧实，从而能够提高 WHC。这与 Cui 等（2019）的研究结果一致，Cui 等发现高密度孔隙率可以有效地截留水并增强持水力，同时它还能增加 ODF-PPI 共混凝胶的凝胶强度。ODF-PPI 共混凝胶的微观结构证实，超声作用可以改善凝胶强度和 WHC。

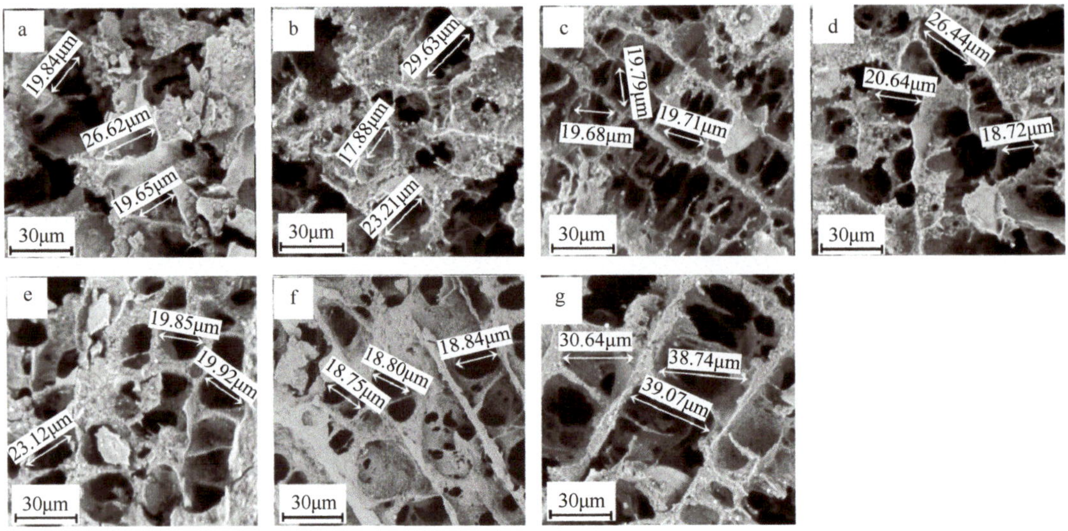

图 5-94　超声处理燕麦膳食纤维-花生蛋白共混凝胶的微观结构

图 a、b 分别为 CON-PPI、CON-PPI-9% ODF；图 c～g 分别为 US-PPI、US-PPI-1% ODF、US-PPI-5% ODF、US-PPI-9% ODF、US-PPI-13% ODF

9. 红外光谱分析

超声处理 ODF-PPI 共混凝胶的 FTIR 光谱如图 5-95 所示。超声处理的 PPI 凝胶及 ODF-PPI 共混凝胶的红外光谱与非超声处理样品相似。但是，相应波长的吸收峰强度发生些许变化，尤其是在酰胺 I 带（1600～1700cm^{-1}）处。酰胺 I 带主要是由 C═O 和 CN 基团的拉伸振动引起的，反映了蛋白质的二级结构，包括 α-螺旋、β-折叠、β-转角和无规卷曲（Jiang et al.，2019）。通过对蛋白质 FTIR 中酰胺 I 带的高斯峰拟合获得每个二级结构的百分比。每种二级结构的频段分配如下：1610～1640cm^{-1}、1640～1650cm^{-1}、

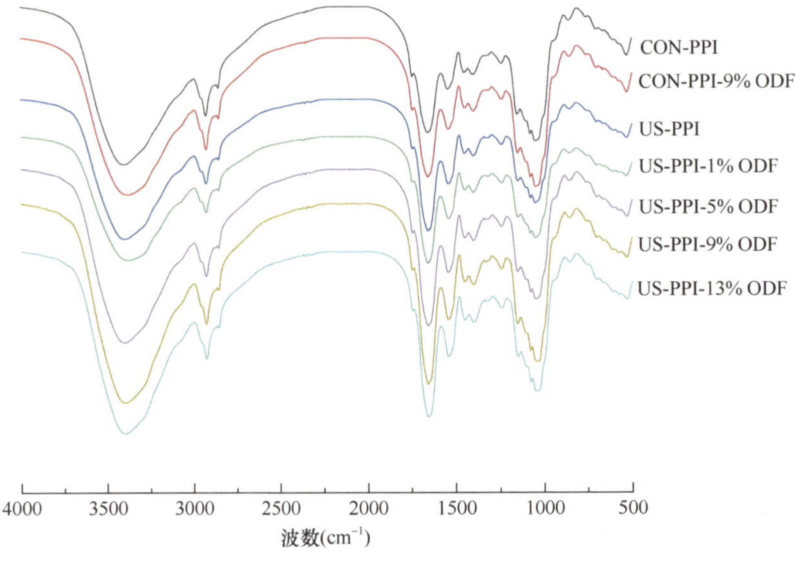

图 5-95　超声处理燕麦膳食纤维-花生蛋白共混凝胶的傅里叶变换红外光谱图

1650～1660cm^{-1}和1660～1700cm^{-1}，分别对应β-折叠、无规卷曲、α-螺旋和β-转角（Zhao et al.，2020）。

超声处理后的ODF-PPI共混凝胶的二级结构含量见表5-15。PPI凝胶主要包含β-折叠和β-转角，约占二级结构的70%。这与Li等（2019a）得到的花生蛋白二级结构含量是一致的。在PPI凝胶中加入ODF会稍微改变α-螺旋和β-结构，但显著改变无规卷曲。对PPI凝胶进行超声处理后，α-螺旋和β-转角含量分别从16.89%降低到16.08%及33.83%降低到32.99%，而β-折叠和无规卷曲的含量则分别从35.45%增加到36.62%及13.83%增加到14.31%。α-螺旋含量的减少可能是超声空化破坏了蛋白质的分子内氢键，导致α-螺旋区域的部分扩展。与α-螺旋相比，β-折叠结构具有更高的水合能力并可以增加凝胶的WHC（Cui et al.，2019）。Li等（2014）的研究表明，超声波处理鸡肉蛋白质可以减少α-螺旋并增加β-折叠，这有助于提高凝胶强度和WHC。Zhuang等（2018）的研究还表明，肌原纤维蛋白更好的质地和凝胶网络同样伴随着更高的β-折叠和更低的α-螺旋含量。超声处理后无规卷曲的增加有利于TGase的交联，从而形成具有更高凝胶强度和更密集的三维网络结构的蛋白质凝胶（Chen et al.，2011）。ODF-PPI共混凝胶的超声处理可以进一步减少α-螺旋，增加β-折叠和无规卷曲，特别是US-PPI-9% ODF，当膳食纤维含量超过9%时，二级结构分布没有明显变化。这也与Sánchez-González等（2009）将过量小麦膳食纤维加入鱼糜凝胶后，所得的蛋白质二级结构发生变化的结论一致。因此，超声处理对ODF-PPI共混凝胶的蛋白质二级结构具有一定影响，这可能是导致凝胶特性改善的重要因素。结果表明，超声引起的α-螺旋减少，β-折叠和无规卷曲的增加可能与ODF-PPI共混凝胶的凝胶强度和WHC的提高密切相关。

表5-15 超声改性燕麦膳食纤维-花生蛋白共混凝胶的蛋白质二级结构含量（%）

分组	样品	α-螺旋	β-折叠	β-转角	无规卷曲
1	CON-PPI	16.89 ± 0.07^{a}	35.45 ± 0.15^{e}	33.83 ± 0.11^{a}	13.83 ± 0.07^{e}
2	CON-PPI-9%ODF	16.77 ± 0.07^{b}	35.73 ± 0.10^{d}	33.54 ± 0.06^{b}	13.96 ± 0.07^{e}
3	US-PPI	16.08 ± 0.09^{c}	36.62 ± 0.04^{c}	32.99 ± 0.09^{c}	14.31 ± 0.07^{d}
4	US-PPI-1% ODF	15.84 ± 0.05^{d}	36.8 ± 0.09^{b}	32.84 ± 0.11^{c}	14.52 ± 0.08^{c}
5	US-PPI-5% ODF	15.64 ± 0.05^{e}	36.95 ± 0.06^{b}	32.62 ± 0.09^{d}	14.79 ± 0.08^{b}
6	US-PPI-9% ODF	15.14 ± 0.06^{g}	37.32 ± 0.10^{a}	32.24 ± 0.12^{e}	15.30 ± 0.10^{a}
7	US-PPI-13% ODF	15.27 ± 0.05^{f}	37.17 ± 0.08^{a}	32.35 ± 0.05^{e}	15.21 ± 0.08^{a}

注：不同小写字母表示同一列数据之间存在显著性差异，$P<0.05$

10. 表面疏水性分析

蛋白质的表面疏水性可用于评估蛋白质构象变化。如图5-96所示，溶液状态下，CON-PPI的表面疏水性为723。未处理花生蛋白疏水基团大部分位于蛋白质内部区域，使得疏水基团不易与荧光探针接触（He et al.，2014），表面疏水性较弱。加入膳食纤维后表面疏水性有所增强，US-PPI的表面疏水性显著增加（$P<0.05$）。超声波所产生的空化效应将隐藏于蛋白质内部的疏水基团暴露，芳香族氨基酸分子的侧链暴露于溶液中，导致表面疏水性增加（Zhang et al.，2017b），且US-PPI-9% ODF的表面疏水性达到最大

为 982。凝胶样品的表面疏水性远高于溶液状态，但与溶液状态下所测定的表面疏水性变化趋势一致，溶液状态下蛋白质分子的疏水键能促使随机聚合的发生从而形成凝胶。未处理的花生蛋白凝胶表面疏水性为 1659，较溶液状态下 CON-PPI 升高了 129%。这可能是成胶过程中 TGase 的加入使得少部分蛋白质分子内或分子间形成 ε-（γ-谷氨酰基）赖氨酸肽键，蛋白质内部的非极性氨基酸残基暴露到表面，表面疏水性增加（Gan et al.，2008）。且超声处理促使蛋白质结构由天然的卷曲状态解折叠，使得 TGase 与蛋白质的结合位点增多，从而能够更好地改善蛋白质的凝胶特性，表面疏水性显著增强（$P<0.05$）。王静宇等（2017）也指出，适当的超声处理能够促使肌原纤维蛋白质凝胶的表面疏水性提高。基于超声处理下膳食纤维的加入进一步使得体系中表面疏水性得到提高。表面疏水性的增加代表形成了更致密的凝胶网络，从而捕获更多的水，使得凝胶强度增大，持水力增加。综上，表面疏水性对 ODF-PPI 形成共混凝胶具有一定的作用，且超声处理能够增加成胶过程中 ODF-PPI 的表面疏水性，从而形成更致密的凝胶网络。

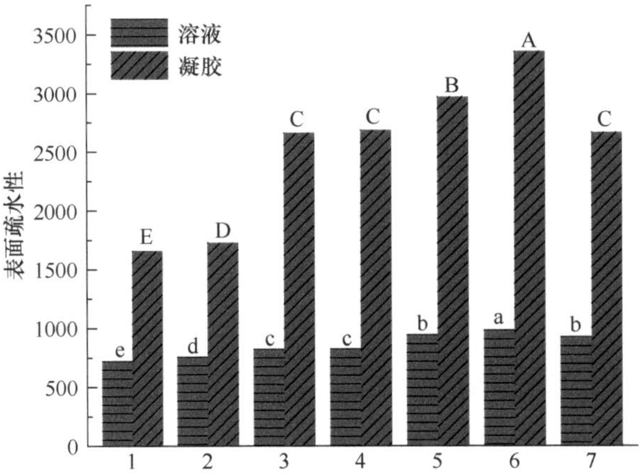

图 5-96　超声处理燕麦膳食纤维-花生蛋白共混凝胶的表面疏水性

1、2 分别代表 CON-PPI、CON-PPI-9% ODF；3～7 分别代表 US-PPI、US-PPI-1% ODF、US-PPI-5% ODF、US-PPI-9% ODF、US-PPI-13% ODF。图中不同大、小写字母分别表示凝胶、溶液状态的不同处理组间表面疏水性的差异显著（$P<0.05$）

11. 巯基含量分析

巯基含量对蛋白质的功能性质有很大影响（Wang et al.，2020b）。如图 5-97 所示，溶液状态下，CON-PPI 的总巯基含量为 5.43μmol/g，膳食纤维的加入使其总巯基含量显著降低（$P<0.05$）；原因可能是加入的膳食纤维覆盖在蛋白质分子表面，少部分巯基不能被检测出（王红娜等，2019）。经超声处理后，US-PPI 的总巯基含量显著降低至 4.57μmol/g，总巯基含量的降低可能是因为二硫键的生成。Zhang 等（2017b）指出，超声波的空化和剪切作用促使水分子解离出高活性的自由基，这些自由基可以在空腔的气相中反应生成过氧化氢，氧化不稳定的游离巯基而形成 S—S 键，导致总巯基减少。超声处理下膳食纤维的加入使得总巯基含量继续降低。凝胶状态下，由于成胶过程中较多的巯基转变成二硫键，总巯基含量远低于溶液状态。CON-PPI 凝胶的总巯基含量为 3.57μmol/g，经超声处理后，总巯基含量显著降低，形成更多的二硫键，凝胶强度增加。

Tang 等（2006）的研究表明，当 TGase 交联大豆分离蛋白时可能间接形成二硫键，使得总巯基含量降低。膳食纤维的加入也降低了总巯基含量，US-PPI-9% ODF 时巯基含量达到最小。

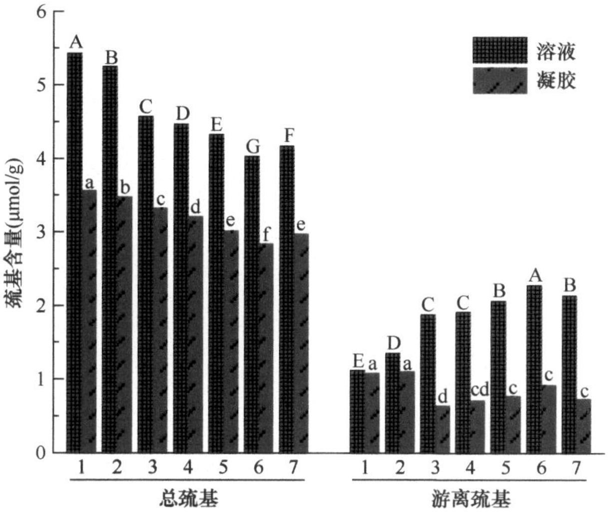

图 5-97　超声处理燕麦膳食纤维-花生蛋白共混凝胶的巯基含量

1、2 分别代表 CON-PPI，CON-PPI-9% ODF；3～7 分别代表 US-PPI、US-PPI-1% ODF、US-PPI-5% ODF、US-PPI-9% ODF、US-PPI-13% ODF。图中不同大写字母表示溶液状态的不同处理组间总巯基（或游离巯基）含量的差异显著（$P<0.05$），不同小写字母表示凝胶状态不同处理组间总巯基（或游离巯基）含量的差异显著（$P<0.05$）

游离巯基含量是蛋白质最基本的特征之一，决定了蛋白质的功能特性。溶液状态下，CON-PPI 游离巯基含量为 1.12μmol/g，膳食纤维的加入使得游离巯基含量升高。由于最初埋在蛋白质内部的游离巯基在超声处理后逐渐暴露于蛋白质表面，所检测到的 US-PPI 表面游离巯基含量增加至 1.88μmol/g（Qin et al.，2016）。Arzeni 等（2012）也研究得到，超声处理可以减小蛋白质的粒径，在粒径减小的过程中，蛋白质内埋藏的游离巯基暴露、纤维增多，结合更多的水使游离巯基增加。在凝胶状态下，游离巯基总体含量偏低。基于超声处理下膳食纤维的加入使得游离巯基增大。可能由于超声促使膳食纤维呈可溶性溶液状态，CON-PPI 凝胶游离巯基为 1.09μmol/g，US-PPI 凝胶游离巯基含量显著降低（$P<0.05$），可能是由于超声有利于 TGase 催化蛋白质发生转酰胺反应生成 ε-（γ-谷氨酰基）赖氨酸肽键，部分的巯基包埋在产生的高分子量聚集体中，不再作为游离巯基被检测（Hu et al.，2015），从而导致蛋白质凝胶的表面巯基含量降低。膳食纤维加入后的变化趋势与溶液状态一致。综上，ODF-PPI 共混凝胶成胶过程中，超声作用及 ODF 的加入降低了总巯基含量，生成了二硫键，提高了共混凝胶的凝胶强度。

12. 分子间作用力分析

蛋白质中疏水键、离子键、氢键和二硫键等不仅对维持蛋白质三级结构的稳定起着重要的作用，而且这些作用力对维持蛋白质凝胶三维网络结构稳定也非常重要。由图 5-98 可知，样品溶液中分子间相互作用为氢键＞疏水键＞二硫键＞离子键，在凝胶中分子间相互作用力为二硫键＞疏水键＞离子键＞氢键。由此可以看出，维系样品不同状态所需的分子间作用力不尽相同。根据不同作用力的转变可知，在成胶过程中，二硫键及疏水键起到主导作用。

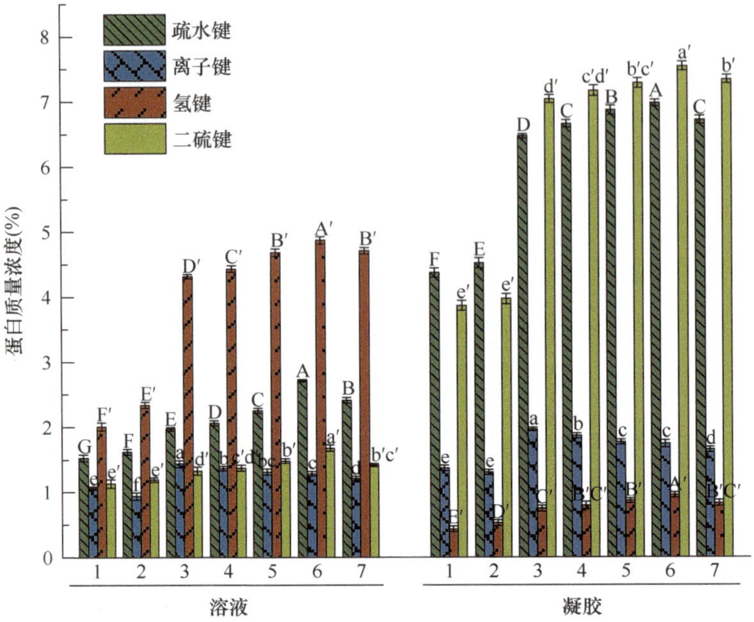

图 5-98　超声处理燕麦膳食纤维-花生蛋白共混凝胶的分子间作用力

1、2 分别代表 CON-PPI、CON-PPI-9% ODF；3～7 分别代表 US-PPI、US-PPI-1% ODF、US-PPI-5% ODF、US-PPI-9% ODF、US-PPI-13% ODF。图中不同字母表示同一状态下，同种分子间作用力在不同处理间的差异显著（$P<0.05$）

在溶液状态下，氢键及疏水键占比偏大。CON-PPI 的氢键为 2.01%，超声处理后显著增大；可能是溶液体系中主要以水为基质，超声使得水裂解成•H 和•OH，以至检测出更多的氢键。且随着膳食纤维的加入，氢键继续增强，在 9%添加量时达到最高。未超声处理的二硫键和疏水键占比分别为 1.13%、1.53%，超声处理后显著增加（$P<0.05$）。这是由于超声波的空化和剪切效应使疏水基团暴露，增加了疏水键，还使巯基暴露并发生氧化，使得二硫键含量增加。膳食纤维的加入使得疏水键与二硫键继续增强，与前文测定的表面疏水性和巯基含量结论吻合。离子键在溶液体系中的作用效果最弱。

在凝胶状态下，二硫键和疏水键占比偏大，且显著高于溶液状态。Qin 等（2017）研究表明，超声处理 TGase 诱导的大豆分离蛋白和小麦面筋蛋白共混物的成胶过程中，分子间作用力主要为 ε-（γ-谷氨酰）赖氨酸异肽键、二硫键，以及疏水键，与本文相符。超声使得凝胶体系中二硫键与疏水键显著增加（$P<0.05$），分别由 3.87%、4.37%增加至 7.04%、6.47%。适量膳食纤维的加入也能促进二硫键的生成及疏水键的增强。Totosaus 等（2002）研究表明，水溶性膳食纤维可以促进蛋白质-蛋白质或蛋白质-纤维之间形成分子间共价或非共价的相互作用，包括二硫键和疏水键。离子键的本质为静电作用，在蛋白质聚集的过程中，常表现为静电斥力，也用 ζ-电位进行表征。离子键的趋势与上文 ζ-电位所得结果一致，超声能够阻止蛋白质聚集体，蛋白质分子链逐渐展开，更多的疏

水基团、带电基团等极性基团暴露，导致蛋白质分子间静电斥力增强，离子键增大（Zhang et al.，2015）。而膳食纤维的加入屏蔽了一些蛋白质电荷，导致静电作用力降低。氢键在凝胶体系中作用较小，可忽略。

13. SDS-PAGE 分析

图 5-99 为不同时间 TGase 作用下的燕麦膳食纤维-花生蛋白共混凝胶的 SDS-PAGE 图。图中的 Marker 泳道为标准蛋白质分子量，蛋白质分子在电泳中的移动距离主要由蛋白质的相对分子质量决定。图 5-99a 为共混溶液的 SDS-PAGE 图，可以看出，花生蛋白主要由伴花生球蛋白Ⅱ（S1：67.0 kDa）、酸性花生球蛋白（S2：40.5kDa、S3：37.5kDa 和 S4：35.5kDa）、碱性花生球蛋白（S5：21.6kDa）和伴花生球蛋白 I（17～20kDa）组成，与 Li 等（2020）研究得到的结果吻合。超声处理使得蛋白质凝胶和共混凝胶的电泳条带颜色轻微变深，表明超声处理会改变蛋白质分子的组成，但膳食纤维的加入对其条带深浅并无影响。图 5-99b 为加入 TGase 后不同时间段取样的 ODF-PPI 共混凝胶电泳图。由于 SDS-PAGE 中是采用含 β-巯基乙醇的上样缓冲溶液来断开蛋白质中的二硫键，因此图中大于 245kDa 的高分子聚集体条带的存在说明成胶过程中由 TGase 形成了非二硫键的共价交联物，主要为 ε-（γ-谷氨酰）赖氨酸异肽键。随着交联时间的延长，上端聚集体颜色加深，而花生球蛋白 S4 消失，花生蛋白其他亚基颜色减弱。Tang 等（2008）也检测到了类似的聚集作用。超声也使得花生蛋白泳道及共混蛋白质凝胶顶端聚集体颜色加深，说明异肽键的增加，从而说明超声能够促进 TGase 的交联作用，使得共价交联物增加，凝胶

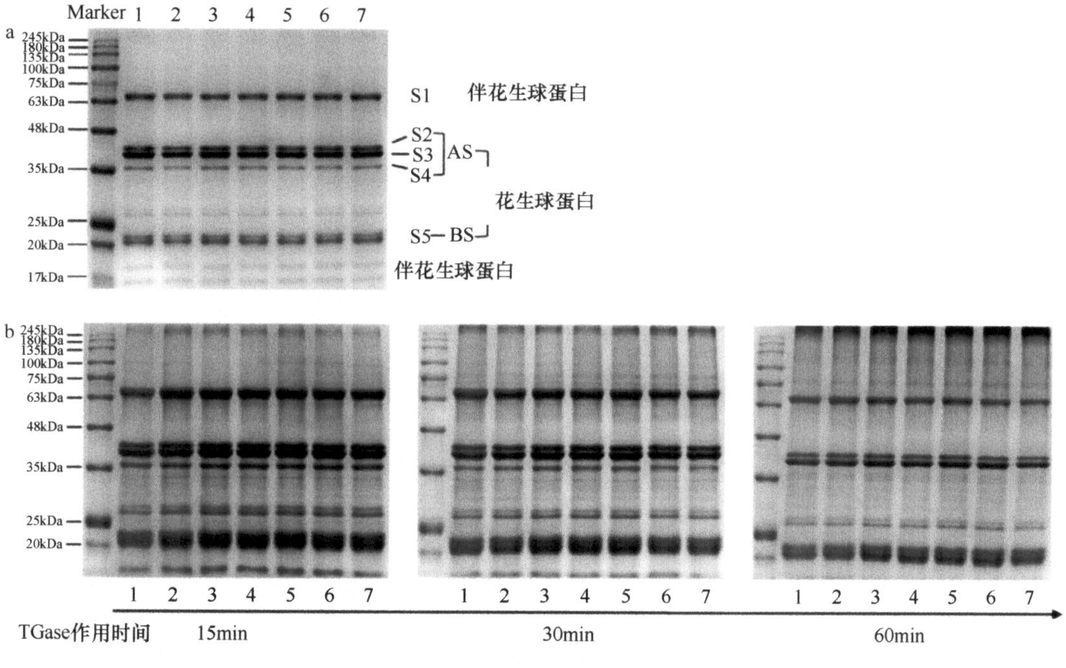

图 5-99　不同 TGase 作用时间下超声处理共混凝胶的 SDS-PAGE 图

1、2 分别代表 CON-PPI、CON-PPI-9% ODF；3～7 分别代表 US-PPI、US-PPI-1% ODF、US-PPI-5% ODF、US-PPI-9% ODF、US-PPI-13% ODF

强度增强。Hu 等（2013b）研究发现，超声作用能将更多的活性基团暴露到蛋白质分子表面，使得 TGase 更容易催化蛋白质的共价交联，促进酶促反应的发生。而膳食纤维的加入未使观察到的蛋白质条带发生明显改变。Choi 等（2008）的研究也得到相同的结果。

（四）小结

本小节主要从凝胶的理化性质、结构、分子间作用力等方面阐述了超声作用及燕麦膳食纤维的加入对共混凝胶特性改善的原因及其相关机制，可为共混凝胶的研究开发及应用提供理论参考，主要结论如下。

1）未超声处理样品的平均粒径及 PDI 偏大、|ζ|偏低，溶液分布不均匀，经超声处理后，超声的空化和剪切作用使得样品的平均粒径减小、PDI 降低、|ζ|增大，溶液相对均匀。

2）在未经超声处理条件下，PPI 和 ODF 混合后，共混凝胶的凝胶强度和 WHC 仍较低，颜色偏暗表面黏稠，超声处理改善了 PPI 及 ODF-PPI 共混凝胶的胶凝性能，并且显著提高了其亮度及白度。

3）超声处理增加了 ODF-PPI 共混凝胶的 G'、G''，提高了其黏弹性；且由 LF-NMR 分析可得出，超声使得 PPI 的 A_{22} 含量从 88.37%增加到 93.03%，也使添加 9% ODF 共混凝胶的 A_{22} 含量从 88.76%增加至 95.04%，对应 A_{23} 含量显著减少，表明了持水力的改善。

4）超声使得 PPI 凝胶的 α-螺旋和 β-转角含量分别降低了 4.8%和 2.48%，而 β-折叠和无规卷曲的含量分别增加了 3.3%和 3.47%，且此基础上 9% ODF 的加入促进了这一趋势。这一变化趋势与更好的水合能力有关。

5）ODF-PPI 由溶液状态向凝胶状态转变过程中，占主导的各分子间作用力并不相同，疏水键、二硫键、ε-（γ-谷氨酰）赖氨酸异肽键的作用力较大，超声及膳食纤维的加入增强了这些作用力的影响，使其向具备更好的凝胶特性转变。

四、超声共混凝胶对叶黄素的释放行为及储藏稳定性的影响

（一）引言

生物活性物质，如维生素、类胡萝卜素、多酚、生物活性肽、益生菌等，是被人们广泛认可的对健康具有益处的保健食品。这些生物活性物质被掺入食品体系后，能在提高产品营养价值给人们带来健康的同时起到降低患病风险的作用，但是这些生物活性物质不稳定，易受光、温度、氧等因素影响，且在胃肠道环境中具有较差的生物利用率（Arbos et al.，2001）。现阶段，蛋白质凝胶作为天然的三维网络结构，能够在水中溶胀保留大量水分而不被溶解，可保护生物活性物质免受胃肠道恶劣环境的影响，从而防止生物活性物质被破坏，可被广泛用作生物活性物质的载体（Maltais et al.，2010），以实现这些活性物质的控制释放。此外，膳食纤维具有不被人体酶消化但可被结肠中的微生物群降解的特质，其与蛋白质形成的共混凝胶可专门用于靶向递送（Cao and Mezzenga，

2020）。

由前一小节可知，超声处理 ODF-PPI 共混凝胶有更好的理化性质及更紧密的网络结构，因此接下来将其应用于热敏性生物活性物质的控释，以阐明超声作用后所形成的 ODF-PPI 共混凝胶的优势。本小节选择叶黄素（lutein，LU）作为疏水和热敏生物活性化合物的代表。叶黄素被认为是有益于人体健康的有效功能性化合物，对于改善心血管疾病，预防各种类型的癌症，以及与年龄相关的黄斑病的病变具有显著功效，但是它的不稳定性使其应用受到极大限制（Qv et al.，2011）。因而本小节以所制备的共混凝胶为载体，通过测定 ODF-PPI 共混凝胶的损失率、溶胀度及体外释放行为，以及储藏稳定实验探究共混凝胶对叶黄素的控释和保护作用。

（二）材料和方法

1. 材料与试剂

实验材料与试剂主要有花生蛋白（95%）、燕麦膳食纤维（95.2%）、胰蛋白酶（2500U/mg）、胃蛋白酶（1∶15 000）、胆汁盐，其他试剂为分析纯。

2. 仪器与设备

实验仪器与设备主要有电热恒温振荡水槽（DKZ-2，上海精宏实验设备有限公司）、翘板摇床（FA28 SK-D1807-E，美国 Scilogex 公司）、多功能酶标仪（FLUOstar Omega，德国 BMG Labtech 公司）、微量冷冻离心机（FRESCO 17，美国 Thermo 公司）和真空冷冻干燥机（FD-1A-50，北京博医康实验仪器有限公司）。

3. 实验方法

（1）负载叶黄素共混凝胶的制备

分别制备样品溶液［制样方法同本节三、（二）3.（2），对照组取 CON-PPI、CON-PPI-9% ODF，超声组取 US-PPI 及 US-PPI-9% ODF］和叶黄素 LU 母溶液（在无水乙醇中溶解 LU，0.4%，*W*/*V*）。将 LU 母溶液逐滴加入样品溶液中使其最终浓度为 0.016%（*W*/*V*），然后立即加入 20U/g 的 TGase，45℃孵育 1h，冰水冷却形成凝胶。

（2）凝胶产量的测定

对湿凝胶进行测量时，先用滤纸将凝胶表面多余的水分擦去，凝胶产率计算公式如下：

$$\text{凝胶产率}(\%)=\frac{W_f}{W_d}\times 100 \tag{5-23}$$

其中，W_f为湿凝胶的质量；W_d为成胶前干物质的质量。

（3）负载率的测定

采用离心法（Liu et al.，2020b）测定蛋白共混凝胶对叶黄素的负载率，以 10 000r/min 离心 15min，上清液完全脱出，用正己烷萃取，重复多次，紫外-可见分光光度计测量 450nm 处的吸光度，根据标准曲线计算上清液中叶黄素的浓度。无叶黄素的蛋白质溶液作为空白，测量温度设定在 25℃。采用下式计算凝胶的负载率（LE，%）：

$$\text{LE}(\%)=\frac{\text{上清液叶黄素浓度}}{\text{总叶黄素浓度}}\times 100 \tag{5-24}$$

（4）凝胶损失率测定

按照（1）制作负载叶黄素的蛋白质凝胶并冻干，参照 Caillard 等（2009）的方法测量溶解到介质中的蛋白质含量。将约 50mg 凝胶分别浸入到 50ml 的不加消化酶的模拟胃液和模拟肠液中，通过下式计算凝胶损失率：

$$\text{凝胶损失率}(\%)=\frac{\text{Prot}_t}{\text{Prot}_T}\times 100 \tag{5-25}$$

其中，Prot_t 为 t 时间段内所释放的蛋白质含量；Prot_T 为冻干凝胶的初始蛋白质含量。

模拟胃液和模拟肠液配制方法如下（Rockville，2004）。模拟胃液：将 2g 氯化钠溶于 900ml 蒸馏水中，加入 7ml 的 37%盐酸，将 pH 调至 1.2，使最终体积为 1000ml。模拟肠液：将 6.8g 磷酸二氢钾溶于 250ml 蒸馏水，190ml 的 0.2mol/L 氢氧化钠，400ml 蒸馏水，将上述三种液体混合后，pH 调节至 7.5±0.1，最终体积为 1000ml。

（5）溶胀度测定

根据（1）制作负载叶黄素的蛋白质凝胶并冻干，将约 50mg 凝胶浸入到 50ml 的不加消化酶的模拟胃液和模拟肠液中，定时取出，吸干表面水分，称重。通过下式计算溶胀度：

$$\text{溶胀度}(\%)=\frac{W_t - W_0}{W_0}\times 100 \tag{5-26}$$

其中，W_t 为溶胀 t 时间段后的凝胶质量；W_0 为溶胀前的凝胶质量。

（6）体外释放研究

参照 Yang 等（2017）的方法测定叶黄素的体外释放特性，消化过程在摇床中进行。将蛋白质凝胶浸入模拟胃液中［含 0.1%胃蛋白酶（*W/V*）的 SGF，pH 为 1.2］，消化时间 2h，在不同时间下分别取样；消化结束后将凝胶转移至模拟肠液中［含 1%胰蛋白酶（*W/V*），0.5%胆汁盐（*W/V*）的 SIF，pH 为 7.5］，消化时间 4h，在不同时间下分别取样，在 4℃、10 000g 条件下离心 10min 后取上清液，用酶标仪在 450nm 下测吸光值，检测叶黄素的释放情况。

（7）储藏稳定性的测定

取一定量的叶黄素和负载叶黄素的燕麦膳食纤维-花生分离蛋白（oat dietary fiber-peanut protein isolate，ODP-PPI）共混凝胶样品，分别置于相同条件下，定时取样测定叶黄素保留率（叶黄素保留率=不同条件作用后样品中的叶黄素含量/作用前样品中叶黄素含量×100%），分别考察光照、氧气及温度对叶黄素稳定性的影响。

（A）温度的影响

将样品分别置于 4℃、25℃、60℃下避光保存，每隔一周取样，测定保留率。

（B）光照条件的影响

将样品置于室温下分别在避光与暴露于自然光下处理，每隔一周取样，测定保留率。

（C）氧气的影响

将样品置于室温下分别进行密闭与敞口处理，避光保存，每隔一周取样，测定保留率。

（8）数据处理

采用 SPSS 25.0 对实验数据进行统计分析和处理，采用 Duncan 法进行差异显著性分析，$P<0.05$ 为差异显著。每个样品测定三组平行数据，数据以平均值±标准差表示，用 Origin 9.0 绘制图像。

（三）结果与分析

1. 产量及负载率分析

如表 5-16 所示，超声组的蛋白质凝胶产量显著高于未超声组（$P<0.05$），从 5.57 增加到 7.68，且添加膳食纤维的共混凝胶产量高于单独蛋白质凝胶。凝胶产量的增加说明有更多液体被保留于凝胶当中，也表明成胶过程中固形物的增加（胡昊，2014），与前文所得到的凝胶强度与持水力变化趋势相符。

表 5-16 超声处理含有叶黄素的燕麦膳食纤维-花生蛋白共混凝胶的凝胶产量及叶黄素负载率

样品	凝胶产量/（g/L）	LE（%）
CON-PPI	$5.57±0.10^{d}$	$84.78±1.28^{c}$
CON-PPI-9% ODF	$5.86±0.07^{c}$	$85.93±0.59^{c}$
US-PPI	$7.68±0.06^{b}$	$93.68±0.49^{b}$
US-PPI-9% ODF	$8.04±0.05^{a}$	$95.36±0.55^{a}$

注：不同小写字母表示同一列数据之间存在显著性差异，$P<0.05$

从表 5-16 中还可发现超声处理后蛋白质凝胶叶黄素的负载率也得到显著增加，从 84.78%增加到 93.68%，且膳食纤维加入也显著提高了其负载率（$P<0.05$），而未超声组中膳食纤维的加入对其影响并不显著。可能由于未超声组凝胶样品的凝胶性能均较差，质地粗糙，表面伴有液体析出，将部分的叶黄素带出，导致叶黄素的负载率偏低；而超声处理后的凝胶样品质地紧致、表面光滑，无明显液体析出，大部分叶黄素被保留。

2. 蛋白质损失率分析

如图 5-100 为超声处理 ODF-PPI 共混凝胶在未加消化酶的模拟胃液（图 5-100a）和模拟肠液（图 5-100b）中的蛋白质损失率。在胃液条件下凝胶样品的蛋白质损失率均大于肠液条件。胃液条件下，超声处理使得凝胶样品的网络结构变得紧密，相对来说受酸影响较轻，受损失程度偏低，US-PPI 的蛋白质损失率约为 8.06%，且燕麦膳食纤维的加入进一步保护了蛋白质，使其蛋白损失率为 8.56%，而未超声处理组的凝胶基质则被严重破坏，CON-PPI 在 60min 时蛋白质损失率就超过 10%，且达到 120min 时蛋白质损失率高达 17.80%（超声处理后蛋白质损失率降低了 48.09%），膳食纤维的加入使其损失程度有所缓解。在肠液条件下，变化趋势与胃液一致，CON-PPI 在 4h 消化结束后，蛋白质损失率达 11.68%，膳食纤维的加入使其损失率轻微降低。而 US-PPI 的蛋白质损失率在消化结束时仅为 8.93%（相较 CON-PPI 降低了 23.54%），US-PPI-9% ODF 为 8.49%。

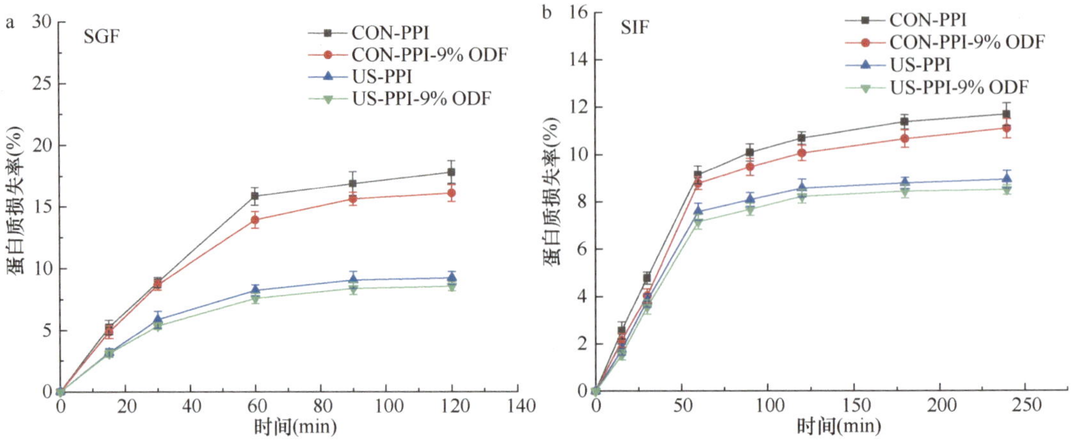

图 5-100 超声处理含有叶黄素的燕麦膳食纤维-花生蛋白共混凝胶在模拟胃肠液中的蛋白质损失率

图 a 为模拟胃液，不含消化酶，pH 1.2；图 b 为模拟肠液，不含消化酶，pH 7.5

由此表明，超声处理后蛋白质凝胶能够增强对模拟胃肠液的抵抗能力，且膳食纤维的加入也能起到一定的保护作用，减小蛋白质的损失率。

3. 溶胀度分析

溶胀度是控制凝胶基质中生物活性成分释放的重要因素（Matalanis et al.，2011）。凝胶基质自发吸收溶剂发生膨胀，凝胶网络中的孔隙随之扩大，促进生物活性物质的扩散（Abaee and Madadlou，2016）。但是当凝胶的蛋白质损失率大于 10%时，对应的溶胀数据偏差较大，因此蛋白质凝胶损失率大于 10%的数据不作参考，且为了确保数据精准，此实验中并未添加消化酶。此外，未经超声处理的共混凝胶经消化液浸泡后极易损坏，不便于测量（在模拟胃液中仅能测量至 30min 时间范围内，在模拟肠液中 CON-PPI 仅能测量至 60min，CON-PPI-9% ODF 测量至 90min）。如图 5-101 所示，共混凝胶均在最初的 30min 内吸水迅速，之后缓慢达到平衡。无论在模拟胃液还是肠液中，超声处理后凝胶基质的溶胀度始终小于未超声处理组的溶胀度，这可能是超声提高了共混凝胶的表面疏水性，使得其浸泡于消化液中所吸入的液体减少，溶胀性降低，且高溶胀度导致分子渗透压向外扩散并不利于生物活性物质的靶向肠转运（Qiu and Park，2001）。

Chen 和 Subirade（2009）的研究表明，凝胶基质的溶胀行为与蛋白质分子的净电荷有关。当共混凝胶处于模拟胃液（pH 1.2）中，由于氨基基团的作用，蛋白质带有较强的正净电荷，蛋白质之间通过静电斥力使基质发生溶胀。在 SGF 中消化 30min 时测得 CON-PPI 的溶胀度为 483.33%，而 US-PPI 仅为 274.67%，相较降低了 43.17%，且在消化结束时才到达 286.33%，具有膳食纤维的共混凝胶膨胀率又降低了 8.85%。在模拟肠液（pH 7.5）条件下，羧基基团的存在产生了静电斥力，使溶剂进入蛋白质网络，导致凝胶基质发生溶胀，且 SIF 中的凝胶溶胀度大于 SGF 中的溶胀度；这可能是由花生蛋白中羧酸基团，如天冬氨酸和谷氨酸残基含量较高引起的（Monteiro and Prakash，1994）。当蛋白质凝胶处于 SIF 时，羧酸基团处于解离或离子化状态，H^+和—COO—形式的离子

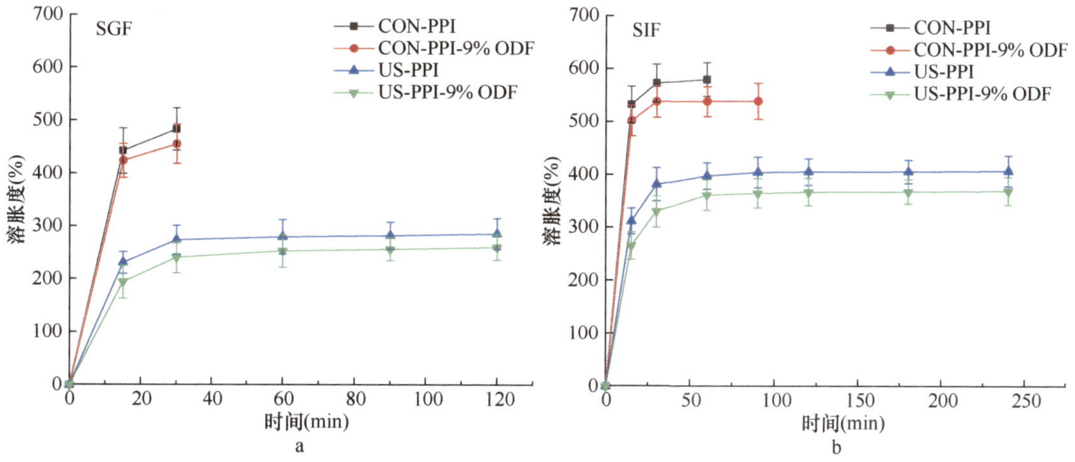

图 5-101 超声处理含有叶黄素的燕麦膳食纤维-花生蛋白共混凝胶在模拟胃肠液中的溶胀度

图 a 为模拟胃液，不含消化酶，pH 1.2；图 b 为模拟肠液，不含消化酶，pH 7.5

浓度较高，水凝胶中的渗透压增加，从而促进了水的吸收。此外，花生蛋白带负电荷的羧酸基团之间的静电斥力可能会导致大分子链排斥，从而增加其溶胀度，使其在 60min 时，溶胀度达到 579.67%。超声处理有利于 TGase 诱导形成更多的共价相互作用，抵抗部分由于 H^+产生的渗透压作用，抑制了基质的溶胀，进而减少了水分子入侵，使得 US-PPI 的溶胀性降低为 408.67%，相较 CON-PPI 降低了 29.50%（Caillard et al.，2010）。且膳食纤维的加入使共混凝胶的疏水作用增强，溶胀度降低。Abaee 和 Madadlou（2016）的研究结果也表明，蛋白质的疏水键与凝胶基质溶胀度有关。

4. 体外释放分析

叶黄素在视网膜上积累并产生有益作用之前，必须先从食物基质中被释放，然后被肠中的肠细胞吸收，再被转运至靶组织。因此在开发叶黄素生物活性食品的过程中，增加目标区域从凝胶基质转移出的叶黄素的数量有重大的意义（Becerra et al.，2020）。图 5-102 为超声处理含有叶黄素的 ODF-PPI 共混凝胶在体外消化过程中的释放曲线及在模拟胃肠液中的释放率。如图 5-102a 所示，在模拟胃液消化的 2h 内，对照组的释放曲线初期迅速上升，释放速率较大，这可能与溶胀度迅速增大有关；而超声处理组的释放曲线相对缓和，表明超声处理后形成的紧致网络凝胶结构抵御了部分胃液的侵蚀，使得叶黄素能够更多地保留在凝胶内部。由图 5-102b 可知，在模拟胃液消化结束后，US-PPI 的释放率为 30.24%，相较 CON-PPI 的 48.67%，显著降低了 37.87%（$P<0.05$）。且膳食纤维的加入在一定程度上减少了凝胶的损失，使得叶黄素在模拟胃液中的释放率进一步降低。Alavi 等（2018）也报道过，相较单一的蛋白质凝胶，多糖与蛋白所形成的双体系水凝胶中的多糖组分能够保护蛋白质免受胃蛋白酶和胃酸环境的影响。而在模拟肠液消化的过程中，未超声处理组由于其凝胶网络受到严重的破坏，在初期释放出大量的叶黄素，后期则为平衡状态，最终在肠阶段的释放率达到 32.38%。而超声处理后的凝胶在模拟肠液中递送生物活性物质较缓慢，但在消化结束时具有较高的释放效率，达到 48.94%，相较 CON-PPI 提高了 51.14%，表明超声处理对共混凝胶具有较好的控释效果，

虽然膳食纤维的加入使胃消化阶段的释放率偏低，但在肠内的有效释放率比 US-PPI 显著提高了 7.83%（$P<0.05$）。总的来说，相较 CON-PPI，超声处理的共混凝胶所负载的叶黄素在模拟肠液中释放率提高了 62.97%，极大保护了其发生降解。在模拟胃肠消化结束后仍有部分叶黄素（18.95%～21.17%）保留在凝胶中，表明释放可能具有时间依赖性，更长的观察时间可能能达到生物活性物质的完全释放。

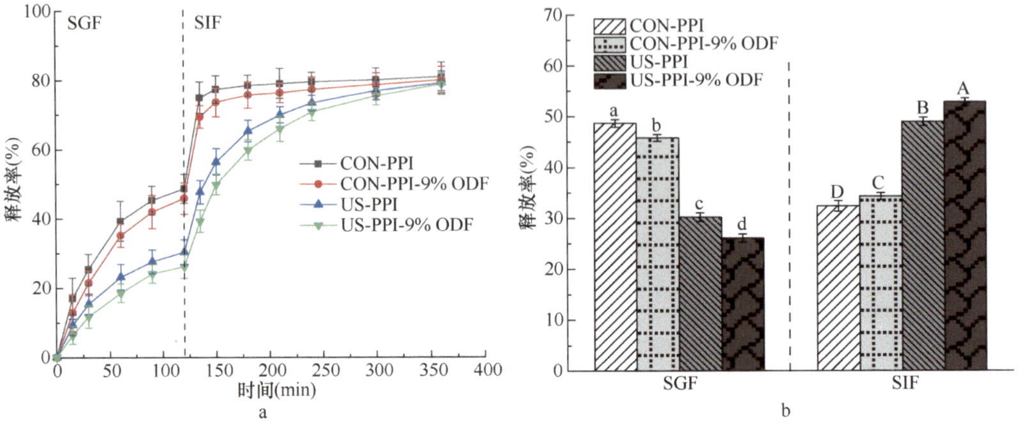

图 5-102　超声处理含有叶黄素的燕麦膳食纤维-花生蛋白共混凝胶在模拟消化过程中的释放曲线（a）及在模拟胃肠液中的释放率（b）

5. 储藏稳定性分析

叶黄素因其结构的高度不饱和性对热、光、氧极不稳定，易被降解（Gouveia and Empis，2003）。因而本小节探究负载叶黄素的凝胶样品在热、光、氧条件下的储藏稳定性。图 5-103a 为在不同温度条件下，超声处理对含叶黄素的 ODF-PPI 共混凝胶的储藏稳定性的影响。在 4℃、25℃、60℃下储存 28d 后，叶黄素的保留率分别为 92.43%、87.33%、62.15%，表明偏高的温度使叶黄素发生降解，低温更适合叶黄素的保存，这与 Shi 和 Chen（1997）研究得到的低温可以延缓叶黄素的降解结果一致。CON-PPI 处理组中负载的叶黄素的保留率分别 94.11%、91.13%、73.46%，相对叶黄素保留率显著升高。进一步地，US-PPI-9% ODF 对叶黄素的保留率达到 97.32%、94.78%、86.33%，相对 CON-PPI-9% ODF 在不同温度下分别提高了 2.82%、3.37%、11.77%。这表明超声处理后的共混凝胶由于其致密的质地结构使其能够抵御 60℃对叶黄素的破坏作用，且膳食纤维的加入又进一步提高了叶黄素的保留率。

图 5-103b 为在光照条件下超声处理对含叶黄素的 ODF-PPI 共混凝胶的储藏稳定性的影响（图 5-103a 中 25℃为对照避光组）。可以看出，叶黄素在光照条件下储藏 28d 后保留率仅为 72.24%，相对避光条件下损失了 17.28%，因而对于叶黄素应于避光条件下保存。经蛋白质凝胶负载后的叶黄素的稳定性有了明显的提升，储藏 28d 后 CON-PPI 组的叶黄素保留率达到 83.53%，而 US-PPI 凝胶负载叶黄素后的保留率达到 90.18%，表明更均一质地的凝胶对叶黄素起到防止降解的保护作用。此膳食纤维的加入使得 US-PPI-9% ODF 凝胶中的网络空隙被填充，进一步对其负载的活性物质起到保护作用

（叶黄素保留率相较 CON-PPI 提高了 10.82%）。

图 5-103c 为在有氧条件下超声处理对含叶黄素的 ODF-PPI 共混凝胶的储藏稳定性的影响（图 5-103a 中 25℃为对照无氧组），变化趋势与光照条件下一致。有氧条件下，叶黄素的保留率较低，为 71.16%，而凝胶样品的负载使得其储藏稳定性提高，CON-PPI 凝胶所负载的叶黄素的保留率为 83.26%，而 US-PPI-9% ODF 凝胶负载叶黄素后的保留率达到 92.65%，较 CON-PPI 显著提高了 11.28%。综上，超声处理后的共混凝胶能够保护其中被负载的叶黄素，使其抵御部分光、热、氧等环境因素的破坏，提高其储藏稳定性。

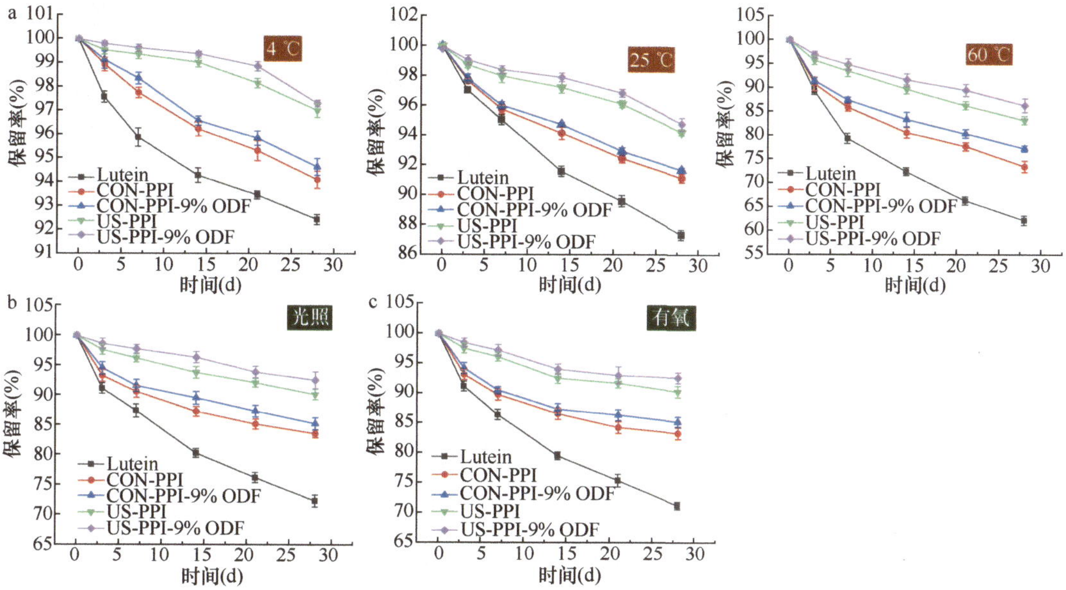

图 5-103　超声处理含有叶黄素的燕麦膳食纤维-花生蛋白共混凝胶的储藏稳定性

a. 温度影响；b. 光照影响；c. 氧气影响；Lutein. 叶黄素

（四）小结

本小节从共混凝胶负载叶黄素的释放行为及储藏稳定性方面侧面证明了超声处理对 ODF-PPI 共混凝胶凝胶性质的影响，主要结论如下。

1）超声处理使 PPI 凝胶的负载率从 84.78%增加到 93.68%，使 ODF-PPI 共混凝胶的负载率从 85.93%增加到 95.36%。

2）超声处理增强了共混凝胶对模拟胃肠液的抵抗能力，相较 CON-PPI，在模拟胃液和肠液中的蛋白质损失率分别降低了 48.09%、23.54%，且膳食纤维的加入也能起到一定的保护作用。

3）超声处理后凝胶基质的溶胀度始终小于未超声处理组。在胃液条件下 30min，超声处理使蛋白质凝胶的溶胀度降低了 43.17%，而膳食纤维的加入使其溶胀度又降低了 8.85%；在肠液条件下得到了相似的趋势。

4）超声处理 ODF-PPI 共混凝胶所形成的致密网络结构对其负载的叶黄素具有较好

的控释效果，相较 CON-PPI，US-PPI-9% ODF 在肠内的释放率显著提高了 62.97%。超声处理后的 ODF-PPI 共混凝胶能够保护其负载的叶黄素，使其抵御部分光、热、氧等环境因素的破坏，提高其储藏稳定性。

参 考 文 献

刁小琴, 关海宁, 乔秀丽, 等. 2020. 超声处理对肌原纤维蛋白凝胶特性和结构的影响. 食品工业, 41(2): 197-200.

冯欣. 2021. 基于玉米醇溶蛋白-EGCG 复合物的纳米颗粒水相制备及其应用. 无锡: 江南大学硕士学位论文.

葛思彤, 李琦, 贾睿, 等. 2022. 基于玉米醇溶蛋白/没食子酸复合纳米颗粒提升玉米油 Pickering 乳液的氧化稳定性. 食品科学, 43(20): 78-85.

耿军凤, 张丽芬, 陈复生. 2020. 超声波辅助提取对花生蛋白结构与功能特性的影响. 食品研究与开发, 41(9): 61-69.

顾璐萍. 2018. 儿茶素-蛋清蛋白抗氧化性载体材料的制备、表征及其应用. 无锡: 江南大学博士学位论文.

胡昊. 2014. 利用高场强超声波增强大豆蛋白凝胶性及凝胶缓释效果. 武汉: 华中农业大学博士学位论文.

胡筱, 潘浪, 朱平平, 等. 2019. 超声波改性对葵花粕膳食纤维性质与结构的影响. 中国食品学报, 19(11): 88-99.

黄韫琪. 2020. 小麦蛋白基食品胶体结构的构建及其性质研究. 广州: 华南理工大学硕士学位论文.

姜国川, 王丽岩, 刘亚春, 等. 2019. 改性处理对猪肌原纤维蛋白结构及凝胶特性的影响. 食品科学, 40(19): 89-95.

李梦帆. 2019. 醇溶蛋白-多糖复合颗粒的构建及其在 Pickering 乳液的应用研究. 广州: 广州大学硕士学位论文.

李清正, 冯力更, 罗永康. 2016. 复合肌原纤维蛋白的凝胶特性. 肉类研究, 30(12): 1-6.

梁志宏, 尹蓉, 张倩茹, 等. 2019. 提取方式对枣膳食纤维理化及功能特性的影响. 食品与发酵工业, 2019: 1-7.

刘春菊, 肖亚冬, 张钟元, 等. 2015. 玉米黄质及其异构体的测定方法研究. 现代食品科技, 31(11): 313-318.

刘夫国. 2017. 蛋白质—多酚—碳水化合物共价复合物制备及其对功能因子稳态作用. 北京: 中国农业大学博士学位论文.

孟然. 2021. 玉米醇溶蛋白/羧甲基糊精复合纳米颗粒 Pickering 乳液的构建与应用. 合肥: 合肥工业大学硕士学位论文.

孙庆. 2021. 原花青素共价修饰在蛋清蛋白改性中的应用研究. 南昌: 南昌大学硕士学位论文.

唐家明, 吕林, 张丽阳, 等. 2016. 不同接种密度对 Caco-2 细胞吸收模型分化及去极化评价指标的影响. 河北科技师范学院学报, 30(3): 66-70.

王红娜, 曹欣然, 黄莲燕, 等. 2019. 膳食纤维与阿魏酸复配对面团和面筋蛋白性质的影响. 食品科学, 40(12): 62-69.

王静宇, 杨玉玲, 康大成, 等. 2017. 超声波对肌原纤维蛋白热诱导凝胶化学作用力与保水性的影响. 中国农业科学, 50(12): 2349-2358.

吴海波, 于静雯, 吴长玲, 等. 2020. 空化微射流对豆渣膳食纤维结构及功能特性影响. 食品科学, 41(1): 94-99.

杨莫愁. 2019. 不同结晶度纤维素的燃烧热解特性研究. 合肥: 中国科学技术大学硕士学位论文.

杨文平. 2007. 类胡萝卜素体外模拟吸收研究. 南京: 南京农业大学硕士学位论文.

叶云花, 沙小梅, 涂宗财, 等. 动态高压微射流和谷氨酰胺转氨酶交联技术对大豆分离蛋白凝胶性能的影响. 食品科学, 2012, 32(23): 40-42.

尹艺霖, 刘学军. 2019. 不同超声功率处理对鲢鱼肌原纤维蛋白理化特性及凝胶品质的影响. 肉类研究, 33(3): 14-19.

朱美如, 潘贯珠. 2018. 玉米醇溶蛋白-芦丁复合纳米颗粒制备 Pickering 乳液及其特性研究. 粮食与油脂, 31(5): 43-47.

朱倩, 高瑞萍, 雷琳, 等. 2018. 番茄红素热异构化机制及其影响因素研究进展. 食品科学, 39(15): 310-315.

Abaee A, Madadlou A. 2016. Niosome-loaded cold-set whey protein hydrogels. Food Chemistry, 196: 106-113.

Aguilera J M, Rojas E. 2010. Rheological, thermal and microstructural properties of whey protein-cassava starch gels. Journal of Food Science, 61(5): 962-966.

Alavi F, Emam-Djomeh Z, Yarmand M S, et al. 2018. Cold gelation of curcumin loaded whey protein aggregates mixed with k-carrageenan: impact of gel microstructure on the gastrointestinal fate of curcumin. Food Hydrocolloids, 85: 267-280.

Arbos P, Arangoa M, Campanero M, et al. 2001. Quantification of the bioadhesive properties of protein-coated PVM/MA nanoparticles. International Journal of Pharmaceutics, 242(1-2): 129-136.

Arzeni C, Martínez K, Zema P, et al. 2012. Comparative study of high intensity ultrasound effects on food proteins functionality. Journal of Food Engineering, 108: 463-472.

Ayadi M, Kechaou A, Makni I, et al. 2009. Influence of carrageenan addition on Turkey meat sausages properties. Journal of Food Engineering, 93(3): 278-283.

Becerra M O, Contreras L M, Lo M H, et al. 2020. Lutein as a functional food ingredient: stability and bioavailability. Journal of Functional Foods, 66: 103771.

Bertram H C, Schäfer A, Rosenvold K, et al. 2014. Physical changes of significance for early postmortem water distribution in porcine *M. longissimus*. Meat Science, 66(4): 915-924.

Bohn T. 2008. Bioavailability of non-provitamin A carotenoids. Current Nutrition & Food Science, 4(4): 240-258.

Bohn T. 2015. Mind the gap-deficits in our knowledge of aspects impacting the bioavailability of phytochemicals and their metabolites-a position paper focusing on carotenoids and polyphenols. Molecular Nutrition & Food Research, 59(7): 1307-1323.

Caillard R, Mateescu M A, Subirade M. 2010. Maillard-type cross-linked soy protein hydrogels as devices for the release of ionic compounds: an *in vitro* study. Food Research International, 43(10): 2349-2355.

Caillard R, Petit A, Subirade M. 2009. Design and evaluation of succinylated soy protein tablets as delayed drug delivery systems. International Journal of Biological Macromolecules, 45(4): 414-420.

Cao Y, Mezzenga R. 2020. Design principles of food gels. Nature Food, 1(2): 106-118.

Cardoso C, Mendes R, Nunes M L. 2007. Effect of transglutaminase and carrageenan on restructured fish products containing dietary fibres. International Journal of Food Science and Technology, 42: 1257-1264.

Chandrapala J, Zisu B, Palmer M, et al. 2011. Effects of ultrasound on the thermal and structural characteristics of proteins in reconstituted whey protein concentrate. Ultrasonics Sonochemistry, 18: 951-957.

Chen H H. 2016. Thermal gelation behaviors of surimi protein mixed with hydroxypropylmethyl cellulose. Fisheries Science, 72: 679-685.

Chen K, Roca M. 2018. *In vitro* digestion of chlorophyll pigments from edible seaweeds. Journal of Functional Foods, 40: 400-407.

Chen B F, Cai Y J, Liu T X, et al. 2019a. Improvements in physicochemical and emulsifying properties of insoluble soybean fiber by physical-chemical treatments. Food Hydrocolloids, 93: 167-175.

Chen F P, Ou S Y, Chen Z, et al. 2017a. Soy soluble polysaccharide as a nanocarrier for curcumin. Journal of

Agricultural & Food Chemistry, 65(8): 1707-1714.
Chen J L, Gao D X, Yang L T, et al. 2013. Effect of microfluidization process on the functional properties of insoluble dietary fiber. Food Research International, (54): 1821-1827.
Chen L, Chen J, Ren J, et al. 2011. Effects of ultrasound pretreatment on the enzymatic hydrolysis of soy protein isolates and on the emulsifying properties of hydrolysates. Journal of Agricultural and Food Chemistry, 59: 2600-2609.
Chen L Y, Subirade M. 2009. Elaboration and characterization of soy/zein protein microspheres for controlled nutraceutical delivery. Biomacromolecules, 10(12): 3327-3334.
Chen S, Han Y, Huang J Y, et al. 2019b. Fabrication and characterization of layer-by-layer composite nanoparticles based on zein and hyaluronic acid for co-delivery of curcumin and que rcetagetin. ACS Applied Materials & Interfaces, 11(18): 16922-16933.
Chen S, Han Y, Wang Y, et al. 2019c. Zein-hyaluronic acid binary complex as a delivery vehicle of quercetagetin: fabrication, structural characterization, physicochemical stability and *in vitro* release property. Food Chemistry, 276: 322-332.
Chen X, He X W, Zhang B, et al. 2017b. Effects of adding corn oil and soy protein to corn starch on the physicochemical and digestive properties of the starch. International Journal of Biological Macromolecules, 104: 481-486.
Chen X, Li Y, Zhou R, et al. 2016. L-histidine improves water retention of heat-induced gel of chicken breast myofibrillar proteins in low ionic strength solution. International Journal of Food Science & Technology, 51(5): 1195-1203.
Cheng Y, Donkor P O, Ren X F, et al. 2019. Effect of ultrasound pretreatment with mono-frequency and simultaneous dual frequency on the mechanical properties and microstructure of whey protein emulsion gels. Food Hydrocolloids, 89: 434-442.
Cheung L, Wanasundara J, Nickerson M T. 2014. The effect of pH and NaCl levels on the physicochemical and emulsifying properties of a cruciferin protein isolate. Food Biophysics, 9(2): 105-113.
Choi Y S, Choi J H, Han D J, et al. 2008. Effects of adding levels of rice bran fiber on the quality characteristics of ground pork meat product. Korean Journal for Food Science of Animal Resources, 28(3): 319-326.
Choi Y S, Choi J H, Han D J, et al. 2011. Effects of rice bran fiber on heat-induced gel prepared with pork salt-soluble meat proteins in model system. Meat Science, 88: 59-66.
Chu J X, Zhao H Z, Lu Z X, et al. 2019. Improved physicochemical and functional properties of dietary fiber from millet bran fermented by *Bacillus natto*. Food Chemistry, 294: 79-86.
Chung R W S, Leanderson P G, Ustafasson N J. 2018. Liberation of lutein from spinach: effects of heating time, microwave-reheating and liquefaction. Food Chemistry, 277(3): 573-578.
Colle I J P, Lemmens L, Van B S, et al. 2013. Processing tomato pulp in the presence of lipids: the impact on lycopene bioaccessibility. Food Research International, 51(1): 32-38.
Coral-Hinostroza G N, Ytrestøyl T, Ruyter B, et al. 2004. Plasma appearance of unesterified astaxanthin geometrical E/Z and optical R/S isomers in men given single doses of a mixture of optical 3 and 3′ R/S isomers of astaxanthin fatty acyl diesters. Comparative Biochemistry and Physiology Part C: Toxicology & Pharmacology, 139(1-3): 99-110.
Cortés-Ruiz J A, Pacheco-Aguilar P, Ramírez-Suárez J C, et al. 2016. Conformational changes in proteins recovered from jumbo squid (*Dominicus gigas*) muscle through pH shift washing treatments. Food Chemistry, 196: 769-775.
Cuevas-Bernardino J C, Leyva-Gutierrez F, Jaime-Vernon C E, et al. 2017. Formation of biopolymer complexes composed of pea protein and mesquite gum- impact of quercetin addition on their physical and chemical stability. Food Hydrocolloids, 77: 736-745.
Cui Q, Wang G R, Gao D, et al. 2019. Improving the gel properties of transgenic microbial transglutaminase crosslinked soybean-whey mixed protein by ultrasonic pretreatment. Process Biochemistry, 91: 104-112.
Cury B S F, Castro A D, Klein S I, et al. 2009. Modeling a system of phosphate cross-linked high amylose for controlled drug release. Part 2: Physical parameters, cross-linking degrees, and drug delivery

relationships. International Journal of Pharmaceutics, 371(1-2): 8-15.

Dai L, Sun C X, Wei Y, et al. 2018. Formation and characterization of zein-propylene glycol alginate-surfactant ternary complexes: effect of surfactant type. Food Chemistry, 258: 321-330.

Dai L, Sun C, Wei Y, et al. 2017. Characterization of Pickering emulsion gels stabilized by zein/gum arabic complex colloidal nanoparticles. Food Hydrocolloids, 74: 239-248.

Dai T, Li T, Li R, et al. 2020. Utilization of plant-based protein-polyphenol complexes to form and stabilize emulsions: pea proteins and grape seed proanthocyanidins. Food Chemistry, 329: 127219.

Dang H V, Loisel C, Desrumaux A, et al. 2009. Rheology and microstructure of cross-linked waxy maize starch/whey protein suspensions. Food Hydrocolloids, 23(7): 1678-1686.

Debusca A, Tahergorabi R, Beamer S K, et al. 2014. Physicochemical properties of surimi gels fortified with dietary fiber. Food Chemistry, (148): 70-76.

Elchier N, Reich M, Renard C. 2012. Impact of cooking methods on folates, ascorbic acid and lutein in green beans (*Phaseolus vulgaris*) and spinach (*Spinacea oleracea*). Food Science and Technology, 49: 197-201.

Ellman G D. 1959. Tissue sulfhydryl groups. Archives of Biochemistry and Biophysics, 82: 70-72.

Fan X J, Li S, Zhang A, et al. 2021. Mechanism of change of the physicochemical characteristics, gelation process, water state, and microstructure of okara tofu analogues induced by high-intensity ultrasound treatment. Food Hydrocolloids, 111: 106241.

Gan C Y, Cheng L H, Easa A M. 2008. Physicochemical properties and microstructures of soy protein isolate gels produced using combined cross-linking treatments of microbial transglutaminase and Maillard cross-linking. Food Research International, 41(6): 600-605.

Garti N, McClements D J. 2012. Encapsulation Technologies and Delivery Systems for Food Ingredients and Nutraceuticals. Sawston: Woodhead Publishing: 80-88.

Ge S T, Jia R, Li Q, et al. 2022. Pickering emulsion stabilized by zein/Adzuki bean seed coat polyphenol nanoparticles to enhance the stability and bioaccessibility of astaxanthin. Journal of Functional Foods, 88: 104867.

Ghayour N, Hosseini S, Eskandari M H, et al. 2019. Nanoencapsulation of que rcetin and curcumin in casein-based delivery systems. Food Hydrocolloids, 87: 394-403.

Ghosh K, Shu X Z, Mou R, et al. 2005. Rheological characterization of in situ cross-linkable hyaluronan hydrogels. Biomacromolecules, 6(5): 2857.

Giuseppina P L, Sergio M C, Kamila D A M, et al. 2017. Cooking processes increase bioactive compounds in organic and conventional green beans. Food Sciences and Nutrition, 68(8): 919-930.

Gómez G M C, Borderias A J, Montero P. 1997. Chemical interactions of nonmuscle proteins in the network of sardine (*Sardina pilchardus*) muscle gels. LWT-Food Science and Technology, 30(6): 602-608.

Gouveia L, Empis J. 2003. Relative stabilities of microalgal carotenoids in microalgal extracts, biomass and fish feed: effect of storage conditions. Innovative Food Science & Emerging Technologies, 4(2): 227-233.

Guo P, Yu J, Copeland L, et al. 2018a. Mechanisms of starch gelatinization during heating of wheat flour and its effect on *in vitro* starch digestibility. Food Hydrocolloids, 82: 370-378.

Guo Y T, Liu W, Wu B G, et al. 2018b. Modification of garlic skin dietary fiber with twin-screw extrusion process and *in vivo* evaluation of Pb binding. Food Chemistry, 268(1): 550-557.

Han M Y, Wang P, Xu X L, et al. 2014. Low-field NMR study of heat induced gelation of pork myofibrillar proteins and its relationship with microstructural characteristics. Food Research International, 62: 1175-1182.

He X H, Liu H Z, Liu L. 2014. Effects of high pressure on the physicochemical and functional properties of peanut protein isolates. Food Hydrocolloids, 36: 123-129.

Hou P, Pu F, Zou H, et al. 2019. Whey protein stabilized nanoemulsion: a potential delivery system for ginsenoside Rg3 whey protein stabilized nanoemulsion: potential Rg3 delivery system. Food Bioscience, 31: 100427.

Hu H, Fan X, Zhou Z, et al. 2013a. Acid-induced gelation behavior of soybean protein isolate with high

intensity ultrasonic pre-treatments. Ultrasonics Sonochemistry, 20: 187-195.
Hu H, Wu J H, Li-Chan E C, et al. 2013b. Effects of ultrasound on structural and physical properties of soy protein isolate (SPI) dispersions. Food Hydrocolloids, 30(2): 647-655.
Hu H, Zhu X, Hu T, et al. 2015. Effect of ultrasound pretreatment on formation of transglutaminase-catalyzed soy protein hydrogel as a riboflavin vehicle for functional foods. Journal of Functional Foods, 19: 182-193.
Huang L, Ding X, Zhao Y, et al. 2018. Modification of insoluble dietary fiber from garlic straw with ultrasonic treatment. Journal of Food Processing and Preservation, 42(1), p.e13399.
Huang M G, Wang Y, Ahmad M, et al. 2021. Fabrication of pickering high internal phase emulsions stabilized by pecan protein/xanthan gum for enhanced stability and bioaccessibility of quercetin, Food Chemistry, 357: 129732.
Hubatsch I, Ragnarsson E, Artursson P. 2007. Determination of drug permeability and prediction of drug absorption in Caco-2 monolayers. Nature Protocols, 2(9): 2111-2119.
Ji Y, Han C L, Liu E C, et al. 2022. Pickering emulsions stabilized by pea protein isolate-chitosan nanoparticles: fabrication, characterization and delivery EPA for digestion *in vitro* and *in vivo*. Food Chemistry, 378: 132090.
Jia M Y, Chen J J, Liu X Z, et al. 2019. Structural characteristics and functional properties of soluble dietary fiber from defatted rice bran obtained through *Trichoderma viride* fermentation. Food Hydrocolloids, 94: 468-474.
Jia R, Ge S, Ren S, et al. 2021. Antibacterial mechanism of adzuki bean seed coat polyphenols and their potential application in preservation of fresh raw beef. International Journal of Food Science & Technology, 56(10): 5025-5039.
Jiang P, Huang J, Bao C, et al. 2018. Enzymatically partial hydrolyzed α-lactalbumin peptides for self-assembled micelles formation and their application for co-encapsulation of multiple antioxidants. Journal of Agricultural & Food Chemistry, 66(49): 12921-12930.
Jiang Z M, Wang C Y, Li T, et al. 2019. Effect of ultrasound on the structure and functional properties of transglutaminase-crosslinked whey protein isolate exposed to prior heat treatment. International Dairy Journal, 88: 79-88.
Jin Y H, Hu H Y, Qiao M X, et al. 2012. pH-sensitive chitosan-derived nanoparticles as doxorubicin carriers for effective anti-tumor activity: preparation and *in vitro* evaluation. Colloids Surfaces B: Biointerfaces, 94: 184-191.
Ju M N, Zhu G, Huang G, et al. 2019. A novel pickering emulsion produced using soy protein-anthocyanin complex nanoparticles. Food Hydrocolloids, 99: 105329.
Kan X, Yan Y, Ran L, et al. 2020. Evaluation of bioaccessibility of zeaxanthin dipalmitate from the fruits of *Lycium barbarum* in oil- in-water emulsions. Food Hydrocolloids, 105: 105781.
Kang G, Yang H, Jeong J, et al. 2007. Gel color and texture of surimi-like prok from muscles at different rigor states post-mortem. Asian Australasian Journal of Animal Sciences, 20(7): 11-27.
Kao F J, Su N W, Lee M H. 2003. Effect of calcium sulfate concentration in soymilk on the microstructure of firm tofu and the protein constitutions in tofu whey. Journal of Agricultural and Food Chemistry, 51: 6211-6216.
Karaman E, Yılmaz E, Tuncel N B. 2017. Physicochemical, microstructural and functional characterization of dietary fibers extracted from lemon, orange and grapefruit seeds press meals. Bioactive Carbohydrates and Dietary Fibre, 11: 9-17.
Khandelwal S, Udipi S A, Ghugre P. 2010. Polyphenols and tannins in Indian pulses: effect of soaking, germination and pressure cooking. Food Research International, 43(2): 526-530.
Khawas P, Deka S C. 2016. Isolation and characterization of cellulose nanofibers from culinary banana peel using high-intensity ultrasonication combined with chemical treatment. Carbohydrate Polymers, 137: 608-616.
Kim B Y, Yoo B. 2010. Effects of cross-linking on the rheological and thermal properties of sweet potato starch. Starch- Stärke, 62(11): 577-583.

Kroll J, Rawel H. 2001. Reactions of plant phenols with myoglobin: influence of chemical structure of the phenolic compounds. Journal of Food Science, 66: 48-58.

Laemmli U K. 1970. Cleavage of structural proteins during the assembly of the head of bacteriophage-T4. Nature, 227: 680-685.

Lee H L, Yoo B. 2011. Effect of hydroxypropylation on physical and rheological properties of sweet potato starch. LWT- Food Science and Technology, 44(3): 765-770.

Li F F, Wang B, Kong B H, et al. 2019a. Decreased gelling properties of protein in mirror carp (*Cyprinus carpio*) are due to protein aggregation and structure deterioration when subjected to freeze-thaw cycles. Food Hydrocoll, 97: 105223.

Li H, Yan S, Yang L, et al. 2021. Starch gelatinization in the surface layer of rice grains is crucial in reducing the stickiness of parboiled rice. Food Chemistry, 341: 128202.

Li J G, Wu M M, Wang Y T, et al. 2020. Effect of pH-shifting treatment on structural and heat induced gel properties of peanut protein isolate. Food Chemistry, 325: 126921.

Li K L, Chen W Y, Zhang M, et al. 2022. Monitoring residue levels and dietary risk assessment of thiamethoxam and its metabolite clothianidin for Chinese consumption of Chinese kale. Journal of the Science of Food and Agriculture, 102(1): 417-424.

Li K, Kang Z L, Zhao Y Y, et al. 2014. Use of high-intensity ultrasound to improve functional properties of batter suspensions prepared from PSE-like chicken breast meat. Food and Bioprocess Technology, 7(12): 3466-3477.

Li W, Li S G, Hu Y, et al. 2019b. Impact of hot alkali modification conditions on secondary structure of peanut protein and embedding rate of curcumin. Food Science and Human Wellness, 8: 283-291.

Li X M, Li X H, Wu Z Z, et al. 2020. Chitosan hydrochloride/carboxymethyl starch complex nanogels stabilized Pickering emulsions for oral delivery of β-carotene: Protection effect and *in vitro* digestion study. Food Chemistry, 315: 126288.

Li Y, Kadam S, Abee T, et al. 2012. Antimicrobial lysozyme-containing starch microgel to target and inhibit amylase-producing micro-organisms. Food Hydrocolloids, 28(1): 28-35.

Li Y, Vries R D, Slaghek T, et al. 2009. Preparation and characterization of oxidized starch polymer microgels for encapsulation and controlled release of functional ingredients. Biomacromolecules, 10(7): 1931-1938.

Liang X P, Ma C C, Yan X J, et al. 2020a. Structure, rheology and functionality of whey protein emulsion gels: effects of double cross-linking with transglutaminase and calciumions. Food Hydrocolloids, 102: 105569.

Liang Y R, Teng F, He M Y, et al. 2020b. Effects of ultrasonic treatment on the structure and rehydration peculiarity of freeze-dried soy protein isolate gel. Food Structure, 28: 100169.

Lin Y A, Wang H X, Rao W, et al. 2019. Structural characteristics of dietary fiber (*Vigna radiata* L. hull) and its inhibitory effect on phospholipid digestion as an additive in fish floss. Food Control, 98: 74-81.

Liu C M, Liang R H, Dai T T, et al. 2016a. Effect of dynamic high pressure microfluidization modified insoluble dietary fiber on gelatinization and rheology of rice starch. Food Hydrocolloids, 57: 55-61.

Liu C Z, Tan Y B, Xu Y, et al. 2019a. Formation, characterization, and application of chitosan/pectin-stabilized multilayer emulsions as astaxanthin delivery systems. International Journal of Biological Macromolecules, 140: 985-997.

Liu F G, Ma C C, McClements D J, et al. 2017. A comparative study of covalent and non-covalent interactions between zein and polyphenols in ethanol-water solution. Food Hydrocolloids, 63: 625-634.

Liu F G, Ma D, Luo X, et al. 2018. Fabrication and characterization of protein-phenolic conjugate nanoparticles for co-delivery of curcumin and resveratrol. Food Hydrocolloids, 79: 450-461.

Liu F G, Wang D, Sun C X, et al. 2016b. Utilization of interfacial engineering to improve physicochemical stability of β-carotene emulsions: multilayer coatings formed using protein and protein-polyphenol conjugates. Food Chemistry, 205: 129-139.

Liu H T, Han G, Zhang H, et al. 2019b. Improving the physical and oxidative stability of emulsions based on the interfacial electrostatic effects between porcine bone protein hydrolysates and porcine bone protein

hydrolysate-rutin conjugates. Food Hydrocolloids, 94: 418-427.
Liu X J, McClements D J, Cao Y, et al. 2016c. Chemical and physical stability of astaxanthin-enriched emulsion-based delivery systems. Food Biophysics, 11(3): 302-310.
Liu Y, Heying E, Tanumihardjo S A. 2012. History, global distribution, and nutritional importance of citrus fruits. Comprehensive Reviews in Food Science and Food Safety, 11(6): 530-545.
Liu Y L, Zhang H B, Yi C P, et al. 2020a. Chemical composition, structure, physicochemical and functional properties of rice bran dietary fiber modified by cellulase treatment. Food Chemistry, 342: 128352.
Liu Z, Sun X M, Nakayama-Ratchford N, et al. 2007. Supramolecular chemistry on water-soluble carbon nanotubes for drug loading and delivery. Acs Nano, 1(1): 50-56.
Liu Z Z, Liu C, Sun X, et al. 2020b. Fabrication and characterization of cold-gelation whey protein-chitosan complex hydrogels for the controlled release of curcumin. Food Hydrocolloids, 103: 105619.
Luo X L, Wang Q, Fang D Y, et al. 2018. Modification of insoluble dietary fibers from bamboo shoot shell: structural characterization and functional properties. International Journal of Biological Macromolecules, 120: 1461-1467.
Magar R T, Sohng J K. 2020. A review on structure, modifications and structure-activity relation of quercetin and its derivatives. Journal of Microbiology and Biotechnology, 30(1): 11.
Malik M A, Sharma H K, Saini C S. 2017. High intensity ultrasound treatment of protein isolate extracted from dephenolized sunflower meal: effect on physicochemical and functional properties. Ultrasonics Sonochemistry, 39: 511-519.
Maltais A, Remondetto G E, Subirade M. 2010. Tabletted soy protein cold-set hydrogels as carriers of nutraceutical substances. Food Hydrocolloids, 24(5): 518-524.
Mao H, Chen Z, Li J, et al. 2021. Structural comparisons of pyrometries during thermal degradation process: the role of hydrochloric acid. Food Chemistry, 349(18): 129174.
Mao L, Miao S. 2015. Structuring food emulsions to improve nutrient delivery during digestion. Food Engineering Reviews, 7(4): 439-451.
Martínez-Álvarez Ó, Calvo M M, Gómez-Estaca J. 2020. Recent advances in astaxanthin micro/nanoencapsulation to improve its stability and functionality as a food ingredient. Marine Drugs, 18(8): 406.
Matalanis A, Jones O G, McClements D J. 2011. Structured biopolymer-based delivery systems for encapsulation, protection, and release of lipophilic compounds. Food Hydrocolloids, 25(8): 1865-1880.
McClements D J. 2002. Theoretical prediction of emulsion color. Advances in Colloid and Interface Science, 97(1-3): 63-89.
McClements D J. 2004. Food Emulsions: Principles, Practices, and Techniques. 2ed. Boca Raton: CRC Press.
Meng R, Wu Z Z, Xie Q T, et al. 2020. Zein/carboxymethyl dextrin nanoparticles stabilized pickering emulsions as delivery vehicles: effect of interfacial composition on lipid oxidation and *in vitro* digestion. Food Hydrocolloids, 108: 106020.
Meng R, Wu Z Z, Xie Q T, et al. 2021. Preparation and characterization of zein/carboxymethyl dextrin nanoparticles to encapsulate curcumin: physicochemical stability, antioxidant activity and controlled release properties. Food Chemistry, 340: 127893.
Mezzenga R, Schurtenberger P, Burbidge A, et al. 2005. Understanding foods as soft materials. Nature Materials, 4(10): 729-740.
Miklos R, Cheong L Z, Xu X, et al. 2015. Water and fat mobility in myofibrillar protein gels explored by low-field NMR. Food Biophysics, 10(3): 316-323.
Monteiro P Y, Prakash V. 1994. Effect of proteases on arachin, conarachin Ⅰ and conarachin Ⅱ from peanut (*Arachis hypogaea* L.). Journal of Agricultural and Food Chemistry, 42(2): 268-273.
Mutsokoti L, Panozzo A, Pallares A P, et al. 2017. Carotenoid bioaccessibility and the relation to lipid digestion: a kinetic study. Food Chemistry, 232: 124-134.
Palermo M, Pellegrini N, Fogliano V. 2013. The effect of cooking on the phytochemical content of vegetables. Journal of the Science of Food and Agriculture, 94(6): 1057-1070.
Park K H, Lee K Y, Lee H G. 2013a. Chemical composition and physicochemical properties of barley dietary

fiber by chemical modification. International Journal of Biological Macromolecules, 60: 360-365.

Park Y S, Im M H, Ham K, et al. 2013b. Nutritional and pharmaceutical properties of bioactive compounds in organic and conventional growing kiwifruit. Plant Foods for Human Nutrition, 68: 57-64.

Parker R S. 1996. Absorption metabolism and transport of carotenoids. The FASEB Journal, 10(5): 542-551.

Patel A R, Velikov K P. 2014. Zein as a source of functional colloidal nano- and microstructures. Current Opinion in Colloid & Interface Science, 19(5): 450-458.

Pearce K L, Rosenvold K, Andersen H J, et al. 2011. Water distribution and mobility in meat during the conversion of muscle to meat and ageing and the impacts on fresh meat quality attributes: a review. Meat Science, 89(2): 111-124.

Pelton R, Hoare T. 2011. Microgels and their synthesis: an introduction//Fernandez-Nieves A, Wyss H, Mattsson J, et al. 2011. Microgel Suspensions: Fundamentals and Applications. Weinheim: Wiley-VCH Verlag.

Phuhongsung P, Zhang M, Devahastin S. 2020. Investigation on 3D printing ability of soybean protein isolate gels and correlations with their rheological and textural properties via LF-NMR spectroscopic characteristics. LWT-Food Science and Technology, 122: 109019.

Pietrzyk S, Juszczak L, Fortuna T, et al. 2014. Effect of the oxidation level of corn starch on its acetylation and physicochemical and rheological properties. Journal of Food Engineering, 6: 3676-3686.

Pingili R B, Challa S R, Pawar A K, et al. 2019. A systematic review on hepatoprotective activity of quercetin against various drugs and toxic agents: evidence from preclinical studies. Phytotherapy Research, 34(1): 5-32.

Qiang C A, Gw B, Da G A, et al. 2020. Improving the gel properties of transgenic microbial transglutaminase cross-linked soybean-whey mixed protein by ultrasonic pretreatment. Process Biochemistry, 91: 104-112.

Qin X S, Chen S S, Li X J, et al. 2017. Gelation Properties of transglutaminase-induced soy protein isolate and wheat gluten mixture with ultrahigh pressure pretreatment. Food and Bioprocess Technology, 10(5): 866-874.

Qin X S, Luo S Z, Cai J, et al. 2016. Transglutaminase-induced gelation properties of soy protein isolate and wheat gluten mixtures with high intensity ultrasonic pretreatment. Ultrasonics Sonochemistry, 31: 590-597.

Qiu Y, Park K. 2001. Environment-sensitive hydrogels for drug delivery. Advanced Drug Delivery Reviews, 53(3): 321-339.

Qv X Y, Zeng Z P, Jiang J G. 2011. Preparation of lutein microencapsulation by complex coacervation method and its physicochemical properties and stability. Food Hydrocolloids, 25(6): 1596-1603.

Ramazani-Harandi M J, Zohuriaan-Mehr M J, Yousefi A A, et al. 2009. Effects of structural variables on AUL and rheological behavior of SAP gels. Journal of Applied Polymer Science, 113(6): 3676-3686.

Rami Moghadam D, Hussein M Z B, Taufiq-Yap Y H. 2013. Hydrothermal synthesis of zinc oxide nanoparticles using rice as soft bio template. Chemistry Central Journal, 7(1): 136.

Ren F, Dong D, Yu B, et al. 2017. Rheology, thermal properties, and microstructure of heat‐induced gel of whey protein-acetylated potato starch. Starch-Starke, 69(9-10): 1600344.

Ribeiro A, Gonçalves R F S, Pinheiro A C, et al. 2022. *In vitro* digestion and bioaccessibility studies of vitamin E-loaded nanohydroxyapatite Pickering emulsions and derived fortified foods. LWT-Food Science & Technology, 154: 112706.

Rocíoestévez S, Begoñaolmedilla A, Beatrizbeltránd M, et al. 2016. Lutein and zeaxanthin supplied by red/orange foods and fruits are more closely associated with macular pigment optical density than those from green vegetables in Spanish subjects. Nutrition Research, 36(11): 1210-1221.

Rockville M D. 2004. The United States Pharmacopoeial Convention. Boston: United States Pharmacopeia Commission.

Ryan L, O'connell O, O'sullivan L, et al. 2008. Micellarisation of carotenoids from raw and cooked vegetables. Plant Foods for Human Nutrition, 63(3): 127-133.

Sánchez-González I, Rodríguez-Casado A, Careche M, et al. 2009. Raman analysis of surimi gelation by addition of wheat dietary fibre. Food Chemistry, 112: 162-168.

Schmitt C, Sanchez C, Desobry-Banon S, et al. 1998. Structure and techno functional properties of protein-polysaccharides complexes: a review. Critical Review in Food Science and Nutrition, 38: 689-753.

Shah R B, Xu W, Mrάz J. 2021. Fabrication, stability and rheological properties of zein/chitosan particles stabilized Pickering emulsions with antioxidant activities of the encapsulated vit-D3. International Journal of Biological Macromolecules, 191: 803-810.

Shao J, Deng Y, Song L, et al. 2016. Investigation the effects of protein hydration states on the mobility water and fat in meat batters by LF-NMR technique. LWT-Food Science and Technology, 66: 1-6.

Sharkawy A, Silva A M, Rodrigues F, et al. 2021. Pickering emulsions stabilized with chitosan/collagen peptides nanoparticles as green topical delivery vehicles for cannabidiol (CBD). Colloids and Surfaces A: Physicochemical and Engineering Aspects, 631: 127677.

Sharma A, Kashyap D, Sak K, et al. 2018. Therapeutic charm of quercetin and its derivatives: a review of research and patents. Pharmaceutical patent analyst, 7(1): 15.

Shen X, Zhao C H, Guo M R. 2017. Effects of high intensity ultrasound on acid-induced gelation properties of whey protein gel. Ultrasonics Sonochemistry, 39: 810-815.

Shi X M, Chen F. 1997. Stability of lutein under various storage conditions. Food Nahrung, 41(1): 38-41.

Shimada K, Cheftel J C. 1988. Determination of sulfhydryl groups and disulfide bonds in heat-induced gels of soy protein isolate. Journal of Agricultural and Food Chemistry, 36: 147-153.

Slavov A, Panchev I, Kovacheva D, et al. 2016. Physico-chemical characterization of water-soluble pectic extracts from *Rosa damascena*, *Calendula officinalis*, and *Matricaria chamomilla* wastes. Food Hydrocolloids, 61: 469-476.

Souza V B, Thomazini M, Echalar B M A, et al. 2018. Functional properties and encapsulation of a proanthocyanin-rich cinnamon extract (*Cinnamomum zeylanicum*) by complex coacervation using gelatin and different polysaccharides. Food Hydrocolloids, 77: 297-306.

Spotti M J, Loyeau P A, Marangón A, et al. 2019. Influence of Maillard reaction extent on acid induced gels of whey proteins and dextrans. Food Hydrocolloids, 91: 224-231.

Sun C X, Dai L, Gao Y X. 2016. Binary complex based on zein and propylene glycol alginate for delivery of quercetagetin. Biomacromolecules, 17(12): 3973-3985.

Sun C X, Dai L, Gao Y X. 2017. Interaction, and formation mechanism of binary complex between zein and propylene glycol alginate. Carbohydrate Polymers, 157: 1638-1649.

Tang C H, Sun X, Yin S W, et al. 2008. Transglutaminase-induced crosslinking of vicilin-rich kidney protein isolate: influence on the functional properties and *in vitro* digestibility. Food Research International, 41(10): 941-947.

Tang C H, Wang X Y, Yang X Q, et al. 2009. Formation of soluble aggregates from insoluble commercial soy protein isolate by means of ultrasonic treatment and their gelling properties. Journal of Food Engineering, 92: 432-437.

Tang C H, Wu H, Chen Z, et al. 2006. Formation and properties of glycinin-rich and β-conglycinin-rich soy protein isolate gels induced by microbial transglutaminase. Food Research International, 39(1): 87-97.

Tapia-hernández J A, Rodríguez-felix F, Juárezonofre J E, et al. 2018. Zein-polysaccharide nanoparticles as matrices for antioxidant compounds: a strategy for prevention of chronic degenerative diseases. Food Research International, 111: 451-471.

Totosaus A, Montejano J G, Salazar J A, et al. 2002. A review of physical and chemical protein-gel induction. International Journal of Food Science & Technology, 37(6): 589-601.

Tzoumaki M V, Moschakis T, Kiosseoglou V, et al. 2011. Oil-in-water emulsions stabilized by chitin nanocrystal particles. Food Hydrocolloids, 25(6): 1521-1529.

Van Avesaat M, Troost F J, Ripken D, et al. 2015. Ileal brake activation: macronutrient-specific effects on eating behavior? International Journal of Obesity, 39(2): 235-243.

Vigo M S, Malec L S, Gomez R G, et al. 1992. Spectrophotometric assay using ortho-phthaldialdehyde for determination of reactive lysine in dairy-products. Food Chemistry, 44(5): 363-365.

Wach R A, Mitomo H, Yoshii F, et al. 2010. Hydrogel of biodegradable cellulose derivatives. Ⅱ. Effect of some factors on radiation - induced crosslinking of CMC. Journal of Applied Polymer Science, 81(12): 3030-3037.

Wang B, Du X, Kong B, et al. 2019. Effect of ultrasound thawing, vacuum thawing, and microwave thawing on gelling properties of protein from porcine *longissimus dorsi*. Ultrasonics Sonochemistry, 64: 104860.

Wang G, Wang L, Wen T, et al. 2011. Binding of quercetin to lysozyme as probed by spectroscopic analysis and molecular simulation. Journal of Fluorescence, 21(5): 1879.

Wang J K, Han L X, Wang D Y, et al. 2021. Stability and stabilization of omega-3 oils: a review. Trends in Food Science & Technology, 118(Part A): 17-35.

Wang J M, Na X K, Navicha W B, et al. 2020a. Concentration-dependent improvement of gelling ability of soy proteins by preheating or ultrasound treatment. LWT-Food Science and Technology, 134: 110170.

Wang L, Zhang M, Bhesh B, et al. 2016. Effects of malondialdehyde-induced protein modification on water functionality and physicochemical state of fish myofibrillar protein gel. Food Research International, 86: 131-139.

Wang Y T, Wang Y J, Li K, et al. 2020b. Effect of high intensity ultrasound on physicochemical, interfacial and gel properties of chickpea protein isolate. LWT-Food Science and Technology, 129: 109563.

Wei Y, Li C, Zhang L, et al. 2020. Influence of calcium ions on the stability, microstructure and *in vitro* digestion fate of zein-propylene glycol alginate-tea saponin ternary complex particles for the delivery of resveratrol. Food Hydrocolloids, 106: 105886.

Wei Z H, Cheng Y J, Zhu J Y, et al. 2019. Genipin-crosslinked ovotransferrin particle-stabilized Pickering emulsions as delivery vehicles for hesperidin. Food Hydrocolloids, 94: 561-573.

Wei Z H, Yang W, Fan R, et al. 2015. Evaluation of structural and functional properties of protein-EGCG complexes and their ability of stabilizing a model β-carotene emulsion. Food Hydrocolloids, 45: 337-350.

Xiao Y, Liu Y, Wang Y, et al. 2020. Heat-induced whey protein isolate gels improved by cellulose nanocrystals: gelling properties and microstructure. Carbohydrate Polymers, 231: 115749.

Xue Z H, Ma Q Q, Guo Q W, et al. 2019. Physicochemical and functional properties of extruded dietary fiber from mushroom *Lentinula edodes* residues. Food Bioscience, 32: 100452.

Yadav M P, Johnston D B, Hicks K B. 2007. Structural characterization of corn fiber gums from coarse and fine fiber and a study of their emulsifying properties. Journal of Agricultural and Food Chemistry, 55(15): 6366-6371.

Yamashita H, Muto K. 1991. Method of producing polymer particles having narrow particle size distribution by the use of a polymeric dispersion stabilizer: US, US4885350 A.

Yan L, Li T, Liu C H, et al. 2019. Effects of high hydrostatic pressure and superfine grinding treatment on physicochemical/functional properties of pear pomace and chemical composition of its soluble dietary fibre. LWT-Food Science and Technology, 107: 171-177.

Yang C, Wang Y, Chen L. 2017. Fabrication, characterization and controlled release properties of oat protein gels with percolating structure induced by cold gelation. Food Hydrocolloids, 62: 21-34.

Yang J, Liu G, Zeng H, et al. 2018. Effects of high pressure homogenization on faba bean protein aggregation in relation to solubility and interfacial properties. Food Hydrocolloids, 83: 275-286.

Yi F, Wu K, Yu G, et al. 2021. Preparation of Pickering emulsion based on soy protein isolate-gallic acid with outstanding antioxidation and antimicrobial. Colloids and Surfaces B: Biointerfaces, 206: 111954.

Yi J, Qiu M, Liu N, et al. 2020. Inhibition of lipid and protein oxidation in whey-protein-stabilized emulsions using a natural antioxidant: black rice anthocyanins. Journal of Agricultural and Food Chemistry, 68(37): 10149-10156.

Yonekura L, Nagao A. 2007. Intestinal absorption of dietary carotenoids. Molecular Nutrition & Food Research, 51(1): 107-115.

Yu G Y, Bei J, Zhao J. 2018. Modification of carrot (*Daucus carota* Linn. var. Sativa Hoffm.) pomace insoluble dietary fiber with complex enzyme method, ultrafine comminution, and high hydrostatic pressure. Food Chemistry, (257): 333-340.

Yuan L, Renko D V, Ted S, et al. 2012. Preparation and characterization of oxidized starch polymer microgels for encapsulation and controlled release of functional ingredients. Biomacromolecules, (193)1-8.

Zeng T, Wu Z L, Zhu J Y, et al. 2017. Development of antioxidant Pickering high internal phase emulsions (HIPEs) stabilized by protein/polysaccharide hybrid particles as potential alternative for PHOs. Food Chemistry, 231: 122-130.

Zhang C, Li X A, Wang H, et al. 2020. Ultrasound-assisted immersion freezing reduces the structure and gel property deterioration of myofibrillar protein from chicken breast. Ultrasonics Sonochemistry, 67: 105-137.

Zhang M, Bai X, Zhang Z S. 2011. Extrusion process improves the functionality of soluble dietary fiber in oat bran. Journal of Cereal Science, 54(1): 98-103.

Zhang M Y, Liao A M, Kiran T, et al. 2019. Modification of wheat bran insoluble dietary fiber with carboxymethylation, complex enzymatic hydrolysis and ultrafine comminution. Food Chemistry, 297: 124983.

Zhang P, Hu T, Feng S, et al. 2016. Effect of high intensity ultrasound on transglutaminase-catalyzed soy protein isolate cold set gel. Ultrasonics Sonochemistry, 29: 380-387.

Zhang W M, Zeng G L, Pan Y G, et al. 2017a. Properties of soluble dietary fiber-polysaccharide from papaya peel obtained through alkaline or ultrasound-assisted alkaline extraction. Carbohydrate Polymers, 172(9): 102-122.

Zhang X W, Wang W H, Wang Y N, et al. 2018. Effects of nanofiber cellulose on functional properties of heat-induced chicken salt-soluble meat protein gel enhanced with microbial transglutaminase. Food Hydrocolloids, 84: 1-8.

Zhang Z, Chen W C, Zhou X, et al. 2021. Astaxanthin-loaded emulsion gels stabilized by Maillard reaction products of whey protein and flaxseed gum: physicochemical characterization and *in vitro* digestibility. Food Research International, 144: 110321.

Zhang Z, Yang Y, Tang X, et al. 2015. Chemical forces and water holding capacity study of heat-induced myofibrillar protein gel as affected by high pressure. Food Chemistry, 188: 111-118.

Zhang Z Y, Regenstein J M, Zhou P, et al. 2017b. Effects of high intensity ultrasound modification on physicochemical property and water in myofibrillar protein gel. Ultrasonics Sonochemistry, 34: 960-967.

Zhao C, Shen X, Guo M, et al. 2018. Stability of lutein encapsulated whey protein nano-emulsion during storage. PLoS One, 13(2): e0192511.

Zhao C, Yin H, Yan J, et al. 2020. Structural and physicochemical properties of soya bean protein isolate/maltodextrin mixture and glycosylation conjugates. International Journal of Food Science and Technology, 55(10): 3315-3326.

Zhao L L, Zhang S W, Uluko H, et al. 2014. Effect of ultrasound pretreatment on rennet-induced coagulation properties of goat's milk. Food Chemistry, 165: 167-174.

Zhao X, Chen J, Chen F, et al. 2013. Surface characterization of corn stalk superfine powder studied by FTIR and XRD. Colloids and surfaces B-Biointerfaces, 104(3): 207-212.

Zhou F Z, Yan L, Yin S W, et al. 2018. Development of Pickering emulsions stabilized by gliadin/proanthocyanidins hybrid particles (GPHPs) and the fate of lipid oxidation and digestion. Journal of Agricultural and Food Chemistry, 66(6): 1461-1471.

Zhou H, Tan Y, Lv S, et al. 2020. Nanochitin-stabilized pickering emulsions: influence of nanochitin on lipid digestibility and vitamin bioaccessibility. Food Hydrocolloids, 106: 105878.

Zhu Y D, Li D, Wang L J. 2019. Dynamic rheological properties of peanut protein isolate and aggregation suspension and acid-induced gel. Powder Technology, 358: 95-102.

Zhuang X, Han M, Bai Y, et al. 2018. Insight into the mechanism of myofibrillar protein gel improved by insoluble dietary fiber. Food Hydrocolloids, 74: 219-226.

Zhuang X, Han M Y, Jiang X P, et al. 2019. The effects of insoluble dietary fiber on myofibrillar protein gelation: microstructure and molecular conformations. Food Chemistry, 275: 770-777.

Zhuang X, Han M, Kang Z, et al. 2016a. Effects of the sugarcane dietary fiber and pre-emulsified sesame oil on low-fat meat batter physicochemical property, texture, and microstructure. Meat Science, 113: 107-115.

Zhuang X, Jiang X, Han M, et al. 2016b. Influence of sugarcane dietary fiber on water states and microstructure of myofibrillar protein gels. Food Hydrocolloids, 57, 253-261.

Zia B, Cw A, Tong L A, et al. 2019. Effect of ultrasound on the structure and functional properties of transglutaminase-crosslinked whey protein isolate exposed to prior heat treatment. International Dairy Journal, 88: 79-88.

Zou Y, Guo J, Yin S, et al. 2015. Pickering emulsion gels prepared by hydrogen-bonded zein/tannic acid complex colloidal particles. Journal of Agricultural and Food Chemistry, 63: 7405-7414.

Zou Y, Xu P, Wu H, et al. 2018. Effects of different ultrasound power on physicochemical property and functional performance of chicken actomyosin. International Journal of Biological Macromolecules, 113: 640-647.

Zou Y, Zhong J, Pan R, et al. 2017. Zein/tannic acid complex nanoparticles-stabilised emulsion as a novel delivery system for controlled release of curcumin. International Journal of Food Science & Technology, 52(5): 1221-1228.